ZUR LINDEN · GEBURT UND KINDHEIT

WILHELM ZUR LINDEN

GEBURT UND KINDHEIT

PFLEGE – ERNÄHRUNG – ERZIEHUNG

Herausgegeben von Günter Schönemann
unter Mitarbeit von Elisabeth Krauß und Cristina Maihofer

VITTORIO KLOSTERMANN FRANKFURT AM MAIN

Die Deutsche Bibliothek – CIP-Einheitsaufnahme

Zur Linden, Wilhelm: Geburt und Kindheit : Pflege – Ernährung – Erziehung / Wilhelm zur Linden. Hrsg. von Günter Schönemann unter Mitarb. von Elisabeth Krauss und Cristina Maihofer. – 13., neu bearb. Aufl. – Frankfurt am Main : Klostermann, 1992
ISBN 3-465-02526-1

Dreizehnte, neu bearbeitete Auflage 1992

Satz: Fotosatz L. Huhn, Maintal – Druck: Druckhaus Beltz, Hemsbach/Bergstr.
Printed in Germany

INHALT

Hinweis

Die Erwähnung bestimmter Marken und Firmen war nicht ganz zu umgehen. Sie erklärt sich aus den Erfahrungen des Autors. In keinem Fall stellt sie eine bezahlte Reklame dar.

Für Angaben über Dosierung und Applikationsformen kann vom Verlag keine Gewähr übernommen werden. Derartige Vorschläge muß der jeweilige Anwender im Einzelfall selbst überprüfen.

Autor und Verlag

VORWORT

Als Wilhelm zur Linden am 5. Dezember 1972 starb, war die 9. Auflage dieses Buches in Vorbereitung. Damals hatte er selbst noch die aktuellen Zeitfragen sowie neue Gesichtspunkte und Erkenntnisse eingearbeitet, die sich aus seinen Forschungen ergaben. Immer legte er Wert darauf, den Fragen und Aufgaben der Zeit nahe zu sein. Das war ihm schon bei der Konzeption seines Buches wichtig und hat von Anfang an dessen Charakter und Inhalt wesentlich mitbestimmt. Hinzu kommt die glückliche Art und Weise, wie er Themen und Probleme behandelt. Aus einfühlender und weisheitsvoller Lebenserfahrung gelangen ihm Aussagen und Erkenntnisse, die noch heute gültig und richtungweisend sind. So ist vieles, was zur Linden damals gegen heftigen Widerstand vertrat, inzwischen selbstverständlich geworden wie z.B. seine Empfehlungen für eine menschlichere Geburt, seine Vorbehalte gegen Impfungen oder sein Widerstand gegen die Vigantolstoßbehandlung.

Obwohl das naturwissenschaftliche Weltbild, das der heutigen Medizin als Grundlage dient, großartige und für die moderne Krankheitsbekämpfung wesentliche Ergebnisse aufweist, reicht es an allen Ecken und Enden nicht aus zum unvoreingenommenen Verständnis all der Vorgänge und Verwandlungen, die sich in der Empfängnis, der Schwangerschaft, der Geburt und der weiteren Entwicklung des Kindes erkennen lassen. Ja, man muß feststellen, daß die Wissenschaft das von ihr mit dem Mikroskop und dem Seziermesser gefundene und angesammelte Wissen oft selbst nicht versteht und durch ihre eingeschränkte Sichtweise eine große Orientierungslosigkeit verursacht wie z.B. bei der „Geburtenregelung", in der Gentechnik, bei der „Lebensverlängerung" usw. Da sie alle Vorgänge mechanistisch deutet, tut sie ihnen damit Gewalt an. Der Körper des Menschen ist aber aus sich selbst heraus nicht verständlich: nur als Instrument eines darin wohnenden Geistes gewinnt er Sinn. Es wird dem Leser hoffentlich deutlich werden, daß die hier gegebene Darstellung im Gegensatz zu der rein naturwissenschaftlichen nicht nur sinnvoll, sondern auch unerhört fruchtbar ist.

Das lebendige Schicksal dieses Buches, das nicht zuletzt auch in der steigenden Nachfrage zum Ausdruck kommt, hat den Verleger, wie auch uns selbst, vor die Aufgabe gestellt, im Sinne Wilhelm zur Lindens weiterzuwirken, neue Auflagen zu betreuen und neue Erkenntnisse einzuarbeiten. Dabei haben uns unsere eigenen Lebens- und Berufserfahrungen in jahrzehntelanger Tätigkeit als Arzt, Waldorfkindergarten- und Waldorfschularzt sowie die Betreuung von Elternseminaren und Schulungsgruppen bei der Weitergestaltung geholfen. Viele Fragen und Nöte, aber auch Anregungen und Hilfen der heutigen Eltern, der weiterhin mit diesem Buch tief verbundenen ehemaligen Kollegen und Schüler, sowie offen eingestellten Kinderärzten, konnten wir aufgreifen und einarbeiten.

Das Buch wird heute von jungen Menschen noch mehr gebraucht als vor Jahren, da allgemeingültige Richtlinien zu Fragen der Geburt, der Kinderpflege, -ernährung und -erziehung nicht mehr selbstverständlich von Generation zu Generation weitergegeben werden können, sondern sich jeder seine eigenen Antworten darauf selbst erarbeiten muß. Zwar ist inzwischen allgemein ein gewisses Bewußtsein für Umwelt- und Ernährungsprobleme erwacht, dafür sind aber neue Bedrohungen hinzugekommen, die zum Teil, wie das Fernsehen und die das Leben okkupierende Computertechnik, noch gar nicht als solche erkannt werden. Den Menschen im Stadium des Kind-Seins wirklich zu begreifen und mit anderen Maßstäben als denen des Erwachsenen zu messen, ist eine der wichtigsten Lebens- und Zukunftsfragen geworden. Dieses Buch will Anstöße geben, sich der Probleme bewußt zu werden, mit denen wir täglich zu tun haben. Es gibt Hilfen zu ihrer Bewältigung, indem es uns immer wieder zwingt, unser Einfühlungsvermögen, unsere Phantasie und unseren gesunden Menschenverstand zu gebrauchen. So ist es nicht ein Ratgeber, der fertige Patentlösungen anbietet, sondern ein Handbuch, das zum

Mitdenken und Mithandeln auffordert. Daß die einzelnen Kapitel zum Teil in Sprache und Duktus etwas differieren und an manchen Stellen bewußt Wiederholungen eingebaut wurden, erklärt sich direkt aus dem Sinn und Zweck des Buches: Es ist weniger zum einmaligen Durchlesen als zum wiederholten Nachschlagen, also zum lebendigen Umgang mit seinen Inhalten, gedacht. Die Kapitel sind in sich geschlossen, so daß sie auch für sich gelesen werden können. Durch Verweise auf ähnliche Themenkreise läßt sich Verwandtes leicht auffinden.

Wie sehr diese Fragen in der Welt leben, sieht man auch daran, daß nunmehr zahlreiche Übersetzungen vorliegen: eine englische „A child is born. Pregnancy, birth, early childhood“, Rudolf Steiner Press, London; eine französische „Mon enfant. Sa santé – ses maladies“, Triades, Paris; eine holländische „Het kleine Kind. Zwangerschap – geboorte – groei“, Vrij Geestesleven, Zeist; eine italienische „Il tuo bambino. Attesa, nascita, prima infanzia“, Filadelfia, Milano; eine spanische „Nacimiento e Infancia“, Editorial Rudolf Steiner, Madrid; eine brasilianische „A crianca saudável. A crianca doente“, Editora Antroposofica, Sao Paulo und eine finnische „Syntymä ja Lapsuus“. „Lapsi Sairastaa“, Suomen antroposofinen liito, Helsinki. In Deutschland existiert daneben noch die kurzgefaßte Taschenbuchausgabe: „Dein Kind. Sein Werden und Gedeihen“.

Es ist an dieser Stelle vielen Kollegen zu danken, die uns bereitwillig geraten und geholfen haben und von denen wir stellvertretend den Kinderarzt Dr. Klaus Dönges und den Zahnarzt Dr. Hermann Hoffmeister persönlich erwähnen wollen.

Unser ganz besonderer Dank gilt aber Frau Dr. Elisabeth Krauß, die ihre weitreichenden Erfahrungen und Erkenntnisse dem Werk in selbstloser Weise zur Verfügung stellte und die damit am Zustandekommen dieser überarbeiteten und erweiterten Auflage großen Anteil hat.

Das gleiche gilt für Frau Cristina Maihofer, die uns – wie schon bei früheren Ausgaben – eine unentbehrliche und kundige Helferin war.

Bonn-Bad Godesberg
Herbst 1991

Dr. med. Günter Schönemann
Brigitte Schönemann, geb. zur Linden

I. Das werdende Kind

In Erwartung des Kindes

Die Empfängnis wird meist tief innerlich empfunden, ja sogar vorausgeahnt, noch bevor die Schwangerschaft gesichert ist: „Ich habe, wie von meinem Herzen ausstrahlend, das deutliche Gefühl, ein neues Leben in mir zu tragen." So wird es oftmals geschildert. Manche Frauen erleben die Empfängnis in eindrucksvoller Weise in einem beglückenden Traum.

Bei vielen Frauen ist die Freude über den Eintritt einer Schwangerschaft größer als die Angst vor dem Neuen, Unbegreiflichen und Geheimnisvollen, das sich nun in ihnen vollziehen will. Eine Stimmung froher Erwartung erfüllt die Seele von Tag zu Tag mehr, und wenn die Gedanken in die Zukunft gehen, so entdeckt man plötzlich, wie wenig man von Schwangerschaft, Geburt und Pflege eines Kindes weiß. Diese fehlenden oder mitunter auch falschen Kenntnisse, aber auch die heute so zahlreichen ungeklärten und ungeordneten familiären und sozialen Verhältnisse erzeugen Angstgefühle und sind häufig sogar der Boden, auf dem Schwangerschaftsbeschwerden entstehen. Dagegen wird das hoffende Glücksgefühl noch gesteigert, wenn es sich durch die Erkenntnis des Geschehens vertieft. Darum sollen hier einige wesentliche Fragen über Schwangerschaft und Geburt, Ernährung und Pflege des Kindes möglichst erschöpfend beantwortet werden.

Woran erkenne ich eine Schwangerschaft?

Das erste Zeichen des Eintritts einer Schwangerschaft ist bei Frauen, die ihre monatliche Regel bisher regelmäßig hatten, deren Ausbleiben, und wenn die Periode zweimal hintereinander ausgeblieben ist, so ist eine Empfängnis bei sonst gesunden Frauen fast sicher. Auch wenn das Ausbleiben der Regel von Brustdrüsenschwellung, Empfindlichkeit der Brüste und der Absonderung von kleinen Mengen „Vormilch" begleitet ist, wenn sich der Scheideneingang bläulich-rot verfärbt oder morgendliche Übelkeit, Brechreiz, häufiger Drang zum Wasserlassen und starke Müdigkeit am Abend bestehen, liegt wahrscheinlich eine Schwangerschaft vor. Manche Frauen haben aber durch den Eintritt einer Schwangerschaft keine oder nur ganz geringe Erscheinungen von Übelkeit und Müdigkeit, sie fühlen sich vielmehr besonders frisch und gesund. Bei manchen erfolgen auch noch 1-2 schwächere Regelblutungen. Bei unregelmäßig menstruierenden Frauen ist das Ausbleiben einer oder mehrerer Perioden kein sicheres Anzeichen einer Schwangerschaft.

Klarheit kann also nur eine Untersuchung schaffen. Es gibt heute verschiedene Tests, die etwa 7 bis 14 Tage nach der eigentlich erwarteten Regelblutung, d.h. in ca. der 6. Schwangerschaftswoche, eine Empfängnis anzeigen können. Eine ab der 7. Woche mögliche sonographische Feststellung, soll nur bei dringendem Anlaß durchgeführt werden, denn eine Schwangerschaft, die länger als 6 Wochen besteht, wird der Arzt auch durch eine vaginale Untersuchung bestätigen können.

Als ganz sichere Anzeichen gelten indes nur diejenigen, die mit einer sich normal entwickelnden Frucht unmittelbar in Zusammenhang stehen. Sie sind im 4.-5. Schwangerschaftsmonat feststellbar. Etwa um dieselbe Zeit fühlt die werdende Mutter meist die ersten Kindsbewegungen. Der Arzt kann nun die Herztöne des Kindes mit dem Hörrohr hören. Auch lassen sich die Körperteile des heranwachsenden Embryos jetzt schon heraustasten.

Wann wird das Kind zur Welt kommen?

Eine Schwangerschaft dauert normalerweise zweihundertachtzig bis zweihundertzweiundachtzig Tage oder, wie die Ärzte bis heute noch meistens rechnen, zehn Mondmonate, jeder zu achtundzwanzig Tagen. Im allgemeinen spricht man von neun Kalendermonaten oder vierzig Wochen. Aber diese Angaben sind nur annähernd genau, denn jedes Kind hat seine eigene normale Schwangerschaftsdauer, die sich durch verschiedene Ursachen verändern kann. Nur wenige Frauen entbinden heute genau nach zweihunderteinundachtzig Tagen; ungefähr zwei Drittel aller Frauen in Mitteleuropa bekommen ihr Kind innerhalb eines Zeitraumes, der vom zehnten Tag vor bis zum zehnten Tag nach dem errechneten Termin reicht. Die Schwankungsbreite des normalen Geburtstermins ist aber noch größer als dieser Zeitraum von zwanzig Tagen. Man sollte sicherlich den Arzt fragen, wenn das Kind nicht zur errechneten Zeit kommt. Ein Grund zur Besorgnis liegt jedoch erst vor, wenn der Termin um erheblich mehr als zehn Tage überschritten ist.

Die Ausrechnung des Geburtstermins hängt von der gewohnten Dauer des Zeitraumes zwischen zwei Perioden ab. Bei dem normalen Zyklus von achtundzwanzig Tagen rechnet man vom Datum des ersten Tages der letzten Regel drei Monate zurück, dann sieben Tage vorwärts und hat so den Tag im nächsten Jahr. Beispiel: Letzte regelmäßige Periode am 5. November; drei Monate zurückgerechnet, ergibt den 5. August, sieben Tage hinzugezählt, ergibt als wahrscheinlichen Geburtstermin den 12. August des folgenden Jahres.

Im Verlauf der Tragezeit kann man beim ersten Kind ziemlich genau in der Mitte der Schwangerschaft seine ersten Bewegungen feststellen, also etwa in der zwanzigsten Schwangerschaftswoche. Frauen in der zweiten oder einer späteren Schwangerschaft bemerken die Bewegungen meist zwölf bis vierzehn Tage eher und zählen daher nicht viereinhalb, sondern fünf Monate hinzu.

Vom Ursprung des Lebens

Nehme ich ein Weizenkorn oder ein Samenkorn einer beliebigen Pflanze in die Hand, so kann ich es mit einer Lupe, ja mit dem stärksten Mikroskop der Welt von innen und außen betrachten. Ich kann es mit den feinsten Methoden der chemischen oder physikalischen Wissenschaft untersuchen lassen. Nichts deutet darauf hin, daß aus diesem verhältnismäßig einfach gebauten Ding einmal eine Weizenähre oder gar eine wunderschöne Blume entsteht. Es sieht nicht anders aus und verhält sich genauso unlebendig wie ein ähnlich geformter Stein oder eine Nachbildung aus einem Kunststoff.

Nimmt man nun das Samenkorn und legt es in ein wenig Wasser, in feuchte Watte oder in Blumenerde, so wird man schon nach wenigen Stunden oder Tagen große Veränderungen finden: Das Korn hat ein Würzelchen nach unten gesendet und einen Sproß gebildet, der – entgegen der Schwerkraft! – nach oben wächst. Wasser ist das Element des Lebens, alles Lebendige kann nur in Zusammenhang mit den Kräften des Wassers entstehen.

Würde man aber Luft und Licht vom Wasser fernhalten, so würde aus einem Samenkorn nicht viel wachsen. In einem trockenen, festen Körper kann nichts Lebendiges entstehen, deshalb ist auch der trockene Sand der Wüste unfruchtbar. Fügt man nun Wasser hinzu, dann haben uns zunächst noch unbekannte, geheimnisvolle Bildekräfte Gelegenheit, ihre lebenspendende Wirksamkeit zu entfalten. Sie kommen, wie man heute weiß, hauptsächlich von der Sonne, aber auch von den Sternen, überhaupt aus dem ganzen Weltall.

Es scheint also eine Art von Teilnahme am irdischen Geschehen im Kosmos vorhanden zu sein, die sich selbst um ein so winziges Ding wie ein Samenkorn kümmert. Die Erdenkräfte allein vermögen das Wachstum nicht zur Entfaltung zu bringen.

Heute wissen wir, daß die Pflanzen sich etwa 80% ihrer festen Bestandteile aus der Atmosphäre unter Mitwirkung des Sonnenlichtes holen und nur der Rest durch die Saugfähigkeit der Wurzeln aus dem Boden genommen wird. So ahnt man, daß die Erde allein nicht die Quelle des Lebens ist. Denn ohne die bildenden Kräfte, die aus dem Weltall kommen und weisheitsvoll diese Wachstumswunder mitbewirken, könnten weder Pflanzen noch Tiere und auch kein Mensch entstehen. Es ist gut darüber nachzudenken, daß niemand hier auf der Erde alleingelassen sinnlos dahinlebt oder stirbt, sondern daß wir angeschlossen sind an weisheitsvolle Mächte, die aus den unendlichen Weiten an unserem Dasein Anteil nehmen.

Das befruchtete Hühnerei ist soweit selbständig entwicklungsfähig, daß es bis zum Auskriechen des jungen Huhnes von einem elektrischen Brutapparat bebrütet werden kann; die menschliche Eizelle ist dagegen ganz auf die Mitwirkung der Mutter angewiesen trotz aller Technik und künstlicher Befruchtung. Schon geringe Störungen in der Versorgung mit Wasser, Luft und Wärme führen zum Absterben des menschlichen Eies. Aber die Mutter versorgt das in ihr lebende Ei ja nicht einfach nur mit Wasser, wie es der Chemiker als eine Zusammensetzung von Wasserstoff und Sauerstoff kennt, sondern es ist ein „Wasser", das ähnliche „Bildekräfte" enthält wie das Wasser, das das Samenkorn zum Sprossen und Sprießen bringt. Es ist lebendiges Wasser und steht letzten Endes in Zusammenhang mit dem gesamten Weltenall, wo alles Leben herstammt. Es ist mit Meßinstrumenten oder mit den Mitteln der chemischen Analyse nicht faßbar.

Genauso wenig ist verständlich, wie aus den sechs Gramm Eiweiß und fünf Gramm Fett eines Hühnereies die Entstehung eines Hühnchens zu erklären ist. Auch die im Ei enthaltenen Kalorien sind für seine Weiterentwicklung nicht allein verantwortlich. Die Kräfte, die zur Bildung eines Kükens führen, sind im Ei selbst bisher nicht gefunden worden.

"Lebendige Bildekräfte" enthalten alle Flüssigkeiten in der Natur und in den Lebewesen; in allen künstlich zubereiteten Flüssigkeiten finden wir sie dagegen nicht. Selbst in der Luft gibt es solche Bildekräfte, und auch die Wärme, sofern sie nicht durch Apparate erzeugt wird, sondern aus der Sonne oder von warmblütigen Lebewesen stammt, enthält ganz bestimmte wirksame Bildekräfte nichtstofflicher Art. Sie sind der Geisteswissenschaft bekannt, und ihre Eigenschaften lassen sich genau beschreiben und nachweisen. Ihre Wirksamkeit ist verschieden, je nachdem, ob sie in festen, flüssigen oder luftartigen Körpern oder in der Wärme tätig sind.

Man muß sich also in aller Eindringlichkeit klarmachen, daß das menschliche Ei nicht wachsen und gedeihen könnte, wenn es nur den Stoffen und Kräften der Erde ausgesetzt wäre; der Kosmos mit all seinen vielfältigen Kräften wirkt vielmehr bei der Entwicklung des Eies und des Embryos entscheidend mit. Das ist ja der Grund für die Forderung der Ärzte, daß eine werdende Mutter täglich genügend spazierengeht, um sich den Kräften der Sonne auszusetzen, und daß sie sich von einer Nahrung nährt, die wirkliche Trägerin kosmischer Kräfte ist. Die Mutter überträgt diese kosmischen Kräfte auf ihr werdendes Kind.

Natürlich ist ohne die Mitwirkung des männlichen Elementes, des Samens, die weibliche Eizelle nicht keimungsfähig. Ei- und Samenzelle müssen sich verbinden. Die „Frucht", wie der Arzt das werdende Kindchen im Mutterleib nennt, entsteht also aus der befruchteten Eizelle, die sich wie ein Pflanzensamen in den Mutterboden der Gebärmutterwandung einpflanzt, ja einwurzelt. Und wie beim Pflanzensamen die Kräfte der Erde und die Kräfte des kosmischen Umkreises gemeinsam tätig sind, so wächst die menschliche Frucht zunächst aus den Kräften des mütterlichen Nährbodens, also des mütterlichen Blutes, die das befruchtete Ei „rücksichtslos" an sich zu reißen versteht. Aber wie bestimmte Kräfte die Pflanze durch die Wurzel mit der Erde verbinden, außerdem aber andersgeartete Kraftwirkungen die Pflanze sich in der Richtung zur Sonne entfalten lassen, so sind auch in der Menschenbildung irdische und kosmische Bildekräfte am Werk.

Es ist nun an mir, der Mutter, diesem Wesen guten Boden zu bereiten: durch den Nährboden meines Leibes: Salze, Wasser, Luft und Wärme und durch meine Seele: Liebe-Wärme. Dies alles vermag ich meinem Kinde zu geben, wenn ich, innerlich um Gutes und Wahres ringend, mich mit meinem Ursprung in der göttlich-geistigen Welt verbinde.

Der Mensch und die Natur

Schaut man in die Natur, etwa in die Tierwelt, wie da die kleinen Rehkitzen oder die Vögel, oder wie im Schweinestall die Ferkel zur Welt kommen ohne Hebamme und sonstige Hilfeleistung, oft in Wind und Regen. Alles geht so selbstverständlich vor sich ohne Aufregung und ohne viel Umstände. Von Schwangerschaftsbeschwerden bei Tieren in der freien Wildbahn weiß man nur ganz wenig oder nichts. Nur die vom Menschen im Stall gehaltenen Tiere leiden ähnlich wie die Menschen unter Störungen der Schwangerschaft und Geburt. Und während die neugeborenen Tiere bereits kurze Zeit, oft nur ein bis zwei Stunden nach der Geburt sich auf ihre eigenen Beine stellen und bald bei der Mutter Nahrung suchen können, ist das neugeborene Menschlein ein völlig hilfloses Wesen, das ohne sorgsamste Betreuung kaum einige Stunden am Leben bliebe. Die von den Zoologen gemachte Unterscheidung von „Nesthockern" und „Nestflüchtern" ist in diesem Zusammenhang ohne wesentliche Bedeutung.

Für die Tiere und ihr Fortkommen ist von der Natur in jeder Weise gesorgt. Die Natur ist die Freundin der Tiere. Der Mensch aber würde von derselben Natur zugrundegerichtet, wenn er ihren Kräften allein ausgesetzt wäre. Das Tier paßt hinein in die Natur. Es wird von ihr getragen und erhalten. Es besitzt die natürlichen Instinkte und die körperliche Beschaffenheit, um sich in der Naturumgebung zurechtzufinden, wenn auch anfangs nicht ganz ohne Hilfe seines Elternpaares. So ist das Tier ganz und gar ein Stück Natur.

Die inneren Organe höherer Säugetiere unterscheiden sich grob anatomisch nicht grundsätzlich von den Organen des Menschen. Manche Organfunktionen von Tieren sind denjenigen des Menschen gleichwertig oder sogar überlegen. So ist die Niere des Schweines beispielsweise weit vollkommener gebaut. Die anatomische Forschung der letzten Jahre ist aber zu sehr überraschenden Ergebnissen gelangt, die kurz zusammengefaßt etwa folgendermaßen ausgesprochen werden können: In keinem Stadium seiner Entwicklung, angefangen vom befruchteten Ei, ist der Mensch jemals Tier. Die befruchtete Eizelle des Menschen ist schon in sehr frühem Entwicklungsstadium deutlich von Affeneiern zu unterscheiden. Der Mensch stammt nicht vom Affen ab, sondern die Affen und die anderen höheren Tiere sind seine in der Entwicklung zurückgelassenen „Verwandten". Der Sinn der Schöpfung ist der Mensch, aber die Tiere haben durch ihr Zurückbleiben seine Höherentwicklung erst ermöglicht. Es ist dies eine Art Opfer.

Ein menschliches Ei besitzt von Anfang an nachweisbare Beziehungen zum Organismus seiner Mutter, während ein Hühnerei in einer Kalkschale gebrütet wird und z. B. ein Froschei sich frei im Tümpel entwickelt.

Wäre der Mensch nichts grundsätzlich Anderes als ein Teil der Natur, das höchste oder gar ein durch unnatürliches Verhalten in der Verkümmerung begriffenes Säugetier, wie es in verschleierter Form nicht selten behauptet wird, so könnte man unsere Kinder tatsächlich wie junge Hunde oder Kälber „aufziehen" und berechtigterweise Bücher über die „Aufzucht" von Kindern schreiben, die sich dann genausogut für die Züchtung junger Tiere eigneten. Der Mensch, als nur „biologisches Wesen" aufgefaßt, ist aber ohne Sinn, ohne Aufgabe und Existenzberechtigung in der Welt.

Kurz gesagt, besteht zunächst der Unterschied zwischen dem höchsten Säugetier und dem Menschen darin, daß das Tier bei der Geburt oder doch kurz nachher alles, was für sein Leben notwendig ist und was seinen ganzen Lebensinhalt ausmacht, bereits kann. Der Mensch aber muß alles erst lernen, besonders das Menschsein. Das Tier ist bei der Geburt oder danach fix und fertig, es wird nur größer und stärker. Es eilt geradezu in seinem Wachstum vorwärts, bis es in wenigen Wochen oder Monaten geschlechtsreif wird. Damit ist allerdings sein eigentliches Lebensziel bereits erfüllt.

Der Mensch ist dagegen bei der Geburt in allem unfertig, hilflos schlafend im Bewußtsein, unfähig an der Erhaltung seines Lebens entscheidend mittätig zu sein und ohne die Fähigkeit der Fortbewegung. Verglichen mit dem jungen Tier, ist der Säugling eine Frühgeburt, und zwar nicht nur in seiner Gestalt, sondern auch in allen seinen Lebensäußerungen. Ein neugeborenes Äffchen sieht oftmals reifer und sogar menschenähnlicher aus als manches neugeborene Kind.

Viel zu wenig wird die Tatsache beachtet, daß der neugeborene

Mensch als einziges Lebewesen auf dem Rücken liegt. Augen und Hände sind der Welt zugewandt, bereit, zu gegebener Zeit aktiv mit der Umwelt in Verbindung zu treten. Bei der Nahrungsaufnahme an der Brust ist das Gesicht des Kindes der Mutter zugewandt, im Gegensatz zu allen ihm körperlich verwandten Säugetieren doch die einzig menschenwürdige Haltung.

Die merkwürdige Stellung, die der Mensch gegenüber der Natur und deren Kräften einnimmt, darf nicht übersehen oder verwischt werden. Es ist nicht ohne weiteres richtig zu fordern, der Mensch solle „naturgemäß" leben. Diese Forderung ist richtig für das Vieh. Der Mensch lebt erst dann richtig, wenn er die Natur versteht und beherrscht und sich ihrer Kräfte nach von Weisheit geleiteter Auswahl bedient.

Die Kräfte des Pflanzenreiches oder gar des Mineralreiches sind dem Menschen im Laufe der Erdenentwicklung noch fremder geworden als diejenigen des Tierreiches. Das kann vielleicht am Beispiel der Schwerkraft am ehesten deutlich werden. Diese Naturkraft würde den Menschen dauernd zu Boden ziehen, doch solange der Mensch gesund und nicht total ermüdet ist, hält er sich aufrecht, immer entgegen der Schwerkraft. Diese aufrechte Haltung verdankt er nicht einer Naturkraft, sondern der Kraft seines Geistes. Der aufrechte Gang einiger Tierarten läßt sich mit der aufrechten Haltung des Menschen in keiner Weise vergleichen. Der Mensch lebt also kraft seines Geistes dauernd gegen die wichtigste Naturkraft, eben die Schwere. So muß er sich auch gegen andere Kräfte der Natur behaupten und sich dauernd zur Wehr setzen.

Wir werden sehen, wie wir uns auch bei der Ernährung ständig gegen die Kräfte der Natur wehren müssen, denn wir würden sonst von jeder Nahrung „vergiftet". Die Verdauung besteht ja in der Überwindung der natürlichen Kräfte der Nahrung. So steht der Mensch in allen seinen Lebensäußerungen im Gegensatz zur ihn umgebenden Natur. Nur als ihr Herr ist er lebensfähig.

Ein Wort zur Vererbungslehre

Maria und Christa sind Zwillinge. Sie sehen sich so ähnlich, daß, wer sie nicht persönlich kennt, sie nicht unterscheiden kann. Der Lehrer hat alle Mühe, sie beim richtigen Namen zu nennen. So kommen oft humorvolle Situationen vor: Einer kann statt des anderen kommen. Keiner bemerkt es zunächst.

Und doch – die Mutter kennt beide vom ersten Atemzug an auseinander. Es sind zwei ganz verschiedene Individualitäten. Körperlich sind sie entstanden aus dem gleichen Samenkorn und der gleichen Eizelle. Als eineiige Zwillinge haben sie die gleiche Erbgrundlage. Warum sind sie dennoch als Wesen so verschieden bemerkbar für die Mutter?

Hier gibt uns eine geistgemäße Betrachtung des Wesens des Menschen Auskunft. Der Mensch bildet sich seinen Leib aus der körperlichen Grundlage seiner Eltern. Er baut ihn auf gemäß des ihm von den Eltern Mitgegebenen. Er findet auch Seelisches seiner Vorfahren vor, knüpft daran an und durchdringt es mit seinem eigenen Seelischen, an das während seines Lebenslaufes immer sichtbarer sein eigenes Geistiges anknüpft bzw. eingreift.

So erklärt sich die *äußere* Ähnlichkeit unserer Zwillinge und die immer sichtbar werdende *innere* Unähnlichkeit, die eigene Individualität, der eigene Charakter.

Von der Einmaligkeit jedes Kindes

Wir wissen, daß die Eiweißsubstanz, aus der fast der ganze Körper besteht, bei jedem von uns individuell gestaltet ist; ebenso wissen wir, daß das Bild der Hautleistchen, das wir vom Daumenabdruck kennen, bei jedem Menschen durchaus einmalig und einzigartig auf der ganzen Erde ist, ja daß sogar die Haare eines Menschen sich in ihrer Feinstruktur von den Haaren aller anderen Menschen unterscheiden.

Im Gegensatz zur Pflanzenwelt, in der die jungen Pflanzen in nichts von den Genossen ihrer Gattung abweichen, und im Gegensatz zu den Tieren, bei denen ebenfalls die Jungen von den Eltern keine grundsätzlichen Gestaltunterschiede aufweisen, finden wir an jedem Säugling, ja bereits an vielen Neugeborenen Körperformen, etwa an der Ohrmuschel, oder sogar Eigenheiten des Wesens, die es in der ganzen Familie und in der Ahnenreihe nicht in genau gleicher Weise gibt; auch in kinderreichen Familien gibt es unter den Geschwistern stärkste Unterschiede. Das geht so weit, daß wir heute unsere Kinder ganz individuell erziehen müssen, ja wir können sie nicht einmal mehr nach einem allgemeingültigen Schema ernähren, ohne ihrer Eigenart Gewalt anzutun. Schon Neugeborene reagieren durchaus individuell.

Es ist daher wichtiger, bei unseren Kindern das Neue, Einzigartige in ihrem Wesen zu erforschen und, wenn dieses Neue gut ist, zur vollen Entfaltung zu bringen, als in der heute üblichen Weise vorwiegend die vererbten Eigenschaften zu beachten. Nicht in dem der Familie bereits Bekannten, Alten, sondern in dem Neuen, das jedes Kind in die Welt hereinträgt, liegt die einzigartige Möglichkeit, daß neue Kräfte, Fähigkeiten oder Ideen zur Wirksamkeit gelangen, die die immer mehr in Verfall geratende Welt so dringend nötig hat. Aus jedem Kinde, das geboren wird, könnte sich ja eine Individualität entwickeln, die der Menschheit entscheidend vorwärts hilft und ihr einen neuen Weg zum lichtvollen Aufstieg aus der gegenwärtigen Verfinsterung weist. Wie oft ist nicht im Verlauf der Menschheitsgeschichte dem Schoße einer durchaus unauffälligen Familie ein führendes Genie entsprossen!

Indem wir auf die Einmaligkeit jedes Kindes, überhaupt jedes Menschen hinweisen, gelangen wir zu folgenden Feststellungen: in der Pflanzenwelt gleicht unter gleichen Lebensbedingungen die Tochterpflanze der Mutterpflanze wie „ein Ei dem anderen“. In der Tierwelt gleicht jedes Exemplar einer Tiergattung dem anderen in körperlicher und seelischer Beziehung; bei den höchstentwickelten Säugetieren gibt es allerdings gewisse Unterschiede, die aber nicht grundsätzlicher Art sind.

Beim Menschen finden sich gewisse Gleichheiten der Volksstämme und Rassen; es hat aber keinen Sinn, beim Menschen von

Gattungen und Arten zu sprechen, denn jeder einzelne ist gewissermaßen eine Gattung für sich. Er hat zwar Lebensprozesse und Stoffwechselkräfte wie seine Mitmenschen; er hat Seelenregungen, wie sie ähnlich auch in der Seele aller anderen Menschen schwingen können. Aber darüber hinaus besitzt er ein Fünkchen Geist, dessen Wesen und Streben bei jedem Menschen anders ist. Dadurch ist jeder Mensch unverwechselbar und einmalig.

Dieser geistige Funke ist es, durch den die Seele in einer ganz bestimmten Art und Weise denkt, fühlt und will; durch ihn verlaufen sogar die Stoffwechselvorgänge bei jedem Menschen in besonderen Unterschieden. Der Geist bestimmt auch die Gesten der Hände und seinen Gang, ja, er prägt die einmalige Struktur in jede Zelle des Körpers hinein.

Es erhebt sich die große Frage: Wie kommt diese Einmaligkeit jedes Menschen zustande?

Von der Verkörperung des Kindeswesens

Wenn wir den Versuch zur Erklärung des völlig Neuen und Einzigartigen machen, das jedes Kind in sich trägt, so berühren wir damit eines der größten Geheimnisse der Menschwerdung.

Außergewöhnliche Geschehnisse ereignen sich meist an besonderen Orten und unter ganz besonderen Vorbedingungen, und so ist auch der Ort des Geheimnisses, das wir jetzt darstellen wollen, der Innenraum der Gebärmutter, durchaus ungewöhnlich. Man kann ohne jede Übertreibung sagen, daß in der Gebärmutter Lebensbedingungen herrschen, wie sie sonst nur auf oder sogar oberhalb der höchsten Bergesgipfel der Erde im Kosmos vorhanden sind. Das werdende Kind muß nämlich mit einer äußerst geringen Sauerstoffmenge leben und sich entwickeln. Entsprechend verhält sich auch die Zahl seiner roten Blutkörperchen und die Menge des Blutfarbstoffes, ja seine gesamte Blutzusammensetzung. Unter solchen Lebensbedingungen würden wir Erwachsenen sofort das Bewußtsein verlieren und zugrunde gehen.

Der Körper des werdenden Kindes ist einerseits in wunderbarer

Weise in den Mutterleib eingebettet, der ihm einen idealen Schutz gewährt; andererseits ist er aber außer von der Wand der Gebärmutter von den sogenannten Eihäuten umhüllt und dadurch vom unmittelbaren Anschluß an den mütterlichen Organismus ausgesondert. Die Eihäute sind von der größten Bedeutung für die Entwicklung des Embryos insofern, als sie in der Zeit des Heranreifens der beginnenden Verbindung der Geistseele mit dem Kindeskörper dienen. Im Augenblick der Geburt ist ihre Aufgabe erfüllt; sie werden daher als „Nachgeburt“ ausgeschieden. Ähnlich ist es mit der Plazenta, dem sogenannten Mutterkuchen; sie ist ein vom mütterlichen Blut erfülltes Organ und dient der Ernährung des werdenden Kindes; aber der Nahrungsstrom fließt nicht unmittelbar vom mütterlichen Organismus in den Embryo hinüber, sondern erst durch den Filter der Plazenta. So wird der Embryo zwar vom Mutterleib getragen, geschützt und genährt, aber sein Werden und Wachsen vollzieht sich doch weitgehend abgetrennt vom mütterlichen Organismus, und die erwähnten Hüllen ermöglichen ihm ein vom Leben der Mutter in vieler Hinsicht isoliertes Eigendasein.

Und beim Embryo liegen noch andere ungewöhnliche Verhältnisse vor. Dadurch, daß er im Fruchtwasser schwimmt, ist er der Schwerkraft weitgehend entzogen. Außerdem besitzt der kleine Körper nur eine sehr geringe Menge fester mineralischer Substanz. Der 3-4 Monate alte Embryo besteht zu 93% aus Wasser; selbst bei der Geburt besteht er noch zu 80% aus Flüssigkeit, d.h. nur zu etwa einem Fünftel aus festen Bestandteilen.

Versucht man diese so außerordentlichen wissenschaftlichen Feststellungen zu verstehen, so kommt man zu der Auffassung, daß das werdende Kind im Mutterleib völlig andere Lebensverhältnisse braucht als nach der Geburt. Das Kind vor der Geburt ist also eigentlich noch kein richtiges Erdenwesen, sondern ein dem Kosmos und seinen Kräften anheimgegebenes Wesen.

Tiefste Erkenntnisse über die Lebensbedingungen des Embryos verdanken wir den geisteswissenschaftlichen Forschungen Rudolf Steiners.

Welchen Sinn kann ein solches dem einseitig naturwissenschaftlichen Denken völlig unverständliches Geschehen haben?

Wenn die weisen Lehrer früherer Zeiten unseren Vorfahren ein tiefes Geheimnis klarmachen wollten, benutzten sie eine Bildersprache, von der uns letzte Reste in unseren Märchen und Sagen überliefert sind. Gerade die neueste Forschung hat zur Entdekkung der unerhörten Weisheit geführt, die in den Bildern der unserem heutigen Verstand zunächst so unverständlichen Märchen verborgen liegt. Man erkennt jetzt, daß der Kulturfortschritt der Menschheit durch die Märchen maßgebend beeinflußt wurde, und daß unsere Vorfahren ein tiefes Wissen von den Geheimnissen des Lebens, des Werdens und des Vergehens der Menschen besaßen, von dem wir heute oft nur noch die materielle Seite kennen.

Wenn die Menschheitsführer alter Zeiten also die Geheimnisse der Geburt des Menschen verdeutlichen wollten, sprachen sie vom Storch, der die Kinder bringt. Da die Kinder natürlich auch damals von Müttern zur Welt gebracht wurden, kann sich dieses Bild des Storches nicht auf die körperliche Geburt bezogen haben, zumal diese ja für niemanden ein Geheimnis war. In den Märchen aller Kulturvölker wird immer wieder von der Hilfe gesprochen, die durch weiße Vögel, Schwäne, Tauben und Störche den Menschen geleistet wird. Die Forschung hat ergeben, daß es sich in diesem Fall immer darum handelt, daß die weißen Vögel die Verbindung herstellen zwischen der geistigen und der irdischen Welt. Das eindrucksvollste Bild einer solchen Vermittlung zwischen Himmel und Erde stellt wohl die Taube bei der Jordantaufe Christi im Evangelium dar (Matth. 3;13).

Wenn also das Märchen davon spricht, daß der Storch die Kinder bringt, so handelt es sich ohne Zweifel um die Einkleidung des aus unserem modernen Bewußtsein weitgehend entschwundenen Vorgangs, daß nämlich sich bei der Geburt Geist und Seele eines Kindes aus der seelisch-geistigen Welt zur Erde begeben. Für unsere Vorfahren war offensichtlich der Geist wichtiger als der Körper.

Wir sprechen beim Sterben eines Menschen davon, daß der Körper den Geist entläßt. Aus dem Märchen vom Storch erfahren wir, auf welche Weise der Geist den Körper bei der Geburt ergreift und ihn als seine Wohnung für ein Erdenleben bezieht. Eine solche Verbindung des Geistes mit dem Körper verlangt zu ihrem Vollzuge außergewöhnliche Umstände. Aber wir haben ja in den geschilderten Verhältnissen innerhalb der Gebärmutter, unter denen der noch fast unmaterielle Körper des Kindes lebt und heranwächst, alle Vorbedingungen vor uns, die ein solches Sichverbinden ermöglichen. Mit einem schon ganz den Gesetzen der materiellen Welt unterworfenen Körper kann sich ein Geist nicht verbinden. Deshalb muß der Körper des Embryos so beschaffen sein, wie es hier dargestellt wurde. Die ganzen komplizierten Geschehnisse der Schwangerschaft gewinnen unter diesem Blickwinkel einen tiefen Sinn; rein biologisch würde für sie keine unbedingte Notwendigkeit bestehen.

Diesen Vorgang der Verbindung des Geistes mit dem Körper nennt man „Verkörperung“ oder mit dem wissenschaftlichen Namen „Inkarnation“, was „Einsenkung in das Fleisch“ bedeutet. In dieser Verkörperung des Geistes eines Menschen haben wir die grundlegende Tatsache zu sehen, die dem werdenden Kind die Merkmale der Einmaligkeit aufprägt. Das einmalig Neue in jedem werdenden Menschen stammt also nicht von den Eltern, im Gegenteil: der von den Eltern herkommende Körper des Kindes nimmt mit dem Geist etwas gänzlich Neues in sich auf.

Vom Ich des Menschen

Wenn wir im obigen Zusammenhang vom Geist, von der Seele und dem Leib des Menschen sprechen, so müssen dabei die genauen Unterschiede, die zwischen diesen Gliedern des Menschenwesens bestehen, beachtet werden.

Eine Seele hat jedes mit Empfindung und Bewußtsein begabte Lebewesen, also die Tiere und der Mensch. In der Seele gibt es aber ein Zentrum, das nur der Mensch besitzt. Das ist der Geist. Er ist der göttliche Funke, der die Seele und den Körper eines

Menschen als sein Instrument benützt. Da dieser geistige Funke den Einzelnen von allen seinen Mitmenschen unterscheidet, kann man ihn auch das „Ich“ nennen. Dieses Ich ist der innerste Kernpunkt unseres Wesens, die eigentliche, uns in jedem Menschen einmalig gegenübertretende Persönlichkeit.

Man kann nicht genau genug auf den Unterschied zwischen Menschen und Tier hinschauen (siehe auch *Der Mensch und die Natur*). Das Tier in der freien Wildbahn kennt keinerlei Ausschweifung oder Laster. Die kennt nur der Mensch, und zwar um so mehr, je weiter er sich von der Natur zur Kultur und Zivilisation „entwickelt“ hat. Das Tier überfrißt sich nie; es hört rechtzeitig auf, wenn der Hunger gestillt ist. So in allem; besonders auch in seinem Triebleben, das unter enger Bindung an bestimmte Zeiten, geradezu asketisch geordnet verläuft.

Man könnte also sagen, das Tier führe ein moralischeres Leben als der Mensch. Dies wäre aber ein erheblicher – übrigens oft genug begangener – Irrtum, denn das Tier führt seine Handlungen aus entsprechend des sich in ihm sichtbar auslebenden Gesetzes seiner Gattung (es ist sichtbare Wirkung des jeweiligen Gattungswesens).

Der Mensch selbst ist seine jeweils eigene Gattung, d.h. Individualität. „Ich“ und Seele und Leib sind sichtbare Einheit geworden. Dadurch ist es ihm möglich, Handlungen eigenverantwortlich, also umfassend durchdacht und durchseelt schließlich auch auszuführen. Mit Hilfe der Erkenntnisse, die ihm das Ich verschafft, muß der Mensch sich selbst Grenzen setzen für sein Denken, Fühlen und Wollen. Beachtet er diese nicht, so kommt er in Gefahr, sich zu verlieren. Der Mensch, der einfach zu dem zurückkehren wollte, was man so „Natur“ nennt, kann leicht unter die Natur ins Chaos hinabsinken.

Bei der Zeugung vereinigt sich eine geistige Individualität mit einem ererbten Leib. Die ersten sieben Jahre ist das Kind ganz mit der Ausgestaltung dieser Vereinigung beschäftigt, wobei das Ergebnis vor allem von der Stärke der Individualität abhängt. Dabei ist an der körperlichen Entwicklung deutlich abzulesen, wie das Ich von oben nach unten seinen Leib ergreift: Augen, Kopf, Arme, Rumpf, Beine.

Es gibt in der Entwicklung gestörte Kinder, die mit drei Jahren noch nicht „Ich" zu sich sagen, ja die ihre Mutter noch nie richtig angeschaut haben. Ihr Blick vermag nicht an Gegenständen oder Menschen zu haften, sondern irrt unablässig hin und her, ohne das Gesehene klar und bestimmt erkennen zu können. Ihr innerstes Wesen versteht diese Eindrücke so wenig, daß sie es entweder völlig unberührt lassen oder aber in panische Angst versetzen. Der Blitz des Erkennens der Mutter ist im Auge eines solchen gestörten Kindes nicht zu entdecken. Sein Blick bleibt leer und stumpf. Was es tut, wird nicht aus einem inneren Zentrum, sondern nur auf Anregung durch Sinneseindrücke getan; und so fehlen Richtung und Ziel (siehe auch *Bewegungsunruhe und zwanghaftes Verhalten*).

Man kann ein solches Kind nicht erziehen wollen; man kann es auch nicht für seine Taten verantwortlich machen, denn dazu wäre die Verbundenheit mit seinem Ich nötig. Man kann es so nicht einmal ansprechen, denn „es selbst" ist ja gar nicht richtig vorhanden. Nur sein Körper ist da. Dieser lebt und wächst oft normal heran wie bei anderen Kindern auch. Es hat genauso seelische Empfindungen, Gefühle, Triebe, Leidenschaften; seine Seele ist also in ihren Regungen zu erkennen. Aber es selbst kommt nicht bewußt zu einem Erkennen des Geschehens auf der Erde und wirkt, als könne es sich nicht freuen.

Bei diesen Kindern ist aus uns noch weitgehend unbekannten Gründen das geistige Zentrum, das Ich, nicht voll mit der Seele verbunden, so daß ihrem Wesen innere Ruhe, Stetigkeit und die Möglichkeit des Erkennens der Außenwelt fehlt. Solche Kinder vermögen sich nur unter liebevoller, stetiger Betreuung und mit Hilfe geschulter Ärzte oder Heilpädagogen der irdischen Entwicklungsstufe des Menschen zu nähern.

Vielleicht wird durch diese Schilderung deutlicher, was unter Leib, Seele und Geist zu verstehen ist. Auf jeden Fall ist die Beschäftigung mit diesen Begriffen zwar kein leichtes, aber doch ein lohnendes Bemühen.

Von der Wiederverkörperung

Wir sahen, daß das Ich bei manchen Kindern, sich nicht völlig „verkörpern“, inkarnieren, kann. Sein Geist vermag den Körper noch nicht ganz in Besitz zu nehmen. Die Vereinigung von Leib und Geistseele ist nur unvollkommen gelungen.

Aber auch beim normal gebildeten, völlig gesunden Kind dauert es Jahre, bis der von der Mutter geborene Körper vollkommen „durchtränkt“ ist vom Ich des Kindes, denn dieses Ich muß die ganze ererbte Materie des Körpers umschmelzen und austauschen, bis nach etwa sieben Jahren kein Rest mehr von den Stoffen vorhanden ist, aus denen der Körper des Neugeborenen einstmals bestand. Ein solcher Stoffaustausch vollzieht sich weiter das ganze Leben hindurch.

Immerfort werden Zellen abgestoßen oder ausgeschieden, sei es von der Haut durch Abschilfern der obersten Hautzellen, durch Nachwachsen der Nägel und Haare, oder sei es durch Abbau von Bestandteilen der inneren Organe, die laufend durch den Darm ausgeschieden werden.

Wenn die zweiten Zähne erscheinen, ist das der äußere Ausdruck dafür, daß die erste Körperverwandlung beendet ist; der jetzt vorhandene Körper hat stofflich mit dem von den Eltern stammenden Leib nichts mehr zu tun; das Kind hat von diesem Zeitpunkt an seinen eigenen Körper. Dieser ist vom eigenen Ich „aufgebaut“ worden, allerdings in Anlehnung an das von den Eltern stammende „Modell“. So entsteht aus dem, was die Eltern körperlich hergegeben haben, und aus dem Neuen, was aus der geistigen Welt sich inkarniert hat, allmählich die Einheit des Menschen, bis in die letzte Zelle hinein vom Ich geprägt.

Das Ich beginnt nach dem 7. Jahr auch die Wachstumskräfte zu durchdringen – später dann auch die seelischen Empfindungen, so daß auch darin der Mensch immer selbständiger werden kann.

Wenn das Ich oder wie man meist sagt: der Geist den Körper beim Tode wieder „aufgibt“, dann zerfällt der Körper, er „verwest“. Der Geist aber, der ja aus göttlicher Substanz besteht, ist unzerstörbar und lebt weiter in der geistigen Welt, seiner „Heimat“, und mit ihm alles, was durchlebt und durchlitten ihm zur eigenen Reife geworden ist. Eines Tages, vielleicht Jahrhunderte nach dem Tode, senkt er sich aus der geistigen Welt hernieder und inkarniert sich wieder in einem von einem Elternpaar neu gezeugten Körper. Diesen Vorgang nennt man „Wiederverkörperung“ oder „Reinkarnation“. Davon wissen alle großen Kulturen der Weltgeschichte. Davon spricht die Bibel an einer ganzen Reihe von Stellen. Das war unseren Vorfahren und erleuchteten Geistern wie Goethe, Lessing und vielen anderen eine feste Gewißheit, und die Zahl der Menschen, denen dieser Gedanke vertraut ist, ist auch heute wieder erstaunlich groß. Manche kleinen Kinder sprechen wie selbstverständlich davon und sagen etwa: „Wie ich früher auf der Welt war, da war ich der und der.“ In dem Moment allerdings, wenn mit fünf oder sechs Jahren der Erdenverstand, also der Intellekt erwacht, ist dieses Wissen meist verschüttet, so wie es allgemein in der abendländischen Menschheit viele Jahrhunderte lang verschüttet war. In der Anthroposophie Rudolf Steiners und in manchen anderen Weltanschauungen ist viel über diese Probleme gearbeitet und geforscht worden.

Wem diese Gedankengänge völlig fern liegen, der soll sich davor hüten, sie „glauben“ zu wollen. Das wäre ganz falsch und jedenfalls unanthroposophisch. Er sollte sich darüber genauer informieren und dann selbst einmal praktisch damit zu leben versuchen. Was für einen Sinn kann ein solches Leben wie das eines geistig gestörten Kindes haben? Wie ist der Tod eines Kindes während der Geburt oder in jungen Jahren zu verstehen? Wie ist es zu ertragen, nur ein einmaliges Leben leben zu können, das so voller Irrtümer und Fehlhandlungen war? Wieviel kann ich in den neuen Lebenswiederholungen selbst tun zur Wiedergutmachung alles dessen, was ich in diesem oder in früheren Leben meinen Mitmenschen Unrechtes getan habe?

Eine Fülle von Fragen erhebt sich bei der Vorstellung, daß der geistige Kern, das Ich jedes Menschen nicht nur nach dem Tode in einer verwandelten geistigen Lebensform weiter existiert, sondern aus dieser geistigen Existenz eines Tages in ein neues Erdenleben wiedergeboren wird. Was ist die wirkliche Ursache für diese merkwürdige Tatsache, daß die Kinder sich immer wieder schnell zurechtfinden in den irdischen Verhältnissen?! Manches Neugeborene hat schon bei der Geburt ein Aussehen und eine Verhaltensweise, daß man unwillkürlich denkt: eine ganz reife Seele. Andere machen dagegen einen ganz „unbefangenen" Eindruck, so, als hätten sie noch nicht viel erlebt; es scheinen junge Seelen zu sein, die noch nicht viele Wiederverkörperungen hinter sich haben. Man sollte solche Gedanken einmal nachprüfen, indem man immer wieder still am Bett eines Kindes beobachtend und nachsinnend sitzt und sein Wesen, also das Wesentliche an ihm, auf sich wirken läßt.

Der Dichter Christian Morgenstern prägte das Wort: „Man versteht den Menschen erst sub specie reincarnationis" (d.h. im Lichte der Wiederverkörperung). In diesem Wort lebt das Geheimnis des durch die Christuskraft sich zur Freiheit hindurchringenden Menschen.

Praktische Folgerungen

Wenn wir durch das bisher Gesagte die Vorstellung erweckt haben sollten, das Kind sei ein Wesen, das neben dem biologischen Anteil, also seinem Körper, auch noch Seele und Geist besitzt, so wäre diese Darstellung nicht gelungen. Wir müssen vielmehr unzweideutig aussprechen, daß nicht das Körperliche, sondern das Geistige und Seelische die primäre Grundlage des Menschenwesens sind. Was auch immer im Körper geschieht, wird vom Geist verursacht und von der Seele erlebt. Sie stehen am Anfang. „Es ist der Geist, der sich den Körper baut", sagt ein weises Wort Schillers. Und so müssen wir sagen: Unser Kind ist ein Geistwesen, ein Ich, das sich für sein Leben auf der Erde in einen Körper inkarniert, den ihm ein ihm schicksalsmäßig entsprechendes Elternpaar geboten hat.

Die materialistische Weltanschauung der letzten Jahrhunderte stellt die wirklichen Tatbestände geradezu auf den Kopf. Für den

Materialisten ist ja nur das äußere körperliche Geschehen vorhanden. Wirklichkeitsfremd, wie er in seinem Denken ist, traut er dem nach seiner Meinung aus Erdenstoffen gebauten Körper die Fähigkeit zu, aus sich heraus Leben zu entfalten und gar die Empfindungen und Äußerungen des Seelenlebens und die schöpferischen Fähigkeiten des Geistes gewissermaßen „auszuschwitzen". Gegenüber der Existenz einer unabhängig vom Körper vorhandenen Geistseele stellt er sich blind.

Doch wir als Eltern können uns einer schwerwiegenden Schlußfolgerung nicht entziehen: Wir dürfen uns nicht länger einbilden, wir könnten die Erzeuger unserer Kinder sein. Das vermag nur Gott, der Schöpfer. Gewiß, ohne die Vereinigung von Mann und Weib und ohne die Darbietung eines Mutterschoßes wird kein Kind geboren. Wir Eltern sind aber nur Helfer bei dem wunderbaren Ereignis der Vereinigung eines neuen Geistwesens mit einem irdischen Körper. Diese Hilfestellung ist der tiefere Sinn jeder Eheschließung.

In dieser Auffassung vom Kinde, das zu uns „herniederkommt", erkennen wir den Anlaß zu der Ehrfurcht, mit der wir dem Kind gegenüberstehen sollen. Mit dieser inneren Einstellung werden wir niemals in den Fehler so mancher Eltern verfallen, das Kind als unser Eigentum, als eine Art Besitz oder gar als Spielzeug zu betrachten. Solche Fehler rächen sich bitter; die Erfahrung zeigt immer wieder, daß so behandelte Kinder – meist Einzelkinder – den Eltern im späteren Leben durch krassen Egoismus und liebloses Verhalten schwerste Enttäuschungen bereiten.

Was unser Kind von uns und von den Vorfahren als Anlagen ererbt hat, bedeutet für die Eigenart seines Ichs oft eine schwere Belastung, mit der es sich manchmal sein ganzes Leben lang auseinandersetzen muß. Es ist darum, nicht ohne weiteres richtig, vererbte Anlagen besonders zu pflegen und so der individuellen Entwicklung unnötige Schwierigkeiten zu bereiten. In vielen Fällen ist sogar das Gegenteil richtig. Von den Erbanlagen fügen sich ja diejenigen, die der Eigenart des Kindes entsprechen, unauffällig seinem Wesen ein. Schwierig wird es nur mit den vererbten Anlagen, die nicht zur Individualität des Kindes passen. Die unvollkommene Übereinstimmung zwischen den Erbanlagen und dem individuellen Wesen jedes Kindes ist der Grund für manche Krisen, durch die es sich im Laufe der Jahre hindurchkämpfen muß, und zwar sind es vor allem die noch ausführlich zu behandelnden sogenannten Kinderkrankheiten, die dem Kind geradezu als Helfer zur Überwindung nicht passender Vererbungsanlagen dienen. Eltern, Erzieher und Ärzte müssen daher diese für eine harmonische Entwicklung notwendigen Krisenzeiten erkennen, nicht um sie zu unterdrücken, sondern um in großer Zurückhaltung dem Kinde helfend bei deren Überwindung zur Seite zu stehen.

II. Die Schwangerschaft

Eheberatung

Manche Partner suchen vor der Eheschließung den Rat des Arztes, weil gesundheitliche Bedenken bestehen. Wem allerdings das große Glück widerfahren ist, den Ehepartner gefunden zu haben, der ihm vom Schicksal bestimmt ist, wird sich kaum durch ärztliche Einwände von der Eheschließung und dem Willen, Kinder zu haben, abbringen lassen. Das kann auch von jedem Arzt gebilligt werden, für den es sich bei der Verbindung zweier Menschen um mehr als um ein biologisches Ereignis handelt.

Dennoch ist es falsch, sich gegenüber den möglichen Folgen einer Erbkrankheit blind zu stellen. Beide Ehepartner sollten sich also vor dem Entschluß zur Verbindung ihrer Schicksalswege einer gründlichen ärztlichen Untersuchung unterziehen, insbesondere dann, wenn ein Elternteil selbst ein erbliches Leiden hat(z. B. Bluterkrankheit oder Schizophrenie), wenn erbliche Erkrankungen in der Verwandtschaft aufgetreten sind, bei einer Eheschließung zwischen Blutsverwandten oder aber bei Frauen in höherem Alter.

Wie und wo finde ich Rat bei einer Schwangerschaft?

Heute gibt es bei uns eine großzügige, sehr gründliche Form der Schwangerschafts-Vorsorge. Man sollte sich dieser zuwenden und suche den Arzt seines Vertrauens.

So ist es spätestens nach der sechsten Woche sinnvoll, daß sich die hoffende Frau zu einer Untersuchung zu ihrem Frauenarzt oder späteren Geburtshelfer begibt. Neben der Kontrolle des Blutdrucks, der Nierentätigkeit und der Blutbeschaffenheit (Blutarmut?) handelt es sich vor allem um die Feststellung der Form des Beckens, das ja zunächst das Kind aufnehmen und später bei der Geburt durchlassen muß. Der Frauenarzt hat die Möglichkeit, durch Messungen festzustellen, ob das Becken die für die Geburt richtige Weite besitzt.

Auch wenn die erste Schwangerschaftsuntersuchung befriedigend ausfällt, ist eine regelmäßige ärztliche Betreuung anzuraten, gerade wegen der immer häufiger vorkommenden Schädigungen der Kinder im Mutterleib. Dem Arzt sind Auffälligkeiten mitzuteilen, eventuelle familiäre Leiden (Epilepsie, Diabetes u.a.), auch akute fieberhafte Erkrankungen. Ganz besonders sind Blutabsonderungen aus der Scheide anzugeben, auch wenn sie zunächst unbedeutend erscheinen (siehe Kapitel III: Gefahren für das werdende Kind).

Eine vaginale Untersuchung ist nur etwa in der zwölften Woche angezeigt. Von da an genügen in der Regel Tastkontrollen. Vaginale Untersuchungen sollte man wegen des damit verbundenen Risikos nur vornehmen, wenn unbedingt nötig.

Auch sollte bei diesen Untersuchungen neben der körperlichen Seite das seelische Anliegen der werdenden Mutter nicht vergessen werden. Durch geduldiges Beantworten der auf sie nun einstürmenden Fragen und Schwierigkeiten kann der Arzt ihr zu dem zum Gedeihen des werdenden Kindes so erforderlichen seelischen Gleichgewicht verhelfen und damit die vertrauensvolle Basis schaffen für die regelmäßige ärztliche Betreuung und eine komplikationslose Entbindung.

Viele Frauen scheuen zu Recht eine stark technisierte Vorsorge. Deshalb ist es so wichtig, sich den Geburtshelfer seines Vertrauens zu suchen. Ein sinnvolles Miteinander von Mutter und Arzt kann drohende Gefahren für Mutter und Kind rechtzeitig erkennen helfen. Geeignet sind hierzu auch die Vorbereitungskurse, die Hebammen und Geburtsvorbereiterinnen den werdenden Müttern anbieten.

Ansätze sind wieder sichtbar, daß sich die werdende Mutter auch die Hebamme ihrer Wahl aussuchen kann – ein Ideal, das zunächst verlassen wurde.

Besonderheiten der ersten drei Schwangerschaftsmonate

In den ersten drei Schwangerschaftsmonaten bildet sich die Gestalt des Embryos aus: die verbundenen Keimzellen von Mutter und Vater wurzeln in die Gebärmutterwand ein. In der Hülle der Gebärmutter bilden sich die Eihäute und Ernährungsorgane für den Embryo, und das geistige Wesen des Kindes verbindet sich mitgestaltend mit dem werdenden Keimling. Daher ist es verständlich, daß in dieser Zeit des Zusammenwirkens so vieler mütterlicher und kindlicher Prozesse die Gefahr von Störungen, also Fehlgeburten, besonders groß ist. Die Mutter muß alle erdenklichen guten Kräfte in sich wachrufen. Sie wird jetzt ganz besonders für eine ausgewogene Ernährung und einen guten Gesundheitszustand sorgen (siehe *Was soll ich in der Erwartungszeit essen?*) und eine zuversichtliche Lebensführung anstreben. Die vielseitigen Zivilisationsschädigungen, wie Streß, Schlafmangel oder Schockerlebnisse wird sie zu vermeiden suchen.

Eine der häufigsten Erscheinungen in dieser Zeit ist das Schwangerschaftserbrechen (siehe das nächste Kapitel). Es ist die natürliche Folge der Auseinandersetzung mit dem neuen Leben und bedeutet in der Regel keine Gefahr für Mutter und Kind.

Über Schwangerschaftsbeschwerden

Beide, das werdende Kind und die Mutter, müssen in der Leiblichkeit zueinander finden.

Das Wort „Niederkunft“, das heute törichterweise auf die Mutter angewandt wird, während doch eigentlich das Kindlein „herniederkommt“, deutet wie ja oft die Sprache tiefe Weisheiten ausdrückt – auf ein Herniederkommen des Kindes aus der geistigen Welt hin. Die eigene Art des neuen, zur Erde strebenden Wesens bringt es mit sich, daß es nicht ohne weiteres in die leibliche Hülle hineinpaßt, die die Eltern ihm bieten. Es muß sich erst hineinfinden oder sogar hineinkämpfen, um sich „verkörpern“ zu können.

In diesem Zusammenhang können Schwangerschaftsbeschwerden auftreten. Diese Störungen des „Sicheinlebens“, für die keine befriedigende andere Erklärung vorhanden ist, lassen den geschilderten Verkörperungsvorgang erst richtig verstehen, wie man ja oft erst bei nicht normalem Verlauf eines Vorganges aufmerksam wird und zum Verständnis des normalen gelangt.

Wenn ich mir dies als Mutter klarmache, werde ich mit den oft lästigen Beschwerden besser zurechtkommen.

Es ist ja wirklich kein echtes Ideal, sich ein Kind zu wünschen, das einem selbst in allen Dingen ähnlich ist. Doch wird ein Kind von sehr ausgeprägter Eigenart seiner Mutter vor der Geburt und auch im späteren Leben sicherlich mehr Schwierigkeiten bereiten, als ein Kind mit großer Familienähnlichkeit. Dann sollten die Eltern besonders aufmerksam sein, sind sie doch dazu ausersehen, einem Menschen-Ich zur Verkörperung zu verhelfen, das eine besonders ausgeprägte Individualität ist, von dem also auch unter Umständen besondere Taten zu erwarten sind.

Natürlich gibt es auch eine naturwissenschaftliche Erklärung für diese Beschwerden, nämlich daß sich die verschiedenen Eiweißarten des Kindes und der Eltern, die bei einer Empfängnis zusammentreffen, nicht vertragen. Diese chemische Erklärung wollen wir aber nur als Teilerklärung gelten lassen, denn diese Unverträglichkeiten können ja nur entstehen, wenn sich mit dem Kinde etwas Neues, noch nie Dagewesenes in dem von den Eltern gelieferten Leib verkörpert. Vom Moment der Geburt an sind diese Beschwerden nicht mehr vorhanden, denn nun ist ja der körperliche Zusammenhang gelöst. In ganz seltenen Fällen geht allerdings die Unverträglichkeit des mütterlichen und des kindlichen Eiweißes so weit, daß das Kind sogar die Muttermilch nicht verträgt (siehe auch *Der Rhesusfaktor*).

Infolge einer Schwangerschaft entstehen leichtere, manchmal auch ernstere Störungen bei Frauen, die der Umstellung auf den neuen Zustand und den daraus sich ergebenden Anforderungen in irgendeiner Hinsicht nicht voll gewachsen sind. Die Beschwerden können übrigens in der ersten Schwangerschaft erheblich sein, bei einer folgenden aber gänzlich fehlen und umgekehrt.

Das morgendliche Übelsein und Erbrechen, bei dem nur Magenschleim, selten aber Speisen entleert werden, führt nicht zur Gewichtsabnahme. Hier helfen oft Bittermittel, oder man wartet eben mit der Nahrungsaufnahme bis man etwas wacher ist und der Appetit sich einstellt.

Manchmal kommt es aber zu schwerem, kaum stillbarem Erbrechen der aufgenommenen Speisen. Dann sollte unbedingt der Arzt um Rat gefragt werden, zumal oft jede Eßlust fehlt und erhebliche Gewichtsverluste eintreten können.

Weitere Beschwerden sind das Sodbrennen, dem man mit Heilerde innerlich oder einigen Mandeln bzw. Haselnüssen begegnet, die man solange kaut und einspeichelt, bis ein geschmackloser Brei im Munde entstanden ist. Heruntergeschluckt bindet er die Magensäure.

Oder starker Speichelfluß, weit mehr als 1 Liter pro Tag kann auftreten. Er wird durch gut gekaute Wacholderbeeren gebessert.

Bei Schwellungen im Gesicht oder an den Beinen muß der Arzt unbedingt aufgesucht werden; man bringt praktischerweise eine Probe des Nachturins gleich mit. Handelt es sich dabei bloß um Stauungen, so eignet sich das Hauttonikum (Weleda), das man in die Haut reibt, gut zur Besserung dieser Beschwerden. Besonders in den letzten Schwangerschaftsmonaten sollte der Urin wiederholt untersucht werden, auch wenn keine auffallenden Beschwerden wie Kopfschmerzen und Übelkeit bestehen.

Stärkere Müdigkeit ist manchmal auf Blutarmut (Mangel an rotem Blutfarbstoff) oder auf Eisenmangel zurückzuführen und bedarf der Untersuchung und Behandlung. Helfen kann hier Ferrum desiderium D_{10} (Meteoreisen) oder Urticaria ferro culta RH D_3. Außerdem sollte die Schwangere häufiger Rote Beete als Salat essen oder als Saft trinken. Rote Beete enthalten zwar selbst kein Eisen, wirken jedoch stark auf den Eisenstoffwechsel. Es ist aber falsch, ohne Blutuntersuchung irgendein Eisenpräparat zu nehmen. Dasselbe gilt von anderen Medikamenten, Vitaminpräparaten usw. Man hüte sich vor allem vor dem künstlichen Vitamin D in jeder Form.

In den letzten Jahrzehnten hat die Bindegewebsschwäche immer mehr zugenommen. Viele Kinder werden heute schon damit geboren. Als Vorbeugung sollte die werdende Mutter daher täglich eine Messerspitze Fluorid D_{12} einnehmen, denn dadurch wird der Fluor-Calcium-Stoffwechsel angeregt.

Bei zunehmendem Wachstum der Gebärmutter wird die Bauchatmung immer mehr ausgeschaltet und die werdende Mutter muß sich auf die Brustatmung umstellen, was gelegentlich erhebliche Beschwerden verursachen kann. In der Schwangerschaftsgymnastik lernt man bestimmte Atemübungen, die diese Umstellung sehr erleichtern können.

Häufig besteht auch Herzklopfen, das meist keiner besonderen Behandlung bedarf. Ähnlich ist es mit Schmerzen im Ischiasnerv, die man aber sehr gut durch Einreiben mit Rheumasalbe M(Weleda) lindern kann.

Dagegen sollte man venöse Blutstauungen in den Beinen, die zur Entstehung von Krampfadern führen, beachten und behandeln lassen. Hierbei hilft oft außer bestimmten Kreislaufmitteln eine Wickelung mit einer elastischen Binde, ein Gummistrumpf oder Kreislaufstrümpfe. Auch das Laufen auf gewachsenem Boden oder die bei der Geburtsvorbereiterin zu erlernende Fußgymnastik kann hier sehr hilfreich sein.

Größte Aufmerksamkeit ist einer geregelten Verdauung zu widmen. Notfalls ißt man morgens einen Brei aus Weizenschrot, Weizenkeimen und einheimischen, ungemahlenen Leinsamenkörnern (je einen Eßlöffel davon abends in einem Viertelliter Wasser einweichen, ein bis zwei zerschnittene Feigen oder Pflaumen hinzufügen und kalt oder angewärmt als erstes Frühstück essen).

Zu den häufigsten Störungen der Erwartungszeit gehören Hämorrhoiden am Darmausgang und an den Schamlipppen. Sie können der werdenden Mutter erhebliche Beschwerden machen und die freudige Stimmung, die in dieser Zeit vorherrschen sollte, trüben. Besonders bei lange berufstätig gewesenen Frauen treten solche Blutumlaufstockungen im Unterleib auf. Hier muß und kann der Arzt helfen; in leichteren Fällen genügen Hämorrhoidalzäpfchen (Weleda oder Wala).

Mit zunehmendem Leibesumfang zeigen sich an der Bauchhaut „Schwangerschaftsstreifen", vom Arzt Striae genannt; es sind dies rötliche Streifen, die durch die zunehmende Spannung der tieferen Hautschichten entstehen. Sie können an den Brüsten und den Oberschenkeln auftreten und auch noch nach der Geburt sichtbar bleiben. Man kann versuchen, sie durch Einreibungen mit einem guten Hautöl (z.B. mit Körpermilch, Wala) zu behandeln.

Im Gesicht zeigen sich manchmal sommersprossenartige Flekken, die aber nach der Schwangerschaft von selbst verschwinden.

Interessant ist für die werdende Mutter, daß sie eine Veränderung in ihrem seelischen Leben feststellen kann. Es treten Stimmungsschwankungen auf, von freudig bis betrübt, ja sogar Angstzustände. All dieses wird auch körperlich erlebt in abnormen Eßgelüsten, Geschmacksveränderungen, Schlafstörungen oder ungewolltem Betätigungsdrang. Ist man sich klar, daß dies alles zur Schwangerschaft gehört und mit ihr auch wieder verschwinden wird, so kann die Freude auf das kommende Kind all diese Probleme rasch lösen. Der Grund für diese Veränderungen liegt darin, daß das Seelische der Mutter aus dem Stoffwechselbereich etwas herausgelöst wird, um dem geistig-seelischen Wesen des werdenden Kindes mehr Raum zu geben. Dadurch wird für die Mutter ihr eigenes Seelisches, das sonst schlummert, sichtbarer und erlebbarer. Die Mariendistel und das Johanniskraut, als Tee genossen, können hier etwas helfen. Bei nicht zu bewältigenden Problemen ist es gut, den Arzt aufzusuchen.

Was soll ich in der Erwartungszeit essen?

Wer in seiner Lebensweise und seinen Eßgewohnheiten immer schon genügend Rücksicht auf seine Gesunderhaltung genommen hat, braucht bei eingetretener Schwangerschaft nicht viel zu ändern. Ich kann also essen, worauf ich Lust habe, und kann auch den in diesem Zustand auftretenden Gelüsten nachgeben. Dabei ist es richtiger, einmal eine Mahlzeit einzuschieben als zu viel auf einmal zu essen. Regelmäßige Essenszeiten sollte man aber nach Möglichkeit einhalten.

Es ist selbstverständlich, daß man in der Erwartungszeit mit Tee und Kaffee sehr vorsichtig ist; dazu gehört auch der ziemlich viel Coffein enthaltende Mate-Tee. Warnen muß der Arzt vor dem Genuß von „koffeinhaltigen Erfrischungsgetränken", die unter verschiedenen Namen angeboten werden. Diese enthalten zwar nur wenig Koffein, aber mehrere Drogen; am bedenklichsten ist aber ein Zusatz von Orthophosphorsäure, von dem die aufpeitschende Wirkung ausgeht. Diese Säure kann die Leber schädigen, zumal das Getränk, wie die Reklame sagt, eiskalt getrunken werden soll.

Alkoholgenuß kommt in dieser Zeit nicht in Frage (siehe *Alkohol in der Schwangerschaft und der Stillzeit*), ebensowenig das Rauchen, über das in einem besonderen Kapitel neueste Forschungsergebnisse mitgeteilt werden (siehe *Vom Rauchen in der Schwangerschaft und der Stillzeit*).

Unsere heutige Kost enthält zu viel Eiweiß; besonders tierisches Eiweiß: Eier, Fleisch und Fische sollen daher auch von der jungen Mutter nur in kleinen Mengen genossen werden. Das tägliche Ei ist absoluter Unsinn.

Der Genuß von Fleisch wird heute bereits von vielen Menschen aus ethischen Gründen weitgehend eingeschränkt. Vor allem aber gibt es kaum noch Fleisch, welches nicht aufgrund der Aufzuchtmethoden, ja sogar mittels Genmanipulation in bedenklicher Weise mit Chemikalien, Hormonen oder Antibiotika verseucht ist. Daher soll besonders in den ersten Schwangerschaftsmonaten der Eiweißbedarf normalerweise durch Milchprodukte, Früchte und Gemüse gedeckt werden. Man vermeide dabei allerdings blähende Gemüsesorten und versuche außerdem die heute vielseitig angebotenen Erzeugnisse aus chemikalien- und insektizidenfreier Düngung zu erhalten.

Im ersten Vierteljahr der Schwangerschaft ist das Bircher-Müsli besonders empfehlenswert, dafür vermeidet man ein Überangebot von Mehl- und Teigwaren. Im zweiten Vierteljahr wählt man mehr die süßen Früchte, z. B. Südfrüchte, zu denen auch die süßen Mandeln gehören.

Im dritten Vierteljahr der Schwangerschaft bevorzugt man in der Nahrung Getreidegerichte wegen ihres Mineralgehaltes (Weizen, Gerste, Grünkern, Roggen, Hirse; weniger Hafer).

Empfehlenswert ist auch das Kollathfrühstück, das im Reformhaus zu haben ist, ebenso die Kruska.

Diese Anregungen sollen in keiner Weise engherzig befolgt werden, denn in der Ernährung ist jede Einseitigkeit und jeder Fanatismus von Übel.

Zur täglichen Kost einer werdenden Mutter gehört aber in jedem Fall: hochwertiges, möglichst dunkles Roggenbrot; Milch, auch in Form von Sauermilch, Buttermilch, Dickmilch, Joghurt oder Kefir, und zwar in einer Menge von mindestens einem Viertelliter pro Tag; Gemüse in frischem Zustand und jede Art von Salat (Kopf-, Feld-, Endivien-, Kresse-, Hopfen-, Gurkensalat); Obst aus unserem Klima je nach der Jahreszeit und möglichst täglich Gewürzkräuter wie Petersilie, Schnittlauch, Basilikum, Bohnenkraut, Pimpernell, Liebstöckel, Thymian, Majoran etc. Letztere kann man auch in pulverisierter Form, wie sie in Reformhäusern und Naturkostläden zu haben sind, den Speisen zufügen. Natürlich bevorzugt man frische Kräuter, wenn es die Jahreszeit zuläßt. Man kann sie leicht in Blumentöpfen selbst ziehen. Neuere Forschungen (G. A. Winter u.a.m.) machen es wahrscheinlich, daß die in den Gewürzkräutern entdeckten Stoffe und Kräfte es sind, die unseren Eltern und Vorfahren die größere Widerstandsfähigkeit gegenüber Infektionen verschiedener Art verliehen haben; unsere Anfälligkeit dürfte deshalb Anlaß genug sein, den Gewürzpflanzen eine ganz neue Beachtung zu verschaffen (siehe *Zu den Gewürzen*). Allerdings sollte man scharfe Gewürze vermeiden.

Es ist ein oft vorkommender Irrtum zu glauben, daß reichlicher Obstgenuß das Gemüse ersetzen könne. Gemüse enthält unentbehrliche Mineralsalze, die im Obst fehlen. Man vermeide aber alle blähenden Gemüse, besonders Kohlarten, und achte dabei nach Möglichkeit auf eine einwandfreie Düngung.

Die Regelung der Verdauung ist eine Frage der Eßgewohnheiten; hierbei ist das richtige Brot von besonderer Wichtigkeit. Zu empfehlen sind alle Qualitätsbrote, besonders Demeter-, Steinmetz-, Felke-, Waerlandbrot, Pumpernickel und andere, vor allem die im Holzofen gebackenen dunklen Brotsorten. Selbstverständlich vermeidet man sorgfältig, frischgebackenes Brot zu essen.

Nicht selten entsteht Verstopfung durch zu geringe Flüssigkeitsaufnahme. Man trinkt dann Kräutertees und Fruchtsäfte oder die verschiedenen Elixiere (Sanddorn, Hagebutten, Schlehen usw.); Frischmilch bewirkt oft Verstopfung und Blähungen.

Was kann ich zur Erhaltung meiner eigenen und der werdenden Zähne des Kindes tun?

Eine oft gehörte Redensart sagt, daß jedes Kind die Mutter einen Zahn kostet.

Diese Einstellung sollte man sich auf keinen Fall zu eigen machen, denn bei richtigem Verhalten ist die Opferung von Zähnen in der Schwangerschaft durchaus unnötig, wenn auch das Kind viel Kalk und andere Salze zu seiner Entwicklung braucht.

Viele junge Frauen glauben, eine Schädigung ihrer Zähne durch Einnehmen von irgendwelchen Kalk- oder Vitamintabletten vermeiden zu können. Doch das ist ein Irrtum, der schon oft zu großen Enttäuschungen geführt hat. In jeder halbwegs gesunden Nahrung, besonders aber in der Milch, im Käse, in gutem Brot und im Gemüse, ja oft schon im Trinkwasser, ist viel mehr Kalk enthalten als der menschliche Organismus täglich braucht. Aber die Fähigkeit zur Aufnahme dieses Kalkes ist bei vielen Menschen gestört, und daher ist ihr Blut arm an Kalk. Der erhöhte Kalkbedarf in der Schwangerschaft kann dann nicht befriedigt werden. Dem Speichel dieser Mütter fehlt das Pufferungsvermögen für die im Mund aus Nahrungsresten entstehenden Säuren. Zur Vermeidung solcher Störungen hilft das Einnehmen der üblichen Kalktabletten meist nichts, denn diese Art von Kalk wird aus denselben Gründen wie der Nahrungskalk gar nicht oder nur in geringem Grad vom Körper aufgenommen. Genau gesagt, wird noch nicht ein Prozent des mineralischen Kalks ins Blut übergeführt. Viele Ärzte verordnen daher aus der Natur entnommenen Kalk in homöopathischer Verarbeitung, um durch ihn die darniederliegende Fähigkeit zur Kalkaufnahme wieder anzuregen. Der Organismus lernt dadurch, den Kalk aus der Nahrung zu verwerten, soweit es seinem Bedürfnis entspricht. In dieser Hinsicht hat sich der Aufbaukalk Nr. I und II (Weleda) als besonders wirksam gezeigt. Wenn erforderlich, wird der Arzt auch verschiedene potenzierte Präparate verordnen, unter anderem z. B. Fluorcalcium in homöopathischer Form.

Mit der vielfach empfohlenen Beimischung von Fluor bzw. Fluorsalzen zum Trinkwasser wird in der Bundesrepublik immer noch experimentiert. Doch gibt es bisher keine einheitliche Stellungnahme, weil die Wirkung ebenso wie die Benützung fluoridierten Kochsalzes oder die Einnahme von Fluortabletten sehr umstritten ist, zumal die Dosierung sehr schwierig ist und unvorhersehbare, unerwünschte Nebenwirkungen und Spätschäden nicht auszuschließen sind. So ist z. B. die Fluorverbindung mit Natrium, das Natrium-Fluorid, ein ausgesprochenes Atemgift, das schon in äußerst geringen Dosen die Zellatmung unterbindet. Dauermedikation kann darum nachteilige Auswirkungen auf die geistige Entwicklung von Kindern haben.

Wer sich vernünftig ernährt und seine Zähne richtig pflegt, braucht zum Schutz gegen Karies kein zusätzliches Fluor!

Über die Verwendung von Vitaminpräparaten werden wir noch mehrmals zu sprechen haben, besonders bei der Rachitisbehandlung. In Übereinstimmung mit neuen wissenschaftlichen Untersuchungen muß man vor dem wahllosen Gebrauch von synthetischen Vitaminpräparaten dringend warnen (siehe *Von den Vitaminen*).

Ganz ohne Zweifel spielt die Ernährung ihre entscheidende Rolle nicht nur bei der Erhaltung der Zähne der Mutter und bei der Ausbildung gesunder Zähne des Kindes, sondern auch bei der Verhinderung von Mißbildungen des Kiefers und des übrigen Knochensystems.

Was kann ich zur Vermeidung einer Fehlgeburt tun?

Grundsätzlich ist die Schwangerschaft keine Krankheit, weshalb die Schwangere auch keiner besonderen Schonung bedarf. An sich ist die vielseitige Tätigkeit einer Hausfrau sehr günstig für diese Zeit, wenn man sich nicht gerade z.B. beim Wäscheaufhängen allzu sehr streckt, schwer hebt oder sich übermäßig viel und lange bückt und den Leib einengt. Aber die Hausfrau darf nicht glauben, daß ihre Tätigkeit im Haushalt oder auch die Einkaufswege das regelmäßige Spazierengehen mit ganz gelöster Seele ersetzen können. Ausgiebige tägliche Bewegung in Licht und Luft gehören dem Kindlein in ihr. Sie tut also gut daran, regelmäßig zu wandern oder spazierenzugehen, aber in den späteren Monaten der Schwangerschaft bedeutet eine Viertelstunde körperlicher Bewegung so viel an Leistung wie sonst etwa eine Stunde.

Bei berufstätigen Frauen wird die Mutterschaft auch in ihrer ganzen Lebenseinstellung Berücksichtigung finden müssen. Die junge Mutter muß selbst entscheiden, ob sie nicht eventuell schon vor dem heute gesetzlich geregelten Mutterschaftsurlaub berufliche Konsequenzen zieht, z.B. wenn ihre Tätigkeit zum großen Teil in einseitiger, streßerzeugender, stundenlanger Maschinen- oder Bildschirmarbeit besteht. Auch andere ungünstige Dauerbewegungen, körperliche Erschütterungen und große Klimaschwankungen können Störungen hervorrufen. Um Schäden zu vermeiden muß die Freizeit dann ganz bewußt ausgleichend gestaltet werden: abends früh zu Bett gehen, auch tagsüber Ruhepausen einschalten, regelmäßig Spazierengehen (beim Einkaufen durch Geschäfte hasten genügt nicht).

Ganz besonders wichtig ist zum Ausgleich der beruflichen Arbeit eine künstlerische Betätigung. Es gibt heute schon in vielen Städten therapeutisch-künstlerische Institute mit geschulten Künstlern, in denen vielfältige Kurse angeboten werden. Mit Hilfe von Malen, Musik, Gymnastik oder Massage wird am Erhalten bzw. Aufbauen der Lebenskräfte gearbeitet. (Anfragen beim Verein für ein erweitertes Heilwesen, Adresse siehe im Anhang bei den

Merkblättern.) Über die verschiedenen Möglichkeiten läßt man sich am besten durch seinen Arzt oder einen Therapeuten beraten.

In den ersten drei Monaten der Schwangerschaft und vom siebenten Monat an kommen Fehlgeburten bzw. Frühgeburten am ehesten vor, besonders dann, wenn es die erste Schwangerschaft überhaupt ist oder wenn bereits Fehlgeburten vorausgingen.

Abführmittel fördern eine Fehlgeburt. Man sollte deshalb während der ganzen Schwangerschaft nichts dergleichen einnehmen, sondern die Verdauung durch eine Diät regeln (siehe *Über Schwangerschaftsbeschwerden*).

Bei vorhandener Neigung zu Fehlgeburten ist der Geschlechtsverkehr zu vermeiden, besonders zur Zeit der sonst fälligen Periode.

Die Anzeichen einer drohenden Fehlgeburt sind Blutungen und Schmerzen, ähnlich wie bei einer Periode. Im Falle solcher Beschwerden lege man sich sofort zu Bett und bleibe in Rückenlage mit ganz stillgehaltenen Beinen liegen, bis der Arzt erscheint. Bei frühzeitiger sachgerechter Behandlung kann in vielen Fällen eine Fehlgeburt vermieden werden.

Wie zeigt sich eine Störung der Schwangerschaft?

In der Erwartungszeit ist die werdende Mutter vor vielen Gefährdungen behütet. Es ist, als ob sie unter einem besonderen Schutz stände. Von sonst üblichen Krankheiten bleibt sie weitgehend verschont. Die Mehrzahl der jungen Frauen fühlt sich während der Schwangerschaft besonders wohl, gesünder als in jeder anderen Zeit ihres Lebens. Sie sind leistungsfähiger, seelisch ausgeglichener und widerstandsfähiger gegenüber Infektionen und Krankheiten überhaupt.

Aus Vorsicht sei dennoch auf einige Anzeichen hingewiesen, die es notwendig machen, den Arzt oder die Hebamme um Rat zu fragen:

1. Blutungen, ähnlich der Monatsblutung, wenn auch geringer (siehe auch *Was kann ich zur Vermeidung einer Fehlgeburt tun?*).

2. Stärkere Übelkeit und Erbrechen nach dem dritten Schwangerschaftsmonat und erhebliche Schwächezustände.
3. Schwellungen der Hände, Knöchel und Augenlider.
4. Starke und andauernde Kopfschmerzen oder Sehstörungen.
5. Fehlende Gewichtszunahme oder Gewichtszunahmen von mehr als einem Kilogramm pro Monat.
6. Starke seelische Veränderungen, wie große Unruhe, Ängste, Depressionen und Schlafstörungen.

Darf ich in der Schwangerschaft Sport treiben?

Von Herzen kann man jeder werdenden Mutter nur wünschen in dieser Zeit gesund zu sein.

Aber es wäre sicher falsch und der Feinheit all der komplizierten Vorgänge, die sich nun ereignen, wenig entsprechend, wenn man ausgerechnet jetzt sportliche Leistungen zu vollbringen trachtete. In diesen Monaten gilt es nicht, Kräfte nach außen zu verbrauchen, sondern sie nach innen zu schicken. Jede Bewegung in frischer Luft, die Freude macht, die einen Wechsel zwischen Spannung und Entspannung bringt, die den Atem vertieft und den Schlaf fördert, ist notwendig und hilfreich.

Intensive Gymnastik, auch Eurythmie, Turnen und alle extremen Bewegungen der Gliedmaßen fallen alllerdings aus, ebenso natürlich Skilaufen und Reiten wegen der Gefahr des Stürzens. Tennisspielen, Leichtathletik und Geräteturnen müssen jetzt unterbleiben. Schwimmen, wenn es nicht gerade bei starkem Wellenschlag in der See oder in sehr kaltem Wasser geschieht, ist in der ersten Schwangerschaftshälfte erlaubt. Selbstverständlich unterläßt man das Springen und das Tauchen.

Radfahren sollte möglichst vermieden werden.

Berufssportlerinnen und Tänzerinnen müssen sich besonders eingehend beraten lassen.

Wie bereite ich mich körperlich auf die Geburt vor?

Wie schon gesagt, ist die Schwangerschaft kein krankhafter Zustand; sie kann vielmehr als eine Zeit erhöhter Gesundheit erlebt werden. Daher sind eigentlich nur einige wenige Änderungen der Lebensweise notwendig, wovon in den vorangegangenen Kapiteln ja bereits gesprochen wurde. Wenn also keinerlei ungesunde Gewohnheiten da sind, braucht sich das Leben äußerlich nicht erheblich zu verändern. Ich stelle fest, daß die durch das kleine heranwachsende Wesen in mir bewirkte Umstellung dem Körper in vieler Hinsicht gut tut. Oft bedeutet dies den Anfang einer besonderen körperlichen Blüte.

Wie bereits erwähnt, sind alle Genußgifte, wie Cola-Getränke, Alkohol und Nikotin, aber auch schwarzer Tee, Mate-Tee und Kaffee ohne Zweifel für das werdende Leben nicht günstig. Die Vermeidung dieser Genußgifte schont den Kreislauf und das vegetative Nervensystem und sollte daher nicht nur im Interesse des Kindes, sondern auch im eigenen erfolgen. Die Geburt, die ja immerhin die ganzen Kräfte in Anspruch nimmt, wird von einer Mutter, die sich in dieser Hinsicht Opfer auferlegt hat, erfahrungsgemäß besser überstanden.

Zur Vorbereitung auf die Geburt gehört zunächst eine sorgfältige Hautpflege, etwa durch Trockenbürsten, durch Luftbäder und nicht zu häufig angewandte Wannenbäder. Mehr als zweimal in der Woche sollte keine Frau warm baden. Außerdem dürfen die Wannenbäder in der Schwangerschaft nicht wärmer als 36° C sein. Zusätze von Fichtennadelextrakt, auch Schlehen- oder Lavendelzusätze sind erwünscht.

Bewährt hat sich auch die regelmäßige Einreibung mit dem Weleda-Hauttonikum zur Anregung und Erfrischung.

Größte Vorsicht ist bei Sonnenbädern geboten; niemals sollte sich eine hoffende Frau längere Zeit in die Sonne legen. Die Durchblutung vor allem am Kopf ändert sich. Es kann zu einer Wärmestauung kommen. Die Anwendung eines guten pflanzlichen Hautöls ist jetzt besonders wichtig.

Wichtig ist die frühzeitige Pflege der Brustwarzen. Sind diese sehr flach, so zieht man sie täglich morgens und abends aus dem Warzenhof vor, wobei man bei sehr wenig vortretenden Warzen eine Milchpumpe zu Hilfe nimmt. Oft sind die Brustwarzen durch ungeeignete, unporöse Büstenhalter geschädigt und haben ihre normale Festigkeit verloren. Auf jeden Fall reibt man sie in den letzten Schwangerschaftsmonaten täglich mit einigen Tropfen Zitronensaft ein; dadurch erhalten sie ihre rechte Festigkeit wieder. Falsch dagegen ist es, sie häufig mit Fett zu behandeln, denn dadurch wird ihre Oberfläche erweicht. Sehr vorteilhaft ist, Salbeitinktur und anschließend Mundbalsam (Wala) aufzutragen. Bei flachen Brustwarzen oder Hohlwarzen sollte man, in den letzten drei Monaten vor der Entbindung tagsüber sogenannte Brustschilder (sie sind in jedem Sanitätshaus erhältlich) tragen; dadurch treten die Brustwarzen allmählich hervor.

Die Brustdrüsen können täglich durch einige Streichungen zur Warze hin gekräftigt werden.

Auch kann der gesamte Beckenboden-Bereich, die „Geburtszone“ in den letzten drei Monaten täglich mit Johanniskrautöl eingerieben werden. Damm, umliegende Haut und die Muskulatur werden dadurch spürbar elastischer. Im Dammbereich bewährt sich auch Kupfersalbe 0,4%.

In den letzten Wochen täglich 2-3 Tassen, verteilt über den Tag, Himbeerblättertee/Frauenmanteltee 1:1 vermischt getrunken, bewirkt eine Lockerung des unteren Gebärmutterabschnittes, so daß die Eröffnungswehen leichter ertragbar und effektiver sind.

Zu den Vorbereitungen auf die Geburt gehört auch die Regelung der Verdauung, worauf nochmals hingewiesen werden soll. Dies sollte aber allein durch Diät erfolgen (siehe *Über Schwangerschaftsbeschwerden* und *Was soll ich in der Erwartungszeit essen?*).

Im neunten Monat der Schwangerschaft macht man zur Vorbereitung auf die Geburt jeden zweiten Tag ein Sitzbad, z. B. mit Lindenblütentee. (Eine Handvoll Lindenblüten mit einem Liter kochenden Wassers übergießen. Fünf Minuten zugedeckt ziehen lassen, nach Durchsieben dem Sitzbad beifügen. Wasserwärme nicht über 37° C. Badedauer bis zu zehn Minuten, in den letzten zwei Wochen nur fünf Minuten. Es gibt dafür praktische WC-Einsätze.)

Die schwangere Frau hat normalerweise ein verstärktes Bedürfnis nach Schlaf. Zehn Stunden Nachtschlaf und eine Stunde Mittagsruhe wären notwendig. Bei der Mittagsruhe muß mindestens die Oberkleidung abgelegt werden. Der tägliche Spaziergang darf nicht vergessen werden. Ehelicher Verkehr ist ärztlicherseits bis etwa acht Wochen vor der Geburt erlaubt.

Zur Vorbereitung auf die Geburt sollte man auch einen speziellen Kurs besuchen, nicht nur um die die Geburt erleichternden Atem- und Entspannungstechniken einzuüben, sondern auch um sich mit anderen werdenden Müttern auszutauschen und gemeinsam die vielen auftauchenden Fragen zu erörtern.

Seelische Entwicklung in der Zeit der Schwangerschaft

Jetzt, gegen Ende der Schwangerschaft, wenden sich meine Gedanken mehr und mehr der Geburt zu. Doch denke ich nicht mit Angst an die möglichen Schwierigkeiten bei der Geburt und höre nicht auf Frauen, die mir durch Schauergeschichten das Gruseln beibringen wollen. Was die unendlich vielen Mütter vor mir geschafft haben, von denen sicher viele nicht so gut vorbereitet waren, das schaffe ich selbst mindestens genau so gut. Vor allem freue ich mich auf mein Kindchen, das ich nun bald im Arm haben werde!

Wenn ich bedenke, daß mein Körper ja für diese Aufgabe geschaffen ist, werde ich mit frischem Mut der Geburt entgegengehen. Die Erde hat ja ihren Sinn nur dadurch, daß sie der Lebensraum für die Menschen ist. Und ich gebe meinen Körper her, damit ein neuer Mensch darin Raum gewinnt, um nachher auf der Erde wirken zu können. Vielleicht wird mein Kind einmal eine bedeutende Rolle spielen, vielleicht wird es einen bescheidenen Platz im Leben ausfüllen. Entscheidend ist, mit welchen Gedanken ich seine Entwicklung begleite. Die Mutter ist für einen Menschen und seinen Lebensweg in der ersten Lebenszeit meist von größerer Bedeutung als der Vater.

Natürlich treffe ich meine Vorbereitungen für das Wochenbett mit möglichst großer Sorgfalt und so rechtzeitig, daß ich mindestens acht Wochen vor dem errechneten Termin für alle Fälle gerüstet bin (siehe auch *Geburt zu Hause oder in einer Klinik?*).

Neben all den praktischen Vorbereitungen für den ungestörten Verlauf der Schwangerschaft, der Geburt und des Wochenbettes will ich aber ganz bewußt auch an das denken, was man seelische Hygiene nennt. Ein Kind kann von Anfang an nicht recht gedeihen, wenn die Seele der Mutter von Sorge und Angst erfüllt ist, aber es wird ihm gut tun, wenn sie gelassen, heiter und voll Hoffnung ist. Wir wissen heute ganz genau, daß seelische Bedrückung zu verkrampfter Atmung und schon dadurch allein zur Störung vieler Organfunktionen führt. Die Erfahrung zeigt, worauf Rudolf Steiner hingewiesen hat, daß ganz bestimmte Verbildungen am Kopf des werdenden Kindes infolge falschen Verhaltens der jungen Mutter auftreten können; dazu gehören beispielsweise völlige Untätigkeit und Langeweile oder aber zu viel Vergnügungen.

Es ist von größter Bedeutung, daß die Mutter in dieser Zeit alle erschreckenden Eindrücke nach Möglichkeit vermeidet. Sie wird also jetzt nicht ins Kino gehen oder fernsehen, weil sie dabei Schreckerlebnissen ausgesetzt ist. Außerdem ist es sowieso falsch, ständig Zerstreuung zu suchen. Wir alle sind ja viel mehr zerstreut, als für uns gut ist. Die werdende Mutter braucht daher keine Zerstreuung, sondern stärkste Sammlung all ihrer Seelenkräfte auf das eine große Ziel hin: ihr gesundes Kind.

Also gilt es nach innen zu leben, anstatt nach außen zu zerflattern. Rudolf Steiner gab jungen Müttern den Rat, Bilder großer Künstler öfters und in Ruhe zu betrachten und in der Seele nachzuempfinden; besonders die Madonnenbilder von Raffael, vor allem die Sixtinische Madonna empfahl er für diesen Zweck. Man kann es leicht selbst fühlen, welch helfende Kraft von einem solchen Bilde ausgeht, wenn man es immer wieder auf sich wirken läßt.

So kann die Schwangerschaft für mich eine Zeit sein, in der ich meine innere Einstellung zu tiefen Lebensfragen einmal überprüfe. Das bedeutet aber nicht, daß ich meine Seele in der Erwartungszeit mit schweren Problemen belasten soll. Es ist zwar jetzt die richtige Zeit, sich der Verantwortung für das Schicksal des kommenden Kindes bewußt zu werden; das kann aber geschehen ohne die geringste Trübung der heiter gelassenen Grundstimmung des Gemütes. Es ist ja das froheste Ereignis meines Lebens, dem ich jetzt entgegengehe.

Die älteren Geschwister

Wenn bereits Kinder in der Familie vorhanden sind, ist es wichtig, mit ihnen frühzeitig vom zu erwartenden Geschwisterchen zu sprechen. Man kann ihnen sagen und sie sogar mit der Hand fühlen lassen, daß das Kind im Leibe der Mutter heranwächst. Man kann ihnen aber auch das uralte Märchen vom Storch erzählen. Wenn man es richtig macht, kann man vom Storch selbst dann sprechen, wenn man den Eindruck hat, daß die Kinder schon irgendwie „aufgeklärt“ sind. Denn wenn man nicht behauptet, daß der Storch die Kinder bringt, sondern allein von der Seele spricht, die der Storch vom Himmel herunterträgt, dann wird man den Kindern eine Wahrheit nahebringen, die sie nicht leicht mißverstehen. Wenn man genau aufpaßt und hinhört, wird man feststellen, daß die Kinder je nach Altersstufe, ganz anders nach den Vorgängen um Schwangerschaft und Geburt fragen. Dem Kind vor dem 6. Lebensjahr ist die geistige Seite, also die Beziehung zwischen Mensch und Gott allein wichtig. Ab dem 6. Lebensjahr ist der ganze seelische Bereich, der Bereich der Liebe zwischen den Eltern der entscheidende. Als letztes, erst nach dem 9. Lebensjahr, kommt dann die Frage nach den körperlichen Vorgängen.

Man muß die älteren Kinder also voll an dem Ereignis beteiligen; sie sind es, die ein neues Schwesterchen oder Brüderchen bekommen werden. Es wird ihnen mitgehören und ihrem Schutz anvertraut sein. Und nach der Geburt kommt es darauf an, daß man die Älteren nicht vernachlässigt, damit keine Eifersuchtsstimmung aufkommt.

Bei einer Geburt im Hause wird man ältere Kinder vielleicht einige Tage anderswo unterbringen, man kann sie aber auch im Zimmer nebenan ihr Geschwisterchen erwarten lassen. Später sollen sie dann in jedem Fall die ganze Pflege miterleben, vor allem das Stillen. Es wird sich dadurch eine wohltuende Harmonie im Familienleben ausbreiten und eine echte geschwisterliche Gesinnung bei den Älteren entwickeln, vor allem, wenn sie kleine Handreichungen leisten und Pflichten für das Geschwisterchen übernehmen dürfen.

Für Kinder sind diese Erlebnisse charakterbildend und schaffen die Grundlage für ein echtes Verantwortungsgefühl im späteren Leben.

Bei ambulanter und Hausgeburt ist es sehr wichtig und sinnvoll eine Familienpflegerin für die Zeit des Wochenbetts zu bestellen. Sie kann dem Neugeborenen, der Mutter, dem Vater und den älteren Geschwistern viel bei der Gestaltung der neuen Famile helfen. Als Organisationen treten hier ein: Diakonisches Werk, Caritas, Nachbarschaftshilfe. In den meisten Fällen ist eine Kostenübernahme durch die Krankenkasse möglich, wenn man sich rechtzeitig darum bemüht.

III. Gefahren für das werdende Kind

Warnungen

Gewiß kann man sich keinen vollkommeneren Schutz und keine größere Geborgenheit vorstellen, als sie der Mutterschoß dem Kinde bietet und bei einigermaßen vernünftigem Verhalten der Mutter sind Schädigungen des Kindes durchaus vermeidbar. Der göttliche Schöpfer hat ja eigentlich jede nur denkbare Schutzvorrichtung für das kleine, empfindliche Wesen getroffen. Trotzdem gibt es Einwirkungen, die diese natürlichen Schutzeinrichtungen zu durchbrechen vermögen. Dabei ist das werdende Kind in den ersten drei Monaten einer Schwangerschaft am stärksten gefährdet, weil sich in dieser Zeit die kindlichen Organe aus dem Flüssigen herausgestalten und ihre grundlegende Anlage erfahren.

Den uns bekannten Zivilisationsschäden unterliegen heute fast ausnahmslos alle Mütter. Doch lehrt die Erfahrung, daß die Kinder von Müttern, die sich vor und in der Schwangerschaft so vollwertig ernährt haben, wie das heute noch möglich ist, wesentlich widerstandsfähiger sind als die Kinder „normal" essender Mütter. Selbst die Geburt überstehen diese Kinder besser als andere.

Gegen die Auswirkungen des Schwangerschaftserbrechens sind die werdenden Kinder weitgehend geschützt. Bei schwerem und sehr lang dauerndem Verlauf des Erbrechens bedürfen sie nach der Geburt aber doch besonders genauer Beobachtung und ärztlicher Betreuung, und zwar auch noch während der ersten Lebensjahre. Auf jeden Fall sollte sich eine Mutter mit schwerem Erbrechen in der Schwangerschaft unbedingt in ärztliche Behandlung begeben. Man muß in einem solchen Fall alles tun, um eine gute Versorgung mit Mineralsalzen (Eisen, Kalk) und Vitaminen, am besten aus Gemüse und Salat, zu erreichen.

Ein altes Volkswissen warnt vor Teigrühren, Garnwickeln und Stricken. Man glaubt, daß dadurch Nabelschnurverschlingungen entstehen. Schädlich können sicherlich alle drehenden Tätigkeiten sein, wenn sie zu intensiv, d.h. mit großer Energie und pausenlos über längere Zeit, ausgeführt werden. Auf gelassenes Arbeiten und entsprechend häufig eingeschobene Pausen kommt es jetzt vor allem an.

Wenn man zu „konzentriert“ strickt, kann man selbst bemerken, wie die eigene Herz-Kreislaufsituation sich dauernd verändert. Das dürfte sich dann auch ungünstig auf den Kreislauf des Kindes auswirken.

Es ist eine allgemein anerkannte Tatsache, daß Mißbildungen oder Störungen der embryonalen Entwicklung nicht selten durch Medikamentierungen von Ärzten hervorgerufen werden, wenn Frauen ihrem behandelnden Arzt eine möglicherweise eingetretene Schwangerschaft verschweigen.

Eine der häufigsten Ursachen für Mißbildungen sind Abtreibungsversuche, die durch instrumentale Eingriffe oder durch chemische Mittel gemacht worden sind.

Es hat sich herausgestellt, daß schwere Mißbildungen, z.B. Gaumenspalten, Wolfsrachen etc., entstehen können, wenn die Mutter in den ersten drei Monaten der Schwangerschaft größere Mengen von Hormonen, z.B. Cortison, einnimmt. Andere Mißbildungen werden durch übertriebenen Genuß von künstlichen Vitaminen verursacht.

Während der ganzen Schwangerschaft sollte die werdende Mutter größte Zurückhaltung gegenüber allen chemisch-synthetischen Medikamenten üben. Zum Beispiel Antibiotika wie Streptomycin, Kanamycin und auch Gentamycin können das Gehör des Kindes schädigen.

Die große Hormonbelastung des mütterlichen Körpers durch Einnahme der Pille, kann sich auf die Entwicklung des Embryos schädlich auswirken. Allerdings muß eine hormonelle Um- bzw. Normalstellung noch *vor* der Konzeption erfolgen, während der Schwangerschaft ist sie nicht mehr möglich.

Schädlich sind auch jodhaltige Arzneimittel. Werden diese von der Mutter während der Schwangerschaft eingenommen, können sich große Kröpfe beim Kind bilden, die unter Umständen die Atemwege einengen. Selbstverständlich ist radioaktives Jod besonders schädlich, aber auch sonstige Schilddrüsenmedikamente.

Vorsicht ist bei allen Mitteln angebracht, die Borsäure, Arsen und Menthol enthalten. Sie sollten in der Kinderbehandlung am besten gar nicht mehr verwendet werden.

Auch Unfallverletzungen und extreme Klimaveränderungen können Keimschädigungen zur Folge haben.

Von sonstigen Einflüssen sind Schreckerlebnisse zu erwähnen und, was bisher viel zu wenig beachtet wurde, Schäden aus unvollständiger Ernährung der hoffenden Frauen oder aus qualitativ ungenügender, weil mit Schadstoffen durchsetzter, Nahrung. Die neuerdings heraufziehende Gefahr der Verseuchung unserer Nahrung (Lebensmittel und Trinkwasser) durch radioaktive Stoffe bedroht die gesunde Entwicklung unserer Kinder und Kindeskinder durch Keimschädigung der Eltern und ist in ihrem Umfang noch gar nicht vorauszusehen (siehe hierzu auch das zur Polio-Impfung Gesagte im Abschnitt *Grundsätzliches zur Impffrage*).

Aufgrund unserer Zivilisations"magerkost" mit ihrer Armut an Vitaminen und Mineralstoffen kann es bei der Schwangeren zu einem Vitamin-B-Mangel kommen, was unter Umständen zu Mißbildungen des Embryos führt. Daher rät Rudolf Steiner prophylaktisch während der Schwangerschaft täglich einen Teelöffel Honig (in etwas Tee, zum Schutz der Zähne) zu nehmen, sowie Aufbaukalk I und II morgens und abends je eine Messerspitze.

Das Contergan-Unglück hat gezeigt, wie gefährlich der Gebrauch von Schlafmitteln ist. Natürlich ist Contergan bei weitem nicht das einzige Mittel, das Verkrüppelungen beim Embryo hervorrufen kann. Die Ärzte der ganzen Welt sind sich darüber einig, daß das hemmungslose Schlucken von Tabletten aller Art eine zunehmende Gefährdung der Menschheit ist; bei einer Schwangerschaft gilt dies aber in erhöhtem Maße. Das heranwachsende Kind ist eben noch unreif und kann sich nicht wie die Mutter durch raschen Abbau von den Arzneimitteln trennen. Das hat zur Folge, daß die Wirkung der Mittel, z. B. aller Schlafmittel, noch über längere Zeit bestehen bleibt, ja sich sogar ständig verstärkt, wenn Medikamente regelmäßig eingenommen werden.

Zuckerkranke Frauen sollten ihre sulfonyl-harnstoffhaltigen Antidiabetika sofort absetzen und sich von ihrem Arzt in anderer Form behandeln lassen (Insulingaben werden vom Kind gut toleriert). Auch müssen sie jetzt besonders sorgfältig überwacht werden, da starke Blutzuckerschwankungen zu Entwicklungsstörungen des Embryos führen können.

Bei einigen Viruskrankheiten (Röteln, Mumps, Windpocken und asiatischer Grippe) besteht die Gefahr des Eindringens von Viren aus dem mütterlichen in das kindliche Blut (siehe XVI: Akute Erkrankungen und XVII: Die eigentlichen Kinderkrankheiten).

Unter gar keinen Umständen darf bei einer werdenden Mutter eine Röntgenuntersuchung oder -bestrahlung vorgenommen werden, und zwar nicht nur nicht am Leib, sondern an keiner Körperstelle – lediglich abgesehen von lebensbedrohlichen Notfällen. Dasselbe gilt natürlich von jeder Art von Bestrahlung mit radioaktiven Strahlen. Auch die Ultraschalluntersuchung wird heute viel zu automatisch und ohne strenge Indikation angewandt.

Es ist leider viel zu wenig bekannt, wie sehr unsinnige Schlankheitsdiäten das werdende Leben gefährden können. Ist eine Frau zu Beginn der Schwangerschaft übergewichtig, sollte sie ihre Bemühungen bis nach der Entbindung verschieben, zumal sie im Verlauf der Schwangerschaft in der Regel weniger zunimmt als ihre untergewichtige Geschlechtsgenossin.

Von Parasiten, die von Haustieren stammen, ist besonders der Hundewurm gefährlich. Das mindeste, was gefordert werden muß, ist eine alle sechs Monate wiederholte Wurmkur beim Hund. Auch andere Haustiere können durch Würmer Mutter und Kind schädigen. Die Toxoplasmose, die auch durch Würmer hervorgerufen wird, wird wegen ihrer Wichtigkeit in einem besonderen Kapitel besprochen.

Auch Impfungen in der Schwangerschaft können das Kind schädigen, so z. B. die Pockenschutzimpfung; diese soll daher während einer Schwangerschaft, besonders aber in den ersten und letzten drei Monaten, unterbleiben. Auch die mit lebenden Viren vorgenommene Polio-Schluckimpfung sollte in den ersten Schwangerschaftsmonaten unterlassen werden. Die Tuberkulose-Impfung mit der BCG-Vakzine ist nur dann anzuraten, wenn die schwangere Frau in der unmittelbaren Umgebung von an offener Tuberkulose Erkrankten lebt und eine Isolierung nicht möglich ist. Das gleiche gilt für die Hepatitis-Impfung (siehe auch *Grundsätzliches zur Impffrage*).

Die häufigsten Mißbildungen heute werden durch Alkohol verursacht. Manchmal sind sie körperlicher, meist aber seelischer Natur. (Siehe dazu den Abschnitt *Alkohol in der Schwangerschaft und der Stillzeit*.)

Auch das Rauchen schadet dem Kinde in seiner Entwicklung ganz offensichtlich: die Kinder sind bei der Geburt kleiner, sie kommen mit geringerem Gewicht zur Welt und bleiben auch sonst in ihrer Entwicklung merklich zurück. (Siehe *Vom Rauchen in der Schwangerschaft und der Stillzeit*.)

Suchtmittel

Junge Menschen, selbst Kinder, kommen heute immer stärker mit Drogen bzw. Rauschgift in Berührung. So bleibt es nicht aus, daß auch junge schwangere Frauen Rauschgifte nehmen, ja süchtig sind. Für die leichteren Drogen gilt genau das gleiche wie für Alkohol, Kaffee und Nikotin. Es muß vor den Schäden gewarnt werden. Noch schlimmer ist das natürlich bei den sogenannten „harten Drogen". Es kommen bereits Kinder zur Welt, die durch den „Genuß" harter Drogen der Mutter, z.B. Heroin, süchtig sind. Diese Kinder leiden in den ersten Wochen ihres Lebens, abgesehen von bleibenden gesundheitlichen Schäden, unter schweren Entzugserscheinungen. Hier müssen Freunde und fähige Menschen helfend eingreifen und möglichst noch in früher Schwangerschaft der Mutter zu einer Entziehung verhelfen.

Vom Rauchen in der Schwangerschaft und der Stillzeit

Jeder, der zur Zigarette greift, tut es aus dem bewußten oder halbbewußten Gefühl heraus, seine Probleme im Rauch zu zerstreuen, sich von ihnen wie durch einen „Nebel" zu trennen. Wer genauer beobachtet, bemerkt, wie durch die Tabak- bzw. Nikotin-Droge sich das eigene Seelische etwas vom Leiblichen lösen kann; bestimmte Erlebnisse, die unmittelbar belasten, treten in überschaubaren Abstand, wodurch sie klarer zu werden scheinen.

Denke ich über diese Tatsache nach, wird mir klar: Soll mein Kind eine gesunde Leiblichkeit aufbauen, kann ihm niemals ein Mittel dienlich sein, daß das Seelische vom Leiblichen trennt. Es trennt sich ja dann auch die Kinderseele davon.

Kinder rauchender Mütter sind immer Mangelkinder (bei aktivem und *passivem* Rauchen!). Untersuchungen jüngster Art zeigen die Tatsache allzu deutlich. Raucherinnen nehmen in der Schwangerschaft weit weniger an Gewicht zu. Auch sind Schäden an den Gefäßen der Plazenta und der Nabelschnur besonders stark ausgeprägt. Ihre Kinder sind kleiner, sie haben einen geringeren Kopfumfang und vor allem wiegen sie weniger bei der Geburt. Sie haben also in jeder Hinsicht einen schlechteren Start. Bei ungeborenen Kindern hat man schon nach wenigen Zigarettenzügen ihrer Mütter eine Pulsbeschleunigung festgestellt.

Auch im Hinblick auf die Geburt können der Mutter und dem Kind weitere Hindernisse erwachsen: Die Eröffnungsperiode ist häufig erschwert und die Nachgeburt (Plazenta) löst sich schlechter.

Es scheint, daß Kinder, deren Mütter während der Schwangerschaft 10 und mehr Zigaretten rauchten, etwa doppelt so häufig an Krebs erkranken. Beobachtet wurde dies bei den typischen kindlichen Tumorbildungen wie Non-Hodgkin-Tumor, akute lymphoblastische Leukämie und Wilms-Tumor.

Ist das Kind geboren, ist aber die Gefahr durch aktives Rauchen der Mutter und passives für beide nicht ausgestanden. Rauche ich, gebe ich durch die Milch meinem Kind das Nikotin weiter. Das Kind wird zittrig und „nervig". Stillende Mütter können durch Rauchen ihren Kindern sogar Nikotinvergiftungen beibringen. Auch ist die Muttermilch in ihrer Zusammensetzung nicht so gesund, da sie sehr viel geringere Mengen von Vitamin-C enthält.

In Zimmern, in denen sich Säuglinge und Kinder aufhalten, darf auf keinen Fall geraucht werden. Raucht die Mutter stark und bleibt das Kind in einem Raum der entsprechend verraucht ist, kann es sogar zur Nikotin-Vergiftung des kleinen Kindes kommen. Nikotin ist ja eines der stärksten Gifte, das wir überhaupt kennen.

So reihen sich die Forschungsergebnisse aneinander, aber immer sind sie alarmierend. Erfahrungsgemäß werden von Rauchern immer wieder Versuche unternommen, mit dieser Gewohnheit aufzuhören; die werdende oder stillende Mutter aber trägt nicht nur die Verantwortung für sich selbst, sondern auch für ein werdendes menschliches Wesen – ihr Kind. Und da es „weniger schädliche" Zigaretten nicht gibt, gibt es nur ein einziges wirksames Mittel gegen die Nikotinsucht: noch heute mit dem Rauchen aufzuhören.

Wer es aber nicht allein fertigbringt, das Rauchen zu unterlassen, dem sollte der Arzt Nicobrevin oder ein gleich gutes Mittel verordnen.

Alkohol in der Schwangerschaft und der Stillzeit

Immer ist das Kind in Gefahr, Schaden zu erleiden, wenn die Mutter während der Schwangerschaft Alkohol zu sich nimmt. Es kommt zu Mißbildungen des Embryos, und das nicht nur bei stark alkoholsüchtigen Müttern. Die noch nicht voll entwickelte Leber des ungeborenen Kindes kann den die Plazentaschranke durchdringenden Alkohol nicht abbauen.

In allen Organen kann das Kind geschädigt sein. Es bildet sich die sogenannte Alkoholembryopathie aus: Die Kinder sind klein. Auch nach der Geburt wachsen sie nur langsam. Die geistige und motorische Entwicklung verzögert sich, die ihre Ursachen oft in schweren Veränderungen des Gehirns haben. Herzfehler zeigen sich. Nieren- und Genitalfehlbildungen treten auf. Ebenso werden Fehlbildungen des Skeletts beobachtet. Durch den Alkohol wird also die Leiblichkeit meines Kindes so geschädigt, daß sich seine Individualität mit diesem zerlöcherten Kleid nicht verbinden kann.

Deshalb sollte eine Schwangere auf jeglichen Alkoholgenuß verzichten, und zwar nicht nur während der Dauer der Schwangerschaft, sondern ebenfalls in der Stillzeit, denn der Alkohol geht über die Muttermilch auf das Kind über und richtet dort Schaden an.

Röteln

Diese an sich harmlose Kinderkrankheit kann beim Embryo Schädigungen besonders an Augen, Ohren und Herz hervorrufen, wenn die Mutter in den ersten drei Monaten einer Schwangerschaft damit infiziert wird. Man nimmt an, daß das Rötelnvirus über die Plazenta an den Keim gelangt. Zum Glück kommt es nur bei einer relativ kleinen Anzahl solcher Fälle wirklich zu Mißbildungen. Doch sollten Frauen, die nicht sicher sind, als Kind die Röteln durchgemacht zu haben, schon bei der Eheschließung einen Rötelnimmunitätstest durchführen lassen und bei einem negativen Ergebnis mit ihrem Arzt die Frage einer Rötelnimpfung besprechen.

Toxoplasmose

Dabei handelt es sich um eine Infektionskrankheit, bei der ein winziger Parasit, den die schwangere Frau in sich trägt, auf das werdende Kind übergehen kann. Der Parasit dringt dann durch den Mutterkuchen (Plazenta) aus dem Blut der Mutter in das Blut des werdenden Kindes ein. Dieses stirbt entweder vor der Geburt oder erleidet zumindest sehr schwere Schädigungen vorwiegend des Nervensystems, in welchem entzündliche Herde auftreten. Die dadurch entstehenden Zerstörungen im Gehirn, im Auge oder dem Ohr sind bisher nicht heilbar und meist sehr ernster Natur.

Die Krankheitserreger können außer von Haustieren (Hund,

Katze, Kaninchen) auch von Schafen, Tauben und Edelpelztieren auf die werdende Mutter übertragen werden. Frauen, die mit solchen Tieren zu tun haben, sollten sich im Falle einer Schwangerschaft einer Untersuchung unterziehen, auch wenn sie sich nicht selbst krank fühlen. Bei frühzeitiger Behandlung läßt sich eine Schädigung des Kindes vermeiden.

Jeder Schwangeren ist zu empfehlen, kein rohes oder halbgares Fleisch zu essen, keine streunenden Tiere zu berühren, eigene Haustiere sehr sauberzuhalten und sich selbst nach deren Pflege sorgfältig die Hände zu waschen.

Der Rhesusfaktor

Immer häufiger stoßen junge Eltern auf Erörterungen, die vom „Rhesusfaktor" handeln, sei es, daß bei ihnen selbst oder bei Bekannten Totgeburten oder Fehlgeburten vorgekommen sind. Die Zahl solcher Fälle steigt derartig an, daß man dazu übergeht, bei möglichst allen jungen Eltern durch Blutuntersuchung festzustellen, ob sie rhesuspositiv oder rhesusnegativ sind. Es ist daher angebracht, hier über dieses etwas komplizierte Problem Auskunft zu geben, soweit das heute möglich, d.h. wissenschaftlich erforscht ist.

Durch Untersuchungen, die man mit dem Blut von Rhesusaffen machte, gelang die Aufdeckung der Ursache der erwähnten Fehlgeburten. Man fand bei der weißen Menschenrasse bestimmte Eigenschaften der roten Blutkörperchen. Etwa 85% sind „rhesuspositiv", der Rest „rhesusnegativ". Wenn beide Eltern rhesuspositiv oder rhesusnegativ sind, dann ist alles in Ordnung; ebenso wenn die Frau rhesuspositiv und der Mann rhesusnegativ ist.

Wenn aber umgekehrt der Mann rhesuspositiv und die Frau rhesusnegativ ist, kann sich in manchen Fällen der Rhesusfaktor des Vaters durch Vererbung auf das Kind übertragen. Manchmal kann während der Schwangerschaft etwas von dem rhesuspositiven Blut des werdenden Kindes durch die Plazenta ins Blut der Mutter dringen, häufiger geschieht dies allerdings unter der Geburt. Im Blut der Mutter entstehen dann Abwehrkräfte, die das „fremde", d.h. rhesuspositive Blut des Kindes zerstören wollen. Die Zerstörung der roten Blutkörperchen des Kindes führt bei ihm zu schwerer Blutarmut, zu sofort nach der Geburt einsetzender meist tödlicher Gelbsucht oder zu schwerer Schädigung des Gehirns.

In aller Regel geschieht dem ersten Kind einer solchen rhesusnegativen Mutter meist nichts – wahrscheinlich weil die Zahl der Antikörper dann noch nicht so groß ist –, wohl aber dem zweiten und den folgenden.

Man kann diese Kinder dadurch retten, daß innerhalb der ersten sechs Stunden nach der Geburt ein weitgehender Blutaustausch vorgenommen wird. Glücklicherweise ließ sich bisher eine ernstere Schädigung solcher Kinder, die fremdes Blut erhalten haben, nicht feststellen. Wie bei jeder Bluttransfusion bleibt das eingegossene Blut nicht lange erhalten; es wird abgebaut, d.h. „verdaut"; es dient also nur als Anreiz zur schnellen Regeneration, bzw. Neuerzeugung eigenen Blutes. Dazu scheint also bereits das neugeborene Kind imstande zu sein, denn kein Mensch kann mit fremdem Blut in den Adern leben, jedenfalls nicht längere Zeit. Übrigens hat dieses Problem nichts zu tun mit den üblichen Blutgruppen A – B – 0 usw.

Für Eltern, die sich gesunde Kinder wünschen, hat die Erforschung dieser schwierigen Zusammenhänge folgende Konsequenzen:

Man vermeide bei sich selbst nach Möglichkeit jede nicht unbedingt nötige Bluttransfusion (Bluteingießung in die Venen). Wenn eine solche Maßnahme aber im Krankheitsfall doch aus zwingenden Gründen erforderlich ist, darf sie nur nach genauer Blutuntersuchung und Berücksichtigung des Rhesusfaktors gemacht werden.

Heute befürchtet man, daß bereits häufigere intramuskuläre Bluteinspritzungen das Blut sensibilisieren (d.h. überempfindlich machen) können. Auch in solchen Fällen ist also die rechtzeitige Bestimmung des Rhesusfaktors angebracht.

Durch reichlichen Genuß von Zitrusfrüchten mit ihrem hohen

Gehalt an Vitamin C und durch Sorge für genügenden Kalkgehalt des Blutes (aber nicht durch Vitamin D!) kann man die Brüchigkeit der feinen Blutgefäße (Kapillaren) behandeln und so dem Einschwemmen kindlichen Blutes in den mütterlichen Kreislauf vorbeugen.

Neuerdings gibt es auch ein Anti-Rhesus-Serum, Anti-Rh-Gammaglobulin. Durch dieses werden die rhesuspositiven Erythrozyten zerstört. Es wird sofort nach der Entbindung gespritzt und schützt dann das nächste Kind.

Mongolismus

Der sogenannte Mongolismus hat seinen Namen durch das mongoloide Aussehen der Kinder bei diesem Krankheitsbild. Durch eine Hautfalte, die vom Oberlid ausgehend zum inneren unteren Augenwinkel zieht, wird eine seitlich ansteigende Lidspalte und ein Schielen vorgetäuscht. Außerdem bestehen wulstig aufgeworfene Lippen. Zunächst ist die geistige Entwicklung eines solchen Kindes verzögert, später wird eine verschiedengradige Schwachsinnigkeit bemerkbar. Die Ursache ist in einer Schädigung der elterlichen Keimzellen zu finden (47 anstelle von 46 Chromosomen).

Die relative Häufigkeit von mongoloiden Geburten bei älteren Eltern sehen wir nicht so sehr in dem höheren Lebensalter an sich, sondern vielmehr darin, daß ältere Menschen im Verlaufe ihres Lebens durch Genußgifte, aber auch durch mangelhafte Ernährung, Pillen, Röntgenstrahlen oder gar Drogen ihr Erbgut nachhaltiger schädigen konnten. Es ist aber eine Unsitte, jede etwas ältere schwangere Frau mit solchem „Wissen“ zu verunsichern, da sich dafür niemals eine Regel aufstellen läßt. Fruchtwasseruntersuchungen zur Feststellung einer Störung bzw. Terminfeststellung kurz vor der Geburt sollten wegen der damit verbundenen erheblichen Risiken für das werdende Kind nur auf Anraten des Arztes und nur in wirklich zwingenden Fällen durchgeführt werden.

Eltern, die ein mongoloides Kind zur Welt gebracht haben, soll für diese Aufgabe Mut gemacht werden. Sie werden bei gesteigerter

Aufmerksamkeit das Wesen dieses besonderen Kindes und ihre Schicksalsaufgabe für es erkennen können.

Außerdem gibt es in fast allen zivilisierten Ländern der Erde inzwischen heilpädagogische Einrichtungen und Dorfgemeinschaften, in denen diese Kinder weiter gefördert werden und sogar eine angemessene Berufsausbildung erfahren können.

Im übrigen werden sie häufig sowohl in der Familie wie auch in den Heimen durch die Ausstrahlung ihres Wesens als „Sonnenschein" empfunden.

Lähmungen und andere Mißbildungen

Wegen der Zunahme „spastisch gelähmter" Kinder muß hier gesondert auf diese Schädigung aufmerksam gemacht werden. Schon im Säuglingsalter beim „Erüben" der Gliedmaßenbewegungen fallen bestimmte starre oder krampfhafte Muskelbewegungen auf. In manchen Fällen ist auch die Mund- und Saugmuskulatur betroffen.

Dieser Krankheit liegt eine Schädigung der „Pyramidenbahnen" von Gehirn und Rückenmark zugrunde, meist infolge einer Verletzung unter der Geburt oder noch am Ende der Schwangerschaft.

Hier sollte man alles oben unter „Warnungen" Gesagte beachten. Besonders aber müßte jede Manipulation oder Hektik, die den Geburtsverlauf beeinflussen oder beschleunigen soll, verboten sein. Vor der Entbindung sollte man daher einen guten Kontakt zu seinen Geburtshelfern herstellen und ihnen seine Einstellung und Bereitschaft zu einer ganz natürlichen Geburt deutlich machen.

Durch das genaue Wissen um diese Schädigungen bestehen heute glücklicherweise immer bessere therapeutische Möglichkeiten zur Behandlung solcher Erkrankungen. Wir haben gute Ergebnisse mit Heileurythmie, aber auch mit anderen sinnvollen krankengymnastischen Maßnahmen und Übungen.

IV. Probleme der Empfängnisverhütung

Das Problem der Geburtenbeschränkung oder Empfängnisverhütung ist vielschichtig und keineswegs eine vorwiegend medizinische Frage.

Sicher kann die sprunghafte Zunahme der Menschen auf der Erde und die Übervölkerung in manchen Erdteilen als eine echte Bedrohung der Menschheit aufgefaßt werden. Auch bei uns in Mitteleuropa wird die Notwendigkeit einer ethisch vertretbaren Geburtenregelung nicht zu umgehen sein. Seit der Entdeckung chemischer bzw. hormoneller Empfängnisverhütungsmittel scheint das Problem allerdings in einen willkürlichen Prozeß überzugehen. Mit diesen neuen Möglichkeiten müssen wir aber nicht weniger sondern weit bewußter den Weg einer wirklich verantwortungsvollen Elternschaft beschreiten. Das kann dann durchaus den Spielraum der Handlungsfreiheit vergrößern und das Handeln aus Moral ein Stück weiterbringen.

Für viele Eltern ist die Methode der *Zeitwahl*, also Enthaltsamkeit vom ehelichen Verkehr an den fruchtbaren Tagen, zu empfehlen, allerdings mit der Einschränkung, daß sie bei Frauen mit unregelmäßigem oder sehr kurzem Cyclus nur bedingt brauchbar ist. Wenn nämlich die Periode vom ersten Tag einer Monatsblutung bis zum ersten Tag der nächsten Blutung nur etwa 21 Tage und die Blutungsdauer 5 oder 6 Tage beträgt, überschneidet sich die zu Ende gehende Blutung mit der fruchtbaren Zeit und fällt mit dem letzten Tag der Blutung zusammen. 15 Tage vor der nächsten Menstruation erfolgt der Eisprung, 21 minus 15 ergibt 6; d.h. eine unfruchtbare Zeit gibt es nur vom 10. bis zum 21. Tag. Es ist also ein Irrtum zu glauben, daß die ersten Tage nach einer Menstruation immer unfruchtbar seien. In solchen Fällen ist die Messung der Basaltemperatur anzuraten. Dabei muß man sich aber immer vergegenwärtigen, daß zwar das Ei nur ungefähr sechs Stunden, die Samenzelle aber etwa drei Tage befruchtungsfähig bleibt, also ein um einen geringen Zeitpunkt vorverschobener Eisprung durchaus zu einer Empfängnis führen kann. Darüber unterrichten sich die

Ehepaare am besten bei ihrem Frauenarzt, der ja im Einzelfall für die Wahl des richtigen Mittels zur Empfängnisverhütung zuständig ist.

Die Empfängnisverhütung durch Hormone, also durch die *Anti-Baby-Pille*, gehört meiner Überzeugung nach zu den Methoden, die der Arzt nur mit Bedenken verordnen kann. Daß sie das Hormongleichgewicht und in Verbindung damit das Empfindungsleben erheblich stört, lehrt uns die bisherige Erfahrung. Es mag so robuste Frauen geben, die nicht weiter darunter leiden. Bei sensibleren dagegen sind die Beschwerden oft so erheblich, daß sie den Gebrauch der Pille bald wieder aufgeben. Es treten Schlafstörungen auf, auch nervöse Reizbarkeit oder Gefühlskälte gegenüber dem Ehemann und Abneigung gegen den ehelichen Verkehr. Manchmal kommt es zu Krampfaderschmerzen und zu Erkrankungen der Schilddrüse. Außerdem zeigt sich eine Gier auf alles Eßbare, besonders aber Süßigkeiten und demzufolge unerwünschte Gewichtszunahme. Überhaupt fühlen die Frauen sich in ihrem Wesen verändert, was ja auch bei der Einnahme anderer Hormone vorkommt. Es wurden Fälle beschrieben, wo der Ehemann impotent wurde, wenn seine Frau die Pille nahm. Jedenfalls wird das Eheleben nicht selten gestört.

Ganz besonders problematisch ist die verstärkte Neigung zu Embolie. Es kann in Zusammenhang mit der Pille besonders nach Entbindungen zu schweren Gehirninfarkten mit peripheren Lähmungen kommen.

Die Pharmakologen befürchten zudem Schädigungen, nicht nur für die Frauen, sondern auch für eventuelle spätere Kinder. Bei jungen Frauen sollte die Pille in jedem Fall nur kurzfristig angewandt werden.

Aus aller Welt wird das gehäufte Auftreten von Mehrlingsgeburten gemeldet, die nach Weglassen der Pille auftreten. All dies scheint zu beweisen, daß die Pille eine „Sünde gegen die Natur“ bedeutet. Erfreulicherweise äußern sich viele junge Ehepaare mit dem Ausspruch: jedenfalls nicht vor dem dritten Kind.

Der Frauenarzt muß entscheiden, ob ein den Muttermund abschließendes *Pessar* bei einer Frau zweckdienlich ist; dieses muß allerdings monatlich gewechselt werden, was seiner Anwendung oft im Wege steht.

Es gibt eine Vielzahl *chemischer Mittel* wie Pasten und Sprays zur Einführung in die Scheide, die den Zweck haben, den männlichen Samen abzutöten. Ganz allgemein kann aber hier gesagt werden, daß die chemischen Verhütungsmittel unsicher sind und außerdem die Gefahr einer Schädigung eines doch werdenden Kindes in sich bergen. Die wachsende Zahl im Mutterleib geschädigter Kinder sollte Warnung genug vor unvollkommen wirksamen und gesundheitsschädigenden Vorbeugemethoden sein!

Warnen muß der Arzt auch vor der *frühzeitigen Trennung* während des Verkehrs; es entsteht dadurch ein beiderseitiges Unbefriedigtsein, aus dem schließlich eine physische Abneigung der Eheleute gegeneinander werden kann. Auf jeden Fall aber bewirkt dieses Verfahren nervöse Störungen bei Mann und Frau.

Die operativen Methoden, die Unterbindung der Eileiter der Frau oder der Samengänge des Mannes, führen in der Regel zur endgültigen *Sterilisation*. Ihre sittliche und rechtliche Einschätzung ist ein zusätzliches Problem.

Auch das Einpflanzen einer sogenannten *Spirale* in die Gebärmutter ist durchaus problematisch. Es führt zwar nicht zur bleibenden Empfängnisunfähigkeit, ist aber gesundheitlich bedenklich und auch moralisch umstritten, da ihre Wirkung einer dauernden mechanischen Frühabtreibung gleichkommt.

In vielen Fällen bleibt dem Arzt also nur der Rat übrig, daß der Mann einen Gummischutz (*Condom*) benutzen soll. Doch sollte er nicht zu schnell erteilt werden, besonders nicht an Ehepaare. Zwar wird der beabsichtigte Zweck mit einiger Sicherheit erreicht und die Partner von Unsicherheit und Angst befreit, aber gerade diese Methode kann zu starken emotionalen Belastungen führen. Außerhalb der Ehe kommt ihr jedoch große hygienische Bedeutung zu, besonders im Hinblick auf die Häufung von Geschlechtskrankheiten und als Vorbeugung gegen AIDS.

V. Die Geburt

Geburt zu Hause oder in einer Klinik?

Diese Frage ist einer ernsthaften Überlegung wert. Manche Gefahren, die in einer Klinik durch die Zusammenballung vieler Menschen unvermeidbar sind, fallen zu Hause fort. So ist es eine bekannte Tatsache, daß Brustdrüsenentzündungen bei Geburten im Hause seltener vorkommen als in der Klinik. Ähnlich ist es mit den Infektionen der Säuglinge wie Grippe, Schälblasen, der Soor-Infektion, Windeldermatitis und anderen Infektionen, je nachdem wie sie in der jeweiligen Klinik gerade heimisch sind. Schuld daran ist die häufige Verwendung von Antibiotika, wodurch resistente Erreger geradezu gezüchtet werden. Auch ist ein Kreißsaal, wie der Raum für die Geburten in der Klinik heißt, ein ungemütlicher, unpersönlicher Ort, der häufig dem Maschinenraum einer Fabrik nicht unähnlich ist. Jedoch sind heute Tendenzen zu beobachten, den Kreißsaal eher ähnlich einem Wohnraum zu gestalten.

Sicherlich ist der häusliche Umraum das Schönste, wenn vorhanden. Die Geburt zu Hause bietet gesundheitliche Vorzüge und schafft seelische Geborgenheit. Mein Mann ist dabei. Er hilft mir und unterstützt mich.

Die Frage, ob die Geburt meines Kindes zu Hause oder in der Klinik stattfinden soll, entscheidet sich aber endgültig bei der unbedingt notwendigen ärztlichen Untersuchung am Ende des siebten oder am Beginn des achten Schwangerschaftsmonats. Auch eine erfahrene Hebamme ist zur Entscheidung dieser Frage und zur Vornahme der Untersuchung in der Lage und erforderlich. Jede werdende Mutter ist durch das Hebammengesetz verpflichtet, bei der Entbindung zumindest die Hilfe einer Hebamme in Anspruch zu nehmen. Die Nichtbeachtung dieser Bestimmung kann den Tod des Kindes verschulden, was dann zu gerichtlicher Bestrafung führt.

Durch die erwähnte Untersuchung wird festgestellt, ob eine normale Geburt zu erwarten ist oder nicht. Bestehen ein enges Bekken, eine Mehrlingsschwangerschaft, eine regelwidrige Lage des Kindes, Anzeichen einer Schwangerschaftsvergiftung oder anderer Erkrankungen der Mutter, dann ist die Geburt in einer Klinik notwendig. Liegt aber keine dieser Erscheinungen vor, so kann das Kind zu Hause zur Welt kommen, wenn die Zimmer geräumig genug und gut heizbar sind. Außerdem muß natürlich ausreichend geschickte weibliche Hilfe vorhanden sein, und zwar sowohl für die Mutter als auch zur Versorgung des Kindes gleich nach der Geburt, damit es nicht unversorgt beiseitegelegt wird, bis die Hebamme mit der Mutter fertig ist.

Über die nötigen Gebrauchsgegenstände und die Wäscheausrüstung für Mutter und Kind kann sich die junge Frau durch ihre Hebamme beraten lassen (siehe auch den *Merkzettel für die Hausgeburt* im Anhang). Die Apotheken haben „Wochenbettpackungen" vorrätig, in denen die notwendigsten Dinge zusammengestellt sind. Die Kinderwäsche muß frisch ausgekocht und gebügelt sein. Bügeln ist die beste Methode, um Wäsche in den Zustand ausreichender Keimfreiheit zu bringen. Papierwindeln sollte man, auch wegen der Umweltbelastung, allenfalls bei älteren Kindern verwenden (siehe *Darf das Kind stundenlang in feuchten Windeln liegen?*).

Die häufigste Entbindungsart ist heute die Geburt in der Klinik. Und so werden die meisten Mütter eben dort entbinden. Wichtig ist dabei, sich den Ort zu suchen, der am meisten den Idealvorstellungen entspricht: eine ruhige, freilassende Atmosphäre, ein schöner Raum, eine entsprechend zurückhaltend eingesetzte Technik und als wichtigstes: der Arzt unseres Vertrauens.

Wichtig ist außerdem, ein Krankenhaus zu wählen, in dem man die hohe Bedeutung der Muttermilchernährung anerkennt und nicht aus Bequemlichkeit oder Mangel an Personal die ersten entscheidenden Maßnahmen zum Ingangbringen der Milchbildung versäumt. Durch das vorschnelle Zufüttern von Milchpräparaten wird nämlich die Milchbildung blockiert, da das Kind mit weniger Appetit trinkt und so nicht den nötigen Anreiz zur Milchbildung schafft.

Dem Kind sollte auch seine „Käseschmiere", so weit es geht,

belassen werden, denn diese bildet die erste Ernährung für das Kind, da sie allmählich über die Haut vollständig aufgesogen wird. Außerdem bietet sie einen vorzüglichen Wärme- und Feuchtigkeitsschutz (siehe *Vom neugeborenen Kind*).

Sehr wichtig ist auch sich vorher zu informieren, ob in der Klinik routinemäßig in den ersten Tagen gegen TBC geimpft und eine Vitamin K-Spritze verabreicht wird und ob man dem zustimmen kann und will (siehe *Grundsätzliches zur Impffrage*). Im allgemeinen hat man nämlich so kurz nach der Geburt des Kindes noch keinen eigenen Standpunkt zu diesen Problemen und läßt Dinge geschehen, die man bei entsprechender Information und genauer Überlegung vielleicht nicht bejaht hätte.

Für die Klinikgeburt hält die Mutter ihr „Sturmgepäck" etwa acht Wochen vor dem Geburtstermin bereit. Es besteht aus einem kleinen Koffer mit mindestens drei auskochbaren Nachthemden, die sich vorne zum Stillen leicht öffnen lassen; einem gestrickten Bettjäckchen, Morgenrock und Hausschuhen sowie den persönlichen Toilettensachen, einschließlich eines Stillbüstenhalters mit Wegwerfeinlagen, der auf jeder Seite einzeln zu öffnen ist.

Mittlerweile gibt es eine Zwischenlösung zwischen Haus- und Klinikgeburt: die sogenannte ambulante Geburt. Sie trägt aber vor allem die Gefahren der beiden anderen Möglichkeiten in sich. Hat die Geburt zu Hause stattgefunden, mußten zum Empfang des neuen Erdenbürgers umfangreiche Vorbereitungen getroffen werden. Bei der ambulanten Geburt geht man eben in die Klinik und befreit sich von dem Übel der Geburt wie von einer Krankheit. Kommt man dann nach Hause, meint man, daß es geradeso weitergehen müßte wie bisher. Eine Entwicklung zum wirklichen Verantwortlichsein für das Kind hat nicht stattgefunden. Die ambulante Geburt wird für die ganze Familie nur dann gut sein, wenn alle, Mutter, Vater und Geschwister den Geburtsprozeß richtig innerlich mittragen können und alle umfangreichen Vorbereitungen – wie bei einer Hausgeburt, einschließlich Hebamme und liebevoller Pflege – getroffen werden.

Die Anwesenheit des Vaters bei der Geburt

Viele Ehemänner stehen den Geschehnissen während einer Schwangerschaft etwas rat- und hilflos gegenüber und fühlen sich in eine Außenseiterposition abgedrängt. Diese Schwierigkeiten verstärken sich noch, wenn der Vater bei der Geburt nicht dabei ist. Es fällt ihm schwer, diesem winzigen, zerbrechlichen, fremden Wesen gleich „väterliche Gefühle" entgegenzubringen. Auch ist es gut für Vater und Mutter, wenn sie sich an ein solch wichtiges Ereignis gemeinsam erinnern und dies dem Kind später dann erzählen können. Außerdem sollte man nicht unterschätzen, was es für die Beziehung der Eheleute zueinander bedeutet, wenn der Mann seine Frau in ihrer „schweren Stunde" nicht allein läßt.

Daher bestehen immer mehr Männer darauf, die Geburt ihres Kindes mitzuerleben. Nach anfänglichem Zögern haben auch die Ärzte nichts mehr dagegen einzuwenden, hat sich doch die Anwesenheit des Ehemannes häufig günstig ausgewirkt; ja einige der modernen Geburtshilfemethoden (Lamaze, Odent) gehen sogar von einer aktiven Mithilfe des Mannes aus. Wichtig ist in jedem Fall, daß der Vater genügend vorbereitet ist. Er sollte etwas über die seelischen und körperlichen Vorgänge während der Wehen erfahren haben und über die einzelnen Phasen der Geburt Bescheid wissen. Entspannungs- und Atemhilfen sollte er mit seiner Frau schon vorher einüben, um ihr dann während der Geburt auch wirklich beistehen zu können. Er kann trösten und ermutigen. Keinesfalls darf er aber bei den oft heftigen seelischen und körperlichen „Stürmen" in den letzten Geburtsphasen in Unruhe und Angst verfallen. Manche Hebammen erlauben sogar, daß der Vater die Nabelschnur durchtrennt und der Mutter das Neugeborene nach der ersten Versorgung in die Arme legt.

Von der schmerzfreien Geburt

Vor dreihundert Jahren wurde Eufamie Macfarlane in Castle Hill (Edinburgh) lebendig verbrannt, weil er für die Schmerzstillung bei der Geburt eintrat. Zweihundert Jahre später starb im gleichen Edinburgh der Frauenarzt Simpson und wurde unter riesiger Beteiligung der Bevölkerung beigesetzt. Er war der Erfinder der „narcose à la reine", die von dem Arzt Snow zur schmerzlosen Entbindung der Königin Viktoria eingesetzt worden war und daher ihren Namen erhalten hat.

Seitdem sind viele Mittel zur Schmerzbetäubung bei der Geburt verwendet und wieder fallengelassen worden. Sicher ist es Aufgabe des Arztes, jeden Schmerz und so auch die Geburtsschmerzen zu lindern und auf ein von allen Frauen ertragbares Maß zu verringern. Aber ohne Zweifel nehmen viele der bisher verwendeten Methoden nicht genügend Rücksicht auf die Gesundheit des zur Welt kommenden Kindes und rauben zudem der Mutter das große Erlebnis des Geburtsvorganges. Viele Frauen bedauerten es hinterher tief, durch die Narkose die Geburt ihres Kindes nicht miterlebt zu haben. Einige äußerten sogar, daß sie dadurch ihr Kind nicht sofort als eigenes hätten anerkennen können, sondern sich erst langsam eine Beziehung zu ihm hätten aufbauen müssen.

Auch wehentreibende Mittel sind nicht von jeder Frau so leicht zu verkraften. Doch sollte man die Entscheidung darüber dem Arzt seines Vertrauens überlassen. Er wird diese Mittel ganz sicher nur einsetzen, wenn sie notwenig sind.

Neben Narkose und Wehenmitteln wird mit der Geburtsfestlegung auf einen bestimmten Zeitpunkt durch entsprechende beschleunigende oder verzögernde Maßnahmen in unserer Zeit ganz ohne Zweifel Bedenkliches getan. Beispielsweise soll es in Amerika Entbindungskliniken geben, in denen Geburten nur zwischen acht und zehn Uhr vormittags stattfinden. Durch solche Methoden, die einer übertriebenen Rücksichtnahme auf das Klinikpersonal entsprungen sind, versündigt man sich gegen gesetzmäßige Zusammenhänge zwischen dem Menschen und seinem ganz persönlichen Lebenslauf, von dem die Geburt ja der erste Akt ist. Die Geburtsstunde als eine „Sternenstunde" anzusehen, sollte auch dem modernen Menschen noch innerlich möglich sein, selbst wenn er dem, was sich heute vielfach als Astrologie breitmacht, völlig fernsteht.

Damit, daß man den Zeitpunkt einer Geburt in ehrfurchtsloser Weise durch Gesichtspunkte der Bequemlichkeit und Nützlichkeit bestimmen läßt, tut man dem neu in die Welt eintretenden Kind sicherlich ebensowenig einen guten Dienst, als wenn man den Empfängnistermin allein durch kühle Berechnung herbeizuzwingen sucht. Außerdem kann durch solche Maßnahmen die Gesundheit der Mutter bleibend geschädigt werden.

Zum Glück haben gewissenhafte Ärzte und Geburtshelfer diese verhängnisvolle Entwicklung erkannt und Wege zu einer „natürlichen“ Geburt – ohne Terminkorrektur und ohne Betäubungsmittel – gesucht und gefunden.

Wegweisend war zunächst der englische Arzt Dr. Read, mit dessen Methode der bewußten körperlich-seelischen Entspannung und der Beherrschung der Angst eine weitgehend schmerzfreie Entbindung erfolgen konnte.

Die Methode Lamaze geht sozusagen den umgekehrten Weg: nicht durch Entspannung, sondern durch gezielt eingesetzte Anspannung soll die schmerzlose Geburt ermöglicht werden. In umfassenden Schulungskursen werden beide Partner auf die Geburt bzw. die Geburtshilfe vorbereitet.

Leboyer dagegen läßt durch Hebammen und Psychologen eine Art „psychische Geburtshilfe“ vermitteln. Das Besondere an dieser Methode ist vor allem das einfühlsame Vorgehen und die vielen Ratschläge, wie das Neugeborene empfangen und betreut werden soll.

So ist es in jedem Fall hilfreich und sinnvoll, sich genügend auf die Geburt vorzubereiten. Es wurden spezielle Geburtsvorbereitungskurse eingerichtet, deren Gebühren – in einem Umfang von 12 Stunden – sogar von der Krankenkasse übernommen werden.

Das Wichtigste aber ist ein absolutes Vertrauen zu Hebamme und Arzt, die einem zur Not ja auch noch bei Geburtsbeginn die entsprechenden Entspannungsübungen beibringen können. Allerdings: eine absolut schmerzfreie Geburt gibt es nicht. Und eine natürliche Geburt ist auch nicht so „bequem“ wie eine Narkoseentbindung.

Anzeichen für den Geburtsbeginn

Drei Zeichen hat die schwangere Frau als Symptome für den Geburtsbeginn anzusehen:
1. schmerzloser Abgang von blutigem Schleim,
2. das Einsetzen von Wehen,
3. schmerzfreier Abgang des Fruchtwassers.

Von diesen drei Zeichen genügt eines, um den Geburtsbeginn anzuzeigen. Man wartet also nicht ab, bis alle drei eingetreten sind, auch kann die Reihenfolge durchaus eine andere sein.

Ist also blutiger Schleim abgegangen und man hat sich zu einer Hausgeburt entschlossen, sollte man nun die Hebamme verständigen. Mit einer Fahrt in die Klinik kann man aber noch warten, bis auch Wehen eingesetzt haben. Solange dies nicht der Fall ist, ist der Muttermund in der Regel noch geschlossen.

Unter Wehen versteht man schmerzhafte Zusammenziehungen der Muskulatur der Gebärmutter, die den Schmerzen bei der Periode ähneln. Der Schmerz schwillt an und ab, dann erfolgt eine Pause von anfangs etwa zwanzig Minuten Dauer. Verkürzt sich die schmerzfreie Zeit zwischen den Wehen auf etwa 5-6 Minuten bei der Erstgeburt oder 8-10 Minuten bei einer späteren Geburt, ist mit dem Beginn der Geburt zu rechnen und bei Hausgeburt die Hebamme zu benachrichtigen. Will man sich in die Klinik bringen lassen, sollte dies im Krankenwagen – liegend – geschehen.

Wehen sind „Werde-Schmerzen". Die bisher beschützenden, ruhig stellenden Kräfte müssen nun starken, aktivierenden Kräften weichen, die den Raum des Kindes öffnen, in dem es 9 Monate lang sicher und unversehrt getragen worden war. Dieses Weitwerden des Geburtskanals kann ohne Schmerzen nicht erfolgen. Wenn ich aber weiß was vorgeht, kann ich das Geschehen bewußt begleiten und durch Verkrampfungen hervorgerufene unnötige Schmerzen vermeiden.

Sollte es, bevor die eigentlichen Wehen einsetzen, zu einem Fruchtblasensprung kommen, wobei sich das Fruchtwasser entweder in starkem Schwall oder auch langsam sickernd ergießt, muß sich die werdende Mutter unbedingt sofort hinlegen und ein Kissen unter das Gesäß schieben, so daß das Becken gegenüber der sonstigen Unterlage erhöht ist. Bei diesem sogenannten „vorzeitigen Fruchtblasensprung" kann es zum Nabelschnurvorfall kommen, der dann unter Umständen zu Gefährdungen des Kindes unter der Geburt führt. Deshalb ist es so wichtig, in der beschriebenen Lage zu bleiben, bis die Hebamme die Situation geklärt hat, oder bis die Kreißende in der gleichen Lage in das Krankenhaus gebracht wird. Es ist also unter keinen Umständen vor Klärung der Situation erlaubt aufzustehen!

Wenn es nun soweit ist, gehe ich mit Ruhe und Zuversicht der Geburt entgegen in der Überzeugung, daß mir nicht mehr zugemutet wird, als ich ertragen kann.

Vom Verlauf der Geburt

Die Geburt eines Kindes ist ein Ereignis von ehrfurchtgebietender Erhabenheit und eigentlich nur vergleichbar mit dem Todesereignis. Wie beim Sterben sich der Geist vom Körper löst, so beginnt beim Geborenwerden der Geist eines neuen Menschen den Körper endgültig als seinen irdischen Wohnsitz zu ergreifen.

Die Geburtsanstrengung gleicht einer Wanderung auf einen Berg, der etwa 4.000 Meter hoch ist. Alle Kräfte für die Geburt bemerke ich in mir. So ist es am besten, wenn ich mich diesen gewaltigen Kräften überlasse. Ich brauche nur Vertrauen zu haben und mich in den Plan des Schöpfers, in die göttliche Vorsehung, zu ergeben, nach welcher die Menschwerdung so und nicht anders geschieht. Das Vertrauen in diese Gewißheit ist die beste Voraussetzung für das Gelingen der Geburt.

Zunächst ist die Zeit der Eröffnungswehen zu durchleben, d.h. die Zeit, in der sich die Organe durch rhythmische Dehnung für den Durchtritt des Kindes erweitern. Hier gibt es viele Möglichkeiten zu helfen: durch Rückenmassage während der Wehen, durch Aufstehenlassen vom Bett, Herumgehen, Knien in allen Variationen, durch langes, heißes Baden oder einen Einlauf. Immer dabei an Öffnenwollen, Loslassen, an Weitermachen und Hergebenwollen denken. Schließlich muß man das Kind ja zuerst hergeben, bevor man es in die Arme nehmen kann. Wichtig ist auch die intensive menschliche Zuwendung durch die Hebamme, den Partner und den Arzt. Diese ist oft wirksamer als manches Medikament, dessen Wirkung ja meist nur kurz anhält.

Nach der notwendigen Eröffnung der Gebärmutter folgt dann der Augenblick, wo die Gebärende selbst aktiv in den Geburtsablauf eingreift, wenn die sogenannten Presswehen beginnen, die sie durch starkes Mitpressen unterstützen kann. Mit Hilfe der Hebamme, eventuell des Arztes und nicht zuletzt der werdenden Mutter selbst kommt das Kind in den meisten Fällen mit dem Kopf zuerst zur Welt. Ist der Kopf durchgetreten, folgt bei der nächsten Wehe der Körper. Das Kind ist geboren und wird nun abgenabelt.

Etwa 10 Minuten später endet die Geburt oft unter nochmaligen Wehen mit dem Zutagetreten der Nachgeburt, bei dem der Mutterkuchen, die Eihäute und die restliche Nabelschnur ausgeschieden werden, was die Hebamme sorgfältig auf Vollständigkeit prüfen muß.

VI. Das Wochenbett

Die Zeit des Wochenbetts

Obgleich Schwangerschaft und Geburt keine Krankheiten sind, sollte die Zeit des Wochenbetts ganz der Erholung dienen. Nicht nur die Kräfte sind erschöpft, auch die Organe, die das Kind umhüllten, müssen in die Gestalt zurückfinden, die sie vor der Konzeption des Kindes hatten, d.h. die Gebärmutter muß sich zurückbilden, die Bauchmuskulatur muß straff und der Damm muß wieder fest werden.

So ist mir leicht einsehbar, daß ich mindestens 6 Wochen Ruhe haben muß. Wie lange braucht nicht eine Wunde, bis sie heilt? Wie lange ein Knochenbruch bis er fest wird?

Bei den Germanen hatte der Monat 27 Tage; so lange etwa braucht der Mond für einen Umlauf am Himmel bis zu seiner Rückkehr an den Ausgangspunkt. Diesen Zeitraum unterteilte man in drei gleiche Teile zu neun Tagen und kam so zur Neuntagewoche. Nach neun Tagen konnte die „Wöchnerin" aus dem „Wochenbett" aufstehen. Diese Ausdrücke stammen somit aus uralter Zeit, als die Woche noch neun Tage hatte. Bis vor kurzem wurde den Schwangeren noch 10 Tage Krankenhaus-Aufenthalt bezahlt, offensichtlich in Anknüpfung an die alten Traditionen. Inzwischen scheint dies vergessen zu sein.

Für die Rückbildung der Gebärmutter und die Festigung der Bauchmuskulatur sind Bewegung und geeignete Gymnastik und Massage sicher von Vorteil. Die Erfahrung zeigt, daß auch durch das Stillen die Rückbildungsvorgänge günstig beeinflußt werden.

Viele Wöchnerinnen haben am vierten oder fünften Tag nach der Entbindung ein ausgesprochenes Stimmungstief. Es wird durch hormonelle Umstellungen verursacht und hat schon manche junge Mutter sehr erschreckt, die sich Vorwürfe machte, weil sie über die Geburt ihres Kindes nicht einfach immer nur glücklich war.

Nicht selten leiden junge Mütter im Wochenbett an Schlafstörungen – ein Ausdruck der inneren Verkrampftheit, in der sie sich häufig befinden. Wenn das erst richtig erkannt ist, genügt oft schon diese Erkenntnis zur Erzielung von Entspannung und Gewinnung einer ganz gelassenen Hingabe an die Freude über das Kind. Als zusätzliches Hilfsmittel gegen diese Störung hat sich Bryophyllum Argento cultum Rh D_3 bewährt. Dieses wirkt nicht nur günstig gegen die Schlafstörungen, sondern auch allgemein festigend auf das durch die Schwangerschaft ausgelöste, sehr labile Verhältnis von Seelischem und Leiblichem.

Allein schon im Hinblick auf den Übertritt von Bestandteilen chemischer Arzneimittel durch die Milch auf das Kind sollten Schlaftabletten nicht eingenommen werden. Oft ist ein pflanzliches Mittel zur Kreislaufanregung das beste Schlafmittel.

Bewährt hat sich ebenfalls, von der Geburt an dreimal täglich fünf Tropfen Arnica D_4 mit etwas Wasser vor dem Essen einzunehmen; das dient der Vermeidung einer Thrombose und der Abheilung der Gebärmutterschleimhaut. Sehr förderlich ist Schlehe in jeder Form. Zur Abheilung des Dammes sind Spülungen mit Calendula-Essenz, bzw. Sitzbäder und Auflagen damit, günstiger als Kamille.

Soll das Neugeborene im gleichen Zimmer bleiben oder nicht?

Von ganz wenigen Ausnahmen abgesehen, sollte man Mutter und Kind nach der Geburt nicht auseinanderreißen; denn wenn mit der Abnabelung auch die äußere Verbindung zerschnitten wurde, so bestehen zwischen beiden doch unsichtbare Bande, die durch die räumliche Trennung vorschnell gelöst werden, ohne daß eine Notwendigkeit dafür vorliegt. Im Gegenteil, das Kinderbett gehört neben das Bett der Mutter, und zwar so, daß sie ihr Kind immer ansehen kann, wenn sie möchte. Ein Neugeborenes ist noch so labil in seiner Leiblichkeit, d.h. seine Individualität ist noch so wenig mit der Leiblichkeit verbunden, daß zumindest die Stillzeit einen ganz engen Kontakt fordert. Erst wenn wir uns so gut kennen, daß wir uns auch auf Entfernung bemerken, können wir verschiedene Zimmer haben.

Viele Kliniken haben sich inzwischen darauf eingestellt und noch einen anderen Vorteil sollte man sich klarmachen: die meisten Mütter gehen, vor allem beim ersten Kind, nicht ohne Unsicherheit und Scheu an dieses zerbrechliche Wesen heran und stehen eventuell etwas hilflos vor ihrem weinenden Kind. Hat nun die junge Mutter schon jetzt Gelegenheit, ihr Kind ständig zu beobachten, seine Reaktionen kennenzulernen und sich bei Arzt, Hebamme oder Säuglingsschwester Rat zu holen, so wird sie ihr Kind schneller verstehen und lieben lernen. Und sie wird sich für ihre eigene Kräftigung mehr Zeit lassen. Nicht selten verlassen nämlich junge Frauen das Krankenhaus viel zu früh, weil sie nicht dauernd von ihrem Kind getrennt sein wollen.

Kritische Zeiten?

Wenn man sich einmal genau bei der Versorgung seines Kindes beobachtet, wird einem bestimmt die Verspanntheit und Verkrampftheit auffallen, mit der man sich kopfüber in die neuen Aufgaben gestürzt hat. Mit dem Wunsche, alles so richtig wie möglich zu machen, gibt man bei jeder Tätigkeit „zu viel Gas“, wie der Autofahrer sagt. In alles steckt man zuviel Kraftaufwand und läßt es an innerer Gelassenheit fehlen. Sorge und Angst um das Leben und die Gesundheit des Kindes beunruhigen unseren Schlaf. Jedes Weinen zerrt an den Nerven. Sechs oder sieben Wochen hält man diese übertriebene Anspannung aus, dann kommt die erste Nervenkrise mit vielen Tränen und großer Verzweiflung.

Die allgemeine Angst, die auf dem Grund der Welt liegt, hat uns gepackt und vergällt uns die Freude an unserem Kinde. Das ist vor allem in den ersten sechs Wochen der Fall, den sogenannten „dummen sechs Wochen“, in denen das Kleine sich in besonders heftiger Weise mit der neuen Umwelt auseinandersetzt, bis es sich allmählich eingewöhnt hat.

Aber wenn man nun erfährt, daß die ersten sechs Wochen aus alter Erfahrung heraus „dumm“ genannt werden, so wird das hilfreich sein: Sechs Wochen dauert es nämlich bis die Milch gleichmäßig fließt und das Kind die Mahlzeit um zwei Uhr nachts nicht mehr verlangt, sondern durchschläft. Und sechs Wochen braucht es meist auch, bis die Mutter die Anstrengungen und Folgen der Geburt überwunden hat.

Wenn ich das aber nun vorher weiß, kann ich rechtzeitig Schritte zur Vermeidung dieses Zusammenbruchs unternehmen.

Wenn das Kind allein auf unseren Verstand angewiesen wäre, würde es ohnehin nicht gedeihen; aber es ist ja aus der geistigen Welt gekommen und ist nicht gottverlassen hier auf der Erde. Ein fast unerschöpflicher Besitz von Gesundheit und Lebenkraft ist ihm mitgegeben. Man braucht also nur grobe Fehler zu vermeiden und in die Pflege und Ernährung des Kindes Ordnung, Regelmäßigkeit und Sauberkeit hineinzubringen, dann findet sich unser Kind von selbst bei uns zurecht. Es geht zwar nicht immer ganz ohne Tränen ab, aber das ist ja noch kein Unglück.

Schaut man sich sein Kind genau an, so gibt es zwei wertvolle Anhaltspunkte, an denen sich überprüfen läßt, ob dem Kinde Gefahr droht:

Erstens ist die Schlafhaltung der Ärmchen wichtig. Solange sie hochgehalten werden, also die Hände neben dem Köpfchen liegen und die Unterarme nicht schlaff herabhängen, kann das Kind nicht ernstlich krank sein. Es verhält sich damit wie bei einer Pflanze mit gesund hochgehaltenen oder welk herabhängenden Blättern.

Zweitens beachte man den Duft, den der Körper des Kindes ausströmt. Solange das Kind diesen Duft besitzt, ist keine Krankheit im Anzug. Eine beginnende Rachitis z.B., aber auch andere Erkrankungen lassen den Duft vergehen. Erst im normalen Zahnungsalter, also wenn das Kind mit etwa neun Monaten regelmässig feste Nahrung zu sich nimmt, verschwindet dieser himmlische Duft und macht allmählich einem ganz erdenfesten Körpergeruch Platz. Jetzt, wenn es feste Nahrung kaut, ist unser Kind erst wirklich ein voller Erdenmensch geworden, sein Geist hat sich nunmehr ganz der Erde zugewandt.

Wenn man diese Dinge weiß, wird man über sich und die erste tränenreiche Verzweiflung bald lachen können und wird auch eine zweite ähnliche Krise nach etwa drei Monaten und eine dritte nach etwa neun Monaten in wenigen Tagen überstanden haben.

Störungen des Wochenbettes

Nach der Entbindung bleibt in der Gebärmutter, dort wo der Mutterkuchen gesessen hat, eine offene Wundfläche zurück, die nun allmählich ausheilen muß.

Bei richtigem Verhalten und vollwertiger Ernährung reichen die Selbstheilungskräfte der jungen Mutter völlig aus. Allerdings ist peinlichste Sauberkeit und sachkundige Versorgung durch die Hebamme notwendig. Die ganze Familie kann aber mithelfen, daß keine Ansteckung ins Haus geschleppt wird. Angehörige und Besucher, die irgendwelche Erreger einschleppen könnten, müssen daher unbedingt ferngehalten werden. Es genügt ein Schnupfen, eine kleine Grippe oder Bronchitis zur Gefährdung der Wöchnerin; besonders gefährlich sind natürlich Erkrankungen wie Halsentzündung, Angina, eine Furunkulose oder dergleichen eitrige Entzündungen.
Die junge Mutter mißt morgens beim Aufwachen und nachmittags etwa um 16 Uhr ihre Körpertemperatur, die nicht über 37,5° C bei Messung in der Achselhöhle betragen soll.

Steigt die Temperatur über 38° C, so liegt meist eine beginnende Brustdrüsenentzündung, mindestens aber eine Milchstauung vor oder aber es handelt sich um eine Erkrankung der Unterleibsorgane. Ob das Einschießen der Milch allein eine wesentliche Erhöhung der Körperwärme hervorruft, ist nicht sicher.

Sobald sich Anzeichen einer Brustdrüsenentzündung zeigen: Schmerzen, leichte Rötung, Fieber, sollte zunächst versucht werden, die Brust durch Stillen bzw. Abpumpen völlig zu entleeren. Dann kann man Umschläge mit Quark bzw. „Retterspitz flüßig" machen. Arnica D_4 und Echinacea argentum zweistündlich einzunehmen wird günstig sein. Wenn diese Vorkehrungen gleich im Anfang getroffen werden, wird es zu keiner schweren Entzündung kommen, und es ist nicht nötig Antibiotika einzunehmen. In jedem Fall ist aber auch sofort ein Arzt zu Rate zu ziehen.

Ursachen für eine Brustdrüsenentzündung sind manchmal Schrunden an der Brustwarze, häufiger jedoch eine unvorsichtige Sorglosigkeit gegenüber Zugluft und Kälte.

Bis zur völligen Ausheilung der Gebärmutter zeigt sich der sogenannte Wochenfluß (Lochien). Dieser kann sich zersetzen, was sich durch üblen Geruch bemerkbar macht. Es treten dann Temperaturen über 38° C, Kopfschmerzen und allgemeines Unbehagen auf.

Auch eine Stockung im Wochenfluß kann ähnliche Erscheinungen hervorrufen. Beide Störungen kommen in den ersten acht bis zehn Tagen nach der Entbindung vor. Sie sind meist leicht vom Arzt zu beseitigen, der bei Fieber unbedingt gerufen werden muß.

Wesentlich ernster zu bewerten ist es, wenn an mehreren Tagen hintereinander Temperaturerhöhungen über 38,5° C auftreten, die mit Sicherheit nicht durch eine Brustdrüsenentzündung oder eine andere Erkrankung zu erklären sind. Wenn es sich dabei um das übertragbare Kindbettfieber handelt, ist die Hebamme oder Pflegerin zur Meldung an den Amtsarzt verpflichtet. Sie muß die Pflege der Wöchnerin sofort abgeben, damit sie die Krankheit nicht auf andere junge Mütter überträgt. Die Pflege der erkrankten Wöchnerin muß von einer Schwester übernommen werden oder es muß Überweisung in eine Klinik erfolgen. Mutter und Kind dürfen in diesem Falle nicht von derselben Pflegerin versorgt werden. Kindbettfieber verläuft meist, beginnend am dritten oder vierten Tag nach der Entbindung, mit Schüttelfrost und plötzlichem Fieberanstieg auf 40° C oder darüber. Aber auch eine heftig einsetzende Brustdrüsenentzündung kann sich mit ähnlich schweren Symptomen ankündigen. Selbstverständlich ist in solchen Fällen immer ein erfahrener Arzt zu rufen. Glücklicherweise kommt Kindbettfieber heute nur noch sehr selten vor.

Für die häufiger auftretende Venenentzündung gaben wir bereits Arnica D_4 als erprobtes Vorbeugungsmittel an, das dreimal täglich fünf Tropfen vom Zeitpunkt der Geburt an mit etwas Wasser vor dem Essen zu nehmen ist, also auch, wenn keine Krankheitszeichen vorliegen. Arnica verhindert außerdem die Gefahr des Auftretens einer Embolie und wirkt allgemein heilend und kräftigend. Man sollte es daher vier bis sechs Wochen lang einnehmen. Auch empfiehlt sich das morgendliche Einreiben der Unterschenkel mit Hauttonikum von Weleda, eventuell auch das Tragen von Stützstrümpfen. Weiteres wird der behandelnde Arzt veranlassen.

Wochenbett, Monatsregel und erneute Schwangerschaft

Bei stillenden Frauen bleibt die Monatsregel meist bis zum Abstillen aus. Oft erfolgt nach Beendigung des Wochenbettes, also sechs bis acht Wochen nach der Geburt, einmal eine ziemlich starke Blutung, was aber ganz normal und kein Grund zur Besorgnis ist. Das Kind trinkt an diesen Tagen die Milch offensichtlich weniger gern, es kann aber ruhig weiter gestillt werden.

Bei nicht stillenden Müttern tritt gewöhnlich nach Ablauf des ersten Monats nach der Entbindung die erste Regel wieder auf, und zwar auch oft in besonders starker Form. Von da ab ist der Regelverlauf und -rhythmus meist wieder wie vorher.

Es entspricht der ärztlichen Erfahrung, daß auch bei stillenden Frauen eine neue Schwangerschaft eintreten kann. Schon etwa drei bis vier Wochen nach der Entbindung kann wieder ein Ei den Eierstock verlassen und eine Befruchtung eintreten. Also auch bei wegbleibender Monatsregel ist während der Stillzeit eine neue Schwangerschaft möglich!

Das normale Wochenbett dauert sechs bis acht Wochen. Dann ist eine Nachuntersuchung durch die Hebamme oder den Geburtshelfer nötig zur Feststellung, ob die Unterleibsorgane sich inzwischen völlig zurückgebildet haben. Wenn das der Fall ist, kann der eheliche Verkehr wieder aufgenommen werden.

VII. Das Kind nach der Geburt

Vom neugeborenen Kind

Endlich ist es soweit, die Geburt ist glücklich überstanden, unser Kind ist bei uns. Es wird der Mutter am besten sofort nach der Geburt auf die linke Brust gelegt, damit es ihren Herzschlag hört. Fast alle Kinder beruhigen sich daraufhin sofort.

Dann wird der neue Erdenbürger durch eine geschickte Pflegerin sorgfältig abgenabelt, im warmen Bad kurz abgespült und vorsichtig mit dem angewärmten Badetuch abgetupft, damit nur ja die „Käseschmiere" erhalten bleibt. Sie soll nur im Gesicht und an den Händen entfernt werden. Sie besitzt, was wiederholt wissenschaftlich festgestellt wurde, stark „inhibitorische Eigenschaften", durch die sie die Haut des Kindes gegen Infektionen aus der neuen, keimreichen Umgebung schützt. Diese fettige, meist das Neugeborene ganz bedeckende Schicht erleichtert das Herausgleiten aus dem Mutterschoß ohne Zweifel erheblich. Nun hat sich aber gezeigt, daß diese Masse außer dem Fett eiweißartige Stoffe, Mineralsalze und sogar Vitamine enthält. Eine so wertvolle Substanz hat sicherlich noch weitere Aufgaben, und zwar zunächst die des Schutzes der Haut. Die Hebammen wissen das genau und benutzen die Käseschmiere daher gerne und mit bestem Erfolg zur Pflege ihrer eigenen Haut. Außerdem dient die Käseschmiere als Schutz vor Abkühlung des Kindes, und zuletzt ist sie noch eine Art Nahrung, die in wenigen Tagen von der Haut des Kindes aufgesogen wird. Immer wieder wird die Erfahrung gemacht, daß diejenigen Kinder, bei denen man diese Schutzschicht nicht entfernte, die „Gelbsucht der Neugeborenen", die ja unter Umständen ernste Folgen haben kann, nur in sehr leichter Form bekommen.

Nachdem das Geburtsgewicht auf der Babywaage und die Körperlänge mit einem Meßband festgestellt worden sind, wird das Kleine rasch mit angewärmter Wäsche bekleidet und gewickelt. Und nun liegt es endlich mit einer Wärmflasche versehen im Bettchen oder in der Wiege und kann sich von den Erlebnissen und Anstrengungen der Geburt erholen.

Wenn es räumlich irgend möglich ist, läßt man sich das Kinderbettchen so neben das Bett schieben, daß man das Kind anschauen kann, wann immer man will (siehe *Soll das Neugeborene im gleichen Zimmer bleiben oder nicht?*).

Unser Kindchen liegt nun längst ruhig schlafend da. Im Innern seines Körpers aber gehen vom Augenblick der Durchtrennung der Nabelschnur an Umwandlungen und Veränderungen vor sich, von deren Umfang und Tragweite sich der Laie nur schwer ein Bild zu machen vermag. Diese Vorgänge sind in den ersten Lebenstagen besonders gewaltig. In dieser Zeit kann man dem Kind durch möglichst große Ruhe und Warmhaltung am besten helfen. Die Gefühlswärme, mit der die jungen Eltern das kleine Wesen empfangen, genügt aber allein in keiner Weise; es bedarf – besonders in den ersten Wochen – vor allem auch sehr viel physischer Wärme. So soll das Kind beim Wechseln der Windeln jeweils nur ganz kurze Zeit entblößt werden. Neun lange Monate war es ja von der Wärme des Mutterleibes umhüllt, also mindestens von 37° C; jetzt muß es sich plötzlich an die sehr viel geringere Bett- und Zimmerwärme gewöhnen. Wenn da nicht aufgepaßt wird, beginnt es seinen Lebenslauf mit einem Schnupfen!

Aber dieser Temperatursturz aus der Brutwärme in die Stubenwärme ist nur eines der großen Erlebnisse seiner ersten Tage. Wir schilderten, wie das Kind während der Embryonalzeit unter Lebensbedingungen heranwuchs, die es in ähnlicher Art auf der ganzen Erde nicht noch einmal gibt und die nur vergleichbar sind mit Verhältnissen in der Atmosphäre oberhalb der höchsten Gipfel des Himalajagebirges; gleichsam in kosmischen Höhen war der Körper des Kindes dem Hereinwirken nicht irdischer Kräfte ausgesetzt. Dann machte es den schweren Gang durch die Enge der mütterlichen Geburtswege, und nun sind wieder außergewöhnliche Vorgänge notwendig, um dem Kind den Eintritt in die irdische Welt des Raumes und der Zeit zu ermöglichen.

Waren es vor der Geburt Lebensumstände, in deren Bereich die irdischen Naturgesetze bis auf einen kleinen Rest unwirksam waren, so sind es jetzt Existenzbedingungen, die durch Messen, Zählen und Wiegen festgelegt und kontrolliert werden können.

Vom Augenblick der Abnabelung an ist das Kind ein von der Mutter körperlich getrenntes Wesen. Die Versorgung mit Sauerstoff durch das mütterliche Blut hat aufgehört. Zum ersten Male entfaltet sich die Lunge, und anstelle der durch den Mutterkuchen filtrierten Luft atmet das Neugeborene jetzt mit uns allen gemeinsam dieselbe Erdenluft. Damit ist es unser Mitbürger und Zeitgenosse geworden. Gleichzeitig hat es mit uns gemeinsam Anteil am Licht und an der Wärme unserer Welt. Bisher lebte es untergetaucht im Fruchtwasser, also in einer Flüssigkeit. Jetzt ist aus einem Wasserwesen ein Luftwesen geworden. Das Wasser, das ihm vorher das Leben vermittelte und zugleich Schutzhülle war, ist weggefallen. Jetzt bedarf das Kind neuer Hüllen, die die Mutter ihm in der sorgsam erwärmten Zimmerluft, in warmer, weicher Kleidung und einem warmen Bettchen bietet.

Gemessen, gewogen, gebadet, der Luft, dem Licht und der äußeren Wärme ausgesetzt ist es – so sollte man meinen – den Elementarkräften der Erde, dem Wasser, der Luft und der Wärme überliefert worden und damit habe sich sein Eintritt in diese Welt nun endgültig vollzogen. Das ist aber ein Irrtum, denn was wir bis jetzt schilderten, waren nur die mehr äußerlichen Geschehnisse. Nun aber erfolgen noch weitere gewaltige Umstellungen und Veränderungen im Innern des kindlichen Körpers, die darauf hinweisen, wie grundlegend anders die Lebensbedingungen vor der Geburt im Vergleich mit den jetzigen waren. Der erste Atemzug der Lunge hat zunächst eine erhebliche Umleitung des Blutkreislaufes bewirkt. Bisher strömte das Blut zwar auch durch den kindlichen Körper und trug die von der Mutter durch die Nabelschnur einfließende Nahrung an alle seine Organe heran, aber der Blutstrom umging die Lunge, die ja bis dahin noch nicht entfaltet und tätig war. Jetzt kommt der Lungenkreislauf in Gang, die Zwischenwand zwischen dem rechten und dem linken Herzen schließt sich, und das Blut erfrischt sich in der Lunge durch die Atemluft und strömt dann durch den ganzen Körper weiter. Dadurch erst beginnt im Organismus das selbständige Leben und Wachsen.

Bis zur Geburt gab es im Embryo nur Aufbauen und Wachsen, und zwar mit Hilfe von Kräften, die durch das mütterliche Blut in den Körper hineingetragen wurden, und von anderen Krafteinwirkungen, bei denen die Eihäute eine Rolle spielten, die durch die Geburt weggefallen sind. Jetzt aber, mit dem ersten Atemzug, beginnt nicht nur ein Kraftzuwachs, sondern zugleich auch ein Verbrauch eigener Kräfte. Jetzt wechseln Aufbau und Abbau miteinander ab, die Lebenstätigkeit führt zur Ermüdung des Kindes, die Blase und der Darm fangen mit ihren Ausscheidungen an, und so bedeutet bereits der erste Tag des Lebens zugleich den ersten Schritt des „Altwerdens". Die Sprache drückt diese Tatsache in sehr feiner Weise aus, denn es heißt schon am ersten Tag: das Kind ist einen Tag „alt", man sagt nicht „jung". Und Eltern und Ärzte sollten daran denken, daß es in ihre Macht gegeben ist, durch Ernährung, Erziehung und gut oder schlecht gewählte Medikamente den schon jetzt beginnenden Vorgang des Älterwerdens zu beeinflussen. Wir können den Ablauf des Lebens unserer Kinder beschleunigen oder verlangsamen. Wir sollten diese Verantwortung vom ersten Tage an voll empfinden und unsere höchste Aufgabe darin sehen, den Lebensablauf in dem genau richtigen, natürlichen Zeitmaß sich vollziehen zu lassen.

Es gibt noch eine ganze Reihe wunderbarer Ereignisse im Leben des Neugeborenen, die auch dem Ungeübten beobachtbar sind: Sobald das Kind mehr Flüssigkeit aufnimmt, wird die Haut glatt, der Schädel bekommt seine Form, die zunächst nicht sichtbar ist. Atmung und Herzschlag regulieren sich, d.h. das Kind atmet zunächst noch rascher und auch der Pulsschlag ist rascher als sich dies später beim Erwachsenen herausbildet. Die Funktionen des Darmes (es wird zunächst das Kindspech abgesondert) und der Blase kommen in Gang. Das Kind niest bis zu zehn, elf Mal am Tag, um den Schleim aus der Nase zu entfernen.

Wenn ich das Kind so anschaue, sehe ich seinen großen Kopf und seine meist noch geschlossenen Augen. Ich bemerke aber, daß sich schon Neugeborene durch Augenkontakt beruhigen lassen, obwohl sie ja eigentlich noch gar nicht richtig sehen können. Auf Geräusche reagiert es dagegen noch wenig. Auch kann ich eine ähnlich bewußte Reaktion auf Sinneseindrücke wie bei einem Erwachsenen natürlich noch nicht feststellen.

Von der ersten ärztlichen Untersuchung

Habe ich als Arzt das Neugeborene vor mir liegen, so interessiert mich zunächst sein ganzes Aussehen. Ist seine Haut glatt und rosig oder verschrumpelt und runzelig wie bei einem alten ausgetrockneten Menschen? Ich weiß dann, ob es lange in der Geburt gestanden hat oder nicht, ob es übertragen ist oder rechtzeitig geboren, ob es bald etwas zu trinken braucht oder ob man damit noch warten kann.

Ich beachte die Wollhaare, die oft den Körper bedecken; ich prüfe das Faltenmuster der Handflächen und Fußsohlen, die Vollständigkeit der Finger und Zehen, die Länge der Fuß- und Fingernägel. Natürlich untersuche ich die gute Ausbildung des ganzen Körpers, das Gesicht mit Augen, Nase und Lippen und vergleiche die Größe des Kopfes mit der des Brustumfanges. Körperlänge und Geburtsgewicht sind die wichtigsten Maße zur Beurteilung der „Geburtsreife". Zu geringe Körperlänge, Untergewicht, starke Wollbehaarung, schwache Reaktion auf äußere Reize, also Berührung und Kälte, außerdem Fehlen des Saugreflexes weisen auf Unreife hin.

Dann stelle ich fest, ob der Schädel unter der Geburt gelitten haben könnte, ob also eine Geburtsgeschwulst im Entstehen ist und ob etwa die Schädelknochen, die ja noch sehr verschieblich sind, zusammengedrückt sind. Ich sehe mir die Größe der Fontanellen an und prüfe sie mit dem tastenden Finger, ebenso die einzelnen Nähte der Schädelknochen. Der Teil des Schädels, der das Gehirn umschließt, ist beim Neugeborenen verhältnismäßig groß; die Nähte, mit denen die einzelnen Knochen des Schädeldaches zusammengehalten werden, sind noch nicht fest. Dadurch können sie jedem Druck während der Geburt ausweichen und das Gehirn erleidet meistens keinen Schaden. Die Mittelnaht läßt oberhalb der Stirn eine oft fünfmarkstückgroße Lücke, die große Fontanelle genannt, und am Hinterkopf die wesentlich weniger ausgedehnte kleine Fontanelle erkennen. Die große Fontanelle ist nur durch die Kopfhaut und eine feste andere Haut gegen Verletzungen von außen geschützt; man kann das Pulsieren des Blutes im Kopf durch diese Häute hindurch tasten. Durch diese noch nachgiebigen Nähte und Fontanellen kann der Schädel dem raschen Wachstum des Gehirns und jeder Blutdruckschwankung im Kopf nachgeben.

Die Bedeutung der Fontanellen ist wahrscheinlich viel größer als wir bisher wissen und in Betracht ziehen. Schließt sich die kleine Fontanelle schon bald nach der Geburt, so soll die große Fontanelle erst mit achtzehn Monaten geschlossen sein. Bei sogenannten kleinköpfigen Kindern geschieht dies oft etwas früher. Heute wird durch die Einwirkung bestimmter Ernährungsmethoden und durch schematische Vitamin-D-Verordnung ein verfrühter Fontanellenschluß – oft schon mit zehn Monaten! – bewirkt. Verfolgt man die geistige Entwicklung solcher Kinder, so findet man eine frühreife, einseitige Intellektualisierung und in besonders schweren Fällen einen frühen Stillstand der geistigen Reifung. Auf diese schwerwiegenden Folgen achtet man heute viel zu wenig (siehe *Rachitis*)!

Jetzt nehme ich einen Spatel oder kleinen Löffel und sehe mir die Mundhöhle und besonders den Gaumen an. In diesem Bereich gibt es ja Mißbildungen verschiedener Art, die später durch Operation beseitigt werden können, jetzt aber beim Saugen möglicherweise Schwierigkeiten machen.

Dann untersuche ich, ob etwa ein Schiefhals vorhanden ist, d. h. ob einer der Kopfnickmuskeln verkürzt ist und so eine schiefe Kopfhaltung verursacht. Danach tastet mein Finger die Wirbelsäule ab und prüft darauf die volle Beweglichkeit der Arme und Beine in den Gelenken und Muskeln (eine angeborene Hüftgelenksluxation läßt sich zu diesem Zeitpunkt aber noch nicht feststellen. Siehe *Krankheiten der ersten Lebensmonate*).

Sehr genau wird der Zustand der Nabelwunde untersucht und der Nabel wieder sauber verbunden, wobei ich der Mutter zeige, wie die Nabelbinde, die das sterile Mulläppchen auf dem Nabel fixieren soll, von unten nach oben gewickelt wird, daß also die erste Bindentour unterhalb des Nabels liegen muß, damit die nächsten dachziegelartig darüber gelegt werden können. Dadurch wird erreicht, daß die Nabelbinde nicht nach unten abrutscht, sondern fest anliegt.

Dann nehme ich das Hörrohr und prüfe die Herztöne. Es ist ja wichtig zu wissen, ob etwa ein angeborenes Herzklappengeräusch vorliegt. Normalerweise soll das Neugeborene 140 Herzschläge und etwa 55 Atemzüge in der Minute haben; oft aber hat sich der Rhythmus zwischen Herz und Atmung noch nicht richtig eingespielt, und man findet 160 und mehr Herzschläge. Dann muß man warten und öfter nachuntersuchen. Meist ist dieses Mißverhältnis nach sechs Wochen überwunden.

Jetzt kommt der Leib an die Reihe. Meine Finger tasten die in diesem Alter normalerweise sehr große Leber. Die Größe der Milz wird untersucht, die aber nicht tastbar sein darf. Die Festigkeit der Bauchwand wird auf etwaige Bruchöffnungen nachgesehen und die Geschlechtsorgane und die Darmöffnung geprüft.

Ein schneller Blick untersucht die Hautfarbe, die jetzt am ersten oder zweiten Tag noch nicht gelblich gefärbt sein darf. Ich finde bei vielen Neugeborenen im Genick, am Hinterkopf und in der Augengegend die sogenannten blassen Feuermale, die meist ohne Bedeutung sind und von allein verschwinden (siehe *Krankheiten der ersten Lebensmonate*).

Zum Schluß schaue ich mir die Ohrmuschel genauer an, ihre Form, ihre Größe, ihren Sitz am Kopf, ihre Proportionen, ihre grobe oder feine Ausgestaltung in allen Teilen und die Unterschiede zwischen rechts und links. Anthropologen und Vererbungsforscher haben viel Interessantes über die Gestaltung der Ohrmuscheln ausgesagt, aber sie haben häufig nicht beachtet, daß das Ohr als freigetragenes Organ am meisten über die leiblich-seelischen Veranlagungen Aufschluß geben kann und darüber, was sich das Kind aus seiner langen Vergangenheit mitbringt, die es als geistiges Wesen hinter sich hat, und was dann im Laufe des Lebens bestätigt wird. Aus der Vererbung allein hat noch kein Mensch die immer wieder neue Gestalt der Ohrmuscheln erklären können.

Die Körperformen sind eben der Abdruck der gestaltbildenden Kräfte, die sich an der Prägung, die sie dem Körper gegeben haben, studieren lassen, denn „es ist der Geist, der sich den Körper baut".

Das ist etwa der Verlauf der ersten ärztlichen Untersuchung, die in wenigen Minuten geschehen sein muß, damit das Kind sich nicht erkältet. Man sieht, wie wichtig für den Arzt, der immer das ganze Kind mit allen Gliedern seines Wesens, also Leib, Leben, Seele und Geist zu erfassen sucht, auch der Körper ist. Er ist der Träger der Gestaltungskräfte, der Spiegel der Seele und der Ausdruck des sich in einem neuen Schicksal ausleben wollenden Geistes. Von den vier Wesensgliedern, die der Mensch besitzt, ist er das vollkommenste; seine Gestalt und seine Festigkeit machen ihn zum geeigneten Werkzeug für das Leben und Wirken des Geistes und der Seele auf der Erde.

Einige wissenswerte Zahlen

Als Neugeborenes wird das Kind in den ersten Lebenstagen bezeichnet, und zwar solange, bis die mit der äußeren Trennung des kindlichen und des mütterlichen Organismus verbundenen Erscheinungen überwunden sind, vor allem bis der Nabelschnurrest abgefallen ist. Dies ist nach acht bis vierzehn Tagen der Fall.

Neugeborene Knaben sind heutzutage etwa 50 bis 54 cm lang und wiegen im Durchschnitt 3400-3500 g. Mädchen sind etwa 2 cm weniger lang und wiegen 10 bis 200 g weniger. Aber es gibt bei diesen Maßen beträchtliche Schwankungen je nach Rasse und Familie (große oder kleine Eltern). Einen gewissen, wenn auch nur unwesentlichen Einfluß hat die Ernährung und die Ruhe der Mutter während der Schwangerschaft. Die Schwankungsbreite des normalen Geburtsgewichtes reicht von 2000 bis zu 5000 und mehr

Gramm. Kinder mit einem Gewicht unter 2000 g sind bestimmt Frühgeburten, sofern es sich nicht um Zwillinge handelt.

Der Längenzuwachs beträgt durchschnittlich

im ersten Monat 4 bis 5 cm,
im 2. und 3. Monat je 3 cm,
im 4. und 5. Monat je 2 bis 3 cm,
bis zum 12. Monat je 1 bis 2 cm,
mit 12 Monaten sind die Kinder bis 75 cm,
mit 24 Monaten bis 87 cm lang.

Nach der Geburt tritt meist ein Gewichtsverlust von 150 bis 300 g ein, der allerdings wesentlich geringer bleibt, wenn die „Käseschmiere" nicht von der Haut entfernt wird. Vom 4. oder 6. Tag an steigt das Gewicht wieder, so daß zwischen dem 8. und 15. Tag das Geburtsgewicht meist wieder erreicht ist. Nicht gerade selten ist dies aber wesentlich später erst der Fall.

In den ersten zwei bis drei Monaten nimmt das Gewicht täglich um 25 g (20 bis 30 g) zu. Manche Säuglinge nehmen bis zu 40 g täglich zu, andere weniger als 20 g. Beides liegt noch innerhalb der normalen Grenzen.

Vom dritten Monat an steigt das Gewicht täglich um durchschnittlich 20 g; gegen Ende des ersten Lebensjahres nur noch um ca. 10 g. Ein gutgenährtes Kind verdoppelt sein Geburtsgewicht im Laufe des fünften Monats und verdreifacht es mit elf bis zwölf Monaten.

War das Geburtsgewicht verhältnismäßig klein, dann steigen die Werte meist schneller an.

Bei Brustkindern verläuft die Gewichtskurve meist ohne größere Schwankungen; genau dasselbe gilt für Kinder mit Demeter-Nahrung oder ähnlich vollwertigen Nahrungen. Bei Flaschenkindern kommen im allgemeinen größere Schwankungen der Kurve vor.

Am Ende des zweiten Lebensjahres ist das Geburtsgewicht meist vervierfacht, es beträgt also etwa vierzehn Kilogramm.

Es ist keine Kunst, das Gewicht eines Kindes erheblich zu steigern. Die wirkliche Ernährungskunst aber besteht darin, jede

Überernährung zu vermeiden. Übergewichtige, überernährte Kinder sind im Falle einer Krankheit mehr in Gefahr als Kinder mit geringerem Gewicht.

Die Normaltemperatur des ausgetragenen Kindes liegt bei 36,8° – 37,5° C (Darmmessung). Temperaturen über 37,5° C sind nicht mehr normal. Stark schreiende und temperamentvolle Kinder sind allerdings vorübergehend wärmer. Bei Frühgeburten schwankt die Temperatur meist stark und bedarf dauernder Kontrolle.

Wie entdecke ich bei meinem Kind das Leben, die Seele und den Geist?

Auf diese entscheidende Frage kann nur eine Wissenschaft Antwort geben, der das körperliche Geschehen nicht als die ganze Wirklichkeit, sondern nur als deren äußerlich erkennbare Form gilt. Eine solche Wissenschaft, die auf der einen Seite die Ergebnisse der Naturwissenschaft voll anerkennt, diese auf der anderen Seite aber nur als einen Ausschnitt des Ganzen betrachtet und sich nun bemüht, den übrigen Teil der wirklichen Vorgänge zu erforschen, ist für unsere Zeit die von Rudolf Steiner begründete anthroposophische Geisteswissenschaft. Der aufgeschlossene heutige Mensch sollte zur Kenntnis nehmen, daß hier eine umfassende neue Welt- und Menschenkunde existiert. Die grundsätzlichen Anschauungen unseres Buches fußen auf dieser neuen Wissenschaft.

Der ganze Mensch besteht außer seinem Körper aus Leben, Seele und Geist. Wir wollen einmal an unserem Kinde zu entdekken versuchen, welche Rolle diese vier verschiedenen „Wesensglieder“ im Leben eines Menschen spielen.

Zu diesem Zweck setzen wir uns an die Wiege, in der unser wenige Tage altes Kind frisch gewindelt und gesättigt schläft. Sorgsam auf eine Seite gelegt, liegt es mit nach oben geschlagenen Ärmchen da, ein Bild der Unschuld und der Zufriedenheit. Daß das kleine Körperchen lebt, merken wir am Gang des Atems und an der Wärme der Händchen und Bäckchen. Berührungen empfindet es offenbar noch nicht sehr deutlich.

Ist es nicht ein ähnliches Erlebnis für uns, dieses ruhig schlafende Wesen zu betrachten, als wenn wir eine Pflanze anschauen? Auch an ihr finden wir einen lebenden, durchgestalteten Körper und daß sie lebt und wächst, erkennen wir vor allem an der nach oben strebenden Haltung ihrer Zweige und Blätter.

Wie eine verwelkte, ausgetrocknete Pflanze sah das Neugeborene gleich nach der Geburt aus. Es ließ die Ärmchen hängen wie eine solche Pflanze ihre Blätter. Aber nach dem Genuß der Muttermilch hat sich heute bereits die Haut geglättet, sie ist prall und rosig geworden, die Schädelknochen haben sich inzwischen zurechtgeschoben und das Kind hat seine gesunde Schlafhaltung eingenommen, d.h. daß die Händchen neben dem Köpfchen liegen.

Ein lebloses Gebilde wäre zu solchen Veränderungen natürlich nicht fähig. Wir wissen, daß es in dem Kind und in der Pflanze Äußerungen des Lebens sind, die diese Veränderungen bewirkt haben. Kräfte des Lebens verursachen Wachstum, Heilung, Blühen und Gedeihen, sie sind im Aufbaustoffwechsel tätig, und alles, was durch sie geschieht, läßt höchste Weisheit und Folgerichtigkeit erkennen.

Wenn man jetzt nahe an das Kind herankommt, bemerkt man einen ganz besonderen Duft des Körpers. Ich meine jetzt nicht gewisse „Düfte", die auch zeitweilig notwendigerweise am Kinde zu bemerken sind, sondern den besonderen wunderbaren Duft, den der Körper eines gesunden Säuglings verströmt. Merkwürdigerweise wird er vielen Müttern gar nicht bewußt, und doch ist diese Ausstrahlung ein kleines Wunder mehr, das zu beobachten uns ein Kind ermöglicht. Einen köstlicheren Duft gibt es auf der ganzen Erde nicht, er ist höchstens annähernd vergleichbar mit edelstem Rosenduft oder dem Aroma eines hochwertigen Pfirsichs. Dieser Duft ist eine ganz besondere Lebensäußerung der Säuglinge. Er verschwindet bei einer Krankheit, und er kommt oft wieder bei der Genesung. Brustkinder haben ihn in viel höherem Maße als Flaschenkinder. Mit dem Durchbrechen der Zähne verschwindet er endgültig, um einem erdenfesten Körpergeruch Platz zu machen. Auch dieses Duften haben Pflanze und Säugling gemeinsam, solange sie sich blühender Gesundheit erfreuen.

Da auf einmal regt das Kind seine Glieder, seine Augen öffnen sich blinzelnd, es verzieht den Mund und das Gesicht in die erstaunlichsten Formen, es gähnt, saugt an den Fingern, schmatzt mit den Lippen, und dann beginnt es zuerst langsam, darauf immer heftiger zu weinen; dieses steigert sich, bis das Gesicht krebsrot wird und ein wütendes Geschrei ertönt. Jetzt wäre es durchaus unangebracht, das Kind noch mit einer Pflanze zu vergleichen, denn sein verändertes Verhalten erinnert mehr an das Benehmen eines hungrigen kleinen Tieres. Wir werden ganz anders in der Seele angesprochen durch dieses Verhalten als vorher. Wir spüren etwas von der inneren Erregung, die in dem Kinde vorgeht, in unserer Seele mit. Weil wir selbst eine Seele besitzen, können wir die Seelenregungen des Kindes verstehen und erkennen, daß sein Zorn von dem nicht befriedigten Verlangen nach Nahrung herrührt.

Nur wenige Tage oder Wochen werden vergehen, dann kennt die Mutter aus der Art des Weinens heraus, ob das Kind Durst hat oder ob seine Stimmung etwa durch nasse Windeln oder Leibschmerzen verdorben wurde. Und wieder nach einigen Wochen wird sie das Weinen des eigenen Kindes unter vielen weinenden Kindern heraushören.

Auch an der Tatsache, daß das Weinen des Kindes bereits so früh unverwechselbar ist, kann man das menschlich Besondere dieses Kindes eigentlich schon an einem allerersten kleinen Zipfel erfassen. Bei genauer Beobachtung kann man tatsächlich schon sehr früh ganz besondere Verhaltensweisen etwa an der Art des Fingerlutschens oder an sonstigen kleinen Eigenheiten herausfinden, ja, es wird behauptet, daß jedes Kind sich schon im Mutterleib auf seine ganz besondere Weise „benimmt“. Da jeder Körper, wie wir bereits sahen, bis in seine Eiweißstruktur schon bei der Geburt einmalig geprägt ist, erscheint das nicht so ganz abwegig. Sicher ist aber, daß Besonderheiten noch im Laufe des ersten Lebensjahres deutlich erkennbar werden.

Wir haben jetzt gemeinsam einige ganz einfache Beobachtungen gemacht, von denen wir sagen müssen, daß sie durchaus in ihrem

Wert voneinander zu unterscheiden sind, und zwar in vierfacher Weise:

Zuerst haben wir den Körper des Kindes betrachtet mit allem, was wir an ihm greifen, fühlen, sehen, wiegen, messen und berechnen können. Alles das bildet seinen physischen Körper.

Zweitens haben wir festgestellt, daß dieser Körper atmet, warm ist, sich erholt hat, seine beschädigte Form wieder herstellen konnte und nicht zuletzt, daß er wie eine Pflanze duftet. In all diesen Vorgängen äußern sich unsichtbare Kräfte, die den physischen Körper zum Gedeihen und Wachsen, also zum Leben bringen. Ohne sie wäre der physische Leib tot und besäße nur die Eigenschaften unbelebter Materie. Wir nennen diese belebenden, bildenden Kräfte „lebendige Bildekräfte" oder auch einfach „Lebenskräfte".

Drittens haben wir noch eine andere Art von Beobachtungen am Kinde gemacht: seine Stimmungsänderung, die Äußerung seines Durstes, der Erregung, die sich in den Bewegungen seiner Gliedmaßen und im wütenden Weinen zu erkennen geben, sein Wachsein und seine Empfindungsfähigkeit. Bei genauem Nachdenken können wir diese sich nur beim wachen Kinde äußernden Regungen als aus seiner Seele herrührend erkennen. Wir stellen also fest, daß wir Seelenhaftes im Kinde tätig gefunden haben. Wie sich diese durch Unzufriedenheit und Zorn zu erkennen geben, wenn der Leib Nahrung braucht, so äußern sie sich nach der Sättigung als Harmonie und Zufriedenheit.

Viertens haben wir innerhalb der Seelenregungen und der ganzen Lebensäußerungen allererste Besonderheiten feststellen können, die nur dieses eine Kind in dieser Art besitzt. Von diesen Besonderheiten haben wir bereits gesprochen und sie als Äußerungen des Ichs bezeichnet, das innerhalb der Seele und innerhalb des lebendigen Körpers etwas ganz Persönliches, nur diesem Kinde Zugehöriges bewirkt (siehe *Vom Ich des Menschen*). In der ganz besonderen Art und Weise, wie das Kind uns anblickt, kann man das Einmalige und Einzigartige, das dieses Kind in der Welt darstellt, vielleicht am ehesten erfahren. Im Blick äußert sich das Ich des Menschen am deutlichsten, mehr als in Gesten oder in der Art zu sprechen. Im Blick berührt sich unser Ich mit dem Ich des Kindes am eindeutigsten.

Es ist nun wichtig sich klarzumachen, daß sich beim schlafenden Kind von seinem Seelischen und seinen Ichkräften nicht das geringste äußert. Sie sind während des Schlafes im Körper offensichtlich nicht in derselben Weise tätig wie im Wachzustand.

Diese vier verschiedenen Wesensglieder (siehe auch die Tabelle *Die Wesensglieder des Menschen* im Anhang) können wir bei unserem Kinde unterscheiden, weil wir sie ja auch selbst in uns tragen. Äußerlich sehen und erfassen kann man von diesen „Vier" nur eines, nämlich den physischen Leib. Zu ihm rechnen wir das, was wir mit unseren fünf gewöhnlichen Sinnen feststellen und was die Ärzte im Laboratorium untersuchen können, also alles, was fest, flüssig und luftförmig ist und was sich warm oder kalt anfühlt. Wir haben aber bereits im Abschnitt *Vom Ursprung des Lebens* erfahren, daß alles Leben durch das Wasser in Erscheinung treten kann, allerdings nicht durch gekochtes oder destilliertes Wasser, sondern durch Wasser, das die aus dem Weltall stammenden kosmischen Lebenskräfte enthält. Es sind das lebendige Bildekräfte von derselben Art, wie sie im Blut und in den Körpersäften des Kindes tätig sind. Unser gechlortes Leitungswasser enthält kaum noch etwas von solchen Kräften, weshalb alle Orte glücklich zu preisen sind, die frisches Quellwasser oder genügend Regenwasserzufluß haben; denn nur diese sind aufgeladen mit kosmischen Bildekräften. Die Mutter gibt bis zur Geburt ihrem Kinde durch die Nabelschnur von ihren eigenen kostbaren Bildekräften ab. Dabei fließt allerdings nicht das Blut der Mutter in das Kind hinüber; es tritt also keine Blutvermischung zwischen Mutter und Kind ein, sondern durch die dazwischengeschaltete Plazenta werden dem Kinde von der Mutter verschiedenste Stoffe vermittelt wie z. B. bestimmte Eiweiße, Sauerstoff, manche Mineralien und vieles andere mehr, was in vollem Umfange noch gar nicht erforscht ist. Diese Substanzen sind teilweise die Überträger der mütterlichen Bildekräfte. Später fließen mit der Muttermilch diese Kräfte direkt in das Kind hinüber; bei Kuhmilchernährung spendet die Kuh von ihren Bildekräften. Wir sehen, es ist da ein großer Kreislauf, vom Kosmos ausgehend und alles Lebende auf der Erde verbindend. Man kann diese Kräfte nicht mit den Augen wahrnehmen, aber ihre Wirkung ist bis in alle Einzelheiten bekannt. Ja, es gibt sogar eine Laboratoriumsmethode zur Untersuchung der lebendigen Bildekräfte. Es ist die Methode der „empfindlichen Kupferchlorid-Kristallisation", die heute in der Lage ist, die Lebenskräfte in den Naturreichen und im Menschen sichtbar zu machen. (Siehe auch die Tabelle *Die drei Naturreiche* im Anhang.)

Ähnlich wie alle flüssigen Bestandteile des menschlichen Körpers von den lebendigen Bildekräften gesteuert werden, so wird der Stoffwechsel der luftförmigen Stoffe vom Seelischen dirigiert. In jeder Körperzelle sind ja unablässig Sauerstoff und andere Gase tätig. Sie werden angetrieben vom Seelischen, das also nach zwei Richtungen hin arbeitet: Einmal treibt es vom ersten Atemzug an alle Lebensvorgänge im Menschen an, zum andern aber ermöglicht es im Laufe der kindlichen Entwicklung die Entfaltung von Bewußtsein und Empfindung, also das, was wir gewöhnlich unter Seelenleben verstehen. Ohne die Seele würde der Körper unseres Kindes sich etwa so verhalten wie eine Pflanze, d.h. er würde lebendig sein und wachsen, aber er würde sich nicht aus einem inneren Antrieb heraus bewegen, er würde nicht wach sein, keine Empfindungen haben und nicht zur Besinnung kommen können.

Ein noch viel feineres Instrument brauchen aber die Ich-Kräfte oder der Geist des Menschen, um sich im Körper äußern zu können. Entsprechend der Feinheit dieser Kräfte ist auch ihr Instrument nicht ohne weiteres als solches erkennbar. Das Ich lebt und wirkt mittels der Körperwärme und es dirigiert entsprechend dieser Tätigkeit die Wärmeverhältnisse im Organismus, die ja in jedem Körperorgan anders sind und rätselhafterweise auch nicht durch das rasch strömende Blut gleichmäßig im Körper verteilt werden. Wenn man beispielsweise erschrickt, d.h. also, wenn unser Ich durch Schreck schockiert wird, geht das Blut auf geheimnisvolle Weise nach innen, die Haut wird kalt und blaß, und kalter

Schweiß bricht aus. Wenn man sich schämt, dringt das Blut vermehrt in die Haut, man errötet, und die Hautwärme steigt an. Schon an diesen wenigen Beispielen kann man erkennen, wie unser Ich die Blutwärme benutzt, um sich körperlich zu äußern.

Am ganz jungen Kind, das noch kein Bewußtsein hat und nur wie eine Pflanze lebt, wächst und gedeiht, ist nichts von innerhalb des Leibes wirkendem Seelenleben und Ich-Tätigkeit zu erkennen. Diese wirken mehr wie von außen an dem Kindchen anteilnehmend. Das Kind schläft noch in seinem Seelischen und im Ich für seinen Umraum. Die Seele und das Ich zeigen sich erst, wenn das Kind aus seinem Ur-Schlaf erwacht. Aber dieses Erwachen ist ja zuerst noch eine Art Träumen, und erst allmählich wird das Aufwachen bewußter. Anfangs lächelt das Kind noch rein körperlich, noch unbeseelt. Im Volksmund spricht man dann von Engelslächeln. Erst allmählich wird das Lächeln vom Gefühl der Freude und der guten Laune beseelt. Ebenso ist es mit dem Auge, das erst nach und nach zielgerichtete Blicke zeigt, bis dann eines Tages wie ein Blitz das Erkennen der Mutter aus dem Auge des Kindes hervorleuchtet.

So vollzieht sich also die Inkarnation, die Verkörperung des Geistes und der Seele. Diese ergreifen nach der langen Vorbereitungszeit der Schwangerschaft bei der Geburt den Körper und tauchen beim ersten Atemzug darin unter, um die ganzen komplizierten Geschehnisse und Verwandlungen und das weitere Wachstum antreiben und leiten zu können. Von ihnen stammt die Kraft und die Weisheit, die in all diesen Vorgängen tätig ist. Geist und Seele richten sich in ihrem neuen Gehäuse ein und ruhen nicht, bis die letzte Körperzelle ihrer Eigenart entsprechend umgestaltet und der Körper dadurch zu ihrem vollkommenen Werkzeug geworden ist. Und dann, wenn diese unermüdliche Tätigkeit nach Wochen oder Monaten gewisse Früchte gezeigt hat, tauchen Geist und Seele im Blitz des Auges, im bewußten Lächeln, im zielgerichteten Bewegen der Gliedmaßen immer deutlicher auf, und nun wechselt das unbewußte Schlafleben mit dem bewußten Wachsein ab.

Der Körper war also von der Geburt an nicht nur erfüllt von

Leben, sondern auch von Seele und Geist. Diese haben zwei Aufgabengebiete: einmal wirken sie ihrem Wesen entsprechend auf das Wirken und Wachsen des Körpers, das sich im Unbewußten abspielt, und zu anderen Zeiten entfalten sie eine bewußte Tätigkeit. Entscheidend ist also zu wissen, daß es die zuerst in der ganzen körperlichen Entwicklung tätigen Kräfte sind, die später im immer mehr aufwachenden Seelenleben Bewußtsein und schließlich im dritten Lebensjahr Selbstbewußtsein, d.h. „ein Bewußtsein seiner selbst", ermöglichen; anders ausgedrückt heißt das aber: der Mensch denkt, fühlt und handelt mit denselben Kräften, mit deren Hilfe er gewachsen ist und seine körperliche Entwicklung vollzogen hat.

Wo ist der Sitz der Seele und des Geistes?

Nachdem wir so durch unbefangene Beobachtung die ersten Schritte zur Entdeckung der übersinnlichen Wesensglieder des Menschen getan haben, fragen wir nun noch ganz präzise, wo, an welchem Ort also im Kinde wir diese finden. Zu allen Zeiten hat ja die Menschen die Frage bewegt, nach dem Ort, wo die Geistseele im Körper sitzt.

Unsere Antwort auf diese Frage lautet: In allen Tätigkeiten, die im Körper geschehen, können wir ihr Wirken finden. Alles, was feste Gestalt angenommen hat, also der eigentliche Körper, ist zwar von der Geistseele mit Hilfe der Lebenskräfte aufgebaut worden und trägt, wie wir sahen, daher den Stempel der Einmaligkeit bei jedem Menschen; aber in den Stoffen des physischen Körpers finden wir die Geistseele nicht mehr, sie hat sich weitgehend daraus zurückgezogen. Anders ist es in den Körperflüssigkeiten, im Blut, in der Lymphe und im Gehirnwasser; darin leben die Bildekräfte. Sie sind so innig mit den Körpersäften verbunden, daß beispielsweise ausgeflossenes und geronnenes Blut erst nach etwa acht Tagen abstirbt, d.h. erst dann ist es von den lebendigen Bildekräften ganz verlassen worden.

Wieder anders ist es in allen Luft- und Gasbestandteilen des

Menschen; in ihnen ist das Seelische unmittelbar wirksam. In unserer Lunge und von da ausgehend im Blut und dann in jeder Körperzelle findet ja dauernd ein rhythmischer Wechsel statt, bei dem der Sauerstoff der Atemluft eingeatmet und die für den Menschen unbrauchbare Kohlensäure ausgeatmet wird. In dieser Tätigkeit sind die seelischen Kräfte am Werk; auf diese Weise erhalten die Organe ihre Antriebe, und alle Bewegung wird in Gang gesetzt. Aus den Seelenkräften stammt der Rhythmus und die wunderbare Unermüdlichkeit dieser Vorgänge. Der Atem stockt, das Herz droht stehenzubleiben, wenn die Seele Schreck erlebt; das Herz „hüpft“ vor Freude und es schlägt matt bei Traurigkeit.

Und noch anders ist es in den Wärmezuständen des Organismus, wo die Ich-Kräfte ihren „Sitz“ haben. Wenn im Winter der Körper kalt wird, erlahmt das Ich. In der Fieberwärme ist es ungeheuer aktiv und kämpft um seine Existenz im Körper. Es ist der große Kämpfer gegen die Krankheiten. Seine Waffe ist das Fieber. Nur bei normaler Körpertemperatur sind wir innerlich harmonisch und haben ein gesundes Lebensgefühl. Die Vorgänge des Ichs sind zwar die intimsten, zugleich aber auch die wichtigsten, die sich im Menschen vollziehen.

So läßt sich die Frage nach dem „Sitz“ des Übersinnlichen des Menschen gedanklich in etwa darstellen. Die Seele und der Geist des Menschen werden meist nicht in ihrer so wichtigen Tätigkeit im menschlichen Organismus berücksichtigt. Wenn überhaupt ernsthaft von den Aufgaben gesprochen wird, die vom Geist und der Seele erfüllt werden, denkt man fast nur an die Verstandesentfaltung. Wir sehen aber aus den hier geschilderten Beobachtungen am Kind, wie Geist und Seele aus ihrer aufbauenden Tätigkeit in den Organen des Körpers, in denen sie zunächst untergetaucht waren, immer mehr „auftauchen“ und dann erst in bewußten und zielgerichteten Bewegungen der Händchen und Beinchen, später im mit dem Gefühl der Freude erfüllten Blick des Auges, im Erkennen der Eltern und Geschwister sichtbar werden. So sind die Äußerungen des Wollens, des Fühlens und des Denkens die Stufen des immer mehr erwachenden Seelenlebens.

Von der Umwandlung des Modellkörpers

Die Vererbungstheorie der Naturwissenschaft geht davon aus, daß der Mensch ausschließlich von Vater und Mutter erzeugt wird. Wir wissen aber jetzt, daß nur der Leib von den Eltern stammt, und daß die Geistseele des Kindes als dritter Faktor an der Entstehung eines neuen Menschenkindes beteiligt ist. Wir haben auch erfahren, daß unsere Vorfahren über diese Tatsachen besser unterrichtet waren als die so furchtbar gescheit gewordenen Menschen der Gegenwart, die aus der Wirklichkeit nur den gröbsten, d. h. den materiell greifbaren Teil anerkennen wollen. Die „volle Wirklichkeit" sieht für uns nach den bisherigen Darstellungen doch so aus, daß die Eltern nur den Körper liefern, dem sie allerdings von ihren Lebenskräften mitgeben. Dieser von uns als „Modell" bezeichnete Körper ist tatsächlich allein der Träger der Vererbung, denn er ist aus dem Vererbungsstrom von Eltern und Voreltern her entstanden.

Aber was die heutige Vererbungslehre vollkommen übersieht, ist die Tatsache, daß das, was vererbt wird, nicht der materielle Stoff des Kindeskörpers ist, sondern die darin wirkenden und ihn aufbauenden lebendigen Bildekräfte. Physische Materie wird nicht vererbt; sie wird ja, wie wir sehen, alle sieben Jahre vollständig ausgewechselt. In den physischen Leib prägt sich aber die Vererbung ein und läßt sich daraus wieder ablesen und erkennen.

Nun beginnt, wie wir weiter vorne sahen, schon in der Schwangerschaft das Einleben, d. h. die Einkörperung dessen, was wir das Ich, die Seelenkräfte und auch die eigenen Lebenskräfte nennen, die sich das Ich mitbringt, in diesen von den Lebenskräften der Eltern erfüllten Körper. Nach der Geburt setzt sich dieser Vorgang in der geschilderten Weise fort, aber der geerbte Körper kann nicht das für die Einmaligkeit des Ichs in jeder Hinsicht passende Gehäuse sein. Daher muß nun das Ich gemeinsam mit seinen Seelenkräften versuchen, das vorgefundene „Modell" so umzugestalten, wie es seinen eigenen Anlagen entspricht.

Mit dieser Umgestaltung ist das Ich in den ersten sieben Lebensjahren intensiv beschäftigt, und wenn die zweiten Zähne erscheinen, ist die ganze Materie des bei der Geburt vorhandenen Körpers ausgewechselt. Nach und nach hat sich aus dem „Modellkörper" ein ganz neuer Körper gebildet, dessen Stofflichkeit vom Ich vollständig umgeprägt wurde.

Es ist beeindruckend in welcher Form dann das Ich diesen Modellkörper je nach seinen Intentionen umgestaltet. Im einen Fall formt es den Leib ganz nach seiner Individualität um, im anderen Fall übernimmt es den Leib ziemlich genau so, wie es ihn von seiner Familie bekommen hat.

Wenn die Erziehung eines Kindes in den ersten Jahren auffallende Schwierigkeiten macht, lassen sich darin die Spannungen und Kämpfe zwischen dem Ich und den Vererbungskräften erkennen und mit Anteilnahme und Verständnis verfolgen. Solche Kinder verlieren meist ihre Ungebärdigkeit, wenn sie sich gegenüber den Vererbungskräften endlich durchgesetzt oder – was natürlich auch vorkommt – sich ihnen resignierend unterworfen haben.

Ganz besonders sind die Kinderkrankheiten Ausdruck solcher Kämpfe des Ichs mit den vererbten Anlagen. Daher hat der Arzt die Aufgabe, diese Kinderkrankheiten besonders behutsam zu behandeln. Es ist wohl verständlich, daß Ärzte, denen die hier vertretenen Anschauungen zur Erfahrung geworden sind, für die amtlich geförderten Verhütungsmaßnahmen durch Scharlach-, Masern-, Keuchhustenimpfung kein Verständnis haben. Ebenso große Bedenken bestehen aber gegenüber der übertriebenen Verkalkung des Knochensystems, die durch die bekannten Vitamin-D-Präparate (Vigantolstöße, Vigorsan u.a.m.) erzielt wird, weil die dadurch zu früh und zu stark verhärteten Knochen dem Ich bei seinem Umwandlungsprozeß unnötigen Widerstand entgegensetzen bzw. den Umschmelzungsprozeß verhindern (siehe *Rachitis*).

Die im Modellkörper vorhandenen, zum Ich passenden Erbanlagen werden ohne Schwierigkeiten akzeptiert. Wie anders sich die Vererbung beim Menschen als beim Tier auswirkt, läßt sich am Beispiel der Sprachentwicklung einsehen. Ohne Zweifel ist der Drang des einige Wochen alten Säuglings, mit dem Mund Laute zu erzeugen, aus einer vererbten Anlage zu erklären. Während aber die Lautbildung selbst bei den höchstentwickelten Tieren nur zu immer gleichen, in ganz bestimmten Situationen angewandten Lauten führt, die zu keiner Fortbildung in der Lage sind, ergibt die vererbte Anlage beim Menschen ein Sprachwerkzeug, das in großzügigster Weise weiterbildungsfähig ist und dem menschlichen Säugling die Freiheit eröffnet, in sämtliche Sprachen der Erde hineinzuwachsen. Der Mensch ist also im Gegensatz zum Tier durch die Vererbung nicht auf die Möglichkeiten seiner Vorfahren festgelegt und eingeschränkt, sondern er besitzt die Freiheit, sich durch Umwandlung seiner Erbanlagen neue, fast unbegrenzte Fähigkeiten zu erarbeiten.

Praktische Folgerungen

In ganz kleinen Schritten vollzieht sich die körperliche Entwicklung, und in engem Zusammenhang mit der körperlichen Reifung vollzieht sich das Auftauchen des Bewußtseins aus den zunehmend reifer werdenden Organen des Leibes. Es sind das unendlich feine, intime und außerdem für die spätere Gesundheit wichtige Vorgänge. Denn bei der Geburt wird ja ein Körper aus dem Material, das die Eltern geliefert haben, geboren, der gewissermaßen nur im Rohbau fertig ist. Die ganze feinere Ausgestaltung der Organe fehlt noch und wird nun von den höheren Wesensgliedern, also den Kräften der Geistseele in Zusammenarbeit mit den lebendigen Bildekräften dem physischen Leib eingeprägt. In der Geistseele lebt der „Bauplan“ oder das Bild dessen, der entstehen soll, wie in der Seele des Bildhauers die Idee des Kunstwerks lebt, das aus dem Werk seiner Hände entsteht.

Und wie ein Künstler für seine Arbeit Stille und Konzentration nötig hat, so braucht der Künstler in unserem Kinde, nämlich das Ich und mit ihm die Seele, Ruhe, Sammlung und Zeit.

Während also unser Kind still im Bettchen liegt, gehen all die geschilderten Vorgänge in ihm vor sich (siehe *Vom neugeborenen Kind*). Alles, was in seiner Umgebung geschieht, muß aber sein

Organismus miterleben, denn das Kind ist noch völlig ungeschützt seiner Umwelt ausgeliefert. Wir Erwachsenen können unsere Erlebnisse in der Seele festhalten, ohne daß sie gleich hineinwirken in den Körper; beim Kind steckt aber die Seele, wie wir sahen, noch völlig im Körper drin, in allen Organen, und so muß man das Kind behandeln, als ob es im Ganzen ein feinempfindendes Sinnesorgan wäre. Wie das Auge schon von einem Staubkorn schwer gereizt werden kann, so empfänglich ist das ganze Kind für jede Unruhe, Hast, Lärm, Aufregung und jede heftige Gemütserregung, die sich ein Mensch im Kinderzimmer zuschulden kommen läßt.

Jedes Aufschrecken führt z.B. Verkrampfungen der Blutgefäße herbei und wirkt störend auf die plastizierende Tätigkeit der Geistseele ein. Es sind also nicht nur vorübergehende Störungen zu befürchten, die auftreten, sondern lange nachwirkende Schäden des Aufbaus der Organe, die oft die eigentlichen Ursachen erst im späteren Leben auftretender Organschwächen sind.

Wir schilderten ja auch, wie nach der Geburt das Zusammenspiel von Atmung und Kreislauf in Gang kommt; aber das ist nur der handgreiflichste dieser Vorgänge. Das ganze Zusammenarbeiten seiner verschiedenen Organsysteme muß das Kind in diesen Wochen und Monaten erst lernen.

Aus unserem erweiterten Wissen wird uns darum einleuchten, wie notwendig es ist, bestimmte Vorschläge für den Umgang mit dem Kinde zu beachten. Entscheidend wichtig ist, daß die Mutter jede Art von Ängstlichkeit in sich bekämpft oder besser gar nicht erst aufkommen läßt. Vorsicht ist etwas ganz anderes als Angst! Zur Kinderpflege und -erziehung gehört Gottvertrauen. Mit Intellekt allein geht's jedenfalls nicht (siehe *Erzieherische Grundlagen*).

Außerdem ist es noch wichtig zu wissen, daß es bestimmte Arten von Störungen sind, die vor allem ferngehalten werden müssen. Dazu gehören natürlich Radio und Fernsehen. Dies sind für das Kind völlig fremde und beängstigende, weil technische Geräusche, während wirkliche Musik, z.B. Gesang, der vom Singenden direkt und nicht auf elektrische Wellen übertragen an das Ohr des Kindes dringt, durchaus erwünscht und gesund ist. Dieser entscheidende Unterschied zwischen technischen und natürlichen Klängen wird heute meist völlig übersehen. Auf diesem Gebiet erlebt man geradezu unglaubliche Zeichen von Unverstand.

Jähzornausbrüche von Erwachsenen können das Entstehen akuter Krankheiten bewirken. Aber der Lärm, den die älteren Geschwister machen oder den man bei ruhigem Hantieren im Haushalt verursacht, stört ein Kind merkwürdig wenig. Wenn das Kind also einige Monate alt ist, braucht man mit solchen Geräuschen nicht mehr so ängstlich zu sein. An sie soll es sich gewöhnen. Unbeherrschtheit, Wut und alle anderen moralischen Entgleisungen können dagegen seine Entwicklung ungünstig beeinflussen.

In den ersten Tagen und Wochen sei man aber ganz besonders behutsam, beherrsche seine Bewegungen und zwinge sich zu innerer und äußerer Ruhe beim Zurechtmachen des Kindes. Ohne Verkrampfung und Ängstlichkeit versorgt man sein Kind am besten – die Angst der Mutter kann die Aufbaukräfte lähmen.

VIII. Der Säugling

Von der Kinderpflege

Über Leben und Gedeihen ihres Kindes wird manche Mutter ein Tagebuch führen wollen, in dem sie außer den nüchternen Daten auch besondere Erlebnisse des Kleinen selbst und der Eltern mit ihm aufschreibt. Ein solches Buch ist später eine Quelle der Freude, außerdem hat es großen praktischen Wert, besonders im Falle einer Erkrankung.

Als wesentliche Punkte sollte man sich notieren: Geburtstag und genaue Geburtsstunde. Klinik- oder Hausgeburt, mit oder ohne ärztliche Hilfe, etwaige Komplikationen. Geburtsverlauf, Geburtsgewicht, Körperlänge, Aussehen, Haar- und Augenfarbe und deren Veränderung. Verhalten beim Anlegen und Saugen. Muttermilch. Wann Geburtsgewicht wiedererreicht, Gewichtsabnahme. Zustand des Nabels. Kopf heben in Bauchlage. Reagieren auf Anruf. Fixierendes Sehen mit beiden Augen. Erstes wirkliches Weinen mit Tränen, erstes Lächeln. Lallen. Taufe. Kopf wird frei gehalten. Beginn und Art der vorbeugenden Rachitisbehandlung. Erstes Erkennen der Mutter. Erstes Greifen. Aufrichten des Oberkörpers. Umdrehen von der Rücken- in die Bauchlage und umgekehrt. Freies Sitzen. Abstillen. Ernährung, besondere Neigungen oder Unverträglichkeiten. Erste Gemüse- und Obstzulage. Erstes Aufstellen. Verlauf des Zahnens und Erscheinen der Zähne. Brotessen. Erste Worte. Unterscheidung von Personen der Umgebung. Kriechen, Stehen. Erster Geburtstag. Größe und Gewicht. Freies Laufen. Wortschatz mit 1 1/2 Jahren. Erstes Sprechen von sich selbst als Ich. Erste Sätze. Temperament. Verhalten. Sauberkeit. Gesundheitliche Angaben. Erkrankungen. Impfungen. Beginn des Zahnwechsels.

Wiegeergebnisse gesondert aufschreiben.

Die allgemeinen Phasen der kindlichen Entwicklung sind ja bekannt (siehe den Abschnitt *Von der zeitgerechten Entwicklung des Kindes*). Wir wollen mit diesen Aufzeichnungen vielmehr versuchen die Besonderheiten in der Entwicklung des eigenen Kindes herauszufinden, und so das erste Aufleuchten der individuellen Neigungen und Anlagen festzuhalten.

Bei diesen Beobachtungen geht es hauptsächlich um die Frage: was hat das Kind nicht aus der Vererbung, sondern was hat es sich aus der geistigen Heimat mitgebracht? Dabei ist jedoch zu berücksichtigen, daß diese Wesenseigenschaften erst im Laufe der Jahre sicher zu erkennen sind; es ist aber gut, sich schon früh darüber Gedanken zu machen. Die vererbten Anlagen werden ja vom Ich allmählich umgeschmolzen, ebenso wie jede Zelle des ersten Körpers, von dem im achten Lebensjahr nichts mehr vorhanden ist. So radikal ist die Arbeit des Ichs, daß die ganze Materie, aus der der Körper bei der Geburt bestand, im Laufe der ersten sieben Lebensjahre ausgetauscht wird. Auf diese Weise entsteht ein zweiter Körper, der dem Bauplan des Ichs entspricht, also bis in die letzte Zelle hinein eigenes Produkt ist. Den ersten Körper nannte Rudolf Steiner „Modellkörper"; seine Stoffe werden zwar ausgewechselt, aber seine Gestalt dient beim langsamen Aufbau des zweiten Körpers gewissermaßen als Modell, so wie das Gipsmodell vom Künstler zur Schaffung der endgültigen Form seines Kunstwerkes benützt wird.

Dabei sollte man sich folgendes immer wieder vor Augen halten: Jeder Umgang, jede pflegerische Maßnahme, die ich dem Kinde vom Stillen und Wickeln bis zum Wiegen angedeihen lasse, wirkt bildend und erziehend auf mein Kind. Vollziehe ich alles in Ruhe, halte ich Rhythmen bei der Nahrungsgabe ein, so kann sich mein Kind gut daran entwickeln. Eine liebevolle Haltung ist wie eine Sonne für das Kind (siehe *Über die Mutterliebe*). Selbstverständlich unterlasse ich alle beengenden Maßnahmen, die die freie Entwicklung stören könnten.

Das allein ist bereits einer der Gründe für das meist bessere und leichtere Gedeihen der zweiten und dritten Kinder, daß die Mutter mit weniger Sorge und Angespanntheit an ihre Aufgaben herangeht. Sie hat ja bereits einmal erlebt, daß ein Kind eigentlich „von selbst" gedeiht, wenn man es nur nicht stört. Dieses „von selbst" ist allerdings eine ähnlich faule Ausdrucksweise wie das Wort „zufällig“. Ein kindlicher Körper gedeiht nur, weil in ihm ein wirkender Geist am Werk ist und der Körper hat seine Weisheit nicht „von“ oder „aus sich selbst“, sondern letzten Endes vom Geiste des göttlichen Schöpfers.

Man weiß seit langem genau, daß das Kind in seinem ersten Lebensjahr mehr lernen muß als jemals im späteren Leben. Unablässig arbeitet die Seele und in ihr der Geist an seiner Entwicklung. Sie bringen es zum Greifen, zum Aufrichten, zum Stehen, zum Sprechen und zum Denken. Je weiter der Körper in seiner Durchgestaltung gediehen ist, um so mehr tauchen Seele und Geist aus ihm auf und äußern sich in Tätigkeiten des Bewußtseins, die wir als die großen Fortschritte in der Entwicklung unserer Kinder mit Freude registrieren (siehe *Von der zeitgerechten Entwicklung des Kindes*).

Aber wir dürfen diese so feinen Vorgänge nicht stören. Sie sind an bestimmte Altersstufen bzw. Lebensrhythmen gebunden, sie brauchen Ruhe und Geduld. Jede Verfrühung und Vorverlegung dieser Entwicklungsstufen wirkt sich wie bei einer im Treibhaus künstlich gezüchteten Pflanze aus; sie zeigt bald, daß sie wenig widerstandsfähig ist und früh dahinwelkt. So fehlt deinem Kinde später – oft erst nach Jahrzehnten zeigt sich dies – die rechte Leistungsfähigkeit gerade dann, wenn es darauf ankommt. Es ist ein weitverbreiteter Egoismus der Eltern, wenn sie den Wunsch haben, daß ihr Kind möglichst früh stehen, gehen und sprechen kann (siehe *Entwicklungsbeschleunigungen und -verlangsamungen*). Naturgemäß steckt mehr Empfindung und Wille als Bewußtheit hinter diesem Tun. Verständige Eltern freuen sich, wenn die ersten Fähigkeiten nicht vorzeitig, sondern zur rechten Zeit auftreten. Hier geht es nicht um Geschwindigkeitsrekorde. Die Aufgabe der Mutter ist nicht „Aufzucht“ oder Züchtung, sondern Erziehung des Kindes; das bedeutet ein ruhiges Reifenlassen seiner Anlagen.

Was ist beim Umgang mit dem Säugling noch zu beachten?

Unser Kindchen ist noch ganz durchlässig für herandringende Einwirkungen aus der Umgebung; es hat noch kein dickes Fell, das es vor Lärm und Störungen von außen schützt. Außerdem will es jede Tätigkeit ganz, mit Leib und Seele, tun und darf daher nicht abgelenkt werden.

Sollte man diese Dinge noch nicht wissen, so beobachte man seinen Säugling einmal genau beim Trinken. Er leuchtet förmlich auf in der Wonne des Schmeckens, er genießt die Süße der Milch vom Mund bis zu den Zehen, und der Rhythmus des Schluckens pulst durch das ganze Körperchen. Die kleinen süßen Laute, die er dabei von sich gibt, sind Urlaute der Lebens- und Genußfreude.

Hier erleben wir wieder einmal sozusagen handgreiflich die Seele des Kindes. Untergetaucht in die Organe des Leibes, mit deren Ausgestaltung sie beschäftigt ist, taucht sie bei der Nahrungsaufnahme daraus auf und erscheint sichtbar als Wohlbehagen an der Oberfläche des Körpers. Es ist wie ein Erglühen von innen her (siehe *Wie entdecke ich bei meinem Kind das Leben, die Seele und den Geist?*). Seele und Leib sind noch ganz ineinandergefügt. Was die Seele erlebt, teilt sie den Organen unmittelbar mit. Die Wonne des Genießens der Milch, die die Seele erlebt, fördert also gleichzeitig die kräftige Ausbildung der Verdauungsorgane. Wir Erwachsenen schmecken nur noch mit Zunge und Gaumen, Kinder noch bis in den Magen hinein, Säuglinge sind mit ihrer ungeteilten Ganzheit eigentlich noch ganz „Geschmacksorgan". Deshalb ist die richtige Wahl der Nahrung im ersten Jahr so entscheidend für Gegenwart und Zukunft des Menschen. Später auftretende Schwächen der Verdauungsorgane gehen oft auf Störungen im ersten Lebensjahr zurück, denn in dieser Zeit wird ja die Grundlage für die Ausbildung der Organe geschaffen. Diese geht unmittelbar von der Seele aus.

Eben noch war das Kind ganz und gar ein schmeckendes Wesen, nun liegt es wach in der Wiege, und jetzt ist es ebenso ganz und gar ein hörendes und empfindendes Wesen. Wie ein Schwamm, der ins Wasser geworfen sich vollsaugen muß, so wehrlos ist das Kind seiner Umwelt ausgeliefert. Einfach alles, was geschieht, dringt durch die „dünne Haut" ein.

Daher ist absolute Ruhe im Zimmer notwendig, in dem ein Baby gestillt wird und dann ruht. Kein aufgeregter Mensch darf eingelassen werden; auch wenn er kein Wort sagt, spürt das Kind die Unruhe in seiner Seele und wird dadurch gestört.

Wie dankt ein Kind der Mutter ihre innere Heiterkeit und Gelassenheit und ihre ruhigen, nicht hastigen Bewegungen durch guten Schlaf und gutes Gedeihen!

Genaue Beobachtung zeigt, daß gerade die moralischen Qualitäten der Menschen in der Umgebung eines Kindes von ausschlaggebender Wirkung sind. Das liegt weniger fern, als man zunächst annehmen sollte. Denken wir z.B. an einen Hund, der ja auch gut und schlecht gesinnte Menschen unterscheidet und sich entsprechend verhält. Solange beim Kind der Intellekt noch nicht wach ist, besitzt es eine ähnlich feine Empfindsamkeit für die moralischen Qualitäten eines Menschen, wie die Tiere sie aus Instinkt besitzen.

Beim kleinen Menschen aber, bei dem Geist und Seele zunächst im ganzen Körper untergetaucht sind, wirkt gerade Unmoralität unmittelbar auf die Organe ein und kann ihre Bildung ungünstig beeinflussen. Man denke nur an die Anfälligkeit und die Organschwächen von Menschen, die eine „schwere Jugend" hatten, die also durch Unbeherrschtheit, etwa Zornausbrüche, oder Ängstigung in der Zeit der Ausgestaltung ihrer Organe häufig seelischen Schockwirkungen ausgesetzt waren.

Das Bett des Kindes

Man stelle sich immer vor, wie geschützt das Kind im Schoß der Mutter aufgehoben war. Das Kind braucht also eine wärmende Hülle, einen Ort, wo es warm und weich ist, und es sich geborgen fühlen kann. Es ist daher eine Barbarei, ein Kind gleich nach der Geburt in ein Gitterbett zu legen.

Das geeignetste Bettchen ist eine Wiege (siehe *Vom Wiegen des Kindes*). Statt einer Wiege kann man aber auch ganz einfach einen Korb nehmen, der durch seine runde, bergende Form das Kind umhüllt. Das Körbchen selbst läßt sich dann leicht an einem Seil an der Decke aufhängen, so daß das Kind damit gewiegt werden kann. Nur sollte die Bewegung noch keine schaukelnde sein.

Die Matratze des Bettes soll absolut flach und ziemlich hart, also straff gefüllt sein, natürlich ohne Federkern. Das beste Material zur Füllung ist wohl Roßhaar, aber auch Kapok ist brauchbar. Alle anderen Matratzen, vor allem die aus synthetischen Schaumstoffen, sind ungünstig. Auf ihnen schwitzt das Kind unnatürlich stark. Die Matratze soll aus einem Stück bestehen und den Boden der Wiege bzw. des Korbes ganz ausfüllen.

Auf die Matratze legt man am besten ein kleines Schaffell, weil es das Kind zusätzlich von unten wärmt und das Zuviel an Nässe aufsaugt, wenn das Kind einmal zu naß geworden sein sollte. Darüber wird ein Molton-Tuch gespannt (es gibt auch nässeundurchlässige Molton-Tücher), das seitlich die Umrandung der Wiege bzw. des Korbes mitbedeckt. Inzwischen gibt es für diesen Zweck vorgefertigte, mit Schaf-Zupf-Wolle gefüllte, Bettumrandungen zu kaufen.

Ein Kopfkissen ist überflüssig, denn das Kind soll flach liegen, um Wirbelsäulenverbiegungen zu vermeiden. Allenfalls kann ein ganz dünnes Roßhaarkissen benutzt werden; auf keinen Fall aber ein Federkissen, da es am Kopf eine schädliche Erhitzung bewirkt (siehe *Gefahren für Säuglinge aus Unvorsichtigkeit*).

Als Decke wählt man eine gute Wolldecke, möglichst aus Schafschurwolle; Baumwolle genügt nicht. Die Decke steckt in einem waschbaren Bezug, der an den vier Ecken kräftige Bänder besitzt, mit denen die Decke unter der Matratze befestigt wird. Empfehlenswert sind für ältere Säuglinge die käuflichen Strampeldecken oder -säcke.

Es muß aber ausdrücklich betont werden, daß ein Säugling im Hochsommer, besonders bei schwülem Wetter und in warmer Wohnung, vor der gefährlichen Wärmestauung bewahrt werden muß. Dadurch können schwere Durchfallerkrankungen hervorgerufen werden. Gefährlich sind bei solcher Witterung vor allem Federkissen, Daunenkissen und Steppdecken, weil sich unter ihnen leicht die Wärme staut, außerdem Kinderwagen aus Kunststofftuchen, die keinen Luftaustausch zulassen. Das Kind wird dann meist unruhig und hat einen roten Kopf mit verschwitzten Haaren. Daunendecken sind also weniger gut als Wolldecken (Schafwolle), da diese einen Luftaustausch ermöglichen und sich dem Körper des Kindes auch besser anschmiegen.

Und ganz selbstverständlich gehört ein Betthimmel oder Wiegenschleier zu einem vollkommenen Kinderbett. Wenn man dazu innen ein rosenrotes und außen ein himmelblaues Tuch benützt – es sind dies die Farben, die auch die Muttergottes trägt –, erlebt das Kind von innen eine Art Purpurfarbe. Dieses Purpur übt eine beruhigende Wirkung auf das Kind aus, da kleine Kinder durch Rot beruhigt werden. Außerdem regt Rot die Ernährungs- und Wachstumskräfte an. Natürlich muß das Bettchen dazu auch genügend Helligkeit und Licht empfangen.

Das Bett des Kindes sollte neben dem Bett der Mutter stehen, und zwar solange das Kind noch voll gestillt wird, mindestens aber ein Vierteljahr.

Vom Wiegen des Kindes

Man weiß, daß alle durch Zivilisation noch nicht verdorbenen Völker auf der ganzen Erde ihre Kinder selbstverständlich wiegen, auch die nordischen Völker, und daß die verschiedenen Völkerstämme unseres Volkes Wiegen der verschiedensten Art solange verwendeten, bis sie durch moderne „hygienische“ Lehren auf falsche Weise „gescheit“ wurden. Man kennt das natürliche Bedürfnis aller älteren Kinder nach wiegender Bewegung, das sich später z. B. in tänzerischen Reigenkreisen äußert und auch die Begeisterung für das Schaukeln auf der hängenden Schaukel, auf dem Schaukelpferd oder im Schaukelstuhl erklärt.

Geboren ist ein physischer Leib. Mit diesem verbindet sich immer fester und fester ein ebenfalls noch unfertiger, in seinen Strukturen noch nicht differenzierter ätherischer Leib. Und da der ätherische Leib ein sich in Rhythmen bewegendes Lebendiges ist, kann ich, wenn ich mein Kind wiege, dafür sorgen, daß sich dieser ätherische Leib immer besser in den physischen Leib einpendelt und sich seine Rhythmen diesem immer stärker einprägen. Es ist also günstig zu wiegen, wenigstens bis zur Zahnbildung als der ersten sichtbaren Wirkung des Ichs.

Niemals wird ein Kind durch wiegen verwöhnt. Es braucht ja nur wenige Minuten gewiegt zu werden. Der Vorgang des Wiegens ahmt den rhythmischen Wechsel der Ein- und Ausatmung nach, wobei der kleine Ruck am Umkehrpunkt zwischen den Hin- und Herbewegungen in seiner steten Wiederholung die Ausschaltung des Bewußtseins aus dem Nervensystem anregt. Darauf folgt notwendigerweise das Einschlafen. Außerdem übernimmt die Wiege, eben weil sie nicht feststeht, in feinster Form die Eigenschwingung des Kindes und so schläft das Kind besser.

Die Wiege kann von der Mutter oder, noch besser, vom Vater bewegt werden, da es beim Wiegen auf das Ich-Element ankommt und dieses durch den Vater zunächst intensiver auf das Kind wirkt als durch die Mutter.

Übrigens kann man ohne große Mühe und Kosten aus dem Oberteil eines Stubenwagens oder einem Korbbettchen eine Wiege machen, indem man sie einfach auf einem Wiegengestell, ähnlich wie bei einem Schaukelpferd, befestigt oder sie an der Decke aufhängt, und so in wiegende Bewegung versetzt.

Nicht selten kann man noch bei älteren Kindern beobachten, wie sie sich mit rhythmischem Singsang und schaukelnden Bewegungen selbst zu beruhigen oder in den Schlaf zu wiegen versuchen. Diese Schaukeleien sind auch Versuche, die im Säuglingsalter nicht befriedigten Bedürfnisse nach rhythmischer Bewegung nachzuholen. Vielleicht ist der Hang unserer Jugend nach stark rhythmischer Musik aus einer Nichtbefriedigung dieser frühen Bedürfnisse zu verstehen?

Darf ich mein Kind stundenlang weinen lassen?

Ein gesundes Kind, das satt ist und nicht in völlig nassem Windelpack liegt, weint nicht ohne Grund. Es gibt allerdings besonders unruhige Kinder, die eher weinen als andere, z.B. schon, wenn eine Falte in der Kleidung sie drückt oder dergleichen, oder vielleicht auch aus Langeweile; sie wollen unterhalten sein und sind sofort ruhig, wenn man sich mit ihnen beschäftigt. Für solche „Schreikinder“ ist ein Betthimmel aus orangefarbener Seide zu versuchen, ein Rat, der von Rudolf Steiner stammt.

Ein Kind, das öfters am Tage schreit, ist entweder nicht satt, was man besonders bei Brustkindern oft nur schwer beurteilen kann (man sollte dann regelmäßig die Trinkmenge kontrollieren, indem man den Säugling vor *und* nach dem Trinken wiegt), oder es hat eine Störung, z.B. Leibschmerzen von Blähungen oder dergleichen. Dann gibt man ihm etwas Fencheltee zu trinken, bei Blähungen mit Zufügung von Anis, nimmt es eventuell auf den Arm mit dem Bauch nach unten, die warme Hand darunter geschoben, und mit der anderen Hand klopft man ihm den kleinen Podex. Ist man glücklicher Besitzer einer Wiege, so kann man das Kind auch einige Minuten wiegen. Sonst trägt man es auf dem Arm und macht dazu wiegende Bewegungen. Man kann auch um den Nabel etwas Kümmelöl einmassieren oder ein trockenes, angewärmtes Kamillenblütensäckchen auflegen. Außerdem kann eine Teemischung aus Lavendel, Melisse, Kamille, Orangenblüten und Schlehenelixier helfen, die allerdings über längere Zeit gegeben werden sollte.

Nach dem Trinken schreien fast alle Kinder, bis man sie zum Aufstoßen verschluckter Luft gebracht hat, bis sie also ihr „Bäuerchen“ gemacht haben. Darüber wird im Kapitel IX: Die Ernährung des Säuglings noch gesprochen.

Schwache Kinder oder solche von Eltern in vorgeschrittenem Alter sind manchmal zu ruhig; so kann es vorkommen, daß Kinder nicht weinen, obgleich sie zu wenig Nahrung erhalten und hungern.

Es gibt aber eine Ausnahme. Das ist eine Periode etwa Ende des ersten oder im zweiten Lebensmonat, in der fast alle Kinder ihre „Schreistunde“ haben. Diese beginnt meist zur selben Minute, z.B. täglich um 17.20 Uhr, und dauert ein bis zwei Stunden. Die kleinen Schreier schreien dann aus vollem Halse „wie am Spieß“, bis sie krebsrot werden, und sind durch keine Macht der Welt zu beruhigen, selbst nicht beim Aufnehmen durch die Mutter oder durch Wiegen. Wenn also keine Veranlassung erkennbar ist, das Kind sich sonst nicht als gestört zeigt, dann kann man mit Recht annehmen, daß diese gewaltige Kraftäußerung nichts anderes ist als die „Schreistunde“. Sie zieht sich manchmal über vier Wochen hin, selten länger. Man kann sie auch als erste Äußerung des Kindes betrachten, sich ein Stück mehr als Seele zu erleben. Die Kinder wirken nach diesem Gebrüll nicht etwa erschöpft, sondern rosig, gut durchblutet und zufrieden.

Von der Warmhaltung des Leibes

Im allgemeinen werden unsere Kinder heutzutage zu kalt gehalten. Aus dem vollkommenen Schutz des Mutterleibes heraus werden sie oft gleich nach der Geburt in ein Gitterbettchen gesteckt, das von allen Seiten dem Wind und der Zugluft Zutritt gewährt. Da nützt alles Zudecken nicht viel. Viele sehr beliebte Arten von Kinderbettchen sind vom gesundheitlichen Standpunkt abzulehnen; sie sind zwar „hygienisch“, aber ungesund. Ein einfaches Kinderkörbchen ist viel geeigneter als die modernen Gitterbettchen, ahmt es doch die Form der Gebärmutter noch in etwa nach und ist wirklich noch eine Hülle für das Kind (siehe *Das Bett des Kindes*).

Das tägliche Wärmeverhalten des Körpers unterliegt gewissen Schwankungen: zwischen 3 und 5 Uhr morgens ist die Körperwärme am niedrigsten (dann werden die meisten Kinder geboren!) und hat nachmittags gegen 5 Uhr ihren Höhepunkt (siehe auch den Abschnitt *Von der Heilkraft des Fiebers*).

Mit Ausnahme schwüler Hochsommertage kann man ein Kind in den ersten Monaten kaum zu warm betten, denn der Leib und auch die Nieren brauchen viel Wärme. Das Kind sollte mit Wolldecken zugedeckt werden, die aus Naturwolle, nicht aus Synthetik bestehen. Federkissen sollte man für Säuglinge nicht verwenden, da es darunter zu einem Wärmestau kommen kann (siehe *Das Bett des Kindes*).

Einer der häufigsten Pflegefehler und Anlässe für Unbehagen, Leibweh und stundenlangen „Schluckauf" ist der, daß man den Leib des Kindes beim Öffnen des Windelpacks kalt werden läßt. Beim Öffnen des Windelpacks, der ja fast immer einen feuchten Dunst von etwa 37° C Wärme enthält, kommt es durch Verdunstung zu einer erheblichen Abkühlung, ist doch die Zimmertemperatur meist nicht höher als 18° bis 20° C. Diesen Wärmeabfall von fünfzehn und mehr Graden nimmt der Leib des Kindes oft übel; es entstehen kolikartige Leibschmerzen, wenn nicht Schlimmeres. Besonders in den jahreszeitlichen Übergangsperioden geschieht hierdurch manches Unheil, z.B. auch Blasenerkältungen. Was tut man dagegen? Man sorgt für Wärme im Zimmer, wenn man das Kind saubermacht, notfalls durch eine Wärmesonne oder dergleichen. Dann geht man beim Öffnen des Windelpacks schnell mit einem Handtuch in den halbgeöffneten Pack hinein und trocknet die Haut des Kindes ab. Anschließend hält man den Unterkörper sorgfältig bedeckt. Schnelles und geschicktes Handeln ist hier notwendig. Die neuen Windeln wärmt man übrigens möglichst an, am einfachsten nach altbewährter Methode im Bettchen des Kindes unter der Decke; das gilt natürlich für alle Wäsche, die man dem Kinde anlegt. Für angewärmtes Waschwasser ist das Kind uns, mindestens in der kalten Jahreszeit, immer dankbar. Über die Abhärtung werden wir noch sprechen (siehe *Abhärtung und Kleidung*).

Ein kleines Schaffell auf der Matratze, vor allem im Winter, wirkt oft Wunder.

Der Schluckauf

Leidet das Kind öfter für längere Zeit an Schluckauf, der ja durch einen Zwerchfellkrampf hervorgerufen wird, so liegt der Grund an einem Fehler in der Pflege. Entweder ist beim Neuwindeln der Leib kalt geworden (siehe das vorhergehende Kapitel) oder die Nahrung des Flaschenkindes war zu kalt. Beim Flaschenkind ist es notwendig, nach einigen Minuten die Flasche im Wärmebecher wieder aufzuwärmen, wenn man nicht die Abkühlung durch einen wollenen Überzug der Flasche von vornherein verhindert.

Der alte griechische Arzt Hippokrates empfahl zur Beseitigung des Schluckaufs, die Kinder mit einer Vogelfeder in der Nase zu kitzeln; denn beim Niesen wird das Zwerchfell gespannt, und der Schluckauf hört auf. Ein warmes Kamillensäckchen auf den Leib gelegt, tut es meistens auch. Man kann den Schluckauf aber ebensogut mit einigen Tropfen Zitronensaft vertreiben, mit denen man die Lippen des Kindes befeuchtet.

Kehrt der Schluckauf aber trotz Beachtung dieser pflegerischen Maßnahmen häufig wieder, kann auch eine Nahrungsunverträglichkeit vorliegen. Hier empfiehlt es sich, den Arzt zu Rate zu ziehen.

Luftschlucken

Bei Säuglingen, die lange Zeit so weinen, daß man den Eindruck von Schmerzen hat, sollte die Mutter prüfen, ob nicht der Leib aufgebläht und wie eine Trommel gespannt ist. Auch gesunde Kinder schlucken nicht selten mit der Nahrung Luft, die den Magen ausdehnt und dadurch das Zwerchfell hochdrängt. Das beeinträchtigt Atmung und Herzfunktion beträchtlich und macht dem Kind starke Beschwerden. Besonders leicht kann dieser Zustand eintreten, wenn die Nasenatmung durch Schnupfen behindert ist.

In einem solchen Fall gibt die Mutter dem Kind zunächst einmal 30 g Kümmeltee zu trinken (eine kräftige Prise Kümmelsamen auf eine große Tasse Wasser, 5 Minuten kochen). Dadurch wird die Luft im kindlichen Organismus unschädlich gemacht. Nicht immer aber genügt diese Maßnahme. Der Arzt führt dann einen ganz dünnen Gummischlauch (Magensonde) ein und entleert auf diese Weise die Luft; so kann der manchmal bedrohlich aussehende Zustand rasch behoben werden. Jungen Säuglingen hilft man gegen Blähungsbeschwerden am besten mit Fenchel- und Anistee (etwa 30 g trinken lassen). Dazu kommt ein Leibwickel mit Kamillentee oder eine Einreibung des Nabels mit Kümmelöl.

Das zu hastige, daher mit Luftschlucken verbundene Trinken mancher Kinder ist durch Rhythmus in der Nahrungsgabe (alle 4 Stunden – eventuell auch etwas kürzer), Ruhe und Wärme während der Trinkzeit allmählich in ein ruhiges Saugen und Genießen verwandelbar.

Luftschlucken kann eine bleibende Störung werden und im Erwachsenenalter lästige Beschwerden verursachen. Man sollte es also rechtzeitig zu beheben suchen.

Schnupfen

Ist die Nase durch Schnupfen verstopft, wird das Kind immer wieder zu trinken versuchen, zwischendurch aber die Brustwarze loslassen, um durch den Mund Luft zu holen. Schließlich fängt es vor Ungeduld an zu weinen und verweigert ganz die Brust. In diesem Falle hilfst du dem Kind durch Reinigen der Nase mit ganz schwachem Salzwasser, das du mit einem Wattebausch in seine Nase bringst (sogenannte physiologische Kochsalzlösung, die man selbst herstellen kann: neun Gramm Kochsalz auf der Briefwaage abwiegen, in einem Liter abgekochtem Wasser auflösen und in eine saubere Literflasche füllen). Man kann sich aber auch vom Arzt Euphorbium cps. Nasentropfen oder Nasenbalsam mild verschreiben lassen. Ein paar Tropfen Eucalyptusöl, auf das Hemdchen geträufelt, können dem Kinde das Atmen zusätzlich erleichtern.

Verschnupfte oder grippekranke Leute dürfen sich einem kleinen Kind nicht nähern. Ist man selbst erkältet, bindet man sich beim Versorgen des Kindes eine Mullwindel oder dergleichen vor Mund und Nase und wäscht sich besonders sorgfältig die Hände.

Soll man den Kindern einen Schnuller geben?

Gelegentliches Lutschen ist harmlos. Wird es aber zur Gewohnheit, so kann es zu entstellenden und gesundheitsschädlichen Kieferverformungen führen; es sollte allerspätestens vor dem Zahnwechsel aufhören. Brustkinder lutschen weniger als Flaschenkinder, weil sie nicht nur ihren Hunger, sondern auch ihr Saugbedürfnis stillen können. Ist Flaschenernährung nötig, sollte man die sogenannten NUK-Sauger benutzen, die den Verhältnissen beim Trinken an der Mutterbrust nachgebildet sind. Es gibt auch einen entsprechenden NUK-Beruhigungssauger. Bei größeren Kindern, die schon verlutschte Gebisse haben, kann der NUK-Kieferformer bzw. eine Mundvorhofplatte hilfreich sein.

Lutschen am Finger ist viel schwerer abzugewöhnen als am Schnuller, der zum Glück gelegentlich unbrauchbar wird oder verlorengeht (siehe *Kieferveränderungen und ihre Vorbeugung* und *Das Daumenlutschen*).

Die Bauchlage

Aus Übersee kommt die Empfehlung zu uns, die Kinder von Geburt an an die Bauchlage zu gewöhnen. Nachdem seit Adam und Eva die Kinder in der Rücken- oder Seitenlage bestens gediehen sind, erscheint dieser Rat wenig überzeugend. Im Gegenteil warnen heute schon viele Ärzte vor den Nachteilen: der Brustkorb entwickelt sich schlecht, Bauch- und Beinmuskulatur bleiben schlaff und nur die Rückenmuskulatur wird gekräftigt. Die Kinder erwerben lediglich verfrühte, einseitige Muskelfähigkeiten: Kopfheben, Hochstemmen usw. Das Erüben umfassender menschlicher Bewegungen und Gebärden wird unterdrückt. Als Begründung wird oft angegeben, daß die Gefahr der Atembehinderung oder gar des Erstickens nach Erbrechen der Nahrung dadurch verhindert werde. Das ist anatomisch nicht gerechtfertigt und wird viel besser durch „Abklopfen“ der Luft nach dem Stillen erreicht. Bei ausgesprochenen „Spei-Kindern“ genügt die Seitenlage oder kurzfristige Bauchbettung.

Ich sehe darin außerdem wieder einmal mehr den Versuch, dem Menschen tierische Gewohnheiten beizubringen, denn gerade die Rückenlage ist ein typisches Kennzeichen für den Unterschied zwischen Tier und Mensch. Kein Tier ist dazu fähig. Die Blickrichtung der Tiere ist auf den Boden gerichtet, während der Mensch nach vorn und oben schaut und schon der Säugling beim Trinken an der Mutterbrust oder an der Flasche den Blickkontakt mit der Mutter hat. Menschliche Bewegungen sind Gebärden, die die Möglichkeit zur freien Äußerung seines Wesens geben. Dies zu erüben fordert Raum für das Gliedmaßenspiel und den freien Blick.

Es ist daher notwendig, diese von irgendeinem „Gelehrten" stammende Marotte eindeutig abzulehnen, denn es geht hier um eine grundsätzliche Frage. Gerade die neueste Wissenschaft kommt zu der Feststellung, daß der Mensch von der Befruchtung an Mensch und in keinem Stadium seiner Entwicklung Tier ist. Der Mensch ist zwar verantwortlich für die Tiere, aber er ist kein Tier und sollte sich daher wie ein Mensch und nicht wie ein Tier verhalten (siehe *Der Mensch und die Natur*).

"Haben Sie schon mal eine Katze auf dem Rücken liegen sehen?" fragte ein Kinderarzt eine Mutter, die ihr Kind nicht dauernd auf den Bauch legen wollte.

Das Kind und sein Umraum

Da unser Kind zunächst in engster Geborgenheit lebte, will es seinen neuen Umraum ganz langsam erfahren.

In den ersten sieben bis zehn Tagen läßt man die Kinder im warmen, gut gelüfteten Zimmer und macht sie beim Hin- und Hertragen allmählich behutsam mit der Wohnung bekannt.

Später stellt man das Bettchen an das geöffnete Fenster oder auf den Balkon, wo es bei gutem Wetter viele Stunden stehen kann, wenn der Kopf gegen Wind und Sonne genügend geschützt ist. Nur muß man noch wissen, daß schon eineinhalb Meter vom Fenster entfernt die aufbauende Wirkung des Sonnenlichtes nurmehr ungenügend ist. Ideal ist für kleine Kinder die gut durchsonnte Luft des Halbschattens. Sobald die Kinder laufen können, suchen sie sich diesen ja sowieso von selbst.

Nach der sechsten Lebenswoche sollte das Kind außerdem täglich nach draußen an die frische Luft gebracht werden. Wer im glücklichen Besitze eines Gartens ist, wird das Kind natürlich hierhin bringen und das Ausfahren im Wagen vermeiden.

Da die Auspuffgase auf der Straße besonders bei Windstille oder an Kreuzungen dicht am Boden lagern, sollte man beim Kauf eines Kinderwagens einen Wagen mit hohen Rädern wählen. Diese bieten den Kindern einen wesentlich besseren Schutz und sind auch für die Versorgung bequemer. Kinder, die sich schon selbst aufrichten, müssen durch einen gutsitzenden Gurt vor dem Herausfallen geschützt werden.

Ältere Kinder sieht man leider immer noch in niedrigen Sportwagen. Was nützt eine Ausfahrt, wenn das Kind statt guter Luft nur Benzinabgase einatmet?

Aussichtsfenster am Kinderwagen fördern die Reizüberflutung der Sinnesorgane, auch braucht das Kind in fremder Umgebung den Blickkontakt mit der Mutter. Daher sind Wagen mit „Klarsichtscheiben" an der Vorderseite oder am Boden für die Bauchlage wenig empfehlenswert.

Beim Ausfahren mit dem Auto ins „Grüne" gelten für Säuglinge ähnliche Bedenken. Es ist immer die Fahrtdauer gegen die gewonnene Wald- und Feldruhe abzuwägen.

Für den Transport im Auto verstaue man die Tragetasche oder das Kinderwagenoberteil so auf dem Rücksitz, daß bei plötzlichem Bremsen nichts ins Rutschen kommen kann. Wichtig ist, bei Sonnenschein für ausreichende Belüftung zu sorgen, um gefährliche Hitzestaus zu vermeiden. Für ältere Kinder, die schon lange genug sitzen können, verwende man die als sicher getesteten Kindersitze, die entsprechend auf dem Rücksitz befestigt sein müssen. Zum Glück ist das Fahren für Kinder auf den Vordersitzen inzwischen gesetzlich verboten.

Ist es sehr kalt, also ein paar Grade unter dem Gefrierpunkt, sollte man das Kind nicht in einen Wagen legen, sondern so gut einpacken, daß wirklich nur noch die Augen zu sehen sind. Man sollte es dann auf der Brust tragen, um es so noch zusätzlich zu wärmen und um immer wieder nachfühlen zu können, ob es noch warm genug ist. Gefährlich ist das Tragen auf dem Rücken, besonders bei älteren Kindern. Dabei können Erfrierungen, vor allem der Beine, vorkommen, ohne daß man dies zunächst bemerkt. Selbstverständlich bleibt man mit einem kleinen Kind bei Kälte nur ganz kurze Zeit im Freien.

Das Sonnenbad

Das Sonnenlicht ist von größter Wichtigkeit für die gesunde Entwicklung des Säuglings. Zum Beispiel wird ohne ausreichende Besonnung der Kalk aus der Nahrung nicht genügend aufgenommen beziehungsweise werden wichtige Vitamine nicht richtig gebildet. Die Folge kann eine Rachitiserkrankung sein. Der Grund ist vor allem das Fehlen der Ultraviolettstrahlen des Sonnenlichts. In Industriestädten mit ihren „Dunstglocken" ist diese Gefahr besonders gegeben.

An warmen Tagen kann man schon mit Säuglingen Sonnenbäder machen; allerdings vor der 6. Lebenswoche nur mit ärztlicher Genehmigung. Man beginnt mit wenigen Minuten und steigert die Dauer bis auf höchstens zehn bis fünfzehn Minuten. Der Kopf sollte geschützt werden. Am wirksamsten ist die Sonne am Vormittag. Im Frühjahr muß man mit Sonnenbädern besonders vorsichtig sein. Kinder mit heller Haut setzt man der Sonne nur solange aus, als es ihnen offensichtlich Freude macht. Niemals sollte man es zu Sonnenbrand kommen lassen; je langsamer die Bräunung eintritt, durch die sich ja der Organismus gegen die zu starke Bestrahlung schützt, um so intensiver kann die Sonne wirken.

So unentbehrlich die Sonnenbestrahlung für das Kind ist, so kann doch jede zu frühe und zu starke direkte Sonneneinwirkung schädlich sein. Die Schädeldecke und die Haare sind noch dünn und zart und der Körper hat noch nicht gelernt, Bräunungsstoffe als Abwehr zu bilden. Natürlich gibt es lichtarme Jahreszeiten, Wohnungen und Gegenden, wo man damit freigiebiger sein muß. In Mitteleuropa und besonders in Südeuropa gilt es, dabei vorsichtig zu sein. Übrigens wurde festgestellt, daß blauer Himmel genauso wirkungsvoll ist wie direkte Sonnenbestrahlung.

Im Schatten dagegen kann ein Kind unbedenklich stundenlang stehen. Nur darf man dabei auf keinen Fall vergessen, den Lauf der Sonne zu beobachten. Nicht selten erlitten Babys Sonnenstiche oder Schlimmeres, weil ihre Mütter dies nicht bedachten und der Kinderwagen nach kurzer Zeit in der prallen Sonne stand.

Von den statischen Funktionen

Nichts ist schöner für uns, die Mutter und den Vater, als die Aufrichtebewegungen des Kindes beobachten zu können. Aber gerade hier dürfen wir es nicht drängen (siehe *Entwicklungsbeschleunigungen und -verlangsamungen*). Wir können unserem Kind damit am besten helfen, daß wir ihm ruhig Zeit lassen, sich seine Leiblichkeit zu formen. Dabei verhalten sich die Kinder sehr verschieden, und die einzelnen Entwicklungsschritte werden in recht unterschiedlichem Alter vollzogen. Abweichungen von etwa einem Vierteljahr sind durchaus noch normal.

Die statischen Funktionen entwickeln sich etwa nach folgendem Zeitplan:

Am Ende des ersten Lebensmonats hebt das Kind in Bauchlage den Kopf für kurze Zeit und ruht sich zwischendurch immer wieder aus, indem es das Köpfchen seitlich hinlegt. Es soll täglich nur kurze Zeit auf den Bauch gelegt werden (siehe *Die Bauchlage*).

Im vierten Monat hebt der Säugling den Oberkörper, indem er sich auf die Arme stützt.

Vom sechsten Monat ab beginnt das Kind zu knien. Man kann es jetzt ins Ställchen bringen und sich dort frei bewegen lassen.

Im siebenten bis achten Monat beginnt das Kriechen, Robben oder Krabbeln. Es beeindruckt immer wieder, wie individuell jedes Kind diese Bewegungsphase gestaltet. Viele Kinder aber überspringen dieses Stadium und richten sich gleich zum Stehen auf. Jetzt darf das Kind auch für kurze Zeit sitzen; jedoch soll man es möglichst erst im zehnten oder elften Monat frei sitzen lassen. Es ist falsch, das frühzeitigere Sitzen etwa im Wagen mit Unterstützung von Kissen erreichen zu wollen. Auch zu langes Sitzen, z. B. bei stundenlangen Autofahrten, ist von Übel. Bei den ersten Kindern ist sehr häufig ein kleiner Sitzbuckel zu beobachten, weil man nicht geduldig abwarten konnte, bis die Wirbelsäulenstreckmuskeln kräftig genug ausgebildet waren, um die Wirbelsäule aufrecht zu halten.

In dieser Zeit zieht sich das Kind auch an den Gitterstäben des Ställchens hoch; später hängt es sich mit den Armen über die Querleiste und schiebt sich so seitlich weiter, bis es dann durch Weitergreifen mit den Händen um das ganze Ställchen herumgehen lernt.

Von da aus ist nur noch ein kleiner Schritt zum freien Lauf, der aber erst im zweiten Lebensjahr gekonnt werden soll.

Bei einer solch langsamen Entwicklung hat die Muskulatur, vor allem die des Rückens, genügend Zeit zur kräftigen Entwicklung. Mit den Muskeln und Sehnen bilden sich auch die Bandscheiben richtig aus; darunter versteht man die elastischen Knorpelscheiben zwischen den Wirbelknochen. Bei Kindern, die diese Zeiten nicht einhalten und schon früher stehen und laufen, besteht die Gefahr späterer Funktionsschwächen z. B. Bandscheibenschäden. (Eine besondere Bandscheiben-Wirbelsäulen-Erkrankung, die sogenannte Scheuermannsche Krankheit, hat innere, organische Ursachen. Sie tritt während bzw. nach der Pubertät auf.)

Was von der Kräftigung der Wirbelsäulenmuskulatur gesagt wurde, gilt auch für die Fußgelenke und das Fußgewölbe. Die Fußmuskulatur und die Sehnen der verschiedenen Gelenke werden durch freie Entwicklung ohne Schuhe besonders zur Festigung gebracht. Unebenheiten der Unterlage des Ställchens, später das Barfußlaufen auf Wiese und Sand gewährleisten eine gut entwickelte Fußmuskulatur.

Der Fuß des Kindes sieht bis zum dritten, manchmal noch bis

zum vierten Lebensjahr völlig platt aus, weil das Fußgewölbe von einer Fettschicht ausgefüllt ist. Diese bleibt erhalten, bis die Fußmuskulatur fest genug ist, um das Gewicht des Kindes zu tragen.

Über die Art des Schuhwerkes gibt es die gegensätzlichsten Ansichten. Doch hat sich bewährt, den Kindern solange Stiefelchen anzuziehen, die den Sprunggelenken zusätzlichen Halt geben, bis die Bänder um die Gelenke herum sich gestrafft haben.

Bei entsprechender Veranlagung können auch leichte Einlagen die Ausbildung des Fußgewölbes günstig beeinflussen. Denn da sich die feinere Struktur des Fußknochens erst allmählich ausbildet, kommt eine kleine Unterstützung des Fußes dieser Feinstrukturbildung entgegen. Auch durch Eurythmie werden diese Vorgänge in gesunder Weise angeregt.

Man sollte aber in jedem Fall dem Kind möglichst oft Gelegenheit geben, auf Sand oder Rasen barfuß zu laufen. Das stundenlange Pflastertreten, das vielen Kindern zugemutet wird, ist einer gesunden Entwicklung der Füße eher hinderlich.

Fällt den Eltern oder auch Freunden eine Störung in der Bewegung auf, bzw. findet die Aufrichtebewegung nicht zeitgemäß statt, so ist dringend der Arzt aufzusuchen. Es gibt eine Vielzahl von krankengymnastischen Übungen und anderen Hilfen. Doch sollte man mit gesunden Kindern niemals Krankengymnastik durchführen! Man nimmt ihnen nämlich damit das Glückgefühl, das jede ihrer eigenen Aktivitäten begleitet, und das sie letztlich dazu veranlaßt, den nächsten Entwicklungsschritt zu wagen.

Die Pflege der Haut

Unser Neugeborenes hat eine sehr zarte, feine, für die Erdenwelt empfindliche Haut. Daher ist für das Kind nichts angenehmer und schöner, als wenn wir so recht liebevoll mit dieser Umhüllung umgehen. Die Haut grenzt nicht nur den Menschen nach außen ab, sie ist auch der Ausdruck aller innen liegenden Organe, also wie ein Spiegel derselben. Und sie ist der Teil des Körpers, der dem Umraum am stärksten ausgesetzt ist. Als lebendiges Organ vermittelt sie zwischen innen und außen, was ja z.B. auch in der feinen Hautatmung zum Ausdruck kommt.

Während der Wochenbett-Zeit, also solange die Nabelschnur noch nicht abgefallen und die Nabelwunde nicht richtig verheilt ist, sollte das Kind nicht gebadet, sondern entsprechend sorgfältig von der Mutter gepflegt werden. Dabei muß die Mutter bei sich selbst ebenfalls auf peinlichste Sauberkeit achten, damit keine Keime, die sich in großer Zahl im Wochenfluß aufhalten, auf das Kind übertragen werden. Eine Infektion des Nabels kann eine sehr schlimme, ja sogar tödliche Krankheit sein.

Unser Kind ist zufrieden, wenn es ein bis zwei Mal pro Woche gebadet wird (siehe *Das Baden*). An den übrigen Tagen wird es lediglich gewaschen. Hierbei sollten entsprechend den Körperpartien immer verschiedene Waschlappen und verschiedene Gefäße verwendet werden. Auch wird der Oberkörper nach dem Waschen sofort wieder bedeckt, damit die Abkühlung nicht zu groß ist.

Einige Tage nach der Geburt zeigt sich eine feine Abschilferung der obersten Hautschicht, die sogenannte Schuppung der dritten Lebenswoche, die aber ohne krankhafte Bedeutung ist. Jetzt bilden sich auch oft rote Stippchen, die mit Stoffwechselvorgängen zusammenhängen. Die Haut ist eben der Spiegel von allem, was im Innern des Körpers geschieht. Bei Brustkindern treten manchmal Pusteln auf, wenn die Mutter zu viel Zitrusfrüchte (Apfelsinen, Mandarinen etc.) gegessen hat.

Auf dem behaarten Kopf in der Gegend der großen Fontanelle hat das Kind oft fettige Absonderungen in Form eines grauen Grindes. Diese Hautausschwitzung ist harmlos und mehr oder weniger bei jedem Kind vorhanden. Sie kann ohne Gefahr für die große Fontanelle ab und zu mit etwas Öl aufgeweicht werden. Dann schabt man sie am besten mit dem Rand einer Karte oder einem Staubkamm ab.

Die Haare des Kindes soll man nur mit einer weichen Kinderbürste bürsten. Eine härtere Bürste würde die Haut zu größerer Talgabsonderung anregen. Die Sorge, daß man beim Bürsten die große Fontanelle verletzen könnte, ist unbegründet. Man verwende aber keine Perlonbürste, sondern eine mit Naturhaaren und ganz feinen Borsten.

Die Haut ist nicht nur ein Stoffwechsel- und ein Sinnesorgan, sie bildet außerdem auch Immunstoffe. Man kann den schützenden Fettmantel der Haut in seiner Wirksamkeit noch dadurch erhöhen, daß man das Kind etwa alle acht Tage einmal mit einem rein pflanzlichen, also nicht mineralischen Hautöl einreibt, wobei man hinterher jeden Fettüberschuß mit einem Handtuch wegnimmt. Also nur so viel Öl verwenden, wie die Haut bereitwillig aufsaugt! Das gilt besonders für leicht frierende und geschwächte Kinder. Sehr zu empfehlen ist dafür Schlehen- oder Johanniskrautöl.

Bei dicken Kindern regelmäßig unter den Achseln nachschauen, da sie dort leicht wund werden.

Für die Hautpartien, die mit den nassen und verschmutzten Windeln in Berührung kommen, braucht man Salben, durch die eine schützende Fettschicht auf der Haut erzielt wird (z. B. Calendula-Kindercreme, -Öl, -Puder und -Seife, eine vollständige Pflegeserie der Firma Weleda). In jedem Fall sollten die Präparate weder Parfüm- noch Mineralzusätze enthalten und nicht mit Erdnußöl hergestellt sein.

Darf das Kind stundenlang in feuchten Windeln liegen?

In den ersten Tagen, solange das Kind noch wenig Milch trinkt, wird nur ein bis zwei Mal Urin entleert. Die erste, bald nach der Geburt erfolgende Urinentleerung ist manchmal durch darin enthaltene Salze rötlich gefärbt, eine völlig harmlose Erscheinung.

Da ein Säugling im Laufe eines Tages bis zu dreißigmal die Windeln naßmacht, ist es unmöglich, ihn jedesmal trockenzulegen. Es ist aber selbstverständlich, daß das Kind vor jeder Mahlzeit in saubere Windeln kommt und daß es auch zwischendurch mehrmals frisch gewindelt wird, besonders, wenn es durch Weinen zu erkennen gibt, daß es sich ungemütlich fühlt. Dies gilt auch für die Nacht. Jedoch genügt ein einmaliges oder höchstens zweimaliges

Windeln im Laufe der Nachtstunden. Dieses Erneuern des Windelpacks muß für die Mutter eine Maßnahme sein, die ohne Beunruhigung des Kindes in wenigen Sekunden mit einigen geschickten Handgriffen erledigt wird.

Im allgemeinen windelt man das Kind wegen nasser Windeln mindestens siebenmal im Laufe eines Tages. Normalerweise hat das Kind bis zu drei Darmentleerungen täglich (siehe *Die Darmentleerungen*); danach sollte es unbedingt sofort mit sauberen Windeln versehen werden.

Neuerdings kommen immer mehr gut aufsaugende Papiereinlagen oder -windeln in Gebrauch, die dann weggeworfen werden. Für kurze Reisen sind sie praktisch und hygienisch. Bei längerer Verwendung besteht aber Gefahr für die Haut (bei weiblichen Säuglingen eventuell Pilzbildung) durch Veränderungen im Hautbakterienmilieu aufgrund der chemischen Vorbehandlung (siehe auch *Von der Kleidung des Kindes*). Wenn unbedingt Papierwindeln benutzt werden müssen, sollten sie wenigstens keinerlei chemische oder physikalische Zusatzbehandlung erfahren haben. Wegwerfwindeln stellen darüberhinaus durch großen Aufwand bei der Herstellung sowie Schwierigkeiten bei ihrer Beseitigung eine hohe Belastung der Umwelt dar. Zum Glück werden sie schon deshalb von vielen jungen Eltern abgelehnt.

Das Baden

Direkt nach der Geburt sollen die Kinder in einer ganz kleinen Schüssel gebadet werden. Ist nur eine größere Wanne vorhanden, muß man sie so darin halten, daß sie zumindest den Rand spüren. Mit dem zweiten Bad wartet man, bis die Nabelwunde richtig verheilt ist (siehe *Die Pflege der Haut*).

Selbstverständlich badet man immer vor einer Mahlzeit, also nie mit gefülltem Magen. Im Winter genügen zwei Bäder in der Woche, im Sommer drei. Ältere Säuglinge mit gutem Fettpolster kann man – wenn nötig – etwas öfter baden lassen. Wird das Kind zu oft gebadet, wird die Haut gereizt. Ganz abgesehen davon, ist es auch für die Gesamtkonstitution des Kindes nicht gut, häufig zu baden.

Badedauer bis zu fünf Minuten, Wassertemperatur 36-37° C bei völlig eingetauchtem Badethermometer. Meist kommt man nach kurzer Zeit mit dem altbewährten „Hebammenthermometer", nämlich dem eingetauchten Ellenbogen, zur Bestimmung der richtigen Wasserwärme aus. Zimmerwärme beim Baden 22-25° C. Während des Bades bleiben Fenster und Türen geschlossen. Alle zum Baden nötigen Gebrauchsgegenstände müssen vor Beginn so bereitgelegt werden, daß sie mit der freien Hand bequem zu erreichen sind (Badethermometer, eine Schüssel mit lauwarmem Wasser für das Gesicht, ein verschließbares Gefäß für Watte oder Zellstoff, ein Gefäß für gebrauchte Watte oder Zellstoff, ein Waschlappen für das Gesicht, ein Waschlappen für den Körper, Kinderseife, Kinderpuder, Hautcreme, Haarbürste und Kamm, Badetuch, frische Wäsche).

Für die Reinigung des Gesichtes verwendet man einen besonderen Waschlappen, der durch seine Farbe von dem für den Körper benutzten Waschlappen zu unterscheiden ist. Auch das Waschwasser für die Gesichtswäsche nimmt man aus einer besonderen Schale. Der behaarte Kopf braucht nicht unbedingt täglich gewaschen zu werden. Die Augen, die Ohren und die Nase (Nasenlöcher nicht vergessen!) sind mit dem Waschlappen nicht gut zu reinigen. Angefeuchtete Watte eignet sich hierfür sehr viel besser.

Die Ohren des Kindes sollen beim Baden nicht unter Wasser kommen. Der Unterleib wird zuletzt gewaschen. Bei Mädchen wäscht man immer vom Geschlechtsteil nach dem After zu, nie umgekehrt, da sonst Bakterien vom After in die Scheide gelangen können.

Das Kleie-Bad von Toepfer ist heute als Badezusatz nicht mehr geeignet, da die Haut der Kinder allgemein zu trocken und zu schlecht durchblutet ist. Alle schaumbildenden Zusätze schädigen die Haut, ätherische Öle dagegen erwärmen sie. Malvenöl macht die Kinder ruhiger, sie schlafen dann besser. Auf jeden Fall dürfen die Pflegemittel nicht mit Erdnußöl hergestellt sein.

Nach dem Bade, das für viele Kinder eine erhebliche Anstrengung bedeutet, wird das Kind sorgfältig abgetrocknet, besonders auch in allen Hautfalten und in den Handflächen. Beim Mädchen öffnet man die Schamlippen und wischt sie mit Watte und Öl von vorne nach hinten vorsichtig aus. Bei Knaben wird die Vorhaut nur leicht zurückgeschoben, da sie sich in der Regel erst gegen Ende des zweiten Lebensjahres vollständig von der Eichel löst. Man riskiert sonst Einrisse und Verklebungen (siehe auch Phimose im Abschnitt *Krankheiten der ersten Lebensmonate*). Dann werden alle Hautfalten am Hals, in den Achselhöhlen, Leistenbeugen und Geschlechtsteilen leicht eingepudert.

Vom Schlaf des Kindes

Jede Stunde Schlaf ist dem Kinde und seiner Entwicklung nützlich. Stark überernährte, leicht erregbare oder sehr sensible Kinder schlafen aber meist weniger als für sie gut ist.

Wenn unser Kind geboren ist, ist es zunächst wach – ja sehr wach: es schreit. Hat es sich aber ein wenig von der Geburt erholt und etwas Flüssigkeit bekommen, sinkt es in einen wohligen Schlaf, der in der ersten Zeit nur durch den Hunger des Kindes unterbrochen wird.

Geist und Seele sind im Schlaf in den dem Bewußtsein dienenden Organen, also dem Gehirn, nicht tätig, daher reagiert es nicht auf Reize wie Ansprechen und Anfassen. Nur die Stoffwechselorgane sind offensichtlich aktiv. Ab und zu bewegen sich die Lippen wie beim Saugen, Blähungen gehen ab. Aber die Nieren und der Darm scheiden im Tiefschlaf nicht aus; dies geschieht also nur beim beginnenden Erwachen.

Das Kind ist während des Schlafes wieder in ähnlichem Zustand wie im Mutterleib: ohne Bewußtsein, und somit wieder in einer großen Aufbau- und Ausgestaltungstätigkeit seines ganzen Organismus begriffen. Geist und Seele und die durch sie verursachte kraftverbrauchende Bewußtseinstätigkeit sind ausgeschaltet; um so intensiver kann sich daher der weitere Aufbau entfalten, der ja durch die unbewußten geistig-seelischen Kräfte geschieht.

Man bemerkt beim kleinen Kind die gesunde Schlafhaltung mit nach oben gehaltenen Unterarmen und geballten Fäustchen. Manche Kinder sehen im Schlaf sehr blaß aus.

Das Neugeborene schläft fast den ganzen Tag und erwacht nur, wenn es von Hunger und Durst geweckt wird oder wenn ihm die nassen oder beschmutzten Windeln Unbehagen bereiten. Das Trinken, selbst an der Brust, ist für das Kind sehr anstrengend. Es schläft unter Umständen schon während des Stillens wieder ein.

Im zweiten Monat kann es die sogenannte „Schreistunde" haben (siehe *Darf ich mein Kind stundenlang weinen lassen?*).

Ab dem dritten Monat ist sein Schlaf schon etwas häufiger unterbrochen. Es liegt jetzt manchmal wach und bewegt dann lebhaft Arme und Beine. Auch benutzt es die Zeit des Wachseins zu ersten Lautübungen. Das setzt sich so immer weiter fort. Etwa ab dem sechsten Monat beträgt die Nachtruhe aber noch 12-14 Stunden, außerdem schläft es vormittags und nachmittags nochmals einige Stunden.

Selbstverständlich sollten wir die Harmonie des Schlafes nicht unnötig stören. Ja wir können ein übriges tun, indem wir das Kind zum Schlafen einwiegen (siehe *Vom Wiegen des Kindes*) und ein entsprechendes Lied dazu singen. Durch ruhige, häusliche Hantierungen im Zimmer und durch das Einschalten des Lichtes sollte ein Kind nicht aufwachen.

Bei unruhig schlafenden Kindern versuche man, im Zimmer ein kleines Lämpchen brennen zu lassen und dieses Licht mit einem zartroten Tuch zu dämpfen.

Die Darmentleerungen

In den ersten zwei bis vier Lebenstagen entleert der Darm das grün-schwarze „Kindspech", das aus eingedickten Verdauungssäften, verschlucktem Fruchtwasser, abgestoßenen Darmwandzellen und Wollhaaren von der Haut des Embryos besteht. Danach erst zeigt sich der normale Brustmilchstuhl, der von goldgelber Farbe und angenehmem, säuerlich-aromatischem Geruch ist. Die Entleerungen sind zunächst zahlreich, bis zu sechsmal am Tag, sie sind teilweise flüssig und etwas zerfahren. Beim künstlich genährten Kind ist der Stuhl meist fester, grau-gelb gefärbt und fade riechend. Vom Ende der ersten Lebenswoche an werden normalerweise nur ein bis zwei Stühle in vierundzwanzig Stunden entleert.

Wenn beim Brustkind der Stuhlgang mehrere Tage ausbleibt, so ist das noch nicht als krankhaft anzusehen, falls das Kind dabei keine Leibbeschwerden hat. Die Ursache liegt meistens in ungenügender Trinkmenge an der Brust. Man kontrolliert dann die Trinkmenge der einzelnen Mahlzeiten mit der Babywaage. Auf Verstopfung durch Medikamente oder Vigantol sei hingewiesen (siehe *Rachitis*).

Sieht der Stuhl des Brustkindes grün aus, so ist das völlig harmlos. Bei zu reichlichem Obst- und Kaffeegenuß oder anderen Diätfehlern der Mutter gibt es beim Kind manchmal vermehrte, dünne oder zerhackte Stühle. Unruhe, Blähungen und Leibschmerzen des Kindes hängen also eng mit der Ernährung, aber auch mit dem seelischen Verhalten der Mutter zusammen.

Von der Kleidung des Kindes

Es gibt in der Natur ein Medium, das dem Leben entgegenkommt, und das ist die Baumwolle. Dann gibt es etwas, das gute Wärme spendet: das ist die Wolle. Will man etwas haben, das die Qualität der Baumwolle besitzt aber kühlt, nimmt man Leinen. Will man etwas geben, was der Wolle entspricht, aber nicht so warm ist, dann verwendet man Seide. So können wir dem Alter gemäß unsere Kleidung zusammenstellen.

Wenn wir also ein Neugeborenes vor uns haben, ist es sicher richtig, es zuerst in zarte Baumwolle zu kleiden. Baumwolle ist für das Lebensgefühl wohltuend. Wir ziehen ihm also als erstes ein Baumwollhemdchen an, das im Rücken mit einem Bändchen geschlossen wird. (Wenn das Baby seinen Kopf selbst halten kann, sind die über den Kopf gezogenen Hemdchen praktischer, weil sie dichter schließen.) Bei zarten Kindern ohne genügendes Fettpolster oder in der kalten Jahreszeit wird das Hemdchen besser aus Wolle sein. Darüber kommt dann ein zweites Hemdchen, je nach Jahreszeit aus Baumwolle oder Wolle, das vorne geschlossen wird. Die Windeln sollten aus Baumwolle sein. Wir brauchen davon jeweils 2 Stück (ca. 80 x 80 cm). Zum Schutz vor Wundsein kann man noch zusätzlich eine Bourette-Seiden-Einlage verwenden. In der ersten Zeit ist es wichtig, die Beinchen breit zu wickeln, das kann man leicht dadurch erreichen, daß man die innere Windel zu einem schmalen Rechteck zusammengefaltet zwischen die Beinchen legt. Auch ist es günstig, die Beine selbst nochmals in ein straffes Moltontuch zu wickeln, weil das den Beinen zusätzlich Halt und Sicherheit gibt. Das Kind gewinnt so einen besseren Bezug zu seinem Umraum und wird sich harmonischer entwickeln, als wenn es keinen festen Halt verspürte. Es braucht also immer etwas Widerstand oder Gegendruck an Armen und Beinen. Deshalb sollte das Bettchen auch nie zu groß sein. Das gilt vor allem für die ersten 6 Wochen.

Für die Erstausstattung benötigen wir also etwa folgende Kleidungs- bzw. Wäschestücke:

4 Unterhemdchen (je nach Jahreszeit mit kurzem oder langem Arm aus Wolle oder Baumwolle)
4 Oberhemdchen (mit langem Arm, je nach Jahreszeit aus Baumwolle oder Wolle);
24 Baumwollstrickwindeln (als äußere Windel)
24 Baumwollmullwindeln (zusammengefaltet zwischen die Beinchen gelegt, fängt so die Nässe direkt auf)
12 Molton-Einlagen (ca. 40 x 40 cm, statt Gummituch)
6 große Molton-Tücher (ca. 75 x 75 cm)
1 Woll-Kapuzenjäckchen (für die ersten Ausfahrten)
1 Baumwoll- oder Seidenmützchen
1 Wollmützchen.

Wenn nach ein paar Wochen der Säugling kräftiger geworden ist und das Molton-Tuch nicht mehr hält, braucht man Wollwindelhöschen oder Wickelhöschen. Darüber wird dann ein Strampelhöschen gezogen.

Besonders bei zarten Kindern ist es nicht erforderlich, das Hemdchen für die Nacht zu wechseln, vorausgesetzt natürlich, daß es sauber ist. Vor allem in der kalten Jahreszeit sollte die neue Wäschegarnitur angewärmt sein, und zwar ist es eine gute Methode, sie vor Gebrauch ins Bettchen des Kindes zu legen und dort warm werden zu lassen. Wenn eine Gummiwärmflasche gebraucht wird, kann man die nächste Wäschegarnitur auch mit dieser anwärmen. Unterläßt man dies, so bedeutet jeder Wechsel der Kleidung einen beträchtlichen Wärmeverlust für das Kind.

Gummihosen sollte man bei kleineren Säuglingen nicht verwenden, da die Gefahr besteht, daß der Unterleib zu stark erwärmt wird und das Kind sich beim Öffnen der Hose erkältet. Viele Kinder werden außerdem wund bei der Verwendung von Gummi. Um dies zu vermeiden, benutzt man allenfalls eine nicht völlig umschließende Gummieinlage. Sie sollte nicht größer sein als 30 x 35 cm. Besser ist eine Windelhose aus unentfetteter Schafswolle über die Windeln, die den Uringeruch nicht annimmt. Zu beziehen durch Wollwäschefirmen oder auch leicht selbst zu stricken.

Die heute viel benutzten, weil praktischen Papierwindeln entsprechen nicht den oben beschriebenen Qualitäten von Leben und liebevoller Wärme. Sie können deshalb nur ein Aushilfsmittel für die vielbeschäftigte, manchmal überlastete Mutter sein. Kleine Säuglinge sollte man auf jeden Fall nicht mit diesen Kunst-Stoffen umgeben.

Die Wärme spielt bei der kindlichen Entwicklung eine entscheidende Rolle, denn das Ich kann nur über die Wärme im Körper wirksam werden. Unsere Zivilisation beeinträchtigt den Wärmeorganismus stark. So entstehen viele Störungen allein aus Wärmemangel.

Beim Säugling braucht der Kopf zunächst noch stärkere Durchwärmung. Deshalb sollte man den Kopf nie kalt werden lassen, sondern dem Kind immer ein kleines Mützchen aufsetzen, auch im Zimmer. Im Haus kann das Mützchen aus Baumwolle oder Seide sein, an der frischen Luft dann aus Wolle.

Beim Kinde im Alter von 3-9 Jahren ist besonders der Brustkorb warm zu halten, weil sich jetzt Herz und Lunge weiterentwickeln.

Vom neunten Jahr an erfahren die Bauch- und Stoffwechselorgane ihre volle Entwicklung. Also müssen sie nun besonders gewärmt und geschützt werden.

Sicherlich ist zu allen Zeiten wichtig, daß das Kind insgesamt gut warm ist und die Beinchen nie kalt werden.

Zum Schlafen bekommt das Kind ab dem dritten Monat am besten einen Strampelsack. Er bringt das Kind durch sinnvolle Begrenzung zur Ruhe, verhindert das nächtliche Auskühlen und verhilft Kind und Eltern zu einem besseren Schlaf.

Wenn das Kriechalter erreicht ist, hat die Kleidung die neue Aufgabe, besonders die Beine und den Unterleib vor Unterkühlung zu schützen. Die meisten Wohnungen sind fußkalt, denn die warme Luft steigt bekanntlich nach oben, und am Fußboden herrscht immer Luftbewegung. Besonders kleine Mädchen holen sich in dieser Zeit oft lästige Erkältungen, Blasenkatarrhe oder Schlimmeres. Außer Wollhöschen sollte man ihnen daher zum Krabbeln lange Hosen bzw. Strumpfhosen anziehen.

Heutzutage gibt es ein vielseitiges Angebot, „praktischer, pflegeleichter", gegen Schmutz und Nässe unempfindlicher Kleinkinderbekleidung. Vor häufigem oder gar ausschließlichem Tragen solcher Materialien muß gewarnt werden. Meist behindern sie durch den modischen Schnitt die freien Bewegungen des Kindes und stören durch die Kunstfasern die Wärme- und Atemtätigkeit der Haut.

Wenn das Kind laufen gelernt hat, braucht es auch Schuhe. Zuerst genügen ganz leichte Schuhe aus Stoff oder weichem Leder. Später, beim Laufen auf der Straße, ist festeres Lederschuhwerk nötig (siehe *Von den statischen Funktionen*).

Von der zeitgerechten Entwicklung des Kindes

Alles „Können" der Kinder ist nicht streng an bestimmte Zeiten gebunden, doch läßt sich der folgende natürliche Rhythmus in etwa ablesen:

Zuerst entwickeln sich beim Neugeborenen alle Funktionen, die mit der Erhaltung des Lebens zusammenhängen. Fast alle Kinder lernen das richtige „Anfassen“ der mütterlichen Brustwarze sehr rasch. Wenn sich ein Kind auffallend ungeschickt beim Saugen verhält, muß ein erfahrener Arzt um Rat gefragt werden.

Oft kann ein Neugeborenes schon wenige Stunden nach der Geburt mit lautem Schnalzen am Finger lutschen. Jedes Kind hat seine eigene Methode, welche Fingerchen und wie es sie in den Mund steckt. Das ist übrigens eine der ersten Handlungen, an der man schon etwas von der Eigenart eines Kindes entdecken kann.

Gleich nach der Geburt kann das Kind schon schmecken; entsprechend der Süße der Muttermilch ist sein Geschmack auf süß eingestellt. Ein künstlich genährtes Kind merkt sehr bald, ob die Flasche süß genug ist, und lehnt oft eine Nahrung ab, die ihm nicht schmeckt. Dann muß man sehr behutsam vorgehen, um nicht durch zu starkes Süßen den „Instinkt“ zu verderben.

Erstaunlich ist von Anfang an die Beweglichkeit der mimischen Muskulatur; dadurch kommt es zu allen möglichen Grimassen.

Ähnlich früh ausgebildet ist die Empfindlichkeit gegenüber Tast- und Berührungsreizen, etwa bei einer Falte in der Windel oder bei Temperaturänderungen. Überhaupt ist der Säugling ein Sinneswesen, das heißt alle seine Sinnesorgane sind in höchstem Maße tätig. Dadurch, daß die Geistseele im Körper des Kindes „untergetaucht“ ist, wie das in den vorigen Kapiteln beschrieben wurde, ist der ganze Körper zur Aufnahme von Sinnesreizen fähig. Unablässig dringen neue Reizungen der Sinne auf die Geistseele des Kindes ein und werden in diesem Alter viel intensiver, wenn auch noch nicht voll bewußt, erlebt. Die Organe bilden sich, erhalten ihre feinste Struktur unter Mitwirkung der Sinneseindrücke, die in das Kind eindringen. Daran wacht das Bewußtsein der Seele auf. An den Tasteindrücken der Nerven, die über die ganze Haut verteilt sind, an den Lichtreizen, an den Wirkungen der Wärme oder Kälte, der Töne, der Laute, der Sprache, der Geräusche, am Geschmack der Nahrung, an der leichteren oder schwereren Verdaulichkeit der Speisen, an der Liebe oder Lieblosigkeit der Pflegerin, also an allem, was von der das Kind umgebenden Welt ausgeht, erwacht die Seele, nachdem vorher oder gleichzeitig die Sinnesorgane ihre endgültige Ausgestaltung erfahren haben.

Daraus erkennt man, wie wichtig es ist, daß dem kleinen Kind nur sorgsam ausgesuchte, gesunde Sinnesreize geboten werden. Die Sinnesorgane erhalten ja in dieser ersten Lebenszeit ihre Gestalt und die Grundlage ihrer Gesundheit für ein ganzes langes Leben; in den ersten Lebensmonaten fällt also die Entscheidung über die spätere Tauglichkeit oder Stumpfheit unserer Sinnesorgane und damit unserer Seele, die ja „gespeist" wird von unseren Sinnen.

Die Gliedmaßen besitzen von Anfang an eine erhebliche Bewegungsfähigkeit, jedoch befinden sich die Muskeln, vor allem die Beugemuskeln, anfangs im Zustand einer erhöhten, besonders bei Abkühlung deutlichen Spannung. Bei manchen Kindern ist der Kopf weit nach hinten gebogen, was noch von der Lage in der Gebärmutter herrührt.

Bald nach der Geburt kann das Kind auch hören und schrickt daher bei starken Geräuschen zusammen.

Man glaubt heute, daß wenige Tage alte Kinder schon auf Farben zu reagieren vermögen. In der dritten Lebenswoche beginnen die Augen zusammenzuarbeiten; die Augenbewegungen koordinieren sich also, aber eigentliches Sehen ist noch nicht möglich. Die Pupillen verengen sich jedoch bei Lichteinfall. Das Sehen beginnt dann etwa in der 6. Woche. Das Kind nimmt aber von sich aus noch keinen Anteil an den Vorgängen der Umgebung, sondern schläft, wenn es nicht gerade genährt wird, fast dauernd.

Das Kind kann niesen und tut dies etwa elf- bis zwölfmal täglich zur Reinigung der Nase. Auch gähnen kann das Kleine bereits kurz nach der Geburt.

Im zweiten Monat umklammert das Kind Gegenstände, wenn die Handflächen damit in Berührung kommen. Mit etwa sechs Wochen heben viele Säuglinge in Bauchlage das Köpfchen. Ab und zu wird ein in der Nähe befindlicher Gegenstand mit den Augen verfolgt und der Kopf dabei gedreht.

Es werden kleine Laute hervorgebracht. Die Beteiligung der Seele tritt in Erscheinung: das Kind beginnt also zu „prahlen“, zu „erzählen“ oder sogar zu juchzen, besonders nach den Mahlzeiten. Das erste Lächeln zeigt sich und die ersten Tränen fließen, während das Neugeborene noch tränenlos weint.

Im dritten Monat wird der Kopf bereits willkürlich bewegt, wenn das Kind Geräusche vernimmt. Die Augen fixieren bewegte helle Gegenstände und folgen ihnen durch Drehen des Kopfes. Häufig Gesehenes, wie das Gesicht der Mutter, wird jetzt erkannt und mit Lächeln begrüßt.

Im vierten und fünften Monat macht das Kind dann die ersten willkürlichen Greifbewegungen. Es hebt das Ärmchen und bewegt zuerst übend die Hand, dann die einzelnen Finger unter der Kontrolle der Augen. Beim Hochnehmen wird der Kopf allmählich selbständig gehalten und gedreht. Beim Saubermachen werden die Beine mit Jauchzen zum Strampeln benutzt. Das Kind legt sich selbst aus der Seitenlage auf den Rücken und umgekehrt, ja sogar aus der Bauchlage; in dieser Lage werden die Ärmchen aufgestellt und der Oberkörper angehoben. Alle Bewegungen machen offensichtlich große Freude. Das Kind sitzt jetzt aufrecht auf dem Arm der Mutter.

Im sechsten Monat lernt das Kind, die Füße aufzustellen und drückt die Knie durch als Vorübung zum Stehen. Es kann frei sitzen und entdeckt dabei immer mehr die Umgebung; auch erkennt es vertraute Personen. Der Säugling reagiert in diesem Alter bereits auf Vorgemachtes mit Nachahmung, z.B. lernt er mit der Zunge schnalzen oder dergleichen. Sein Jauchzen erfüllt das Zimmer als Ausdruck strahlend guter Laune und Lebensfreude.

Im dritten Vierteljahr wird alles bisher Gelernte vervollkommnet. Das Kind sitzt mit geradem Rücken frei auf dem Kissen; es steht am Gitter des Ställchens und lernt allmählich, sich selbst hinzustellen, indem es sich an den Stäben hochzieht. Es rollt sich durch das Ställchen, um ein erwünschtes Spielzeug zu erreichen.

Die menschliche Sprachentwicklung beginnt mit Lallen. Die ersten Laute sind in allen Sprachen gleich. Zuerst werden Hauptworte wie „Mama“ oder „Baba“ gebildet. Dann folgen Eigenschaftsworte und schließlich kommen Verben dazu. Danach lernt das Kind den Sinn einzelner Worte verstehen; es strahlt vor Trinklust, wenn das Wort „Pulla“ erklingt. Später dann folgen die Entwicklungsschritte: Denken, Erinnern, Vorstellen.

Mit neun Monaten sollte das Brotkauen gelernt werden.

Im vierten Vierteljahr geht das Kind, sich am Ställchengitter haltend, voran und kommt auf Aufforderung zu dem Rufenden hin; hierbei zeigt sich allerdings bereits deutlich Sympathie oder Antipathie gegenüber den Menschen seiner Umgebung. Das Kind ißt allein Brot oder dergleichen und beginnt, aus dem Becher zu trinken. Es sollte bei den Mahlzeiten der Eltern dabeisitzen und zuschauen; allerdings soll es auf keinen Fall von der Erwachsenenkost mitgenießen, weil es dadurch den Geschmack für die reizlosere Kinderkost verliert. Also niemals Wurst, Käse oder ähnliches probieren lassen!

Das Kind kriecht jetzt auf allen Vieren, zieht sich an Gegenständen hoch und läuft an Möbeln entlang. Faßt man es an, so macht es regelrechte Schritte. Es werden Worte richtig nachgesprochen und zum Teil richtig gebraucht. Frühreife Kinder, mit denen viel geübt wurde, verbinden mit den Worten bereits einen Sinn; so zeigte ein elfeinhalb Monate altes Baby auf die Haare meines Handrückens und sagte strahlend: „Wauwau“.

Gegen Ende des ersten Lebensjahres beginnt das Kind auf eigenen Beinen zu stehen. Jetzt sollte man ihm alle Freiheit zur Betätigung seiner Gliedmaßen lassen, bis es sie voll zu gebrauchen gelernt hat. Nur zur Schlafenszeit wird man das Kind so betten, daß es sich nicht willkürlich im ganzen Bett herumwälzen kann und dann jede Nacht völlig aufgedeckt am Fußende des Bettes zu finden ist (siehe *Von der Kleidung des Kindes*).

Mit eineinhalb Jahren besitzt das Kind schon einen Wortschatz von etwa vierzig Wörtern, oft eigener Art. Manche, besonders Jungen, bleiben länger „stumm“ und sprechen dann plötzlich los. In diesem Alter sollte das Kind nun allein gehen können.

Mit zweieinhalb Jahren ist der Zeitpunkt gekommen, an dem

ein normal, d.h. zeitgerecht entwickeltes Kind sich zum ersten Male als Eigenwesen empfindet; es fühlt sich also jetzt nicht mehr als ein Teil der Umwelt, sondern als abgesonderte Persönlichkeit innerhalb seiner Umgebung. Anstatt seines Vornamens sagt es jetzt plötzlich „ich"; „ich will", „ich möchte haben" und nicht mehr „Hänschen will". Nun dürfte es auch völlige Sauberkeit bei Tage erreicht haben (siehe *Wann ist ein Kind sauber?*).

Auf die besorgniserregende Tatsache, daß unsere Kinder heute viele dieser Entwicklungsschritte auf körperlichem oder geistig-seelischem Gebiet wesentlich früher tun, gehen wir in einem besonderen Kapitel ein (siehe *Entwicklungsbeschleunigungen und -verlangsamungen*).

„Erziehung" im ersten Lebensjahr

Es wird manchmal von „vorgeburtlicher" Erziehung gesprochen, und die Möglichkeiten zur Beeinflussung des Kindes im Mutterleib wurden bereits experimentell zu erforschen gesucht. Da sich das Kind vor der Geburt, wie wir sahen (siehe *Von der Verkörperung des Kindeswesens*), unter Lebensbedingungen heranbildet, die sich von den Verhältnissen auf der Erde wesentlich unterscheiden und kosmischen Gesetzmäßigkeiten entsprechen, sollte bei solchen mehr oder weniger groben Experimenten größte Zurückhaltung walten.

Die werdende Mutter kann aber selbst schon vor der Geburt viel zur gesunden Entwicklung ihres Kindes tun, und zwar vor allem durch gesunde Ernährung (siehe auch *Was soll ich in der Erwartungszeit essen?*), dann auch durch ihr Verhalten in körperlicher und geistig-seelischer Hinsicht. Die erwähnten außerirdischen Lebensbedingungen in der Gebärmutter beherrschen die Entwicklung weitgehend, aber doch nicht ausschließlich; denn durch die Nabelschnur ist das Kind gewissermaßen in der Erde verankert, und auf diesem Wege wirken Einflüsse aus der Mutter mit. Da im Blut und seiner Wärme das Ich lebt, kommt es darauf an, dem Ich alle störenden und beunruhigenden Eindrücke fernzuhalten. Die junge Mutter wird daher versuchen müssen, vorwiegend nach innen zu leben und sich nicht durch die üblichen Zerstreuungen des Alltags, etwa durch aufregende Kinoerlebnisse oder dergleichen, von ihrer eigentlichen Aufgabe ablenken zu lassen.

Es kann nicht genug betont werden, wie wichtig die ersten drei Lebensjahre eines Kindes für die ganze spätere Lebenszeit sind. Gerade in dieser Zeit, wenn es in der Wiege ein schlafendes oder träumendes Dasein führt, wenn also das wache Tagesbewußtsein der späteren Jahre noch nicht vorhanden ist, macht das Kind eine solche Fülle von Erlebnissen durch und muß so viel lernen, wie nie mehr im späteren Leben. Durch die Sinnesorgane tritt es immer mehr in Verbindung mit seiner Umwelt: es schmeckt die Nahrung, es hat mit jeder Bewegung seiner Gliedmaßen neue Tasterlebnisse der Hautnerven, es fühlt, wie seine Händchen immer mehr geordnete Bewegungen ausführen können, bis es greifen gelernt hat, es betastet die Bettdecke, sein Spielzeug, die Augen öffnen sich zunehmend den Licht- und Farbeindrücken, die Ohren nehmen die Geräusche der Umwelt auf, und die Nase erschließt sich den Gerüchen.

Aber alle diese Sinneswahrnehmungen bleiben nicht allein im Bereich der Sinnesorgane bewahrt, sondern werden von Tag zu Tag mehr von der Seele ergriffen; und aus unendlich vielen Einzeleindrücken formt sich langsam ein Bild der Umwelt. Was zuerst wie die Steine eines Mosaiks empfangen wurde, setzt sich durch die Zusammenschau der Seele zu einem Abbild zusammen, bis schließlich zu jedem einzelnen Bild der Begriff, also der Name, hinzugefügt werden kann. Das alles sind ungeheuer komplizierte intime Vorgänge, die den Inhalt der Seele des Kindes ganz allmählich zu erfüllen beginnen. Parallel dazu verläuft die Ausgestaltung seiner inneren Organe und die zunehmende Fertigkeit ihres Zusammenwirkens.

Wiederholt sich ein Sinneseindruck immer wieder, z.B. die Stimme oder die Erscheinung der Mutter, so tritt nicht nur Erkennen, sondern bald auch Wiedererkennen ein. Dabei handelt es sich noch nicht um ein wirkliches Erinnerungsvermögen, denn das würde bedeuten, daß das Kind sich einen Vorgang aus der Tiefe seiner Seele wieder bewußt machen könnte, ohne daß eine äußere Wahrnehmung erfolgt.

Es sind also zu unterscheiden: einmal Wahrnehmungen der Sinne, die zu einem immer wacher werdenden Bewußtsein führen; außerdem aber gibt es eine unermeßliche Zahl von Wahrnehmungen, die unbewußt bleiben. Sie dringen in sein Inneres ein, weil die Sinnesorgane sie registrieren; sie werden aber von der Seele nicht zu vollbewußten Vorstellungen verarbeitet. Das Kind kann sich später an diese Eindrücke nicht erinnern, sie sind aber doch von schönen oder auch weniger schönen Gefühlserlebnissen begleitet, die halbbewußt bleiben.

Die ganze Fülle solcher Eindrücke hat das Kind aufnehmen und irgendwie verarbeiten müssen. Sie sind eingedrungen und sitzen im Kinde darin, gleichgültig, ob sie vom erkennenden Bewußtsein oder nur vom Unterbewußtsein erlebt wurden. Sie haben das Kind beeindruckt, denn es ist unerhört empfindsam. Es besitzt noch nicht die Fähigkeit, sich gegen Eindrücke abzuschirmen und ist ihnen also völlig wehrlos preisgegeben.

Aus diesem Grunde kommt es so entscheidend auf die Qualität aller Sinneseindrücke an. Schmeckt das Kind täglich eine Nahrung aus maschinell oder chemisch veränderter Milch, so holt es sich mit Hilfe seiner Anpassungsfähigkeit das heraus, dessen es zu seiner Sättigung bedarf. Auf diese Weise wird es zwar satt, aber doch nicht wirklich ernährt; denn seine Geschmacksorgane verlieren langsam die feine Empfindsamkeit für hochwertige Nahrung. Sie sind ja „konstruiert“ für die Aufnahme der idealen Nahrung, nämlich der Muttermilch.

Kommen die tastenden Finger beim Ergreifen des Spielzeugs immer nur mit Kunststoff anstelle von Holz oder einem anderen naturgewachsenen Material in Berührung, so leidet die Entwicklung des feinen Gefühls für die Qualität des Materials.

Sieht das Auge dauernd Farben, etwa an der Stoffbespannung seines Bettchens, die die Mutter nach ihrem Geschmack, aber ohne Rücksicht auf die Bedürfnisse des Kindes ausgewählt hat, so legt man den Grund für eine ungenügend feine Entwicklung des Farbensinnes. Man vergegenwärtige sich einen Augenblick die Scheußlichkeit mancher in Kinderzimmern zu findenden Tapeten mit vielhundertfach sich wiederholenden, kindlich sein wollenden törichten Bildchen. Ähnlich abstumpfend wirken viele andere Sinneseindrücke, vor allem die Dauerberieselung mit Radio-, Schallplatten- oder Kassettenmusik. Es sind nicht nur überhaupt zu viele, sondern vor allem zu viele Eindrücke ohne Qualität.

Selbstverständlich ist es ganz unmöglich in dieser Hinsicht keinen Fehler zu machen; das praktische Leben zwingt uns dauernd zu Kompromissen. Es gilt aber, solche Probleme einmal kennenzulernen, sie zu durchschauen und sich möglichst hochgesteckte Ziele und Ideale zu wählen. Wir werden dann den Versuch machen, so viel als möglich davon für unser Kind zu erreichen. Natürlich wird es auch ohne Rücksichtnahme auf alle diese Faktoren groß, denn es ist eben mit einem unerhörten Vorrat von Anpassungskräften geboren. Für das Überstehen der uns drohenden weiteren Zivilisationsentartung brauchen wir aber eine möglichst große Zahl von heranwachsenden jungen Menschen, die auf der Grundlage einer besonders sorgsamen Erziehung in der Lage sein werden, eine neue Kultur aufzubauen. Mit der Masse der unter den gegenwärtig üblichen Lebensbedingungen heranwachsenden Menschen wird es schwer sein, eine Besserung der Verhältnisse herbeizuführen.

Ernst Weissert, einer der erfahrensten Pädagogen der Waldorfschulbewegung, wurde nicht müde, darauf hinzuweisen, daß gerade in der Gegenwart Kinder geboren werden, die aus der geistigen Welt ganz besondere Anlagen und Begabungen mitbringen, und daß, von diesem Gesichtspunkt aus gesehen, genügend junge Menschen heranwachsen, mit denen man einen kulturellen Aufschwung herbeiführen könnte. Die große Frage ist nur, ob solche Kinder Elternhäuser finden, in denen diese Begabungen erkannt und so zur Entwicklung gebracht werden, daß sie nicht verkümmern oder vielleicht sogar entarten. Finden diese Kinder Schulen, in denen ihre Anlagen gefördert werden? Zeigt nicht das Ansteigen der Jugendkriminalität und der Fälle von Verhaltensstörungen, einschließlich der Autistik, daß sie weder die richtige Umwelt noch die richtige Erziehung erhalten haben? Es wird immer deutlicher, daß unserer Jugend nicht mehr die Ideale vermittelt werden, die ihr erstrebenswert erscheinen. Langeweile und innere Leere erfaßt ihre Seelen, und die Kindheitserlebnisse machen sich nicht nur in Organschwächen, sondern auch in seelischen Abwegigkeiten, Hysterien und Neurosen bemerkbar. Dafür sind gerade die Eindrücke der ersten Lebenszeit verantwortlich, an die sich das Kind nicht erinnern kann. Die Wichtigkeit, ganz besonders auf die Eindrücke zu achten, die das Kind in den ersten Jahren empfängt, wird daraus erkennbar.

Erziehung in den ersten Lebensjahren heißt also: schaffe eine gesunde Umgebung und verhalte dich so, daß dein Kind Vorbilder zum Nachahmen erhält. Aus den Nachahmungskräften bildet sich die spätere Willensfähigkeit (Willensmoral) und ein gut entwickelter Wille ist dann die Voraussetzung für ein späteres gesundes Denkvermögen.

Über die Mutterliebe

Die gesunde Entwicklung eines Säuglings ist in höchstem Maße von der täglichen innigen Berührung des Kindes mit seiner Mutter abhängig; das ist in viel höherem Grade der Fall, als es den meisten Müttern bewußt ist. Man denkt vielleicht, Liebe sei „nur" ein Gefühl und gar nichts Wirkliches. Das Gedeihen des Kindes beweist aber, daß Liebe an sich zwar nicht sichtbar, aber in ihren Wirkungen erkennbar ist, ja daß diese sogar oft durch die Sinne wahrgenommen werden können. Wenn wir diese Beobachtung einmal ganz nüchtern zu Ende denken, stoßen wir vielleicht auf das Nichtsichtbare als das eigentlich Wirksame und Entscheidende im Leben. Und wie wir am Kinde und seiner Entwicklung das Wirken unsichtbarer, also geistiger Kräfte überhaupt am ehesten erfassen können, weil alles beim Kind noch einfach und überschaubar ist, so ist es gerade die heilsame Wirkung der Mutterliebe, die uns zum Erkennen und unmittelbaren Erleben geistig-seelischer Wirkungen führt.

Die wichtigste Zeit für das Zusammenführen von Mutter und Kind sind die letzten 8 Wochen der Schwangerschaft und die ersten 3-4 Stunden nach der Geburt, weshalb es ja auch so wesentlich ist, Mutter und Kind nicht sofort nach der Geburt zu trennen (siehe *Soll das Neugeborene im gleichen Zimmer bleiben oder nicht?*).

Säuglinge in einer Klinik sind schon allein deshalb leicht anfällig und gefährdet, weil selbst durch größte Hingabe der Pflegerinnen die Wirkung der Mutterliebe nicht ganz ersetzt werden kann.

Neun Monate lang, also die ganze Schwangerschaft hindurch, kann die werdende Mutter die Liebe zu ihrem Kind in sich wachsen lassen. Die Natur selbst hilft ihr dabei, indem sie die nötigen „Instinkte“ in ihr weckt. Der Schöpfer hat es schon sehr weise eingerichtet, daß er mit dem Heranwachsen des kleinen Wesens die Gefühle sich entwickeln läßt, die zu seinem Gedeihen so notwendig sind. Die junge Frau braucht nur in sich hineinzuhören und die innige Verbundenheit mit ihrem Kind zu genießen, um erstaunt festzustellen, wieviel mehr Freude ihr die Hingabe an dieses kleine, hilflose Wesen bereitet als die Erfüllung vieler ihrer persönlichen Wünsche.

Es ist also das Beste, was dem Kinde passieren kann, wenn es eine frohgemute, liebe, warme Mutter hat. Diese kann ihm kein anderer Mensch ersetzen, auch wenn er sich noch soviel Mühe gibt.

Durch die Geburt ist zwar der leibliche Zusammenhang mit der Mutter gelöst worden, aber das ist nur der allererste notwendige Schritt des Kindes zur selbständigen Existenz. Dennoch braucht das Kind auch weiter die körperliche Nähe der Mutter: sie nimmt es in ihre Arme, legt es neben sich ins Bett; es wird dadurch immer wieder der mütterlichen Wärme und ganzen Ausstrahlung teilhaftig. Nur die Mutter versteht ganz die Bedürfnisse und Nöte des Kindes. Zunächst sind diese mehr körperlicher, bald aber auch seelischer Art.

Beim Nähren ist die Verbindung zwischen Mutter und Kind

wieder ganz besonders innig. Mit der Muttermilch fließen aber nicht nur hochwertige Nährstoffe, sondern vor allem lebendige, von der schenkenden Liebe der Mutter durchpulste Bildekräfte ins Kind hinüber. Die Muttermilch ist daher viel mehr als nur eine vollkommene „Nährstofflösung“. Hier teilt sich dem Säugling geistige Substanz, bildende und gefühlsdurchtränkte Kraft auf direktem Wege mit; erst dadurch sind die Stoffe der Milch fähig, aufbauend, belebend und beseelend zu wirken. Stoffe allein, ohne diese Kräfte, könnten höchstens chemische Wirkungen hervorrufen. Selbstverständlich spielen chemische Prozesse bei Ernährung und Wachstum eine gewisse Rolle. Sie werden aber in den Dienst höherer Kräfte gestellt, die naturwissenschaftlich zwar nicht nachweisbar, deshalb aber um so wirksamer für die hohen Aufgaben der geistig-seelisch-leiblichen Entwicklung sind.

Kinder, die aus irgendeinem Grunde im ersten Lebensjahr von der Mutter getrennt werden, erleiden ohne Zweifel Schäden, die nur durch ganz besonders liebevolle Pflege fremder Menschen einigermaßen wettgemacht werden können. Daher sollte die Mutter jede unnötige Trennung vermeiden. Auch die Sprachentwicklung hängt mit solchen Gegebenheiten zusammen – es heißt nicht umsonst: Muttersprache.

Die Tiefenpsychologie ist zu dem Ergebnis gekommen, daß für die Entstehung einer späteren Schizophrenie (Spaltungsirresein) eine in der frühen Kindheit eingetretene Störung der Beziehungen zwischen Mutter und Kind von entscheidender Bedeutung ist.

Auch der Wohnort sollte möglichst nicht gewechselt werden, bis das Kind abgestillt und etwas selbständiger geworden ist. Jeder Ort hat seine Atmosphäre, die nicht nur aus den Eigentümlichkeiten des Klimas besteht. Es handelt sich vielmehr um Kräfte aus dem Gesteinsuntergrund und der Bodenbeschaffenheit, die auch am Kinde bilden. Dadurch entstehen z.B. die einheitlichen Körperformen der Bewohner einer Landschaft. Allzu früher und häufiger Wechsel ist, wie die Erfahrung immer wieder lehrt, nicht günstig für eine ruhige, gleichmäßige Entwicklung des kleinen Kindes.

Mutterliebe kann aber auch falsch verstanden und übertrieben werden; das beginnt z. B. schon mit zu langem Stillen des Säuglings. Allerlängstens darf ein Kind neun Monate gestillt werden; aber manche Mütter meinen, es länger tun zu müssen, oft aus übertriebener Liebe. In Wirklichkeit liegt hierbei meist eine Art von Egoismus vor; die Mutter möchte die mit dem Stillen verbundene innige Berührung mit dem Kind nicht entbehren. Man kann sogar Erwachsenen noch anmerken, daß sie zu lange gestillt wurden. Sie sind nicht zur rechten Zeit auf die eigenen Beine gestellt worden und damit nie zur vollständigen Selbständigkeit gelangt (siehe *Vom Abstillen*).

Die wahre Mutterliebe besteht also darin, daß sie zurücktreten kann, wenn das Kind zu sich selbst kommen und sich vom Schürzenzipfel der Mutter freimachen muß. Das geht oft nicht ganz ohne Schmerzen auf beiden Seiten ab.

Daß die Menschheit aber nicht schon längst körperlich in schwere Degeneration verfallen und seelisch völlig verroht ist, verdankt sie dem sozialen Muttergeist, der in allen Völkern lebt und die Grundlage einer wahren Völkerverständigung sein könnte, wenn man den ernstlichen Versuch dazu machen würde.

Die Vater-Kind-Beziehung

Da sich in der Regel in den ersten Lebensmonaten des Kindes die Mutter am meisten mit ihm beschäftigt und sie durch die Erlebnisse der Schwangerschaft und der Geburt einen ganz direkten Zugang zu ihm hat, ist es kein Wunder, wenn sie vorerst die Hauptrolle spielt. Zu ihr entsteht die erste feste Bindung, die der Vater auch nicht eifersüchtig stören sollte. Er sollte sich vielmehr aufs Abwarten verlegen, denn es ist nur eine Frage der Zeit, bis das Kind aus einer stabilen Mutter-Kind-Beziehung heraus den nächsten Entwicklungsschritt wagt.

Bis zum 7. Lebensjahr lebt das Kind von den Lebenskräften der Mutter mit. Daher ist ein natürlicher, innerer Zusammenhang nur mit der Mutter gegeben. Der Vater kann sie in dieser Hinsicht nicht ersetzen. Er kann sich einfach nicht mütterlich verhalten, ohne sich Zwang anzutun.

Natürlich wird es auch Väter geben, die ein besonderes Geschick haben, mit Säuglingen und kleinen Kindern umzugehen, so daß sie ohne große Probleme die „Mutterrolle" übernehmen können, was heute aus sozialen Gründen immer häufiger geschieht.

Im allgemeinen aber liebt der Vater sein kleines Kind vor allem über den Umweg seiner Liebe zur Mutter. Doch ist der Vater besonders gefordert, wenn um die Zeit der Pubertät die seelischen Stürme des Kindes beginnen und er im Auf- und Abwogen des Gefühlslebens seinem Kinde Verständnis, Halt und Orientierung geben muß.

Gefahren für Säuglinge aus Unvorsichtigkeit

1. Vorsicht mit Nadeln und Broschen an der Babykleidung. Es ist vorgekommen, daß Kinder an Nadeln oder Broschen erstickt sind, mit denen beispielsweise das Lätzchen befestigt war. Man verwende darum zu diesem Zweck nur die übergroßen „Kindersicherheitsnadeln".

2. Spielzeug mit Holzkugeln oder dergleichen sollte das Kind nur dann bekommen, wenn diese Kugeln zu groß sind, um in den Mund gesteckt zu werden. Es sind Kinder an solchen Kugeln erstickt, ebenso an Kastanien! Vorsicht mit Murmeln (Klickern)!

3. Dem Kinde dürfen keine Spielzeuge mit zerbrechlichen Teilen gegeben werden. Das gilt vor allem von den geschmacklosen Zelluloidtieren, -puppen, -rasseln.

4. Vorsicht mit Salz! Es kann für das Baby tödlich sein, wenn die Mutter den Brei statt mit Zucker versehentlich mit Salz zubereitet. Einfache Vorbeugungsmaßnahme: den Brei vorher probieren, so läßt sich gleichzeitig auch leicht die richtige Eßtemperatur feststellen.

5. Keine Gegenstände oder Spielzeuge kaufen, die mit schlechter Farbe gefärbt sind. Alles muß außerdem abwaschbar sein.

6. Immer wieder kommt es vor, daß Katzen sich auf kleine Kinder setzen, die unbeobachtet im Bett liegen und diese in Lebensgefahr bringen. Man darf Säuglinge und Kleinkinder nicht mit Tieren

allein lassen. Hunde, die das Kind lecken, müssen unbedingt ferngehalten werden.

7. Häufig haben sich schon Kinder mit der Schnur, an der der „Nuckel“ befestigt war, selbst stranguliert und sind erstickt. Dieselbe Gefahr besteht bei allen Spielzeugen, Vorhängen und dergleichen, die mit Schnüren oder Bändern in der Reichweite des Kindes aufgehängt sind.

8. Bei Kinderwagen aus Kunststoff ist im Hochsommer besondere Vorsicht geboten. Hier kann es zu gefährlichen Hitzestaus kommen, wenn der Wagen längere Zeit der prallen Sonne ausgesetzt ist. Auch im Auto entwickelt sich bei Sonnenschein bekanntlich große Hitze, sorgen Sie für ausreichende Belüftung vor allem wenn das Auto in einem Verkehrsstau steht.

9. Vorsicht mit Bettzeug, z.B. Federkissen, die sich das Kind über den Kopf ziehen kann. Manches Kind ist dadurch ums Leben gekommen. Man befestigt deshalb zur Sicherheit die Kissen oder Decken mit Bändern oder speziellen Ringen am Bettgestell. Vom dritten Monat an kommt das Kind dann in einen Strampelsack oder etwas ähnliches.

Erst wenn diese Maßnahmen beachtet sind, darf man ein Kind längere Zeit unbeobachtet lassen. Über Erste Hilfe siehe den Abschnitt *Unfälle und „Erste Hilfe“*.

Das Baby als Konsument

Unsere materialistische Zeit versucht das Kind von der ersten Minute an mit den Segnungen der heutigen Konsumgesellschaft zu beglücken.

Kaum ist das Kind standesamtlich registriert, beginnt sich eine Flut von Werbeschriften und Werbegeschenken in die Wochenstube zu ergießen. Mit allen Mitteln psychologischer Werbemethoden werden die jungen Eltern bearbeitet; sorgenerfüllte Arztgesichter oder rührend besorgte Schwesternantlitze weisen auf den Seiten aufklärender Broschüren auf die Gefahren hin, die besonders dem Hinterteil des Kindes drohen. Puder, Salben, Seifen, Badezusätze und Waschmittel werden in unübertrefflicher Qualität angepriesen. Mit Gas oder Elektrizität betriebene Warmwasserbereiter und Waschmaschinen lassen das Reinigen der Babywäsche als automatisch zu bewältigende Kleinigkeit erscheinen, während von anderen Firmen Windelwaschen als völlig überholt hingestellt wird, da man nur noch Zellstoffwindeln zum Wegwerfen gebraucht. Kindernahrungen und Pulvermilchpräparate in Tüten und Dosen, sauer und süß, machen die Ernährung zur Spielerei, die sich unter völligem Ausschluß eigenen Denkens nach einem beigegebenen Schema vollzieht; Versicherungsangebote für Berufsausbildung, Aussteuer, Knochenbrüche, einzuwerfende Fensterscheiben, Invalidität, Kinderlähmungsfolgen und Ableben schalten jedes Lebensrisiko aus; die Sparkasse wirbt mit einer Geschenkprämie im Sparbuch um den zukünftigen Sparer.

Haben wir das Erlebnis der Geburt als Mutter und Vater nicht vergessen und behalten es ein Leben lang, so werden wir aus der Verbundenheit mit unserem Kind einem solchen Denken nicht Platz greifen lassen wollen. Würden wir durch entsprechende Werbungen der Industrie unser Denken in diese Richtung reißen lassen, so würden wir das Kind auf diesen materiellen Weg bringen und nicht davor zurückschrecken, es mit allen vom Geist des Materialismus geprägten Segnungen zu versehen von minderwertigen Spiel- und Pflegeartikeln bis hin zu Kleidung mit Reklameaufdrucken.

Alles, was unser Kind braucht, ist eine Umgebung, die es in möglichst unegoistischer Weise aufnimmt und seiner Himmelsherkunft gemäß behandelt.

Folgende Ratschläge können den jungen Eltern nützlich sein, bis sie selbst ihren Weg gefunden haben:

1. Niemals Geld für Schund und minderwertige Gegenstände ausgeben.

2. Wenige Dinge und nur das unbedingt Notwendige kaufen, dafür aber auf gutes Material, gute Farben und gute Form achten. Gegenstände aus Naturholz (Spielzeug) sind in jedem Falle solchen aus Gummi oder Kunststoffen vorzuziehen. Handgearbeitete Dinge kaufen statt Massenartikel billiger Herstellung!

3. Dem kleinen Kind nur unzerbrechliche Gegenstände in die Hand geben! Vorsicht bei Zelluloidgegenständen!

4. Kaputtes und abgelegtes Spielzeug wegpacken. Dem Kind niemals zuviel Dinge auf einmal in die Hand geben, sonst züchtet man verwöhnte, anspruchsvolle Egoisten.

IX. Die Ernährung des Säuglings

1. Die Muttermilchernährung

Über die Muttermilch

Ein einzigartiges Vorbild und Beispiel jeder Ernährung ist die Muttermilchernährung.

Wenn nach der Geburt der Mutterkuchen, die Plazenta, die dem ungeborenen Kind bisher die Nahrung aus dem Blut der Mutter übermittelte, als „Nachgeburt“ zutage getreten ist, beginnt ganz langsam die Bildung der Muttermilch. Bis genügend von ihr vorhanden ist, wird das Kind auf die merkwürdigste Weise ernährt, die man sich denken kann, nämlich durch die Aufsaugung der „Käseschmiere“ durch die Haut (siehe *Vom neugeborenen Kind*).

Inzwischen hat sich zuerst die Vormilch (das Kolostrum) in den Brustdrüsen gebildet. Sie ist ganz besonders eiweißreich und für den Lebensanfang des Kindes von allergrößter Bedeutung, da das Neugeborene mit ihr konzentrierte Abwehrstoffe der Mutter erhält. Im Verlauf der nächsten Tage verwandelt sich diese Vormilch durch Verminderung des Eiweißgehaltes und erheblicher Vermehrung des Milchzuckers in die eigentliche Muttermilch. Solche merkwürdigen Veränderungen sind weder zufällig noch biologisch notwendig oder verständlich; man muß sie vielmehr mit der in diesen Tagen beginnenden Inkarnation der Geistseele des Kindes in Zusammenhang bringen.

Was über den Inkarnationsvorgang in früheren Kapiteln dargestellt wurde, waren die während der Embryonalentwicklung sich vollziehenden ersten Schritte zur Einkörperung der Geistseele des Kindes in den von seinen Eltern stammenden „Modelleib“. Die Stufen der weiteren Besitzergreifung des Körpers durch die höheren Wesensglieder nach der Geburt des Kindes lassen sich an der Zusammensetzung der Muttermilch geradezu ablesen.

Zunächst ist der große Eiweißgehalt der Vormilch bedeutsam, denn *Eiweiß* ist der eigentliche Träger des Lebens, genauer ausgedrückt: der lebendigen Bildekräfte. Aus der Vormilch und später aus der Muttermilch selbst erhält das Kind mit dem Eiweiß lebendige Bildekräfte der Mutter, die es, da sie arteigen sind, unmittelbar, also ohne große Verdauungsarbeit, aufnimmt. Zunächst sind ja die Verdauungsorgane des Neugeborenen zu größeren Verdauungsleistungen noch gar nicht fähig. Einem Neugeborenen, das die Vormilch nicht erhält, entzieht man damit wichtige Bildekräfte.

Die Muttermilch enthält außerdem *Kalk*. Dieser verleiht dem physischen Leib gemeinsam mit anderen mineralischen Bestandteilen zunehmend die erforderliche Festigkeit des Knochensystems und überhaupt die nötige Erdenschwere. Außerdem wird das ganze Nervensystem vorwiegend durch die *Mineralsalze* der Milch gebildet.

Das *Fett* der Muttermilch dient den Seelenkräften des Neugeborenen als Werkzeug beim Eingreifen und damit zum Einleben in den kindlichen Organismus. Fett wird in Wärme umgesetzt; dadurch hilft es den Ich-Kräften, in der Gestaltbildung tätig zu sein. Das ist besonders wichtig für die Rachitisverhütung.

Von ganz besonderem Wert ist aber der hohe *Milchzuckergehalt* der Muttermilch; er beträgt etwa sieben Prozent, jedenfalls erheblich mehr als der der Kuhmilch. Keine Haustiermilch außer der Stutenmilch enthält davon so viel wie die Frauenmilch. Die besondere Aufgabe des Milchzuckers liegt nun in der Anregung der Ich-Kräfte, die beim Kind auf dem Wege über das Gehirn die ganze kindliche Entwicklung maßgeblich steuern. Von ihnen gehen alle Wachstums- und Gestaltbildungsimpulse aus; sie formen den von den Eltern vererbten Leib in individueller Weise um; sie erscheinen mit den Seelenkräften in der langsam zunehmenden Bewußtheit des heranwachsenden Säuglings. Der Milchzucker, der nirgendwo sonst als nur in der Milch vorkommt, hat also eine ganz zentrale Aufgabe als physisches Instrument der feinsten Kräfte des Menschenwesens. Diese werden in ihrer Aufgabe unterstützt durch den *Phosphor* der Muttermilch, den die Ich-Kräfte ebenfalls in besonderer Weise zu benützen vermögen, und zwar ebenso bei gewissen Vorgängen der Gestaltbildung, wie auch beim Ingangbringen der Bewegungsvorgänge.

Diese kurzen Hinweise mögen genügen, um die tiefe Bedeutung der besonderen Zusammensetzung der Muttermilch zu erklären. Die junge Mutter soll durch diese Ausführungen noch einmal auf den unersetzlichen Wert der einzig vollkommenen Nahrung für ihr Kind hingewiesen werden (siehe auch die Tabelle *Nährstoffzusammensetzung der Frauenmilch* im Anhang).

Glücklicherweise ist der Unterschied zwischen der Frauenmilch und der Milch einiger Tiere nicht so erheblich, als daß man im Notfall nicht doch auf Tiermilch zurückgreifen könnte. Nächst der Frauenmilch ist wohl die Eselsmilch am geeignetsten für das Kind, dann Schafsmilch, dann Kuhmilch. Für uns kommt heute aber praktisch nur die Kuhmilch als Muttermilchersatz in Frage. Zur Verwendung von Ziegenmilch kann nur in Ausnahmefällen geraten werden, da durch sie unter Umständen eine bestimmte Form von Blutarmut erzeugt wird.

Allein die Muttermilch besitzt alle notwendigen Eigenschaften in wirklich vollkommener Weise. Beim Trinken an der Mutterbrust nimmt das Kind eine Nahrung auf, die immer die richtige Wärme und einwandfreie Reinheit besitzt und von Krankheitserregern frei ist. Sie überträgt Abwehrkräfte der Mutter gegenüber ansteckenden Krankheiten. Nicht nur Masern und Polio, sondern auch viele bakterielle Erkrankungen können durch die Wirkung und die Immunstoffe der Muttermilch abgewehrt werden. Dies gilt mindestens für die ersten vier Monate. Außerdem ist die Muttermilch so eingerichtet, daß die Kinder viel seltener Allergien dagegen entwikkeln wie z.B. gegen Kuhmilch, was auf das Fehlen des Betalactoglobulins zurückgeführt wird, das in der Kuhmilch enthalten ist. Nur unter abnormen Verhältnissen gibt es bei Muttermilchernährung eine Unter- oder Überernährung, denn wie die Zusammensetzung, so stellt sich auch die Menge der Milch jeweils auf die Bedürfnisse des älter werdenden Kindes ein und läßt die auch über die Geburt hinaus bestehende enge Verbundenheit zwischen Mutter und Kind erkennen.

Die Muttermilch ist eine Ganzheit, in der die vor der Geburt tätigen ernährenden Kräfte der Mutter weiterwirken. Ihren Wert für die Entwicklung des Kindes kann man nicht hoch genug einschätzen. So entwickeln sich Brustkinder fast ohne Ausnahme ungestört und harmonisch. Eine Brusternährung von vier bis fünf Monaten Dauer ist ein gesundheitlicher Gewinn für das ganze Leben, und zwar nicht nur für das des Kindes, sondern auch für das der Mutter. Denn Frauen, die ihr Kind gestillt haben, sind, wie die Statistiken zeigen, mehr als die anderen gegen Brustkrebs geschützt. Angesichts dieser Tatsachen kann eine Mutter nur den einen Wunsch haben, ihrem Kind diese Wohltat zu gewähren, zumal eine Brusternährung die Versorgung und Pflege des Kindes vereinfacht und jedes Stillen zu einem kleinen intimen Fest für Mutter und Kind wird.

Was soll ich in der Stillzeit essen?

Was schon für die Erwartungszeit an Wichtigem zu beachten war, gilt jetzt in besonderem Maße (siehe *Was soll ich in der Erwartungszeit essen?*). Ich bin es, die diesen Lebensquell für mein Kind bereitet aus meiner Nahrung, mit meinen Bildekräften – nur eine kurze Zeit, einige Monate meines Lebens. Aber, anders als bei den üblichen Ernährungsvorgängen, werden die Stoffe der Milch viel unmittelbarer den Ernährungssäften entnommen und als Lymphe den Brustdrüsen zugeführt. Das Kind hat entsprechend auch noch nicht die Fähigkeit, anderes als normale Milchsubstanz zu verdauen.

So ist zu verstehen, daß alles, was ich als Mahlzeit und Getränk zu mir nehme, sich schon nach kurzer Zeit in der Milch und in meinem Kinde spiegelt. Und habe ich etwa einen guten Schluck Wein genossen, so brauche ich mich nicht zu wundern, wenn das Kind während des nächsten Stillens sanft einschlummert, statt sich satt zu trinken. Alle Genußmittel, die ja auch für den Erwachsenen Gifte sind, schädigen auf dem Wege über die Milch das Kind. Alkohol und Nikotin müssen vermieden werden; sehr vorsichtig ist mit Kaffee und Tee umzugehen.

Die Diät einer stillenden Mutter soll leicht verdaulich, vitaminreich, mineralstoffreich und in jeder Hinsicht qualitativ vollwertig sein. Auf keinen Fall darf sie zu wenig Eiweiß enthalten. Wenn Bedürfnis nach Fleisch besteht, sollte es möglichst nur weißes, nicht zu fettes Fleisch von jungen Tieren sein; der Eiweißbedarf sollte aber vor allem durch Quark und andere nicht riechende und nicht scharf gewürzte Käsesorten gedeckt werden. Da viele Frauen, ebenso wie die Neugeborenen, mit Blähungen zu tun haben, ist der Zusatz von Kümmel, z.B. zum Käse oder auch zu Kartoffeln und Gemüse anzuraten. Notfalls kann man auch eine Tasse Fenchel- oder Kümmeltee trinken (eine große Prise Kümmel auf eine große Tasse Wasser, 10 bis 15 Minuten kochen lassen).

Blähungen werden oft durch Brot hervorgerufen, besonders wenn es frisch ist. Heute gibt es wieder die mit Kümmel, Fenchel und anderen Gewürzen gebackenen Brote, mit denen sich diese Beschwerden vermeiden lassen. Man wird sich also eine Brotsorte aussuchen, die bekömmlich ist und möglichst nicht zu Blähungsbeschwerden führt. Natürlich kommen nur Brote aus nicht zu stark ausgemahlenen Mehlen in Frage; auch die hellen Roggenbrote sind ihrer wichtigsten Nährstoffe durch Ausmahlen beraubt. – Anders ist es beim Demeter-Brot, -Zwieback und -Knäckebrot.

Zu Beginn der Hauptmahlzeiten sollten ein bis drei Eßlöffel rohgeriebenes Gemüse, vor allem rohe Möhren, gegessen werden, die man eventuell mit etwas Sahne anmachen kann. Das kommt aber nur in Frage, wenn das Gemüse anständig, d.h. nicht mit großen Mengen chemischer Düngemittel gedüngt oder mit gefährlichen Schädlingsbekämpfungsmitteln gespritzt wurde. Auch Rote Beete, Schwarzwurzeln, Rettich, Radieschen und Sellerie fördern die Milchbildung.

Der Genuß von rohem Obst ist wünschenswert; es kann in Abwechslung mit der Gemüserohkost vor den Hauptmahlzeiten gegessen werden. Oder auch zu anderen Zeiten, etwa als Zwischenmahlzeit.

Aber auch natürliche und gesunde Nahrungsmittel können Stoffe enthalten, die unmittelbar in die Milch übergehen und im

Kinde Reizwirkungen erzeugen. So kann der Genuß von Kohl beim Kinde Blähungen und Leibschmerzen verursachen. Manche Fruchtsäuren, z.B. Ananas, Erd- und Johannisbeeren, Apfelsinen und Zitronen oder auch Tomaten, erzeugen Wundsein, Nesselsucht oder Ausschlag. Selbst Honig, Milch und Milchprodukte und in den letzten Jahren zunehmend auch zu kurz gegarte Getreideprodukte können – von der Mutter genossen – beim Kinde Durchfall, Leibkrämpfe und Blähungen hervorrufen. Es ist darum genau zu beobachten, wie sich ein Kind nach dem Stillen verhält, um eventuell die eigene Ernährungsweise danach einzurichten (siehe auch das Kapitel *Mittel zur Vermehrung der Milchbildung*).

Es hat sich bewährt, nach 18 oder 19 Uhr kein Obst mehr zu essen und überhaupt die Abendmahlzeit auf etwa 18 Uhr zu verlegen, weil die Verdauungskräfte nachts schwächer sind als am Tage. Was also in den späten Stunden des Tages gegessen wird, bleibt zunächst unverdaut liegen und beschwert den Magen, drückt aufs Herz und begünstigt u.a. die Entstehung von Blähungen. Die erforderliche Flüssigkeit, z.B. Tee, kann aber auch noch später getrunken werden, ohne Beschwerden zu verursachen.

Hier sollen auch die Mütter angesprochen werden, die Arzneimittel zu sich nehmen müssen. In jedem Fall muß man den Arzt befragen, vor allem, wenn es sich um die oft über längere Zeit genommenen Schlafmittel, Psychopharmaka, Herz- und Kreislaufmittel oder um Antibiotika und Sulfonamide handelt. Auch Abführmittel, Corticoide, Asthmamittel und besonders Hormone und Diabetesmittel richten Schaden an. Manchmal muß dann das Stillen unterbleiben.

Auch ohne Verschulden der Mutter findet man heute in der Muttermilch schädliche Stoffe, die durch das Wasser, die Luft oder die Nahrung aufgenommen werden. Vorläufig ist das aber noch kein Grund, dem Säugling die Muttermilch vorzuenthalten.

Durch die Beachtung einiger einfacher Stillregeln läßt sich auch bei einer Erstgebärenden in wenigen Tagen das Ingangkommen der Milchbildung erreichen. Es ist also unnötig, mit viel Unruhe an die ersten Stillversuche zu denken. Die meisten Kinder verhalten sich beim Anlegen geschickt; sollte es aber nicht gleich gelingen, so ist das noch lange kein Grund zur Mutlosigkeit.

Auf jeden Fall ist es gut, das Kind sofort nach der Geburt anzulegen, damit es die Brustwarzen „anfassen" lernt. Es saugt dann am kräftigsten. Später ist es meist schon zu müde. Das Kind erhält bei diesem frühzeitigen Anlegen noch kaum Nahrung. Der Wert dieses Ansaugens besteht vielmehr in einer Erleichterung und Beschleunigung der Milchbildung. Die Milch kommt auf diese Weise ruhiger in Gang und „schießt" nicht in so unangenehmer Weise ein, wie es oft bei Einhaltung der in den meisten Kliniken üblichen vierundzwanzigstündigen Nahrungspause geschieht. Frühes Anlegen fördert zudem die enge Bindung von Mutter und Kind.

Im Wochenbett wird natürlich im Liegen gestillt. Das Neugeborene wird der Mutter frisch gewindelt in den Arm derjenigen Brustseite gelegt, die entleert werden soll. Die Mutter liegt, durch Kissen unterstützt, so bequem und entspannt wie möglich auf der Seite, der Kopf des Kindes liegt etwa auf gleicher Höhe mit der Brust. Jetzt faßt die Mutter den ganzen Warzenhof mit Zeige- und Mittelfinger der freien Hand und drückt die Warze etwas nach außen. Die andere Hand faßt den Kopf des Säuglings, so daß dessen Mund die Brustwarze spürt. Das Kind öffnet dann instinktiv den Mund, und die Lippen umschließen die Warze und einen Teil des Warzenhofes so fest, daß durch Vor- und Zurückschieben des Kiefers in der Mundhöhle ein Vakuum entsteht, in das die Milch einströmt.

Diese Saugarbeit ist eine beachtliche Kraftleistung. Sie wird im Verlauf einer normal langen Stillzeit vom Kinde etwa eine Million mal ausgeführt. Dabei wird auch eine gesunde Kiefer- und Mundentwicklung erreicht, die beim Trinken mit einem Gummisauger zum Schaden des Kindes weitgehend wegfällt.

Wichtig ist beim Anlegen übrigens noch, daß die Mutter mit dem Zeigefinger dem Kinde die Nase zum Atmen freihält.

Wenn das Wochenbett vorüber ist, stillt man am besten auf einem bequemen Stuhl oder Sessel sitzend, wobei die Füße auf einer Fußbank so erhöht stehen, daß das auf einem Kissen ruhende Kind hoch genug liegt, um die Brust mühelos zu erreichen. Weder die Rücken- noch die Arm- oder Beinmuskulatur der Mutter darf dabei angespannt sein; das Kind muß sich gleichfalls in ganz natürlicher Lage befinden, auch sein unter dem Körper liegendes Ärmchen muß bequem gelagert werden.

Um Brustdrüsenentzündungen zu vermeiden, sollen Oberkörper und Arme der Mutter durch ein wollenes Bettjäckchen warmgehalten werden; auch das Kind braucht beim Trinken Wärme und wird daher in eine leichte Decke eingehüllt. Wenn jetzt im Zimmer Ruhe herrscht und das Kind durch nichts abgelenkt wird, wird es sich mit ganzer Konzentration dem Trinken hingeben.

Nach etwa drei Minuten hat das Kind den größten Teil der Mahlzeit bereits getrunken. Jetzt wird es abgenommen, wobei man einen Finger zwischen Brustwarze und den Mundwinkel des Babys schiebt; es wird aufgerichtet, damit es leichter die verschluckte Luft zurückgeben kann. Man nennt dies bekanntlich „Bäuerchen machen". Dabei kann man durch Klopfen mit der flachen Hand auf die untere Hälfte des Rückens etwas nachhelfen. Wenn dieses Aufstoßen der Luft mehrmals erfolgt ist, wird das Kind wieder angelegt und darf dann trinken bis zur Sättigung. Oft schläft es dabei ein. Am Schluß der Mahlzeit ist zwar die Milch fetter als am Anfang, doch werden in den letzten Minuten nur noch Tropfen getrunken. Durch zu langes Trinkenlassen werden aber die Brustwarzen leicht wund und das Risiko einer Brustdrüsenentzündung erhöht sich.

Die Stilldauer beträgt in den ersten Lebenswochen zehn Minuten, später höchstens zwanzig Minuten. Ein Kind, das nicht mehr mit vollem Appetit trinkt, sondern spielt oder gar einschläft, wird abgenommen. Es wird dann bei der nächsten Mahlzeit hungriger sein und bei konsequenter Fortsetzung dieses Verfahrens sich bald an ein gleichmäßiges Trinken gewöhnen. Diese Maßnahme gilt allerdings nur für ganz gesunde Kinder. Ist die eine Brust leer und das Kind offensichtlich noch nicht ganz gesättigt, kann man es unbedenklich noch an die andere Seite anlegen. Besonders in den ersten Wochen und regelmäßig bei der Abendmahlzeit wird man so verfahren. Nur muß man sich durch Abdrücken der Milch Gewißheit verschafft haben, daß die zuerst gereichte Brust ganz entleert ist (siehe *Die Entleerung der Brust*).

Am Ende der Mahlzeit läßt man das Kind erneut aufstoßen, möglichst mehrere Male, sonst stört die verschluckte Luft die Ruhe des Verdauens und das Kind weint wegen Leibschmerzen (siehe *Vollwertige Säuglingsernährung*). Abschließend werden die Brustwarzen mit einigen Tropfen Zitronensaft eingerieben. Man kann auch Johanniskrautöl oder Wala-Mundbalsam auftragen; oder zur Kräftigung der Brustwarzen Myrrhe-Tinktur (2-3 Tropfen auf 1/2 Tasse Tee) oder Salbei-Tinktur benutzen. Sind die Brustwarzen wund geworden, hilft Stibiumsalbe 0,4%.

Es ist ganz selbstverständlich, daß sich die Mutter vor jeder Mahlzeit die Hände wäscht und die Brustwarzen mit einem sauberen Läppchen, besser noch mit Watte und abgekochtem Wasser, abwäscht, bevor das Kind angelegt wird. Unbedingte Sauberkeit ist zur Vermeidung einer Brustdrüsenentzündung notwendig, jedoch ist es unnötig und unzweckmäßig, dabei Alkohol oder Desinfektionslösungen zu verwenden.

Die Entleerung der Brust

Manche Mütter haben mehr Milch als ihr Kind braucht. Wenn es also nicht mehr eifrig trinkt und damit zeigt, daß es gesättigt ist, wird es abgelegt. Dann ist aber die restlose Entleerung der Brust ganz besonders wichtig, damit es nicht zu Milchstauungen oder gar zu einer Brustdrüsenentzündung (siehe den folgenden Abschnitt) kommt.

Das Entleeren der Brust kann einmal durch Abdrücken mit der Hand geschehen. Dabei umfaßt die Mutter die Brust mit beiden

Händen, die Daumen liegen oben, die anderen Finger halten von unten gegen. Mit dem Daumen streicht die Stillende melkend in Richtung auf die Warze, so daß sich die Milch im Strahl entleert. Manche Frauen lernen es bald, in ähnlicher Weise aber nur mit einer Hand abzudrücken. Am besten geschieht dieser Vorgang in sitzender Haltung, dabei halten die mit einem sauberen Tuch bedeckten Oberschenkel ein durch Auskochen gesäubertes Gefäß (z.B. Milchflasche mit großem Glastrichter). Die so aufgefangene Milch wird in gut verschlossener Flasche kaltgestellt. Sie kann dann entweder für das eigene oder ein fremdes Kind verwendet werden, dieses allerdings nur, wenn durch ärztliche Untersuchung völlige Gesundheit der Milchspenderin nachgewiesen ist.

In manchen Fällen ist es leichter, eine Milchpumpe zu verwenden. Das Abdrücken mit der Hand gibt allerdings meist bessere Ergebnisse. Nach Zusammendrücken des Gummiballons wird die Pumpe fest auf die Brust aufgesetzt, sie saugt sich nach Loslassen des Ballons an und zieht dabei die Warze weit in den Trichter hinein. Jetzt kann man durch Zusammendrücken und Loslassen des Ballons Milch ansaugen, die sich in einem an der Pumpe befindlichen Gefäß sammelt. Nach jeder Benutzung muß die Pumpe sorgfältig in Wasser ausgekocht und in einem durch Bügeln steril gemachten Tuch aufbewahrt werden.

Die dritte Möglichkeit ist das Abpumpen mit einer elektrischen Pumpe. Sie ist in jeder Apotheke auf Kassenrezept leihweise zu haben. Mütter mit Hohlwarzen oder anderen Stillschwierigkeiten können sich davon eine Erleichterung erhoffen.

Zum Problem der Brustdrüsenentzündung

Stockender Milchfluß und ein geröteter Bezirk der Brust, eventuell auch etwas Fieber, deuten auf eine beginnende Brustentzündung hin.

Das Wichtigste ist, sofort einen Arzt zu Rate zu ziehen. Bis sich der Arzt kümmern kann, sollten mit Retterspitzwasser oder mit Magerquark (von Zimmer- nicht Eisschrank-Temperatur) Umschläge gemacht und vor allem die Milch mit einer elektrischen Pumpe wieder zum Fließen gebracht werden. Das Kind weiter stillen, wenn irgend möglich.

Hausmittel wie Arnica D_4 (10 Tropfen) und Echinacea D_3 (10 Globuli) sind günstig, ebenso bei Fieberneigung Argentum met. D_{20} (1 Messerspitze). Jeweils alle zwei Stunden nehmen.

Brustdrüsenentzündung hängt nicht selten mit Verkühlung zusammen. Die häufigste Ursache aber sind Aufregungen, gegen die man heute sehr gut mit homöopathischen Mitteln vorbeugen kann.

Die Stillzeiten

Bis die Milch in genügender Menge fließt wird nach keinem bestimmten Rhythmus gestillt, sondern immer, wenn sich das Kind meldet. Dann entwickelt sich langsam und allmählich ein Rhythmus von 4 – 4 1/2 Stunden.

Man beginnt morgens mit der schwerer fließenden Brust und gibt, besonders bei der letzten Mahlzeit, auch noch die andere Seite, bis das Kind voll gesättigt ist.

Nach alter Gewohnheit gibt man die Mahlzeiten etwa um sechs, zehn, vierzehn, achtzehn und zweiundzwanzig Uhr und anfangs ohne Bedenken auch um zwei Uhr nachts, weil durch den sechsmal wiederholten Saugreiz erfahrungsgemäß die Milchbildung besonders stark angeregt wird. Das Kind darf zum Trinken ruhig geweckt werden.

Gut ist es, möglichst gleichmäßige Trinkpausen einzuhalten, da der Magen zur Verdauung und Erholung Zeit braucht. Man sollte das Kind allmählich an diesen Rhythmus gewöhnen und nicht zu schnell reagieren, wenn es schreit. Die damit verbundene Unruhe schadet Mutter und Kind. Ständig wechselnde Stillzeiten sind auf Dauer nervenaufreibender als einige Tage Bemühen um einen klaren Rhythmus. Außerdem kommt es sonst mit der Zeit zur Verwöhnung.

Während also bei den Trinkzeiten Gleichmäßigkeit und Ordnung gut sind, wäre es falsch, vom Kinde zu verlangen, daß es bei jeder Mahlzeit unbedingt die gleiche Menge trinkt. Bei einem gesunden Kind ist es überflüssig, jede Mahlzeit nachzuwiegen.

Die Ernährung in den ersten Wochen

Am ersten Lebenstag erhält das Kind beim Anlegen höchstens einige Tropfen Nahrung. Wenn aber nach der Geburt der Mund des Kindes trocken und dunkelrot ist, hat es Durst und braucht zu trinken. Dann gibt man bis zum Einschießen der Milch in Abständen mit dem Löffelchen etwas Tee (z.B. aus Anis, Fenchel, Kümmel, Kamille und Schafgarbe zu gleichen Teilen = Spec. carminativae) mit Prunus-Elixier gesüßt, um den fehlenden Zucker bzw. die fehlende Flüssigkeit zu ersetzen.

In den ersten Tagen erscheint noch nicht die eigentliche Muttermilch, sondern eine zähe, gelbliche Flüssigkeit, die Vormilch (das Kolostrum). Diese ist für die Gesundheit des Kindes so wichtig, daß jeder Säugling sie bis zum letzten Tropfen erhalten sollte. Wenn die Milch noch nicht ausreicht, kann mit dem Löffelchen noch etwas Tee nachgefüttert werden.

Die Mengen, die das Kind anfangs trinkt, sind praktisch nicht meßbar. Es wird darum in den ersten Tagen angelegt, wann immer es sich meldet (siehe auch *Soll das Neugeborene im gleichen Zimmer bleiben oder nicht?*), zumal der wiederholte Saugreflex die Milchbildung sehr fördert.

Die Neugeborenen sollten nur einmal kurz nach der Geburt gewogen werden, dann erst wieder nach fünf oder sechs Tagen. Die Trinkmengen sind vorher nicht meßbar. Das häufige Wiegen irritiert die Mutter lediglich.

Am fünften oder sechsten Tag ist die Milchbildung meist richtig in Gang gekommen und das Kind meldet sich in immer größeren Abständen. Bis es aber den angestrebten 4 – 4 1/2 Stunden-Rhythmus einhalten kann, vergehen in der Regel etwa sechs Wochen (siehe auch das Kapitel *Die Stillzeiten*).

Auch das voll gestillte, gut gedeihende Kind sollte ab der achten Woche Beikost erhalten. (Hinweise dazu finden sich im Abschnitt

Die erste Beikost und in den entsprechenden Abschnitten des Kapitels zur *Flaschenernährung des Säuglings* bei den einzelnen Monaten sowie in der Tabelle *Aufbau der Ernährung eines „Flaschenkindes" im ersten Lebensjahr* im Anhang).

Schwierigkeiten beim Stillen

Gewiß, es gibt Frauen, deren Brüste keine Milch haben, in seltenen Fällen sogar von Anfang an nicht. Das sind aber große Ausnahmen, deren Ursachen wohl in der Konstitution liegen. Meist aber werden bei den ersten Stillversuchen Fehler gemacht, die leicht zu vermeiden wären.

Leider gibt es Kliniken, die den Müttern nicht genügend zuraten, manchmal aus kosmetischen Gründen sogar abraten, selbst zu stillen, „da es heute so gute Fertigmilchpräparate gibt". Wir werden uns bei Besprechung der künstlichen Ernährung noch mit derartigen unverantwortlichen Ratschlägen beschäftigen müssen.

Es gibt auch Medikamente, die die Milchbildung ungünstig beeinflussen können. Sogar Abführ- und Schlafmittel wirken in dieser Richtung, indem sie entweder direkt die Milchbildung oder indirekt das Kind beeinflussen, das dann infolge Durchfalls oder Schläfrigkeit nicht genügend trinkt. Schließlich kann auch die Gelbsucht der Neugeborenen, auch wenn sie nicht ärztlich behandelt werden muß, zu einer vorübergehenden Trinkschwäche führen.

Wenn alle jungen Mütter den Wert und den Sinn des Stillens für sich selbst und für ihr Kind voll begriffen, würde es sehr viel mehr selbstgestillte Kinder geben.

Einzelne Frauen wird es wohl leider immer geben, die aus Eitelkeit nicht selbst stillen wollen, weil sie eine Verschlechterung der Form ihrer Brüste befürchten. Hätten diese Frauen in der Schwangerschaft und in der Stillzeit ihre Brüste richtig behandelt, so brauchten sie diese Sorge nicht zu haben. Falsche Lebensweise, ungenügende körperliche Betätigung, zu wenig Sport, besonders Schwimmen, und ungeeignete Büstenhalter können das Gewebe der Brustdrüse zur Erschlaffung bringen. Frauen, die solche Sorgen haben, sollten sich rechtzeitig beraten lassen. Eine neue Schwangerschaft kann in jeder Hinsicht ein neuer Anfang sein. Junge Mütter, die zum Beispiel ihr erstes Kind nicht stillen konnten, vermögen es unter Umständen beim nächsten ohne weiteres. Aber seinem Kinde die ihm von der Natur bestimmte Nahrung aus den erwähnten egoistischen Gründen zu verweigern, ist eine nicht zu verantwortende Tat. Außerdem wird der dadurch beabsichtigte Zweck meist doch nicht erreicht, jedenfalls bleibt dieses Vorgehen nicht ohne Gefahr für die Frau selbst, die sich ihrer mütterlichen Aufgaben ohne die selbstverständliche Rücksicht auf die Gesundheit ihres Kindes zu entziehen sucht. Es ist bekannt, daß Frauen, die nicht gestillt haben, leichter Brustkrebs bekommen. Ärzte sollten sich also solch törichtem Ansinnen unreifer Frauen widersetzen.

Außer den bereits erwähnten Störungen gibt es noch einige seltenere Schwierigkeiten beim Stillen: Kleine oder flache Brustwarzen sollte man schon während der Schwangerschaft auf das Stillen vorbereiten, indem man sie öfter zwischen Daumen und Zeigefinger hin- und herrollt und täglich mit einigen Tropfen Zitronensaft einreibt oder morgens und abends bürstet. Direkt vor dem Stillen kann man noch kurz einen kalten Waschlappen auflegen.

Manche Brustwarzen, sogenannte Hohlwarzen, sind aber so flach, daß sie dem Kinde das Anfassen mit dem Munde unmöglich machen. Solche Warzen müssen in der Schwangerschaft mehrmals täglich mit dem Finger befreit oder mit einer Milchpumpe angesaugt werden. Hohlwarzen können aber auch umgeformt werden, indem man sogenannte „Brustschilder" trägt. Sie werden auf die Hohlwarzen aufgesetzt und sind in Apotheken oder bei der Hebamme zu bekommen. Man sollte spätestens drei Monate vor der Geburt mit dem Tragen beginnen.

Nach der Geburt wird man bei genügendem Geschick eventuell mit „Saughütchen" aus Gummi zurechtkommen, oder die Milch muß mit einer Milchpumpe abgezogen und dem Kind nach vorherigem Anwärmen in der Flasche gereicht werden. Mütter mit voller Einsicht in den Wert ihrer Milch schaffen es auf diese Weise monatelang, aber es gehört viel Energie und Geschick dazu (siehe *Die Entleerung der Brust*).

Nicht ganz selten kommt der „Milchfluß" vor, ein dauerndes Abtropfen der Milch, das manchmal zu völligem Ausfließen der Brüste führt. In leichteren Fällen hilft man sich durch Vorlegen eines sauberen gut aufsaugenden Tuches, das genügend oft gewechselt wird, um eine Entzündung der Brustwarzen zu verhindern. In schweren Fällen versucht man mit einem Glasgerät, dem „Milchfänger", möglichst viel von der so wertvollen Milch für das Kind zu retten.

Es gibt aber auch die „schwergehende Brust", die also im Gegensatz zu der vorher erwähnten die Milch nur schwer hergibt. Das tritt akut bei sehr heftigem Einschießen der Milch auf. Die Brüste werden dann hart und gespannt, so daß es für das Kind fast unmöglich ist zu trinken. In diesem Falle drückt oder pumpt man vor dem Anlegen so viel Milch ab, bis die Brust weniger Spannung hat. Gerade zur Vermeidung dieser Störung, die besonders bei Erstgebärenden auftritt, empfehle ich das mehrmalige Anlegen und Ansaugen der Neugeborenen bereits am ersten Lebenstag und das Lockern der Milch vor dem Anlegen durch massierendes Streichen der Brust in Richtung auf die Warze. Bei diesem Vorkommnis ist die restlose Entleerung der Brust durch den Säugling oder mit der Pumpe von größter Wichtigkeit, da sonst sehr leicht eine Milchstauung auftritt.

Ist das Kind auffallend unruhig und weint es viel, so ist zu vermuten, daß die Tagestrinkmenge nicht ausreicht. Man kontrolliere dann die Trinkmengen der einzelnen Mahlzeiten, indem man das Kind im Windelpack vor und nach dem Trinken wiegt und so die Gesamttrinkmenge des Tages ermittelt. Wenn das Kind zu wenig Nahrung erhält, gibt man nicht gleich die Flasche mit Kuhmilch, sondern versucht, es mit leicht gesüßtem Tee zu befriedigen. Das Kind wird dann mehr Durst haben, stärker saugen und so eine Steigerung der Milchmenge bewirken. Man selbst kann ihm dabei helfen, indem man u.a. größere Mengen Flüssigkeit zu sich nimmt (siehe *Mittel zur Vermehrung der Milchbildung*).

Es gibt auch Neugeborene, die zum Saugen noch zu schwach sind, zum Beispiel manche Frühgeburten. Für diese ist das Abpumpen richtig und rettet ihnen oft das Leben, denn gerade solche Kinder sind auf die Muttermilch besonders angewiesen.

Kindern mit Mißbildungen des Kiefers, etwa einer Hasenscharte, hilft man heute gleich nach der Geburt mit einer den Spalt abdeckenden Gaumenplatte. Diese Kinder haben aber oft einen unbändigen Lebenswillen und gedeihen fast von selbst.

Jede auffallende Ungeschicklichkeit des neugeborenen Kindes beim Saugen ist Anlaß genug zur Hinzuziehung eines erfahrenen Kinderarztes. Auch eine „Trinkfaulheit", wenn sie längere Zeit besteht, kann krankhaft sein, was nur ein Arzt richtig beurteilen kann.

Durch plötzlichen starken Schreck oder Aufregung kann „die Milch wegbleiben". Meist handelt es sich dabei aber nicht um ein wirkliches Versiegen der Milchproduktion, sondern nur um einen krampfhaften Verschluß der Milchgänge. Durch ein Glas Tee mit Schlehensirup oder einige Tropfen Baldriantinktur in Zuckerwasser, besser noch durch ein beruhigendes Gespräch, kann eine Entspannung der Brust aber schnell wieder hergestellt werden.

Wird die Mutter krank, kann das Kind in jedem Fall weiter gestillt werden (auch bei Brustdrüsenentzündung!), lediglich bei Tuberkulose und Krebs muß sofort abgestillt werden.

Erkrankt das kleine Kind in den ersten Wochen, z. B. an Keuchhusten, wird es über die stillende Mutter behandelt.

Zeigt das Kind leichte Hautausschläge, gibt man ihm zwischendurch Tee von wilden Stiefmütterchen. Hat es starke Ausschläge, behandelt man die Mutter, als ob sie selbst Ausschläge hätte: der Genuß von Fleisch, Wurst, Eiern und Fisch müssen unterbleiben, dafür sollte viel Hirse gegessen werden.

Bei gestillten Kindern dauert die Gelbsucht meist etwas länger. Das ist aber kein Grund, das Stillen zu unterlassen. Die übliche Gelbsucht des Neugeborenen ist nicht gefährlich, doch hilft vieles Trinken, die Giftstoffe aus dem Blut zu schwemmen, auch darum sollte man das Kind in der ersten Zeit häufiger anlegen bzw. ihm

Tee anbieten. Verursacht die Gelbsucht eine starke Mattigkeit, sollte man diese mit Cardiodoron-Tropfen in kleiner Dosierung zu beheben suchen.

Mittel zur Vermehrung der Milchbildung

Von vielen Schulmedizinern wird diese Frage geradezu leidenschaftlich bestritten. Der mit biologischen Mitteln arbeitende Arzt kennt aber eine ganze Reihe wirksamer Mittel, die auch dem Einwand einer rein suggestiven Wirksamkeit standhalten. Es hat sich neben der Empfehlung großer Ruhighaltung in körperlicher Hinsicht, also viel Schlaf und wenig Arbeit im Haushalt, der Milchbildungstee (Weleda) sehr bewährt. Man trinkt davon dreimal täglich eine Tasse. Dieser Milchbildungstee hat außerdem eine sehr wohltuende Wirkung auf Verdauung und auf Blähungen bei Mutter und Kind. Trinkt die Mutter aber mehr als drei Tassen, kann das Kind Durchfall bekommen.

Für eine genügende Milchbildung wird neben der entsprechenden Ernährung (siehe *Was soll ich in der Stillzeit essen?*) natürlich vorausgesetzt, daß die Mutter entsprechend große Mengen von Getränken zu sich nimmt. Es genügt also nicht, den Durst zu stillen, sondern darüber hinaus muß möglichst ein Liter leicht angewärmte Milch, Fruchtsaft, stilles oder halbstilles Mineralwasser, Malzkaffee oder Kräutertee getrunken werden. Das traditionelle Ammenbier erfüllt denselben Zweck, von ihm ist aber wegen des, wenn auch geringen, Alkoholgehaltes abzuraten. Anders ist es mit Schlehenelixier, Birkenelixier, Sanddorn und Hagebuttentee. In Frage kommen auch Buttermilch, Joghurt und Sauermilch; schwacher Bohnenkaffee nur ausnahmsweise.

Außerdem gibt es ein sehr wirksames Milchbildungsöl (Weleda), mit dem die Brüste mehrmals täglich eingerieben werden. Sie werden dadurch stark durchblutet und durchwärmt. Die damit zu erreichende Steigerung der Milchmenge ist oft erstaunlich. Man sollte es neben dem Milchbildungstee und eventuell vom Arzt verordneten biologischen oder homöopathischen Arzneien verwenden.

Kälte behindert die Milchbildung. Daher ist es wichtig, Brust und Arme immer gut warm zu halten. Aber auch eisgekühlte Speisen und Getränke sollte man meiden, und die Hände nicht lange in kaltes Wasser halten, z. B. beim Wäschewaschen.

Doch das wirkungsvollste und einfachste Mittel zur Anregung der Milchbildung ist sicher das häufige Saugenlassen des Neugeborenen in der ersten Zeit.

Das Beifüttern

Ist die Muttermilchmenge aber doch zu gering, dann muß man beifüttern. Man gibt erst die Brust und stellt dann durch Wiegen auf einer Babywaage (in Apotheken zu mieten) fest, wieviel getrunken wurde. Dann gibt man den Rest mit der Flasche. Dabei ist zu beachten, daß das Loch des Saugers so klein ist, daß das Trinken aus der Flasche die gleiche Anstrengung verursacht wie an der Brust. Die zur Probe auf den Kopf gestellte Saugflasche darf nur tropfen, nicht etwa rinnen oder gar laufen. Andernfalls wird das Kind verwöhnt und macht dann beim Stillen Schwierigkeiten.

Zum Beifüttern nimmt man Mandelmilch (siehe Anhang) oder Demeter-Getreideschleim, dessen Zubereitung im Abschnitt *Die Flaschennahrung und ihre Herstellung* beschrieben ist.

Die erste Beikost

Wird zu lange ausschließlich gestillt, gibt es oft erhebliche Schwierigkeiten: die Kinder weigern sich dann, andere Nahrung zu nehmen. Es empfiehlt sich also, ab der achten bis zehnten Woche mit wenigen Teelöffelchen Karottensaft oder kleinen Mengen Obstbrei zu beginnen, die man langsam steigernd zur Brustmahlzeit anbietet. Bei guter Verträglichkeit kann diese Beikost bis zu einer Menge von 2 x 30 g gesteigert werden.

Ab der zwölften Woche wird man anstelle des Karottensaftes Karottengemüse (wegen der leichteren Verdaulichkeit mit Blattgemüse gemischt) anbieten und wird auch hier langsam steigern.

Ob man bei dem sieben bis acht Wochen alten Kind mit Karottensaft oder einer Obstfütterung beginnt, wird sich im wesentlichen nach der Konstitution des Kindes richten. Auch hier kann nur als Anhalt folgende Faustregel mitgegeben werden: hellwachen, kleinköpfigen, zarten Kindern wird man zunächst Obst zufüttern; verschlafene, noch ganz „in-sich-ruhende“, rundliche, großköpfige Kinder wird man eher in dieser Zeit schon Karottensaft oder wenige Tropfen Obstsaft geben können.

Im vierten Lebensmonat wird die Obstmahlzeit als Zwieback-Obst-Brei (siehe *Der Obstbrei*) oder auch in Form einiger Löffelchen geriebenen Apfels oder zerdrückter Banane angeboten. Ob die Beikostmahlzeiten vor oder nach dem Stillen gegeben werden, wird sich auch wieder sehr nach den Eßgeschicklichkeiten des Kindes und den Erfahrungen der Mutter richten. Die Ernährung eines gestillten Kindes im fünften und sechsten Lebensmonat wird somit neben den vier Brustmahlzeiten vormittags eine Gemüsebeikost und am Nachmittag einen Obstbrei enthalten. Eine Zufütterung von fleischhaltiger Beikost zur Muttermilch-Ernährung ist nicht notwendig. Ohne weiteres können aber Gemüse- und Obstbrei in dieser Zeit (ab fünften Monat) etwas mit Demeter-Getreideerzeugnissen angereichert werden. Schließlich wird sich mit zunehmender Beikostfütterung im fünften oder sechsten Monat zunächst eine, später auch eine zweite Stillmahlzeit erübrigen. Das Abstillen hat begonnen.

Etwa ab dem 8. Monat erhält das Kind einen Brei aus Zwieback, Fencheltee und Obst, mit Sucanat (natürlichem Zucker) gesüßt. Honig bringt häufig in diesem Alter noch Verdauungsprobleme.

Ungefähr ab dem 9. Monat füttert man dann abends einen Milchbrei, zuerst mit Mandelmilch, später mit Kuhmilch oder besser noch mit Bioghurt mit rechtsdrehender Milchsäure.

Das Kind kann jetzt auch fein gemahlenes Müsli erhalten, das man über Nacht z.B. in Volvic-Wasser oder in anderes reines Quellwasser (siehe *Von der Wasserqualität*) einweicht. Morgens das Müsli kurz aufkochen. Kollath-Müsli sollte man Säuglingen nur vorübergehend als Heilnahrung geben, wenn er Hautausschläge hat. Es ist für die Verdauung noch zu mächtig und entzieht dem Kind deshalb zuviel Kräfte, die es zum Aufbau nötig hat. Da der Wärmeorganismus im allgemeinen in diesem Alter noch sehr schwach ist, braucht er Schutz, auch von innen.

Weitere Hinweise zur Ernährung finden sich im Kapitel *Die Flaschenernährung des Säuglings* bei den entsprechenden Monaten und in den Ernährungstabellen im Anhang.

Was tue ich, wenn mein Kind die Brustnahrung ablehnt?

Dieses Ereignis tritt manchmal ein, wenn das Kind zu schwach ist, den erheblichen Kraftaufwand aufzubringen, der beim Saugen an der Brust nötig wäre. Oder man hat dem Kind gelegentlich die Flasche mit zu großem Loch im Sauger gegeben; dann will das Kind lieber aus der Flasche trinken, weil es da leichter geht als beim Saugen aus der Mutterbrust. Über Trinkschwierigkeiten wegen Schnupfens siehe das entsprechende Kapitel.

Es gibt aber auch eine „Brustscheu", die besonders dann vorkommt, wenn Mutter und Kind an gesteigerter, nervöser Reizbarkeit leiden. Der Angstschweiß der Mutter hindert dann das Kind am Trinken. Sie muß also sich und dem Kind mehr Ruhe gönnen. Oft wird der Arzt mit unschädlichen Beruhigungsmitteln eingreifen, etwa mit einem Beruhigungstee oder dergleichen. Mit genügender Geduld läßt sich diese Brustscheu meist überwinden und das Kind zu normalem Trinken bringen.

Gewichtszunahme und normales Fortschreiten der Entwicklung

Es gibt eine Reihe kleiner Anzeichen zur Beurteilung der gesunden Entwicklung der Kinder und zum Beweis der Richtigkeit der für sie gewählten Nahrung. Weiter vorn war schon die Rede von dem köstlichen Körperduft, den ein gesundes Kind ausströmt. Ernährungsstörungen, vor allem auch eine Unterernährung, verändern diesen Duft oder bringen ihn sogar zum Verschwinden. Das gesunde Brustkind zeigt diesen Duft deutlicher als das Flaschenkind.

Im übrigen erkennt man sein Wohlbefinden an der strahlenden Laune, dem glänzenden Blick, der Lebhaftigkeit und Energie der Bewegungen und dem schnellen Reagieren auf Anrufe. Die Haut ist straff, das Fettpolster reichlich, das Muskelfleisch am ganzen Körper fest. An der Innenseite der Oberschenkel zeigt die Haut meist zwei ausgeprägte Falten. Der Bauch ist gewölbt und nicht eingesunken.

Ein wichtiges Zeichen ist natürlich auch der gleichmäßige Gewichtsanstieg (siehe *Einige wissenswerte Zahlen*). Bei einem Kind, für dessen Gesundheit die eben erwähnten Kennzeichen sprechen, genügt es, alle acht Tage das Gewicht zu kontrollieren. Man wiegt es immer zur gleichen Tageszeit, am besten morgens und natürlich vor der Mahlzeit. Durchschnittlich beträgt die Gewichtszunahme täglich etwa zwanzig bis dreißig Gramm, wenigstens in den ersten vier bis sechs Wochen, mit Ausnahme der normalen Gewichtsabnahme nach der Geburt.

Wenn das Gewicht nicht steigt, besteht wahrscheinlich eine Unterernährung. Man prüft dann, ob die Nahrungsmenge ausreicht. Zwischen Kindern von robusten und solchen von weniger kräftig gebauten Eltern besteht manchmal ein Unterschied in der Gewichtszunahme.

Selbst bei Brusternährung kann es, wenn auch selten, zu einer nicht ganz ungefährlichen Überernährung kommen, und zwar bei Frauen, die sehr leichtgehende Brüste haben und sehr viel Milch besitzen; wenn dann nicht aufgepaßt wird, bekommen die Kinder zu viel Muttermilch, was meist eine ganze Weile gut geht, bis plötzlich eine Ernährungsstörung eintritt. Daher darf das Kind in den ersten Wochen nur zehn Minuten, später nicht länger als zwanzig Minuten trinken, und es muß von der Brust abgenommen werden, sobald es nicht mehr mit vollem Appetit trinkt.

Die eine Hauptregel jeder Ernährung lautet also: Veranlasse nie ein Kind, mehr Nahrung aufzunehmen als seinem Appetit entspricht!

Eine zweite Hauptregel heißt: Versuche mit der kleinsten Nahrungsmenge auszukommen, bei der das Kind gut gedeiht! Kinder, bei denen durch Beachtung dieser beiden Regeln der gesunde Instinkt für die richtige Nahrungsmenge erhalten geblieben ist, werden niemals im Leben zu viel essen oder trinken. Sie werden immer guten Appetit und keinerlei Gewichtsprobleme haben.

Die Dauer der Stillzeit

Normal und erstrebenswert ist es, fünf Monate hindurch voll zu stillen und dann langsam abzustillen, so daß das Kind mit sieben, spätestens mit neun Monaten keine Muttermilch mehr erhält. Auch Mütter, die noch reichlich Milch haben, sollten sich an diese Regeln halten. Es hat sich gezeigt, daß zu lange gestillte oder einseitig mit Milch ernährte Kinder lange unselbständig und babyhaft bleiben, sich nicht von der Mutter lösen können und in späterem Alter zu bestimmten Erkrankungen wie Durchblutungsstörungen, Gefäßverkalkung usw. neigen. Auch in dieser Entwicklung gibt es also Gesetzmäßigkeiten, die nicht ohne Schaden mißachtet werden dürfen.

Bei zu langer Muttermilchernährung wird der Termin versäumt, an dem sich die Kinder weiter von der Mutter loslösen und auch in bezug auf die Ernährung auf die eigenen Beine gestellt werden müssen. Es ist das Alter, in dem das Kind sich aufrichten lernt und in dem die Zähne erscheinen; es muß jetzt kauen lernen und darf bei den Mahlzeiten der Familie dabeisitzen. In dieser Zeit wird das Kind durch die Veränderung der Nahrung zur weiteren Selbständigkeit erzogen. Die Ernährung, das Essen, wirkt so auch als Erziehungsmittel.

Manche Mütter können dieses Selbständigwerden ihrer Kinder nur schwer verwinden. Solange das Kind durch die Brusternährung auf sie angewiesen war, fühlten sie sich glücklich und empfanden ihr Kind als persönlichen Besitz. Es liegt also in dieser Liebe ein beträchtlicher Teil Egoismus, der verhängnisvoll in der weiteren Erziehung fortwirkt, wenn man sich dies nicht rechtzeitig klarmacht.

Frauen, die das Stillen möglichst lange ausdehnen, um eine neue

Empfängnis zu verhindern, sind in einem Irrtum befangen und werden Überraschungen erleben.

Vom Abstillen

Beim Abstillen geht man langsam vor, da bei zu schnellem Übergang zu Kuhmilch Verdauungsstörungen auftreten können. Das gilt besonders dann, wenn aus irgendeinem Grunde bereits vor dem fünften Monat abgestillt werden muß. In den heißesten Wochen des Jahres sollte man möglichst nicht abstillen. Zur Verminderung der Milchmenge braucht die Mutter im allgemeinen nicht viel zu tun. Sie trinkt weniger und sorgt für reichliche Verdauung. Außerdem sollte sie vermehrt Petersilie essen, das reduziert die Milchbildung. Kommt es trotzdem zu Milchstauungen, so bindet sie die Brüste hoch und macht morgens und abends lauwarme Umschläge mit einer Eichenrindenabkochung (eine kleine Handvoll Eichenrinde auf zwei Liter Wasser, zwanzig Minuten kochen lassen).

In der ersten Woche des Abstillens wird nur eine Brustmahlzeit durch eine Flaschenmahlzeit ersetzt, und zwar am besten die zweite oder dritte Mahlzeit. In der zweiten Woche ersetzt man eine weitere Brustmahlzeit, und zwar durch einen Gemüse- oder Zwiebackbrei. In dieser Weise verfährt man weiter, man kann aber auch langsamer vorgehen und richtet sich dann nach dem Ernährungsplan des entsprechenden Monats für die Flaschenernährung (siehe dort).

Brustkinder, die nicht voll gesund sind, stillt man mit besonderer Vorsicht ab oder wartet damit, bis die akuten Erscheinungen der Erkrankung vorüber sind.

Die einfachste Methode zum endgültigen Abstillen ist die, dem Vater, z. B. am Wochenende die Pflege des Kindes kurzfristig ganz zu überlassen.

2. Die Flaschenernährung des Säuglings

Allgemeines zur künstlichen Ernährung

Der Unterschied zwischen einem Brustkind und einem nach den modernsten Methoden ernährten Flaschenkind ist immer spürbar. Flaschenkinder zeigen häufig ein weniger gutes Inkarnat; die Beschaffenheit der Gewebe ist oft weniger straff. Sie sehen häufig etwas aufgedunsen aus und neigen zu Übergewicht. Ihre Widerstandskraft gegenüber sogenannten „banalen Infekten", also Erkältungskrankheiten und auch gegenüber Rachitis ist deutlich geringer. Hinzu kommen aber noch Abweichungen von der normalen Entwicklung der Brustkinder, die viel zu wenig beachtet werden. Bei den mit Muttermilch ernährten Säuglingen läßt sich eine bis ins Körperliche gehende größere Bildsamkeit beobachten. Die allgemein festzustellende Frühreife und Entwicklungsbeschleunigung unserer heutigen Säuglinge ist bei Brustkindern weniger stark ausgeprägt.

Die Muttermilch ist mit ihrem im Vergleich zu allen Tiermilchen geringen Kalk- bzw. Mineralgehalt (siehe die Tabelle über die Zusammensetzung der Muttermilch im Anhang) so beschaffen, daß eine langsame Mineralisierung des Knochensystems sowie des ganzen Körpers und überhaupt ein langsameres Wachstum des Kindes erfolgt. In direktem Zusammenhang mit der Mineralisierung steht aber das Aufwachen des Bewußtseins, das beim Flaschenkind deshalb oft verfrüht erfolgt, weil es zu früh und zu viel Mineralsalze erhält (siehe auch *Von der Wasserqualität*).

Eine zu intensive und zu rasche Mineralisierung bringt aber neben der Beschleunigung des Wachstums auch die Gefahr der Verhärtung und so der Störung der weiteren Entwicklung mit sich. Dabei spielen die Mineralsalze der Nahrung die entscheidende Rolle, nicht etwa die Kalorien. Der Mensch braucht ein ganz behutsames Vorwärtsschreiten in allem, was er lernt und kann, genauer ausgedrückt: die Verkörperung der Geistseele und die damit verbundene Umwandlung des von den Eltern vererbten „Modellkörpers" in einen dem Kinde gemäßen Körper muß Schritt für Schritt in ganz ruhigem Tempo erfolgen. Bei den gegenwärtigen Methoden aber richten sich unsere Kinder zu früh auf, sie erwachen zu früh aus dem träumenden Bewußtsein, sie stehen, gehen und sprechen zu früh, die Fontanelle schließt sich zu früh usw. Solche Beschleunigungen, die zwar nur Wochen oder höchstens Monate ausmachen, mögen dem Unerfahrenen geringfügig erscheinen. Dabei wird aber viel zu wenig bedacht, daß sich diese Verfrühungen ein ganzes Leben hindurch auswirken und nicht wieder rückgängig zu machen sind. Man darf daher solche Veränderungen in der zeitlichen Entwicklung unserer Säuglinge nicht geringschätzen; schon heute sehen wir die Folgen eines solchen Eingriffs in die Lebensdynamik am Versagen mancher Schulkinder: Ihre nervöse Unruhe, ihre fehlende Konzentration, ihre Willensschwäche, ihre vergröberte körperliche Entwicklung und ihre verstandesmäßige Frühreife, die heute oft schon in eine verminderte Bildungsfähigkeit umschlägt, sind sehr ernste Zeichen für die schweren Fehler, die teilweise schon in der Säuglingszeit begangen werden.

Gewiß darf man diese Auswirkungen nicht alle nur der Ernährung zur Last legen. Ein genaueres Verstehen der Unterschiede im Verdauungsprozeß des Brustkindes und des Flaschenkindes erlaubt aber den Schluß, daß die Ernährung ein wichtiger Faktor bei der Fehlentwicklung unserer Jugend ist. Dazu muß man allerdings die Zusammenhänge zwischen Nahrungsqualität und geistig-seelischer Entwicklung des Menschen berücksichtigen, und zu diesem Schritt hat sich die heutige offizielle Ernährungswissenschaft noch nicht durchgerungen.

Es ist bekannt, daß das Flaschenkind die Mineralsalze der Tiermilch, vor allem den Kalk, in zu großem Maße in seinen Organismus einbaut und nicht leicht wieder ausscheidet. Dieser Vorgang wird noch begünstigt durch die künstlichen Veränderungen der Milch, die man säuert, homogenisiert, standardisiert, pulverisiert, kondensiert, vitaminisiert, sterilisiert und adaptiert. Jeder dieser mechanischen und chemischen Eingriffe bedeutet eine Beeinträchtigung ihrer lebendigen Bildekräfte. Die Milch ist, wie wir gehört haben, eine Art lebendes Wesen, eine harmonisch in sich geschlossene organische Einheit. Die heutige Ernährungswissenschaft aber nennt und behandelt die Milch als sei sie ein Betriebsstoff wie das Autobenzin, worüber wir im Abschnitt *Von der Trockenmilch* noch mehr sagen werden.

Wichtig ist auch zu beachten, daß die Kuhmilch viel eiweißreicher ist und grobflockiger gerinnt als die Frauenmilch. Die Kuhmilch hat darum mit 3 1/2 Stunden eine längere Verweildauer im Magen als die Muttermilch mit 2 1/2 Stunden. Wenn man also dem Kinde eine Nahrung geben will, die der Muttermilch am nächsten kommt, sollte man die Kuhmilch mit Getreideschleim, z.B. mit Gerstenschleim (siehe *Vollwertige Säuglingsernährung*) verdünnen oder mit Tee. Ungünstig ist, zum Verdünnen lediglich Wasser zu nehmen, da dann besonders die Zucker (Kohlehydrate bzw. Stärke) fehlen.

Über die Milch

Sicher ist, daß frische Kuhmilch, von Bauernhöfen, wo das Vieh verantwortungsbewußt gefüttert wird oder die frischeste Vorzugsmilch mit ganz wenigen Ausnahmen wertvoller für unsere Kinder ist als Trockenmilch oder Kondensmilch, mögen die angeblichen Vorzüge solcher Industrieprodukte auch noch so stark durch geschickte Reklame hervorgehoben werden (siehe *Von der Trockenmilch*). Freilich ist auch bei der Frischmilcherzeugung manche berechtigte Forderung der Ärzte bisher unerfüllt geblieben. Nach der Auffassung Sachverständiger sind in den letzten Jahren die Anforderungen der Molkereien an die Beschaffenheit der Rohmilch zwar gestiegen, und die „Keimzahlen", d.h. die zulässige Anzahl von Bakterien, in der Vorzugsmilch konnte verringert werden, doch wird auf der anderen Seite zugegeben, daß die Qualität der von den Erzeugern angelieferten Milch nachgelassen hat.

Die Gründe hierfür sind verschieden. Zum Teil liegt es an der Art des Futters: auf den kunstgedüngten Weiden fehlen wesentliche Kräuter. Auch war das Melken früher noch naturgemäß: Die Kühe wurden zuerst von ihren Kälbern gemolken, dann erst von Menschenhand. Heute erledigt das fast ausschließlich die Melkmaschine, obwohl sich immer wieder zeigt, daß die Berührung eines hochwertigen Lebensmittels mit Maschinen ungünstige Folgen hat – eine Tatsache, die gerade im Falle der Milchverarbeitung nur schwer auszuschalten ist. Die Mütter sollten aber immer wieder ihre Forderung nach einer preisgünstigen Rohmilch erheben.

Pasteurisierte Milch sollte man wenn irgend möglich für die Säuglingsnahrung nicht verwenden, da beim Pasteurisieren, d.h. beim Blitzerhitzen auf über 70° C und mehr, das Milcheiweiß geschädigt wird; pasteurisierte Milch und daraus hergestellte Butter sind also in ihrem Ernährungswert gemindert. Das gilt natürlich in noch weit stärkerem Maße von der sterilisierten Milch, die längere Zeit über 100° C erhitzt wird. Uperisieren, also ganz kurzes Erhitzen auf 140° C und mehr, macht die Milch gänzlich unlebendig.

Die behördlichen Maßnahmen zur Milchverbesserung gehen übrigens an der Hauptfrage, nämlich der Fütterung der Tiere, noch vorbei. Diejenige Milch ist am besten, die von Kühen mit Heu- oder Futterrübenfütterung von kunstdüngerfreien Böden stammt, während alles Kraft- oder Silofutter die Qualität der Milch herabsetzt. Auch zu viel Grünfutter von Weiden, denen die natürliche Vielfalt der Wiesenkräuter fehlt (wo z.B. durch Überdüngung der Löwenzahn einseitig überwiegt) ändert die Milchbeschaffenheit, und mancher Säugling bekommt davon Leibschmerzen.

Selbstverständlich kannte man schon immer die Zusammenhänge zwischen Fütterung und Milchqualität. So gab es im 6. Jahrhundert n. Chr. auf dem Mons lactarius, einem Berg zwischen Neapel und Sorrent, eine Milchheilstätte, die großes Ansehen hatte und von dem berühmten Arzt Galen eingerichtet worden war. Die Kühe bekamen bestimmte Kräuter zu fressen, die auf dem Berg angepflanzt waren. Heute ist das auch wieder bei den biologisch-dynamischen Landwirtschaftsbetrieben der Fall.

Eine lebendige Nahrung kann natürlich auch „verderben"; denn

Pilze und Bakterien, die ja die Ursache des Verderbens sind, gedeihen gut in einem noch lebendigen Lebensmittel, wenn es nicht besonders sorgfältig behandelt wird. Milch muß daher vor jeder Verunreinigung geschützt werden, sowohl durch den Produzenten als auch vom Verbraucher. Die Mutter sollte die Milch genau auf Sauberkeit, Geschmack und Haltbarkeit prüfen, bevor sie dem Kind die Nahrung fertigmacht. Auch sollte sie zum Säubern der Flaschen und Kochgefäße keine chemischen Spülmittel, sondern Kristallsoda verwenden. „Vorzugsmilch" und auch die heute übliche Tütenmilch brauchen nicht gekocht, sondern nur bis 80° C erhitzt zu werden. Also den Topf absetzen, wenn die Milch „laut" wird. Vor allem keine Aluminiumgefäße verwenden! Das Kochen der „offenen Milch", bei der häufig Ungewißheit über ihren Reinheitsgrad besteht, ist eine oft notwendige Maßnahme, vor allem im Sommer und in der Stadt. Dabei verliert die Milch zwar etwas von ihrer Lebendigkeit und von den Kräften, die die Kuh auf der Weide direkt oder mit dem Futter aufgenommen hat und durch die Milch an uns weitergibt. Diese Einbuße kann man aber wieder etwas gutmachen, indem man die Milch nach dem Abkochen nicht direkt in den Kühlschrank oder an einen kühlen Ort bringt, sondern sie zum Abkühlen in einer flachen Schale ans Licht bzw. ans offene Fenster oder auf den Balkon stellt, allerdings nur bei sauberer Luft. Versuche mit den Methoden der Kupferchlorid-Kristallisation bzw. der sogenannten Steigbildmethode haben gezeigt, daß solchermaßen „behandelte" Milch durch die Licht- und Luftkräfte wieder etwas von ihrer ursprünglichen Lebendigkeit zurückgewinnt. Ein weiterer Beweis für das Wirken der Kräfte des Kosmos.

Viele unserer heutigen Nahrungsmittel haben allerdings durch unnatürliche Düngung und Behandlung ihre Fähigkeit eingebüßt, ausreichend Lichtkräfte aufzunehmen und umzuwandeln; sie können nur noch unseren Magen füllen, uns aber nicht mehr im eigentlichen Sinne voll ernähren, also mit kosmischer Kraft versorgen.

Vollwertige Säuglingsernährung

Es gibt gegenwärtig in Deutschland eine kaum mehr überschaubare Menge von Fertigmilchpräparaten und Zusätzen zur künstlichen Ernährung von Säuglingen. Da deren vollständige Aufzählung hier zu weit führen würde und man außerdem gezwungen wäre, einen erheblichen Teil davon hinsichtlich ihrer Herstellungsmethoden und Zusammensetzung ungünstig zu beurteilen, bleibt nur der Ausweg, hier von den vieljährigen Erfahrungen mit Frischmilch und Demeter-Erzeugnissen zu sprechen und diese Methode als Musterbeispiel einer vollwertigen Säuglingsnahrung zu empfehlen.

Es ist keine Übertreibung, wenn man sagt, daß aus diesen beiden Bestandteilen: Frischmilch und Demeter-Getreide die vollwertigste Kindernahrung hergestellt werden kann, die heute überhaupt denkbar ist. Diese Nahrung hat nämlich keine Eingriffe des Menschen erlitten, die ihre natürliche Beschaffenheit hätte verändern oder ungünstig beeinflussen können (siehe *Was sind Demeter-Nahrungsmittel?*).

Entscheidend ist dabei die Tatsache, daß biologisch-dynamische Erzeugnisse schon von der Bodenbearbeitung und -düngung an verantwortungsbewußt herangezogen wurden.

Nicht jede Mutter wird nun allerdings in der Lage sein, sich Demeter-Erzeugnisse zu beschaffen. Sie wird daher gezwungen sein, auf andere Qualitäten von Haferflocken, Getreideschleim und Kinderzwieback zurückzugreifen. In diesem Falle sollte sie nur Erzeugnisse wählen, die möglichst wenig durch Bleichung, Ausmahlung, Hitze, Chemikalien und künstliche Vitamine verändert sind. Oft sind die billigsten Produkte die besten, da sie am wenigsten verändert wurden. Das gilt allerdings leider nicht bei der Milch, denn die naturbelassene Rohmilch ist mit Abstand die teuerste.

Die junge Mutter wird entweder durch aufgedruckte Gebrauchsanweisungen oder dadurch, daß sie die im folgenden angegebenen Herstellungsvorschriften und Mengenangaben als Richtschnur nimmt, immer in der Lage sein, eine für ihr Kind brauchbare Nahrung herzustellen. Zweifellos ist jede selbst hergestellte, frisch zubereitete Kost besser als eine Fertignahrung, gerade in den allerersten Lebenstagen und -wochen.

U. Renzenbrink empfiehlt in seinem Buch „Ernährung unserer Kinder" für Säuglinge, die keine Stärke vertragen oder überhaupt für die Ernährung ganz junger Säuglinge „zur Verdünnung der Milch eine Abkochung von ganzen Gerstenkörnern, das sogenannte *Körnerwasser.* Dieses wurde unter dem Namen 'Ptisana' schon von Hippokrates als Heilmittel benutzt und in der neueren Zeit von Professor Hollinger (Basel) für die ersten Lebenswochen empfohlen. Dazu werden zwei Eßlöffel Gerstenkörner in gutem Wasser 2-8 Stunden vorgeweicht, mit dem Einweichwasser (insgesamt 1 l) 1 1/2 Stunden gekocht und dann durch ein Haarsieb abgegossen, ohne daß der Rückstand ausgepreßt wird. Ab dem zweiten Monat können wir die Körner zunehmend durch das Sieb pressen, um mehr Schleim zu gewinnen. Es lassen sich dann auch Flocken verwenden. Sie brauchen nur 10-15 Minuten gekocht zu werden" (siehe *Die Flaschennahrung und ihre Herstellung*).

Bei Säuglingen, die 20 Minuten nach dem Stillen Leibkrämpfe und Blähungen bekommen, keine „Bäuerchen" machen, an dauerndem Schluckauf leiden oder mit Hautausschlägen reagieren, muß die Mutter auf Getreide-, eventuell auch auf Milchprodukte, verzichten. Falls nur die Stärke nicht vertragen wird, wird das oben beschriebene Körnerwasser helfen. Leider können aber die Erscheinungen auch einen völligen Milchverzicht notwendig machen. Dann muß auf Mandelmilch ausgewichen werden (siehe *Zum Problem der Milch-Allergie*).

Von der Wasserqualität

Das normale Trinkwasser, so wie es aus unseren Leitungen kommt, enthält im allgemeinen zuviel Nitrat und Chlor, man sollte es daher für die Zubereitung der Säuglingsnahrung nicht verwenden.

Wasser aus veralteten Bleirohren kann außerdem noch erhebliche Bleimengen enthalten.

Allerdings ist auch Mineralwasser für Säuglinge nicht unbedenklich, was inzwischen einige Eltern erfahren mußten, die darauf ausgewichen waren. Mineralwässer haben einen zu hohen Gehalt an Mineralstoffen.

Sogenanntes „Tafelwasser" ist ein Wassergemisch aus Trink- und Mineralwässern und deshalb für Säuglinge in der Regel ebenfalls nicht zuträglich. Nur wenn auf dem Etikett steht „geeignet zur Zubereitung von Säuglingsnahrung", kann solches Wasser verwendet werden (z.B. Bad Driburger, Caspar-Heinrich-Quelle, Niedernauer Römerquelle, die leider nur in wenigen Städten erhältlich sind).

Das Volvic-Wasser aus der Auvergne ist mineralarm und bundesweit verbreitet. Es kann also für die Herstellung von Babynahrung empfohlen werden.

Wichtig ist noch, darauf zu achten, daß das Wasser in Glasflaschen abgefüllt ist, da sich in Plastikflaschen gerne Keime ansiedeln.

Brunnen- oder Quellwasser ist sicher auch gut. Es unterliegt aber keiner Kontrollpflicht und könnte also verunreinigt sein. Will man sich in einem bestimmten Fall Gewißheit verschaffen, wende man sich an das Institut Fresenius in Taunusstein, das Wasseranalysen durchführt.

Von der Trockenmilch

Die Versorgung mit guter Frischmilch ist nicht immer ganz unproblematisch, da die Milch im Sommer leicht sauer wird und die Mütter dadurch in große Verlegenheit kommen können. Viele Familien sind auch nicht in der Lage, die leider sehr teure Vorzugsmilch zu kaufen, außerdem ist diese an heißen Tagen besonders schnell verdorben. Daher läßt sich trotz aller Bedenken die Verwendung von Trockenmilch manchmal nicht vermeiden.

Ohne Zweifel wird Trockenmilch in vielen Fällen aber auch da gebraucht, wo eine gute Frischmilch zur Verfügung steht, denn die technisch einfache Herstellung einer trinkfertigen Nahrung aus der Büchse kommt dem Hang nach Bequemlichkeit und Gedankenlosigkeit vieler Mütter sehr entgegen. Es gehört wahrhaftig nur noch ganz geringes Mitdenken dazu, eine solche Milchpulverlösung herzustellen.

Der Arzt aber, der die Absicht hat, den seiner Behandlung anvertrauten Kindern die bestmögliche Nahrung zu verordnen, darf seine Bedenken gegen eine unnötige Verwendung von Trockenmilch nicht verschweigen. Es wird ihm schwer, dieses aufgelöste Pulver mit dem Namen Milch zu bezeichnen, schon allein deshalb, weil ihr bei dem Trocknungsverfahren das von der Kuh gespendete, mit lebendigen Bildekräften erfüllte Wasser entzogen wurde, das nun durch unser gechlortes und weitgehend totes Leitungswasser ersetzt wird. Auf diesen Punkt muß immer wieder hingewiesen werden (siehe *Über die Milch* und *Von der Wasserqualität*).

Zwar hat sich bei der Untersuchung der verschiedenen Milcharten mittels der schon erwähnten Kupferchlorid-Kristallisationsmethode gezeigt, daß die Trockenmilch immer noch kraftvoller ist als Kondensmilch. Trotzdem läßt sich mit Sicherheit sagen, daß jede maschinelle Verarbeitung der Milch die in ihr enthaltenen lebendigen Aufbaukräfte schwer schädigt. Meist wird dabei der Säuregrad der Milch erhöht, und zum Ausgleich müssen wieder Alkalien als Entsäuerungsmittel zugesetzt werden. Die Fermente der Milch werden je nach dem angewandten Trocknungsverfahren stark vermindert oder ganz vernichtet. Von den Vitaminen behaupten die einzelnen Untersucher ganz Verschiedenes – man kann nur sagen: je nach ihrer „Weltanschauung“. Es gibt immer noch Vitaminforscher, die natürliche und künstliche Vitamine für völlig gleichwertig halten! Jedenfalls wird ein Zusatz, vor allem von künstlichem Vitamin C und D, von jenen für unbedingt notwendig gehalten (siehe *Von den Vitaminen*).

Ursprünglich wurden die Trockenmilcharten für bestimmte Diätzwecke und für den Fall der gänzlichen Unmöglichkeit der Beschaffung von Frischmilch von der Industrie geschaffen. Die

Verwendung von Pulvermilch als Dauerernährung für unsere Säuglinge blieb unserer heutigen Ahnungslosigkeit vorbehalten.

Die Tatsache, daß mit denaturierter Milch ernährte Kinder am Leben bleiben und sich sogar anscheinend kräftig entwickeln, darf nicht ohne weiteres als Beweis für die Qualität dieser Ernährungsweise angesehen werden; es zeigt sich dabei vielmehr zunächst nur, in welch erstaunlichem Maße der menschliche Organismus Schäden einer fehlerhaften Ernährung auszugleichen vermag. Ein Urteil über den Ernährungswert von Nahrungsmitteln kann aber nur nach Ablauf von Jahren gefällt werden. Die Erfahrung lehrt, daß mit Pulvermilch „aufgezogene" Kinder frühentwickelt sind und ein schwaches, anfälliges Verdauungssystem besitzen. Ihre Haut zeigt statt des rosigen Inkarnats eine grau-bläuliche Färbung. Die Kinder entwickeln bis zu 25% mehr Muskelmasse und wirken dadurch robuster, sind aber krankheitsanfälliger, vor allem für Rachitis. In der Regel neigen sie zur Mundatmung, weshalb ihr Blut sehr viel weniger Sauerstoff enthält. Sie genügen aber dem heutigen einseitigen Ernährungsziel oft durchaus, da sie robust und erdenfest werden. Im Schulalter macht sich dann leider die Wachstumsbeschleunigung immer stärker bemerkbar. Regsamkeit des Geistes und schöpferische Phantasie lassen diese frühreifen Kinder oft vermissen. Es liegt das Phänomen vor, daß solche Säuglingsnahrungen einseitig und primär die Entfaltung der Leibeskräfte begünstigen, während die Seelen- und Ichkräfte, auf deren Anregung es hauptsächlich ankommen müßte, weniger entwickelt werden.

Von der unterschiedlichen Wirkung der Getreidearten

Die verschiedenen Getreidearten sind in ihrer Wirkung auf den menschlichen Organismus deutlich unterscheidbar. So enthält der *Hafer* neben verhältnismäßig viel Eiweiß besonders viel Fett. Er ist die Hauptnahrung der Pferde, die er befeuert und „hitzig" macht. Auch der Stoffwechsel der Kinder wird durch Hafer angeregt und der ganze Organismus durchwärmt. Das vorherrschende Mineral des Hafers ist das Magnesium, dessen gute Wirkung auf die Zähne bekannt ist. Haferschleim regt die Verdauung an. Bei nervösen und unruhigen Kindern gibt man aber auch Hafer zum besseren Einschlafen. Als potenziertes Medikament wirkt er ebenfalls beruhigend.

Weizen enthält besonders viel Kohlehydrate. Sein Hauptmineral ist der Kalk. Seine Wirkung richtet sich daher besonders auf die Gestaltbildung. Gesunder Weizen ist harmonisierend und das bevorzugte Getreide des geistig tätigen Menschen. Er ist einer intellektuellen Lebensweise am förderlichsten, da er wenig Kraft für die Verdauung verbraucht.

Der *Dinkel* oder *Grünkern* ist sozusagen der vornehme Weizen. Er wurde früher recht wenig angebaut und sein Mehl wurde nur für besonders feine Kuchen und Plätzchen verwandt. Heute dagegen scheint der Dinkel den Weizen in der Säuglings- und Kinderernährung abzulösen. Er verursacht viel weniger Allergien und ist für die Kinder leichter bekömmlich. Auf diese Tatsache hatte schon Rudolf Steiner aufmerksam gemacht.

Gerste enthält neben viel Eiweiß das so wichtige Kiesel-Mineral in besonders großer Menge. Dieses ist für den Aufbau des Nervensystems und der Sinnesorgane vor allen anderen Mineralien bedeutsam. Der Kieselprozeß stärkt das Bindegewebe und die Bandscheiben der Wirbelsäule. Die stofflichen Vorgänge im Muskel- und Nervensystem sind an den Zuckerprozeß gebunden, der in der Gerste besonders kräftig veranlagt ist. Hinzu kommt in den Randschichten des Korns der reiche Gehalt an Vitamin B. Man kann mit Gerstenschleim eine Aufbaudiät sogar für Magen- und Darmkranke durchführen. Er hat eine leicht stopfende Wirkung.

Der *Roggen* steht bezüglich seines Gehalts an Eiweiß, Fett und Kohlehydraten der Gerste nahe, enthält aber als Mineral besonders das Kalium. Dieses regt die Vitalität der Organe an, vor allem die Kräfte der Leber, die ja das kalireichste und im Stoffwechsel aktivste Organ ist. Neben der Kräftigung in den Gliedern vermittelt der Roggen auch Formkräfte, die vom Haupt ausstrahlen und Herz und Lunge stärken. Er ist bei weitem das beste Brotgetreide.

Früher erhielten Kinder viel *Hirse*brei. Hirse regt die Kiesel-

und Wärmebildung an, entfaltet seine Wirksamkeit in den Sinnesorganen und der Haut, macht beweglich und aufnahmebereit – und hat den höchsten Fluorgehalt. Das sollte man sich bei der Kariesverhütung zunutze machen. Man kann Hirse auch gegen Allergien einsetzen, die auf Kieselsäuremangel beruhen.

Auf *Buchweizen* kann in der Kindernahrung verzichtet werden.

Der *Mais* vermittelt als Nahrung dem Menschen eine gewisse Schwere im geistig-seelischen Bereich. Er macht irdischer. Reichlich Gewürze beigefügt, gleicht er den schwächeren Licht- und Wärmeprozeß aus. Wichtig ist die Maisnahrung bei Ernährungsstörungen mit Allergie gegen Klebereiweiß. Das Eiweiß von Mais wird in diesen Fällen meist gut vertragen.

Die unterschiedliche Wirkungsweise unserer Getreidearten zeigt, wie wichtig es für das Kind ist, vielseitig ernährt zu werden (vergleiche auch das Buch von U. Renzenbrink: „Die Ernährung unserer Kinder“).

Was sind Demeter-Nahrungsmittel?

Die Erkenntnis, daß die modernen Ackerbaumethoden zur Ernährung der sich dauernd vermehrenden Menschheit einseitig auf die Steigerung der Quantität der landwirtschaftlichen Erzeugnisse gerichtet sind, wobei deren Qualität in besorgniserregender Weise leidet, veranlaßte im Jahre 1924 eine größere Anzahl von Bauern, Landwirten und Gärtnern, sich von Rudolf Steiner Ratschläge für eine neue, gesundheitlich ausgerichtete Pflege von Bodenleben, Pflanze und Tier geben zu lassen. Daraus entstand die biologisch-dynamische Wirtschaftsweise, die durch besonders entwickelte Methoden den Naturdünger und die im Betrieb anfallenden Komposte pflegt. Dieses Verfahren führt zu einer gesteigerten Anregung der bei allen Wachstumsvorgängen entscheidend mitwirkenden kosmischen Bildekräfte. Es wachsen dadurch Getreide, Gemüse und Früchte von höchster Qualität heran, deren gesundheits- und wachstumsfördernde Kraft sich den Ärzten, die diese Erzeugnisse seit Jahrzehnten verordnen, immer wieder erwiesen hat. Jeder aufmerksame Verbraucher vermag selbst schon am aromatischen Geschmack die besonders hohe Qualität festzustellen.

Es gelang nun, Mühlenbesitzer, Bäcker, Rübensirup- und Obstsafthersteller zu gewinnen, die sich zur Anwendung qualitätsschonender Verarbeitungsmethoden verpflichteten; es fanden sich auch den Wert dieser Erzeugnisse schätzende Kaufleute und Reformhausbesitzer zu deren Weiterleitung an die Verbraucher.

Zur Kennzeichnung dieser überwachten Qualitätserzeugung schloß man sich 1927 zu einer Organisation zusammen und wählte den Namen der griechischen Göttin der Fruchtbarkeit und Landbauordnung „Demeter“ als international verständliche Kennzeichnung. Das Besondere der Demeter-Produkte besteht also darin, daß von der Urproduktion auf dem Acker über die Weiterverarbeitung bis zum Verkauf an die Verbraucher keine chemischen Zusätze und keine unnötigen Veredelungsverfahren angewandt werden, die den Gehalt an lebendigen Bildekräften verringern könnten.

Für die Verbraucher von Demeter-Erzeugnissen* ist es aber auch notwendig zu wissen, daß z.B. ein nicht chemisch behandeltes Brot, wie das Demeter-Brot, natürlich auch bei Schimmelpilzen und Mäusen sehr „beliebt“ ist; wenn es also angeschnitten ist, muß es so gepflegt werden, wie unsere Vorfahren ihr Brot selbstverständlich pflegten, am besten, indem man es mit der Schnittfläche nach unten in einem tiefen Steinguttopf aufbewahrt. Ebenso hält man die anderen Demeter-Erzeugnisse (Zwieback, Keks, Nudeln, Haferflocken, Getreide, Weizenflocken, Mehle und Backwaren und besonders die Kindernahrung) gut unter Verschluß. Demeter-Produkte, wie Kartoffeln und Obst, die nur mit natürlichen Mitteln gegen Schädlinge geschützt wurden, sind bei der Wintereinlagerung besonders widerstandsfähig. Interessant ist unter anderem auch, daß die Köpfe des Demeter-Kohls im Kochtopf nicht zusammenfallen, sondern ihre ursprüngliche Größe behalten; auch ist

---

* Demeter-Erzeugnisse sind u.a. in Reformhäusern und Bioläden erhältlich.

der Geruch des Kohls einwandfrei und seine blähende Wirkung relativ gering.

Die Ernährung mit Demeter-Kindernahrung

Nach meinen über vierzigjährigen Erfahrungen verbürgt die Säuglingsernährung mit Kuhmilch und Getreidezusätzen aus Demeter-Getreide das denkbar beste Gedeihen der Kinder. Sie nehmen diese Nahrung mit wahrer Lust, und ihre Entwicklung zeigt, daß diese Nahrung der Muttermilch sehr nahe kommt. Der Vollwert der Demeter-Produkte widerlegt das Vorurteil, daß die Getreideschleimzusätze zur Verdünnung der Kuhmilch von nur untergeordneter Bedeutung seien; in der Tat ließ sich mit dieser Ernährungsmethode die Zahl der Verdauungsstörungen erheblich vermindern. Wenn dazu noch Kuhmilch in Demeter-Qualität zur Verfügung steht, ist gegenwärtig keine hochwertigere Kindernahrung denkbar. Alle Forderungen des Kinderarztes sind hier erfüllt.

Ihre Anwendung ist einfach; trotzdem muten die folgenden Ratschläge der jungen Mutter ein größeres Maß an Eigenverantwortung zu als bei den anderen heute üblichen Säuglingsnahrungen verlangt wird. Das aber ist gerade einer der Vorzüge dieser Ernährungsmethode. Schließlich will jede rechte Mutter ja selbst etwas für ihr Kind leisten. In der Kinderpflege ist Automatisierung ganz bestimmt fehl am Platze.

Nehmen wir einmal den ungünstigsten Fall an, nämlich daß die junge Mutter ihrem Kinde keinen Tropfen eigene Milch, also nicht einmal die besonders wichtige Vormilch, das Kolostrum, geben kann. Dann erhält das Neugeborene am ersten Tag nur einige Teelöffel leicht gesüßten Fencheltee.

Wenn also absolute Stillunfähigkeit vorliegt, kann man das Kind vom zweiten Lebenstag an mit Demeter-Produkten ernähren. Auf jeden Fall muß diese Maßnahme aber mit dem Arzt abgesprochen werden.

Bei Kindern unter dreitausend Gramm Geburtsgewicht und bei nicht besonders robusten Kindern ist es empfehlenswert, anstelle des gemischten Getreideschleims reine Demeter-Hafer-, -Gersten- oder -Weizenflocken zu nehmen, wenigstens in den ersten vier Wochen. Dann kann man auch bei diesen Kindern zu Schleim aus gemischtem Gereide übergehen. Vom vierten Monat ab stellt man nach und nach von Getreideschleim auf Demeter-Kindernahrung um (siehe den Ernährungsplan für den entsprechenden Monat bzw. die Tabelle zum *Aufbau der Ernährung eines „Flaschenkindes" im ersten Lebensjahr* im Anhang).

Gelegentliche Einführungsschwierigkeiten beim Übergang von der Brust- oder einer künstlichen Säuglingsnahrung auf den Demeter-Getreideschleim kann man beheben, indem man anfänglich die Zuckermenge reduziert oder die Milch etwas mehr verdünnt. Keinesfalls bei einer reinen Haferschleimernährung verbleiben, denn Hafer macht auf die Dauer derb (siehe *Vollwertige Säuglingsernährung*, *Die Ernährung im zweiten Monat* und *Die Flaschennahrung und ihre Herstellung* und die Ernährungstabelle im Anhang).

Die richtige Trinkmenge und die Zahl der Mahlzeiten

Zur Berechnung der Trinkmengen in den ersten Wochen kann folgende Faustregel gelten:

Bis einschließlich der sechsten Lebenswoche sollte die Tagestrinkmenge ein Sechstel des Körpergewichtes betragen: z.B. Gewicht 3600 g, Tagestrinkmenge = 3600:6 = 600 g. Das hieße bei fünf Mahlzeiten eine jeweilige Trinkmenge von 120 g.

Ab der siebten Woche gilt das Entsprechende mit einem Siebtel des Körpergewichts: z.B. das Kind wiegt jetzt 4900 g, die Tagestrinkmenge beträgt demnach 4900:7 = 700 g. Bei fünf Mahlzeiten ergeben sich pro Mahlzeit 140 g.

Genaue Regeln gibt es aber dabei nicht, da jedes Kind ganz individuelle Bedürfnisse hat. Entscheidend ist der gleichmäßige Gewichtsanstieg (siehe *Einige wissenswerte Zahlen*).

Normalerweise kann man dem Kinde so viel Nahrung geben, wie es mit vollem Appetit zu sich nimmt. Es ist erstaunlich, daß das Flaschenkind bis auf fünf Gramm etwa die gleiche Menge trinkt, die es auch an der Brust getrunken hätte, wenn die Zusammensetzung der Flaschennahrung wirklich der Muttermilch angeglichen wurde. Bei den einzelnen Mahlzeiten braucht nicht jedesmal die gleiche Menge getrunken zu werden; im Gegenteil, man soll hierin genau auf die Bedürfnisse jedes einzelnen Kindes achten. Tabellen geben also nur Anhaltspunkte und sind nicht als starre Vorschriften aufzufassen. Jedes ängstliche Festhalten an einem Schema ist bei der Bemessung der Trinkmenge ein Fehler. Das Kind darf solange trinken, bis Durst und Hunger gestillt sind, aber nicht länger. Sobald die Trinklust erkennbar befriedigt ist, nimmt man die Flasche weg, auch wenn das Kind dann kurze Zeit weinen sollte. Solche Äußerungen von „Abschiedsschmerz" kommen besonders bei Demeter-Nahrung vor, wahrscheinlich weil diese den Kindern so gut schmeckt.

Ganz anders verhält es sich aber bei der Zahl und den Zeiten der Mahlzeiten. Hier ist Regelmäßigkeit sinnvoll und notwendig. Eine Mutter, die Freude am Gedeihen ihres Kindes erleben will, sollte es täglich zu etwa den gleichen Zeiten nähren. Gleichmäßigkeit der Abstände zwischen den Mahlzeiten ist eine Wohltat für den kleinen Organismus; sie ist gerade bei der künstlichen Ernährung erforderlich. Die Mutter weiß ganz genau, wann ihr Kind sich meldet; so erfolgt z.B. bei einem regelmäßig genährten Kind auf die Minute genau morgens um fünf Uhr zwanzig Minuten der erste Laut. Weint oder erwacht das Kind zu einer anderen Zeit als gewöhnlich, so kündigt sich meistens eine Störung des Befindens an.

Die allgemeine Erfahrung hat gelehrt, daß die für die meisten Kinder in den ersten drei bis vier Monaten richtigen Termine der Mahlzeiten um sechs, zehn, vierzehn, achtzehn und zweiundzwanzig Uhr liegen. Das sind also fünf Mahlzeiten mit je vier Stunden Abstand. Um diese Zeiten zu erreichen, darf man ein Kind anfangs ohne Sorge behutsam aus dem Schlaf nehmen; in wenigen Tagen stellt es sich dann auf diesen Rhythmus ein. Natürlich ist nichts dagegen einzuwenden, daß ein Kind eine halbe Stunde früher oder später genährt wird, als die obigen Zeiten vorschreiben. Entscheidend ist nur, daß die Zeiten täglich übereinstimmen. Nach einigen

Wochen kann der Rhythmus des Kindes sich ändern, dann kann man dem nachgeben, vorausgesetzt, daß keine Unordnung im Ablauf des täglichen Lebens eintritt.

Bei der auch bei uns vielfach propagierten „Selfdemand-Method“ überläßt man den Säuglingen anfangs selbst die Wahl ihrer Mahlzeiten. Ich habe keine Bedenken gegen eine genaue Beobachtung des Eigenrhythmus des Kindes. Das Schema der allgemeinen üblichen Ernährungszeiten kann im Einzelfall sogar eine Vergewaltigung der Bedürfnisse eines Kindes bedeuten. Aber die Rücksicht auf die Freiheit des Kindes darf nicht in Willkür ausarten. Um wieviel Uhr es zum Beispiel morgens die erste Mahlzeit wünscht, ob um fünf Uhr zwanzig oder um sechs, das ist seine Sache. Es darf nur nicht jeden Tag zu einer anderen Zeit sein. Auch sollten die Pausen zwischen den einzelnen Mahlzeiten nicht ständig wechseln. Wohl aber kann sich, wie gesagt, ein solcher Rhythmus nach einiger Zeit ändern, wenn das Kind in seiner Entwicklung fortschreitet.

Wie ich bei der Brusternährung bereits dargestellt habe, kann man in den ersten Lebenswochen dem Kinde ohne Bedenken eine nächtliche Durststillung bewilligen, die es meist etwa um zwei Uhr morgens fordert. Oft sind es nur einige Nächte, in denen das Kind etwa vier Stunden nach der letzten Abendmahlzeit vor Durst aufwacht und weint. Man soll es dann nicht längere Zeit weinen und dürsten lassen, sondern ihm zu trinken anbieten. Richtig ist hierbei, daß man es mit etwas leicht gesüßtem Tee zu beruhigen versucht. Nach kurzer Zeit wird das Kind sich dann angewöhnen durchzuschlafen, denn Tee „lohnt“ ein ausgedehntes nächtliches Geschrei nicht. Sollte sich der kleine Schreihals, nachdem er etwa zwanzig bis fünfzig Gramm Tee getrunken hat, nicht beruhigen, läßt sich vermuten, daß die tägliche Gesamtnahrungsmenge nicht ausreicht. Man gibt dem Kind dann bei der 22-Uhr-Mahlzeit etwas reichlicher zu trinken oder steigert eventuell das Angebot des ganzen Tages. Bei zarteren Säuglingen, die zunächst größere Nahrungsmengen nicht vertragen, kann man aber auch eine vollwertige sechste Mahlzeit einschieben. Man vermeidet dadurch das nächtliche Hungergeschrei und schont die Nerven der Eltern. Keinesfalls wird das Kind dadurch verwöhnt. Sobald es kräftiger geworden ist, wird es dann ganz von selbst die nächtliche Mahlzeit verschlafen. Übrigens hat das Kind ein Anrecht darauf, beim Aufwachen in der Nacht von den nassen oder gar beschmutzten Windeln befreit zu werden.

Sehr große und sehr gierige Kinder kann man mit einigen Teelöffeln Fencheltee vor jeder Mahlzeit zu befriedigen suchen. Sie trinken dann ruhiger und überschreiten die normalen Mengen nicht so leicht. Auch ist es oft hilfreich, einen Sauger mit einem kleineren Loch zu nehmen. (Faustregel: Die Nahrung sollte aus der abwärts gehaltenen Flasche nicht rinnen sondern tropfen.)

Manche Kinder verschlafen ab dem dritten Monat die Nachtmahlzeit um zweiundzwanzig Uhr. Sie trinken dafür morgens umso mehr. Die Tagestrinkmenge bleibt dann zwar meist etwas niedriger, als sie bei fünf Mahlzeiten gewesen wäre, wenn auch pro Mahlzeit oft mehr als zweihundert Gramm getrunken werden. Doch gleicht der zusätzliche Schlaf diesen Mangel wieder aus, wie der gleichmäßige Gewichtsanstieg beweist.

Die Flaschennahrung und ihre Herstellung

Dabei handelt es sich zuerst um eine Halbmilch und später dann um eine Zweidrittelmilch (siehe auch die Tabelle *Aufbau der Ernährung eines „Flaschenkindes“ im ersten Lebensjahr* im Anhang).

Das Prinzip der *Halbmilch* ist es, gleiche Mengen eines wäßrigen Getreideschleims mit der gleichen Menge Frischmilch unter Zusatz von Zucker zu vermischen. Z.B. werden 100 g wenige Minuten mit Wasser (siehe *Über die Milch* und *Von der Wasserqualität*) gekochter Schleim mit 100 g Frischmilch unmittelbar nach dem Kochen des Schleims zusammengegeben. Der Schleim wird durch ein besonderes Verfahren in einen leicht verdaulichen Zustand gebracht, entsprechend der Muttermilch, die ja auch vom Säugling nur geringe Verdauungstätigkeit verlangt. Die Vermischung bzw. Verdünnung der Kuhmilch mit wäßrigem Schleim ist erforderlich, weil diese mehr als doppelt so viel Eiweiß enthält wie die Muttermilch. Andererseits wird durch den Getreideschleim die durch die Verdünnung verminderte Nahrhaftigkeit wieder ausgeglichen. Diesem Gemisch wird dann bis zu 1 Teelöffel gewöhnlicher Zucker* zugesetzt. Da die Kuhmilch im Gegensatz zur Muttermilch sehr viel weniger ungesättigte Fettsäuren enthält, wird heute auch empfohlen ca 2% Sonnenblumenöl hinzuzugeben. Man kann auf diese Weise die Tagesmenge herstellen und sie nach gründlichem Durchmischen in Flaschen abfüllen, die unter Verschluß bis zur nächsten Mahlzeit im Kühlschrank aufbewahrt werden.

Das Prinzip einer *Zweidrittelmilch* ist es, ein Drittel eines wäßrigen Schleims mit zwei Dritteln Frischmilch zu vermischen. Man wird also nach Herstellung des Getreideschleims in der oben angegebenen Weise 50 g der Schleimmenge mit 100 g Frischmilch zusammengeben. Im übrigen kann man mit dem Süßen und Aufbewahren so verfahren, wie bei der Halbmilchzubereitung.

Bei der Herstellung des Schleims verfährt man folgendermaßen: Wasser, Zucker und Kindernahrungspulver bzw. Trockenschleim werden unter ständigem Rühren etwa zwei Minuten gekocht. Die Kochdauer kann bei Kindern, denen diese Nahrung anfangs noch zu „lebendig" oder zu „mächtig" ist, ohne weiteres erhöht werden. Die Nahrung ist gar, wenn ein würziger Geruch nach frischem Brot aufsteigt. Die benötigte Trockenschleimmenge (z.B. Haferschleim, Getreideschleim oder Getreideflocken) ist auf der entsprechenden Verpackung angegeben. Im Verlauf des zweiten Monats kann man anstelle des reinen Schleims Demeter-Getreideschleim, also einen Mehrkornschleim, anbieten.

Wie oben erwähnt, sollte man zum Süßen gewöhnlichen Zucker verwenden, also Rohr- bzw. Rübenzucker. Milchzucker und Traubenzucker wird man nur auf Rat des Arztes geben. (Milchzucker

---

* Mit Demeter-Nahrung können Säuglinge aber auch ganz ohne Zucker ernährt werden, da diese Nahrung von ihnen sehr leicht in Zucker umgewandelt wird und sie schmackhaft ist. Besonders bei rachitisgefährdeten Kindern sollte man den Zuckerzusatz so gering wie möglich halten.

hat übrigens eine abführende Wirkung.) Auch sollte man die Unsitte des Übersüßens vermeiden, die heutzutage leider sogar von vielen Kinderärzten veranlaßt wird (siehe *Zum Zucker und zum Problem des Süßens*). Bis zum Ende des ersten Lebensjahres soll die tägliche Zuckermenge nur bis maximal 50 g gesteigert werden. Dabei ist besonders auf „versteckten" Zucker zu achten, wie er z.B. in Fruchtsäften, Limonaden und „Kindertees" enthalten ist. Honig sollte man dem Kind vor dem vierten Monat nicht geben, da die Zähne davon schwarz werden können.

Für die Fütterung selbst geht man in folgender Weise vor: Nach gutem Durchschütteln erwärmt man das Fläschchen im Wasserbad oder im sogenannten „Wärmebecher" auf die richtige Trinktemperatur. Diese prüft die Mutter durch Anlegen des Fläschchens an das eigene Augenlid oder dadurch, daß sie einen Tropfen auf den Handrücken tropfen läßt; auf keinen Fall soll sie den Sauger in den Mund nehmen und so probieren. Während der Mahlzeit muß die Flasche mehrmals aufgewärmt werden, wenn bei zu langsamem Trinken die Nahrung kalt geworden ist.

Die Ernährung im ersten Monat

Die im folgenden gegebenen Richtlinien gelten für Neugeborene mit einem durchschnittlichen Geburtsgewicht von etwa 3500 g. Sie sind bei schwächeren bzw. kräftigeren Kindern also entsprechend zu variieren (siehe auch *Die richtige Trinkmenge und die Zahl der Mahlzeiten*).

Das Kind läßt bereits wenige Stunden nach der Geburt durch Schmatzen und Fingerlutschen die typischen Saugreflexe erkennen bzw. zeigt damit an, daß es Durst hat. Am ersten Lebenstag erhält es aber nur einige Tropfen Nahrung. Wenn es lange in der Geburt gestanden hat und stark ausgetrocknet ist, also eine sehr faltige Haut besitzt, bietet man ihm mit der Pipette oder mit einem winzigen Löffelchen etwas Fenchel- oder Kamillentee an.

Am zweiten Tag beginnt die richtige Ernährung. Das Kind bekommt sechsmal zu trinken. Sehr ruhige Kinder mit großem Geburtsgewicht sind von Anfang an mit fünf Mahlzeiten zufrieden. Die Trinkmenge beträgt jedesmal zehn bis zwanzig Gramm, bei fünf Mahlzeiten bis zu dreißig Gramm. Der Säugling erhält anfangs eine Halbmilch mit Gersten-, Reis- oder Haferschleim (siehe *Die Flaschennahrung und ihre Herstellung*) bzw. „Körnerwasser" (siehe *Vollwertige Säuglingsernährung*).

Am dritten Tag trinkt das Kind sechsmal fünfundzwanzig Gramm, bei fünf Mahlzeiten je dreißig Gramm.

Am vierten Tag steigt die Trinkmenge um etwa fünf Gramm pro Mahlzeit.

Am fünften und sechsten Tag beträgt die Trinkmenge sechsmal fünfzig Gramm oder fünfmal sechzig Gramm.

Vom siebten Tag an trinkt das Kind meist etwa fünf Gramm pro Mahlzeit mehr als am Vortag, so daß sich die Gesamttrinkmenge bis Ende der zweiten Woche auf 500 g = 100 g bzw. ca. 85 g pro Mahlzeit erhöht. Dann steigt der Nahrungsbedarf langsamer.

Die Ernährung im zweiten Monat

„Flaschenkinder" erhalten in der Regel nach Ablauf des ersten Monats eine Halbmilch, die mit Demeter-Getreideschleim hergestellt wird. Da dieser Schleim, der aus einem Gemisch von Hafer, Weizen und Roggen besteht, „mächtiger" ist, braucht die Tagestrinkmenge nicht erhöht zu werden.

Ab der achten Woche sollte das Kind eine Beikost erhalten. Es empfiehlt sich, mit wenigen Teelöffeln Karottensaft (mittags) und Obst bzw. Obstsaft (nachmittags) zu beginnen. Diese sollte man vor der Milchmahlzeit mit dem Löffel füttern. Das hat den Vorteil, daß sich das Kind schon früh an den Löffel gewöhnt. Als Obst wird man hauptsächlich geriebenen Apfel oder zerdrückte Banane anbieten. Vorsicht, möglichst nur ungespritztes Qualitätsobst verwenden (siehe *Die erste Beikost* bzw. die Ernährungstabelle im Anhang)!

Die Ernährung im dritten Monat

In diesem Monat kann man die Trinkmenge langsam steigern, sie sollte aber 800 g bei einem Kind mit durchschnittlichem Geburtsgewicht nicht übersteigen. Erzielt man mit einer Gesamtmenge unter 800 g einen guten Gewichtsanstieg, so ist das für das betreffende Kind eben auch ausreichend. Sollte die Gewichtszunahme aber nicht befriedigend sein (siehe *Einige wissenwerte Zahlen*), kann man am Ende des dritten Monats bereits die im vierten Monat vorgesehene Nahrung geben.

Bei der Milch wird man jetzt von der Halbmilch stufenweise (etwa in zweitägigem Abstand je eine Flasche) auf Zweidrittelmilch übergehen (siehe *Die Flaschennahrung und ihre Herstellung*).

Die Nahrung des Kindes wird somit jetzt aus vier oder fünf Milchmahlzeiten bestehen; hinzu kommen kleine Mengen Beikost (siehe auch *Die erste Beikost*). Dafür bewähren sich rohe Obstzubereitungen, vor allem geriebener Apfel, zerdrückte Banane, außerdem Karottensaft und Wildfruchtelixiere (Preiselbeer-, Schlehen-, Ebereschen- und Hagebuttenelixier) und Obstsäfte von Himbeeren, Johannisbeeren, Brombeeren, reifen Birnen usw.; Orangensaft nur frisch gepreßt; Zitronensaft, sehr wichtig, aber wegen des strengen Geschmacks nur gemischt. Die Säfte und Elixiere nicht in die Flasche geben, sondern mit dem Löffel füttern, weil diese Zusätze die Milch leicht zum Gerinnen bringen oder Faserteile den Sauger verstopfen.

Ab der zwölften Woche wird an Stelle des Karottensaftes zur Mittagsmahlzeit Karottengemüse angeboten.

Bei guter Verträglichkeit kann die Beikost bis zu einer Menge von 2 x 30 g gesteigert werden.

Die Ernährung im vierten Monat

Mit Beginn des zweiten Vierteljahres gibt man dem Kind statt Getreideschleim die aus dem Vollkorngetreide hergestellte Demeter-Kindernahrung. Den Übergang vollzieht man schrittweise, wie jede Änderung in der Nahrung nur langsam vollzogen werden soll. Zunächst ersetzt man also nur eine Flasche, zwei Tage darauf eine zweite, wieder zwei Tage später eine dritte Flasche, bis alle Getreideschleimflaschen durch Vollkorn-Kindernahrung ersetzt sind.

Normal gedeihende Kinder nehmen im Verlauf des vierten Monats in der Regel vier Mahlzeiten und bekommen teilweise, wie im Vormonat, feste Kost. Das Nahrungsangebot eines Tages sieht dann so aus:

Morgens (6-7 Uhr) eine Zweidrittelmilch-Flasche mit Vollkornnahrung.

Mittags (11 Uhr) in steigender Menge Gemüse (Karotten, Demeter-Spinat); der Rest der Mahlzeit (200 g bei vier Mahlzeiten) wird in Form der Zweidrittelmilch angeboten.

Im Verlauf des *Nachmittags* (15 Uhr) bekommt der Säugling als Obst-Beikost jetzt einen Obstbrei (siehe der nachfolgende Abschnitt) und wiederum Zweidrittelnahrung als Ergänzung.

Abends (18 Uhr) bietet man dem Kind die gleiche Nahrung wie morgens, oder man beginnt bereits mit der langsam steigernden Fütterung eines Zweidrittelmilchbreies.

Einen sogenannten „Zweidrittelmilchbrei“ stellt man her, indem man ein Drittel der gewünschten Menge Wasser nimmt, unter Erhitzen kleine Mengen von Haferschleim, Demeter-Grieß oder Vollkornschleim einrührt, zwei Drittel Milch zugibt und bis zum leichten Andicken kocht. Leicht mit Zucker süßen.

Man sollte Kindern, die sich anfangs gegen alles Neue in der Nahrung sträuben, ruhig zureden und ihnen das neue Gericht mit Worten, Gesten und durch Vorkosten als besonders schmackhaft darstellen. Hat man damit keinen Erfolg, sollte man aber kein Aufhebens davon machen, sondern es zu einem späteren Zeitpunkt erneut versuchen. Niemals sollte man ein Kind zwingen zu essen (siehe den Abschnitt über *Appetitlosigkeit*). Es ist auch falsch, es etwa durch Spielsachen, Radio oder gar Fernsehen ablenken zu wollen. Manche Kinder nehmen anfangs nur dann Gemüse oder auch Obst, wenn sie etwas gesüßt sind. Dem sollte man anfangs nachgeben. Etwa im Alter von fünf bis sechs Monaten reduziert man dann das Süßen und hört schließlich ganz damit auf.

Kunstgedüngter Spinat ist wegen seines hohen Gehaltes an Oxalsäure und Nitrat (Salpeter), das sich leicht in das Blutgift Nitrit verwandelt, für Säuglinge gefährlich. Zu empfehlen ist dagegen bio-dynamischer Spinat, da er nicht mit Kunstdünger behandelt wird. Doch auch diesen nie aufwärmen! Reste unbedingt beseitigen!

Der Obstbrei

Für dieses Alter ist jetzt auch der Obstbrei angezeigt: ein Zwieback wird mit ein wenig Tee oder Fruchtsaft eingeweicht. Dazu kommen 5-6 Teelöffel geriebener (nicht im Mixgerät zerschlagener) Apfel, ein kleines Stück Banane oder – je nach Jahreszeit – auch frisches Obst oder Obstsaft von Himbeeren, Johannisbeeren, Brombeeren, reifen Birnen und Orangen. Dabei sind allergische Hautreaktionen zu beachten. Gesüßt wird mit ein wenig Zucker, eventuell Honig (siehe *Zum Honig*).

Wegen der heute üblichen giftigen Schädlingsbekämpfungs- und mancher Konservierungsmittel, mit denen auch frische Früchte behandelt werden, muß man bei der Auswahl des Obstes sehr vorsichtig sein und es gut waschen und schälen. Das beste ist natürlich, nur chemisch unbehandeltes und rückstandsfreies Obst zu geben.

Im allgemeinen ist das Obst, das in unserem Klima wächst, für unsere Kinder am besten geeignet, denn es gibt ihnen die Stoffe und Kräfte, die sie in der Jahreszeit, in der das Obst gereift ist, gerade für ihr Wachstum brauchen.

Ein schorfiger deutscher Apfel ist übrigens meist wesentlich besser als das so vollendet „schön" aussehende Obst, das durch unzählige Spritzungen zwar kosmetisch aufgewertet, inhaltlich aber verdorben wurde.

Auch Bananen sind leider nicht so wertvoll, wie es von der Reklame hingestellt wird. Die von der Natur so wundervoll verpackte Frucht muß unreif geerntet werden, denn reif ist sie nicht haltbar und fault schnell. Nun essen wir aber Früchte hauptsächlich deshalb, weil diese an der Sonne reifen und uns damit Sonnenkräfte spenden können. Doch dazu ist die grasgrün und ohne jede Sonnenreife gepflückte Banane nicht in der Lage. Anders ist das natürlich in den warmen Ländern, wo sie wächst. Falls die Böden dort nicht so stark mit Kunstdünger gedüngt werden, daß die Bananen aus diesem Grunde nicht mehr bekömmlich sind.

In der obstarmen Jahreszeit kann das Obst durch Obstsäfte bzw. durch Fruchtelixiere ersetzt werden.

Die Ernährung im fünften Monat

In diesem Alter bleiben die Mahlzeiten beinahe unverändert wie im Vormonat. Lediglich vormittags wird die Gemüsemahlzeit zur vollen Mahlzeit ausgedehnt.

Wird Gemüse immer noch abgelehnt, kann man das Gemüse mit Obst vermischt anbieten. Man braucht bei dieser Mahlzeit keine Überfütterung zu befürchten; kaum ein Kind ißt mehr als acht bis zehn Eßlöffel Gemüse und Obst zusammengerechnet. Dem gedämpften Gemüse sollten besonders im Winter und im Frühjahr mehrere Eßlöffel roher Gemüsepreßsaft beigefügt werden. Eine so zubereitete Speise muß allerdings gleich nach Fertigstellung gefüttert werden (siehe *Werden die Vitamine durch Mixgeräte zerstört?*).

Die meisten Kinder brauchen in diesem Alter nur noch vier Mahlzeiten, so daß die letzte Mahlzeit auf zwanzig Uhr oder noch früher vorverlegt werden kann. Der dadurch verlängerte Nachtschlaf ersetzt einen Teil der Nahrung; man braucht daher die Trinkmenge nur um 20 bis 30 g pro Flasche zu erhöhen.

Oft schläft das Kind auch bereits morgens länger, was für die Mutter eine erhebliche Entlastung bedeutet. Natürlich richtet man sich dann nach dem Eigenrhythmus des Kindes und gibt ihm die erste Mahlzeit, nachdem es von selbst aufgewacht ist. Aber man achte doch darauf, daß dieser Zeitpunkt sich möglichst nicht jeden

Tag ändert. Regelmäßigkeit in den Zeiten der Nahrungsaufnahme ist nicht nur für den Stoffwechsel und die inneren Organe notwendig, sondern prägt sich dem Wesen des Kindes als Bedürfnis nach Regel und Ordnung ein.

Dieser Rat ist in unserer Zeit besonders beachtenswert, denn die meisten Menschen leben heute ohne Rhythmus, weil Instinkt und Sinn dafür weitgehend abgestorben sind und unsere Lebensumstände zu einer zeitlichen UnOrdnung verführen. Auf Kinder und vor allem auf Säuglinge kann dies aber geradezu verheerend wirken.

Die Ernährung im sechsten bis neunten Monat

In dieser Zeit braucht das Kind immer mehr feste Kost. Man gibt daher nur noch zwei reine Milchmahlzeiten; zwei Flaschen bzw. ab dem achten Monat eine Flasche am Morgen und einen Milchbrei am Abend. Im Verlauf des achten Monats wird man von der Zweidrittelmilch auf Vollmilch übergehen. Dazu füttert man mittags Gemüse und abends einen Zwieback-Obst-Brei, jeweils als ganze Mahlzeit von rund 200 g. Das Gemüse wird jetzt angereichert durch Getreideprodukte (Flocken, Demeter-Vollkornnahrung), etwas Butter oder nicht erhitztes Öl und eventuell etwas Zucker.

Nebenher kann man besonders in der heißen Jahreszeit, dem Kind, wenn es Durst hat, ruhig dünnen Fenchel-, Kamillen- oder Schafgarbentee geben.

Beim Gemüse gibt es in diesem Alter durch Karotten, Demeter-Spinat (siehe *Grundsätzliches zur Ernährung des Kindes*), Kochsalat, zarte Kohlrabi, Blumenkohl, Schwarzwurzeln und rote Beete schon sehr viel Abwechslung. Bei der Auswahl der Beikost soll man sich weniger nach einem allgemein gültigen Schema als nach den Bedürfnissen der Familie und des einzelnen Kindes richten. (Näheres darüber im Abschnitt *Besondere Gesichtspunkte für die Auswahl der Beikost*.)

Als Abendmahlzeit kann man jetzt auch zuerst Obst und dann Milchbrei, Zwieback-Milchbrei oder Quark geben.

Mit etwa sechs Monaten bekommen viele Kinder die ersten Zähne; gleichgültig aber, ob schon Zähne da sind oder nicht, ist jetzt die Zeit des Kauenlernens gekommen. Es hat sich gezeigt, daß die Ausbildung der Kiefer und die Erhaltung guter Zähne vorwiegend von ausreichendem Kauen abhängt. Man sollte daher in diesem Alter beginnen, auf gutes Kauen zu achten und während der ganzen Jugendzeit den Kindern täglich ein dickes Stück altbakkenes, hartes Vollkornbrot geben, an dem sie tüchtige Kauarbeit zu leisten haben.

Die Ernährung im zehnten bis zwölften Monat

Sind die Kiefer durch das Zahnen stark gereizt, so wird man etwas warten, sonst aber gibt man dem Kinde zum Frühstück kleine Würfel Brot mit Butter oder guter Marmelade. Vor allem ist die Nachmittagsmahlzeit geeignet, dem Kind ausreichende Gelegenheit zum Kauen zu bieten. Dafür kann man ihm das feste Ende eines Brotes geben, das kauend und saugend genossen wird.

Die Milch kann man in dieser Zeit unverdünnt geben, besser bekömmlich ist sie aber mit etwa einem Fünftel gutem Malzkaffee verdünnt (möglichst Demeter-Malzkaffee). Die Tagesmilchmenge beträgt höchstens 500 g einschließlich anderer Milchprodukte.

Natürlich kann das Kind jetzt auch zu den Mahlzeiten mit am Tisch sein. Man setzt es auf das hochgeklappte Säuglingsstühlchen und läßt es so am Familientisch teilnehmen. Nur darf es auf keinen Fall schon von der eiweißreichen Erwachsenenkost bekommen. Wenn das Kind erst auf den Geschmack von Eiern und Fleisch oder Wurst gebracht worden ist, verweigert es bald die seinem Alter entsprechende Nahrung. Da es dabei die Eßgewohnheiten seiner Umgebung gerne nachahmt, muß man also jetzt bereits sehr darauf achten, dem Kinde keine schlechten Gewohnheiten vorzuleben.

Ein gutes Gericht – vor allem am Abend – ist der Quark, den man mit etwas Milch verdünnt. Man kann ihn mit jeder Art von Obst mischen, das die Jahreszeit bringt. Leider ist auch der Sahneschichtquark häufig nicht mehr naturrein, sondern meist schichtweise gefärbt, so daß man besser einfachen Quark (Magerstufe) kauft. Diese Speise soll aber nicht täglich, sondern in Abwechslung mit Grieß- oder Zwiebackbrei gegeben werden (möglichst Demeter-Grieß aus Gerste, Weizen, Hafer, Mais oder Zwieback). Die Menge kann 200 bis 300 g betragen. Das Kind soll gut satt werden.

Grundsätzliches zur Ernährung des Kindes

Jede Mutter sollte dankbar zur Kenntnis nehmen, welche Erfolge die moderne Kinderheilkunde in der Behandlung von Ernährungsstörungen im Säuglingsalter und der Entwicklung bestimmter Ernährungsmethoden zu verzeichnen hat. Wenn wir trotzdem auch Kritisches zu den üblichen Methoden äußern, so deshalb, weil diese nach unserer Auffassung in allen tieferen Fragen der Ernährung Wesentliches nicht berücksichtigen.

Da jedes Kind nach seinen besonderen Bedürfnissen ernährt werden soll, können die hier angegebenen Zahlen natürlich nur Anhaltswerte sein. Sie sollen der Mutter eine allgemeine Richtschnur sein, bis sie gelernt hat, auf die Bedürfnisse ihres Kindes einzugehen, ohne grobe Fehler zu machen. Hält sie erhebliche Abweichungen für notwendig, so sollte sie einen erfahrenen Arzt zu Rate ziehen. Wenn aber das Kind strahlend guter Laune und voller Tätigkeitsdrang ist, wenn das Gewicht zwischen zwanzig und dreißig Gramm täglich ansteigt, die Verdauung in Ordnung ist und der Schlaf ausreichend und ruhig verläuft, dann sind dies Zeichen für die Richtigkeit der Kost.

Das Kind bedarf in den ersten zwei Lebensmonaten an täglicher Trinkmenge etwa ein Sechstel seines Körpergewichts. Dieses Verhältnis verändert sich im Laufe der Monate und beträgt gegen Ende des ersten Jahres nur noch etwa ein Zehntel des Körpergewichtes.

Die Garzeiten der Demeter-Produkte sollten möglichst kurz sein. Man merkt an dem guten Duft, wann die Nahrung fertig ist.

Die kleinköpfigen, im Verdauungssystem schwächeren Kinder brauchen im allgemeinen längere Garzeiten für ihre Nahrung, also sieben bis acht Minuten; die im Stoffwechsel kräftigeren Kinder, meist die großköpfigen, nur drei oder vier Minuten. Diesen Kindern tut es gut, wenn man ihren Verdauungsorganen genügend Arbeit gibt. Kochen bedeutet ja „Verdauen". Man nimmt dem Kinde Arbeit ab. Bei zunehmender Kräftigung und größerem Alter kann man dem Kind aber immer mehr eigene Verdauungstätigkeit zumuten.

Die Verwendung von Zucker soll nicht übertrieben werden. Allerdings braucht das Kind neben dem bei der Verdauung aus dem Getreide gewonnenen Zucker weitere Zuckerzusätze für eine gute Gewichtszunahme. Die Qualität des Zuckers ist von großer Wichtigkeit, aber letztlich ist jeder Zucker, auch der Rohrzucker, eine chemisch isolierte Substanz. Honig als Zuckerersatz sollte man den Kindern erst etwa ab dem 4. Monat geben, und nur in kleinen Mengen. Es können sonst die Zähne davon schwarz werden.

Man sollte einem Kinde nie mehr Nahrung anbieten, als es mit gutem Appetit ißt. Kinder mit wenig Eßlust brauchen vielleicht vorübergehend einfach weniger als andere. Dies ist meist entwicklungsbedingt. Es kann aber auch eine Magen- oder Leberschwäche vorliegen, dann wird der Schaden schlimmer, wenn es zu viel zu sich nimmt. Oberste Regel bei appetitschwachen Kindern: niemals gewaltsam zum Essen verleiten, eher die eine oder andere Mahlzeit ausfallen lassen. Milch abrahmen! Also, die Verdauungsorgane nach Möglichkeit schonen. Aber nicht vergessen, dem Kind immer wieder Fenchel- oder Kamillentee oder eine Teemischung aus Anis, Kümmel, Fenchel und Kamille anzubieten. Geringe Eßlust schon beim jungen Säugling kann eventuell an einer Blutarmut oder an fehlendem Magensaft liegen. Auch beginnende oder vorhandene andere Krankheiten, z.B. eine Mittelohrentzündung oder ein Blasenkatarrh, rufen Appetitlosigkeit hervor. Bei einem solchen Verdacht sollte man zur Klärung der Diagnose den Arzt aufsuchen (siehe auch *Appetitlosigkeit*).

Fleisch und Eier sind bei kleinen Kindern durchaus entbehrlich. Ein Kind, das regelmäßig Fleisch und Eier bekommt, verliert seine kindlichen Eßinstinkte und wird viel zu früh reif. Wenn man mehrmals in der Woche Quark gibt, kann kein Mangel an Eiweiß eintreten, da ja die Milch sehr eiweißreich ist. In ganz seltenen Fällen kann es richtig sein, einem Kind gegen Ende des ersten Lebensjahres ab und zu ein halbes Eigelb zu geben, aber nur, wenn es von einem frisch gelegten Ei stammt. Fleisch- und Kalbsknochenbrühe (Brühgrieß) sind nicht notwendig. Bei Verwendung der Demeter-Produkte oder anderer gleichwertiger Vollkornerzeugnisse ist die Sorge einer nicht vollwertigen Nahrung gegenstandslos.

Bei der Verwendung von Eiern im Kindesalter sollte zunächst einmal daran gedacht werden, daß Eier von der Natur nicht zur Nahrung, sondern zur Erzeugung von Nachkommenschaft bestimmt sind. Daher enthalten sie sehr konzentrierte Stoffe und Kräfte zur Erfüllung dieser Bestimmung. Das heißt aber auch, daß sie Unruhe und Triebhaftigkeit hervorrufen. Zudem sind die Eiweißstoffe in Ei und Fleisch so konzentriert, daß zu ihrer Verarbeitung ein voll ausgebildetes Verdauungssystem gehört, das beim Kind zunächst nicht vorhanden ist. Mutet man dem kleinen Kinde aber trotzdem eine solche Verdauungsarbeit zu, so treibt man seine Verdauungsorgane in eine übereilte Entwicklung hinein. Wieder tut man damit etwas, was sich leicht vermeiden ließe: man überstürzt die kindliche Entwicklung. Man braucht sich also nicht zu wundern, wenn Kinder nach regelmäßigem, reichlichem Genuß von tierischem Eiweiß eine verfrühte oder erschwerte Pubertät mit allen ihren unangenehmen Begleiterscheinungen erleben. Natürlich kann man ausnahmsweise dem Kinde mal ein Eigelb an die Speisen tun. Der tägliche Eiweißbedarf läßt sich aber allein mit dem Eiweiß der Milch und mit Quark vollkommen decken.

Auch das Verabreichen anderer sogenannter konzentrierter Nahrung in Form von Glutaminsäure-, Vitamin- oder Mineralstoff-Tabletten, um den Verstand, die Vitalität oder das Wachstum anzuregen, ist eine Torheit, denn schon in einem halben Liter Milch ist weitaus genügend davon enthalten.

Eine besondere Besprechung verdient die Frage der Kartoffeln als Kleinkinderspeise. Dazu muß man wissen, daß die heute gezüchteten Kartoffelsorten eigentlich ohne Ausnahme als Kindernahrung nicht mehr ohne weiteres zu empfehlen sind. Wir selbst spüren ja nach einer reichlichen Kartoffelmahlzeit, daß unser Gehirn dumpf ist und nicht recht arbeiten will. Der vorwiegende Kartoffelgenuß ist für die Gehirnentwicklung der Kinder nicht günstig. Es ist richtiger, statt dessen ungeschälten und unpolierten Reis, sogenannten Naturreis, zu geben. Auch Hirse ist gut (mit dreifacher Menge Wasser garkochen, mit Frugola würzen) und Thermogrützen aus verschiedenen Getreidearten. Trotz dieser Bedenken wird man es heute kaum fertigbringen, ein Kind ganz ohne Kartoffeln zu ernähren. Doch sollte man Kindern möglichst keine Kartoffeln als Abendessen geben – ganz gleich, in welcher Zubereitung –, besonders nicht in gebratenem Zustand.

Es bedarf wohl keiner besonderen Erwähnung, daß jeglicher Genuß von Kaffee, Tee sowie alkoholischen Getränken vom ärztlichen Standpunkt aus streng verboten ist, und zwar bis zum Abschluß der Entwicklungsjahre. Diesem Verbot liegt nicht Fanatismus zugrunde, sondern allgemein anerkannte ärztliche Erfahrung. Dasselbe gilt selbstverständlich für sämtliche Cola-Getränke.

Vor der unbedenklichen Gabe sogenannter „Kindertees“ muß auch vom zahnmedizinischen Standpunkt aus gewarnt werden. Da diese Tees fast nur aus Zucker bestehen und den Kindern vorwiegend zum Einschlafen gegeben werden, sind sie nicht selten schuld an mancher gesundheitlichen Störung und an der frühzeitigen Schädigung der vorderen Milchzähne.

Zum Problem der Milch-Allergie

Man könnte meinen, die Frage der milchfreien Säuglingsernährung sei völlig unwichtig. Die Mutter aber, deren Kind an Milchschorf, Hautausschlägen im Sinne der atopischen Dermatitis (endogenes Ekzem und Neurodermitis) bzw. an Asthma bronchiale leidet und die selbst nicht ausreichend stillen kann, steht vor einem nicht ganz einfachen Ernährungsproblem. Zwar gibt es ein von der Weleda AG entwickeltes potenziertes (homöopathisch verdünntes) Mittel, mit dem die Milchallergie überwunden werden kann, oft mit einer einzigen Gabe von wenigen Tropfen, – vorausgesetzt, daß es sich um eine echte Milchüberempfindlichkeit handelt. Bei Kuhmilchallergie wird das Mittel aus Kuhmilch, bei Muttermilchallergie aus der Milch einer selbst stark allergischen Mutter hergestellt. Das Milchekzem (Milchschorf) solcher Kinder beginnt meist am Tage der Einnahme der Tropfen zu heilen, und die Haut zeigt nie mehr ekzematische Erscheinungen. Dieser Erfolg tritt sogar auch dann ein, wenn nicht gleichzeitig auf eine milchfreie Ernährung umgestellt wird. Aber es gibt auch Kinder, denen auf diese Weise nicht geholfen werden kann.

Bircher, der hochverdiente Ernährungsreformer, zeigte, daß man bereits wenige Tage alte Kinder mit Mandelmilch ernähren kann. Diese Mandelmilch selbst herzustellen ist etwas schwierig, so daß man besser das Mandelmus der Firma Granovita verwendet (siehe *Milchfreie Flaschenzubereitung mit Mandelmus und Milchzucker* im Anhang).

In anderen Fällen sollte es die Mutter mit einem Gemisch versuchen bestehend aus 1/2 – 2/3 Milch mit Hafer- bzw. Dinkelschleim, 1/2 – 1/3 Tee aus Anis, Kümmel, Fenchel u. Kamille zu gleichen Teilen, 2% Distelöl und 2-3 Tropfen Zitrone, die der fertigen Mischung zugesetzt werden, um sie leichter verdaulich zu machen.

Verträgt das Kind diese Mischung nicht, kann man ihm ein Gemisch von 1/3 Kuhmilch, 4% Mandelmus, 2/3 Teemischung (wie oben) und 6% Milchzucker geben.

Nicht selten bekommt den Kindern statt Kuhmilch Ziegen- oder Schafsmilch. Da diese aber für die kindliche Ernährung allein nicht ausreichen, sollte man sie mit Mandelmus ergänzen.

Als wichtigstes hat sich bewährt, die Leber der Kinder zusätzlich zu unterstützen. Man gibt Taraxacum stanno cultum Rh D_3 als Tropfen 3 x täglich.

Selbstverständlich wird die Mutter die Wahl der geeigneten Ersatznahrung für ihr Kind nicht allein treffen, sondern sich in einem solchen „Problemfall" mit ihrem Arzt beraten.

X. Das Kleinkind

Erzieherische Grundlagen

Im Kleinkindalter darf man von Verboten nicht viel erwarten. Sie dringen in ein Ohr hinein, um beim anderen wieder herauszukommen. Hier liegt es an der Konsequenz und am Tonfall, mit denen das Kind in seine Grenzen gewiesen wird, und es zeigt sich hier, wer pädagogisch richtig handeln kann und wer nicht. Ein guter Erzieher wird in diesem Alter nicht mit vielen Geboten oder gar Verboten arbeiten, er wird vielmehr die Aufmerksamkeit des Kindes auf andere Dinge zu lenken versuchen. Aber selbst ein Kind von eineinhalb Jahren ist schon durchaus in der Lage zu begreifen, was schmutzig oder heiß ist und deshalb nicht angefaßt werden darf. Man kann ihm jedoch nicht jede böse Erfahrung ersparen, muß nur dafür sorgen, daß es keinen ernstlichen Schaden erleidet.

Eine der allerwichtigsten Grundlagen für jede erzieherische und pflegerische Maßnahme Kindern gegenüber ist: alle Unsicherheit und Ängstlichkeit zu vermeiden. Dem gesunden Kind werden sie lästig und reizen zu Trotzhandlungen, und bei einer solchen inneren Haltung erreicht der Erzieher nichts. Für das kranke Kind aber bedeuten sie eine außerordentliche Belastung, die jeden Heilungsprozeß stört und in Frage stellt.

Das größte Problem des Erstgeborenen ist die Verwöhnung. In aller Regel sind die Bemühungen der Mutter um das Kind zu intensiv. Beim ersten Kind verläuft auch meist die Trotzphase besonders schwierig, da man ihr zu große Aufmerksamkeit widmet.

Das Kind braucht vom ersten Tage an die vorgelebte Ordnung und einen sicheren Halt, da es zuerst ganz der Nachahmung lebt. Kein kleines Kind tut etwas anderes als das, was ihm vorgemacht wird. Die einzig sinnvolle Form der Erziehung ist daher die Selbsterziehung. Was man vom Kinde will, muß man ihm vorleben.

Bei älteren Kleinkindern richten sich die Mädchen eher nach dem Vater, die Jungen nach der Mutter.

Zum richtigen Nachahmen leitet man das Kind durch geduldige

Wiederholungen an. Kinder lieben Wiederholungen. Sie erleichtern ihnen das Zurechtfinden und Heimischfühlen in der für sie so fremden Welt. Jeder kennt die mit so viel Trotz und Tränen verteidigten Einschlafrituale. Daher sollte sich der Erzieher immer gründlich überlegen, was er als Ritual gestatten kann bzw. wo die Grenzen seiner Geduld erreicht sind, und zwar nicht täglich neu, sondern ein für alle mal.

Eine große Gefahr liegt darin, daß der Erzieher zu früh „aufgibt", d.h. aus Ungeduld oder Zeitmangel nachgibt und so ständig den kleinen Launen des Kindes unterliegt. Da das Kind aber die Grenze sucht, weil es sie zu seiner Orientierung braucht, ist ihm mit Nachgeben keineswegs geholfen. So kommt es zu ständigen „Grenzkonflikten", die den liebevollen Umgang mit dem Kind belasten und durch ruhige Konsequenz hätten vermieden werden können.

Das Kleinkind nimmt die Welt als Ganzes auf. Erst etwa im Alter von drei Jahren, wenn das Ich-Sagen beginnt, wird allmählich stärker differenziert.

Mit dem Ich-Sagen entwickelt sich auch die Trotzreaktion, das Trotzalter beginnt. Jetzt sucht das Kind den Konflikt, um an ihm seinen Willen zu erproben. Jeder banale Wunsch der Eltern kann einen ernsthaften Streit auslösen. Da sollte sich der Erwachsene gut darüber klar sein, was ihm wichtig ist.

Trotzreaktionen sollten nicht gebrochen werden. In aller Regel genügt Ablenkung. Es darf aber auch nicht um jeden Preis nachgegeben werden, denn dadurch verstärken sich die Trotzanfälle nur noch. Manche Kinder steigern sich in einen solchen Trotz hinein, daß sie regelrecht in Atemnot kommen, was man dann als affektaspiratorische Krämpfe bezeichnet.

Hilfreich wird es sein, dem Kind in dieser Phase viele kleine Entscheidungsfreiräume zu schaffen, z.B. ob es die blauen oder die roten Strümpfe anziehen will (niemals das Strümpfeanziehen selbst zur Diskussion stellen, denn das kann gravierende gesundheitliche Folgen haben), ob es seine Milch heute aus dem Becher oder aus der Tasse trinkt oder ob die Puppe oder der Teddybär mit ins Bett kommen sollen. So kann man dem Kind viele Gelegenheiten verschaffen, seine Wünsche zu artikulieren und seinen Willen zu üben, ohne daß es ständig zu ernsthaften Auseinandersetzungen kommt. Denn das Austragen von Konflikten zwischen so ungleichen Partnern hat große Nachteile für beide Seiten. Gibt der Erzieher ständig nach, so verliert das Kind auf die Dauer jede Orientierungsrichtlinie und vor allem jede Achtung vor ihm. Wie soll es jemanden nachahmen wollen, der so viel größer und stärker ist, sich aber nach dem Kleineren, Schwächeren richtet? Der Erzieher dagegen wird einen Groll auf das Kind entwickeln, weil er sich tyrannisiert fühlt.

Ist im anderen Fall das Kind immer der Unterlegene, wird es sich bald unverstanden und ungeliebt fühlen, seine Neugier auf die Welt und das eigene Ich werden verkümmern, bald wird ihm der Mut zu jeglichen Entdeckungen fehlen. Der Erzieher kann sich bei diesem Zustand nur wohlbefinden, wenn ihm die Probleme seines Schützlings gleichgültig sind.

So werden die Eltern vernünftigerweise ihre Gebote so formulieren, daß sie sie ohne großen Zwang durchsetzen können, z.B. kann man relativ leicht erreichen, daß ein Kind beim Essen ruhig mit am Tisch sitzt, man wird es aber gegen seinen Willen nicht dazu bringen können zu essen. Genauso ist es mit dem Schlafen: man kann verlangen, daß ein Kind zur Schlafenszeit in seinem Zimmer bleibt, man kann aber – ohne Schläge – selten erreichen, daß es auch wirklich schläft.

Selbstverständlich muß man sich selbst auch diszipliniert verhalten. Besonders bei Tisch prägen sich viele Verhaltensgewohnheiten und Unsitten ein. So wird man schwer ein Kind dazu bringen können, ruhig zu essen, wenn man selbst ständig aufspringt, hin- und herläuft und damit Unruhe verbreitet. Oft will das Kind aber auch durch Unarten nur auf sich aufmerksam machen und braucht statt Schelte oder Strafe lediglich etwas mehr Zuwendung.

(Umfassende wertvolle Ratschläge zur Erziehung enthalten die Bücher von Elisabeth Plattner „Die ersten Lebensjahre“ und von Emmi Pikler „Friedliche Babys, zufriedene Mütter“.)

Vom Spielen des Kindes

Der Arzt betritt, zu einem vierjährigen Mädchen gerufen, das Kinderzimmer. Die kleine Patientin, ein Einzelkind, liegt im Bett inmitten von Bergen von Spielsachen. Darunter sind zwanzig oder mehr Stofftiere aller Art, Größe und Qualität, vom Mäcki-Affen und den merkwürdigen vermenschlichten Fratzen angefangen, die das Kinderfernsehen in krankhafter Weise als neue „Rasse" schafft, über alle Gattungen von Vierfüßlern bis hin zu kleinen, mittleren und riesengroßen Teddybären in gelb, grün und rot, einige größer als das Kind selbst. In einer Ecke Puppenküche und Puppenstube mit den „schönsten", völlig naturgetreuen Puppenkindern in jeder Preislage, die richtig weinen und die Windeln naßmachen können. Puppenwagen, Roller, Dreirad in der andern Ecke, untermischt mit mechanisch zu bewegendem Geflügel, Autos, Feuerwehrwagen. Von der Decke herunterhängend Flugzeuge, Drahtseilbahnen und Mobiles. Das Ganze auf dem Hintergrund einer mit ungezählten Bildchen verzierten Tapete und grellbunten Gardinen.

Dabei machen die Eltern sonst einen ganz normalen Eindruck. Als Arzt fragt man sich aber, was soll aus einem Kinde in dieser Umgebung einmal werden? Es besitzt alles, und zwar schon im Alter von vier Jahren, was ein Kind sich überhaupt wünschen kann, wenigstens eines, dessen Geschmack durch den Anblick moderner Spielzeugläden verdorben und das durch Eltern, Großeltern und andere Spender in dieser Weise gedankenlos mit Geschenken überschüttet wurde. Es kann sich auf kein Spiel mehr konzentrieren, es ist nervös, unlustig und hat an nichts rechte Freude. Mit vier Jahren ist es blasiert und klagt dauernd über Langeweile.

Dieser Bericht gibt keineswegs ein Einzelerlebnis wieder, sondern schildert eine Tatsache, die in irgendeiner Form häufig bei modernen Kindern angetroffen wird. Man sieht hieraus, wie aus einer falsch verstandenen Liebe, die ohne genügende Überlegung dem Kinde zugewandt wurde, geradezu Unheil entstehen kann.

Solche mit Spielzeug überfütterten Kinder stürzen sich oft mit wahrer Wonne auf das Waldorfspielzeug. Diese Spielsachen sind handgearbeitet, aus Naturholz, mit guten Farben bemalt; entscheidend ist, daß z.B. die Puppen nicht naturgetreue, sondern nur angedeutete Augen und Ohren usw. haben. Das ist für ein Kind ausschlaggebend. Es will durch seine Phantasie etwas hinzutun können und fühlt sich angeödet von einer Naturechtheit, die erstens doch nicht wirklich erreicht und zweitens vom Kind auch nicht erwünscht ist.

Etwa nach dem ersten Lebensjahr beginnt das Kind zu spielen. Es kennt beim Spiel zunächst noch keine Zweckmäßigkeit, es spielt um des Spielens willen. Jedes Kind ist eigentlich ein kleiner Künstler, es folgt ganz dem Spieltrieb. Ein Kleinkind, das exakt baut, ist schon verdorben, ein angehender Pedant. Unbeeinflußte Kinder sind genial und großzügig beim Spiel und niemals im Sinne der Erwachsenen exakt. Ein gesund empfindendes Kind spielt mit ganzer Hingabe und Sammlung und läßt sich dabei nicht gerne stören, besonders nicht durch die Ratschläge gescheiter Erwachsener. Es gibt da also nur den einen Rat: gewähren lassen, aus der Entfernung zuschauen und keineswegs hineinreden. Mit Ernst zuhören, was das Kind über die Schöpfungen seines Spieltriebes zu berichten weiß, nur ja nicht Kritik äußern oder gar Überheblichkeit in sich aufkommen lassen. Das Kind hat ein Anrecht darauf, nach den Erfordernissen und Ansprüchen seines Alters spielen zu dürfen. Seine Spiele sind wie schöne Träume. Wer als Kind richtig spielen durfte, vergißt das im ganzen Leben nicht wieder. Ein solches Kind wird im Schulalter die Anregungen und Anleitungen des Lehrers, wenn sie aus einer künstlerischen Haltung heraus gegeben werden, mit Aufmerksamkeit und Dankbarkeit befolgen. Die im Vorschulalter beim Spielen erworbene Konzentrationsfähigkeit läßt sich nun leicht auf das in der Schule Gelernte übertragen.

Das Spielzeug muß aus gutem, gesundem Material bestehen (Holz, Woll-oder Seidenstoff, Naturfarben etc.), und muß dem Alter angepaßt sein. Was zu früh an das Kind herangebracht wird, schadet weit mehr, als Eltern und Erzieher ahnen. Grelle Farben, Blech, Kunststoff, Lärmmaschinen oder gar Kriegsgerät schädigen die Sinnesentwicklung oder verletzen die Moral. Durch Lego oder Puzzle (Zusammensetzbilder) wird das Spiel intellektualisiert, die Phantasie „maschinell".

Farben wirken stark auf Kinder, wobei Rot das Kind beruhigt. Langweilige Kinder sollte man mit Blau umgeben. Es regt sie an.

Rhythmische Wiederholungen gehören zum kindlichen Spiel. Das Rhythmische ist für das Kind lebensnotwendig, da sich auf diesem Wege die Bildekräfte im Stofflichen ausleben können.

Im zweiten Lebensjahr kann man dem Kind kaum ein schöneres Geschenk machen als ein Schaukelstühlchen, eine Hängematte oder, wenn es noch älter ist, ein Schaukelpferd, mit deren Hilfe es das Urbedürfnis jedes Kindes nach rhythmischer Bewegung befriedigen kann. Dagegen ist ein modernes Gerät, das aus einem Sitz besteht, der an einer Spiralfeder an der Decke eines Zimmers aufgehängt ist, nur mit Bedenken anzusehen. Die wippende oder tretende Bewegung, in dies sich das Kind mit Hilfe dieses Spielzeugs bringt, ist etwas ganz anderes als die Geh- oder Schaukelbewegung, die dem normalen Atemrhythmus entspricht. Auch die zu früh benutzten Tret- oder Dreirädchen sind weit weniger günstig als der (vielleicht selbstgebaute) Sitz aus Holz mit zwei Rädchen, den das Kind mit den Beinchen selbst vorwärts stößt. Bei der Beurteilung solcher Dinge kann man sich nicht ohne weiteres nach dem „Vergnügen" richten, das ein Kind empfindet. Jede Art von Bewegung macht ihm Freude, wie auch jede Beschäftigung, die man ihm ermöglicht.

Es dauert nicht mehr lange, dann klettert das Kind auf dem Spielplatz an den dort heute zu findenden Turngeräten auf und nieder oder es verlangt einen Roller, ein Dreirad oder einen Schlitten. Wohl dem Kind, das alle diese Kinderfreuden nicht in der engen Großstadt, sondern draußen in der Natur, zumindest aber im eigenen Garten, erleben darf.

Zum Alter von vier bis fünf Jahren gehören die Märchen. Sie vermitteln nicht nur uraltes Bildungsgut, sondern durch sie lernt das Kind die Welt kennen: die Liebe, den Haß, die Treue, die Falschheit ... In den Märchengestalten kann es seine eigenen guten und bösen Wünsche erleben. Darum wählt sich auch jedes Kind „sein" Märchen und kann nicht genug bekommen, es immer und immer wieder zu hören (siehe Merkblatt Nr. 29 im Anhang). Dabei sollten die Märchen frei erzählt werden, natürlich immer mit den gleichen Worten.

Das Kind kann etwa bis zum Alter von sechs Jahren Phantasie und Realität nicht unterscheiden. Im Idealfall dauert diese Phase sogar noch länger. Auch das Tagträumen kann lange erhalten bleiben. Es darf aber im täglichen Geschehen nicht das Übergewicht bekommen, da es sonst ins Krankhafte ausartet. Auch kann das Geistige zu sehr am Menschen zehren. Ideal ist die Einheit von Körper und Geist, wie sie im alten Griechenland angestrebt wurde.

Mit fünf oder sechs Jahren kann man dann mit dem Schwimmunterricht beginnen; das heute propagierte Säuglingsschwimmen ist allerdings eine Übertreibung der an sich guten Sache.

Grundsätzlich zeigen die Kinder noch bis zur Schulreife große Unterschiede in ihrer körperlichen Entwicklung. Langsames „Tempo" hat aber nichts mit mangelnder Intelligenz zu tun.

In den ersten Jahren der Schulzeit interessiert das Kind alles, bei dem es mit seinem Gemüt und seiner Phantasie dabei sein kann. Eltern können zwar meist nicht verstehen, warum das älteste, häßlichste Stofftier am meisten geliebt wird und nicht die wunderschöne neue Puppe, sondern der uralte Teddybär jeden Abend mit ins Bett muß. Jetzt sollte es auch zum Malen angeregt werden, was allerdings nicht gleichbedeutend ist mit dem Anstreichen vorgezeichneter Figuren. Weißes Papier, ein Pinsel und Wasserfarben oder Wachskreide sind die dazu nötigen Geräte; oder man gibt ihm Knetmasse, mit der das Kind nach seinem Belieben plastizieren kann.

Ist das Kind älter geworden, kann man allmählich dazu übergehen, dem dann erwachenden Interesse für technisches Spielzeug nachzugeben, am besten aber erst im Alter von zehn Jahren. Wenn der Vater also absolut mit einer elektrischen Eisenbahn spielen will, sollte er sich bis dahin gedulden.

So hat jedes Alter seine Gesetze, seine Freuden und Leiden, und sein Spielzeug. Auch hier muß noch einmal auf die Zunahme der Kinder- und Jugendkriminalität und der Verhaltensstörungen hingewiesen werden, aber auch auf das Auftreten der sogenannten Legasthenie, die durch ungeeignetes und nicht altersgemäßes Spielzeug und natürlich durch das Fernsehen zumindest eine Verschlimmerung erfährt (siehe *Lernschwierigkeiten und Legasthenie*).

Die Berufstätigkeit der Mutter

Wie schon im Abschnitt *Über die Mutterliebe* angesprochen, braucht ein Kind zu seiner gesunden Entwicklung einen herzlichen, verständnisvollen und nachahmenswerten Menschen, mit dem es sich im Einklang fühlt. Schlimm sind daher Kinder dran, deren Eltern beide außer Haus arbeiten und die Betreuung ihres Kindes ständig wechselnden Fremden überlassen müssen, wie es z.B. in den Kinderkrippen der Fall ist. Je kleiner das Kind bei seiner Aufnahme in die Krippe ist, um so auffälliger sind die Schäden, die der Aufenthalt in diesem doch so anonymen Milieu bei ihm verursacht. Durch den Verlust der festen Bezugsperson verlangsamt sich die ganze psychische Entwicklung der Kinder, was man am deutlichsten an ihrer Sprache ablesen kann. Meist werden sie auch sonst auffällig durch besonders aggressives Verhalten, Bewegungsstereotypien oder massive Schlafstörungen. Nur solche Kinder, denen es in der Familie so sehr an Zuwendung fehlt, daß die Krippe für sie das „bessere" Milieu bedeutet, haben einen Nutzen von einem Krippenaufenthalt.

Unsere Gesellschaft hat es soweit gebracht, daß sich eine Frau, die „nur" Hausfrau und Mutter ist, sehr häufig als nicht beachtet, ja praktisch zur Seite gedrängt fühlt. Als Ausweg versuchen darum viele Frauen nach kurzer Unterbrechung durch die Geburt eines Kindes möglichst schnell wieder in ihren alten Beruf zurückzukehren, und sei es nur halbtags. Ganz abgesehen natürlich von den Müttern, die als Alleinverdiener der Familie oder als Alleinerziehende gar keine andere Wahl haben.

Merkwürdigerweise sind es auch wieder Frauen, die die Pflege und Erziehung der Kinder dieser berufstätigen Mütter übernehmen. Das ist dann ihr Beruf, eine Tätigkeit in zeitlich festgelegten Grenzen und durch eine Gegenleistung, ein Gehalt „aufgewertet".

Einfach als Mutter zuhause zu sein, wird als selbstverständliche Pflicht einer Frau betrachtet, aber nicht als eine besondere Leistung angesehen. Natürlich ist das nur pauschal gesprochen. Es gibt rühmliche Ausnahmen unter den Vätern, die sich für die Kinderstube wirklich interessieren und ihre Frau entlasten, wo es möglich ist. Besonders die „Hausmänner" sind da ein herzerfrischendes Beispiel und verdienen besonderen Dank. Gerade sie sind diejenigen, die mithelfen könnten, den Wert der Familie und des „Zuhause-Seins" wieder ins rechte Lichte zu rücken. Wo anders als „Daheim" ist der Ort, an dem ein Kind sich findet, wo es Wärme, Trost, Ermutigung und persönlichen Rat bekommt? Wo es sich geben kann, wie es ist? Wo man dafür sorgt, daß es sich wohlfühlt? Wo der kleine Junge die Mutter und das kleine Mädchen den Vater heiraten möchte, weil sie ihm als die liebsten und klügsten Menschen auf der Welt erscheinen. Darin liegt doch der ungeheure Wert, den eine Mutter oder ein Vater in einer Familie schaffen kann und der sich für sie selbst und damit für alle wieder bezahlt macht. Ohne dieses Grunderlebnis der Geborgenheit und des Vertrauens ist es für ein Kind heute kaum möglich, ein mutiger und selbstbewußter Mensch zu werden.

Doch ist es nicht die Schuld der Mütter allein, wenn der Familiensinn verlorengeht. Wir alle sind aufgerufen, uns für die Aufwertung des Mutterberufes einzusetzen. Es gibt nichts Wichtigeres, weil gerade die Kinderwelt und alles Neue, Einmalige und Lebendige, was Kinder mitbringen, das Gegengewicht bilden kann zu einer übertechnisierten Nur-Leistungsgesellschaft, die all das verloren hat.

Eine Berufsausbildung zum Muttersein müßte in der Tat vieles vermitteln: Kenntnisse in den Lebens- und Entwicklungsgesetzen des Menschen, in der Kindererziehung, in geschickter Haushaltsführung, im Kochen, in Spiel- und Bewegungskunde, im Werken, in der Naturkunde usw. Das alles sollte von Eltern, Großeltern, Erziehern und Lehrern als wissenswert wiederentdeckt und zum ernsthaften Erfahrungsaustausch z. B. in Elternseminaren angeboten werden. (Wertvolle Anregungen gibt das Buch von Gudrun Davy/Bons Voors „Familienleben".)

Kinder, die ohne Nestwärme aufwachsen, gehören vor allem in die Hand eines einsichtsvollen Arztes, der ihre Entwicklung laufend überwacht. Der Staat aber kann durch soziale Maßnahmen zu verhindern suchen, daß Mütter überhaupt berufstätig sein müssen. Mit der Zahlung des Erziehungsgeldes an Vater oder Mutter während der ersten drei Lebensjahre des Kindes ist immerhin schon ein Anfang gemacht.

Giftige Pflanzen

Ganz besonders für Großstadtkinder ist ein, wenn auch nur kleiner Garten, ein Wald- oder Parkspielplatz von allergrößter Bedeutung für ihre seelische und körperliche Entwicklung. Aber auch für die Mütter ist es eine große Erleichterung ihrer Erziehungsaufgabe, wenn sie die Kinder allein im Garten spielen und Entdekkungsreisen in der Natur machen lassen können, zumindest in den Ferien.

Es sei aber darauf hingewiesen, daß auch dazu ein wenig Wissen gehört. Selten kommt es zwar vor, daß Kinder durch Erde, Sand oder Steine, die sie in den Mund bringen, Schaden leiden; häufiger geschieht dies jedoch durch gifthaltige Pflanzen.

In unseren Gärten steht beispielsweise der so beliebte Goldregen, dessen Blüten giftig sind. Sie können Erbrechen, Fieber und Kopfschmerzen hervorrufen, und das Verzehren von Goldregenblüten kann ernste Folgen haben, wenn nicht sofort vom Arzt der Magen ausgepumpt wird. Ähnlich ist es mit Fingerhut, Eisenhut, Rittersporn, Akelei, Rhibes, Herbstzeitlose, Christrose, Germer und Maiglöckchen. Diese Pflanzen werden gern in Gärten angepflanzt. Zahlreicher sind aber noch die sich selbst einfindenden Giftpflanzen und Pilze. Sie besitzen außerdem eine starke Vermehrungskraft und sind oft schwer auszurotten. Das gilt z. B. vom Schöllkraut, das goldgelb blüht und einen gelben Saft in den Stengeln enthält; dieser kann beim Pflücken auf der Haut schmerzhafte Blasen und Wunden erzeugen. Sorgfältig auf Warzen getupft, stellt er aber ein altbewährtes Volksmittel gegen sie dar. Auch die Wolfsmilch ist schädlich.

Die Gefahren der Tollkirsche mit ihren großen schwarzen Beeren sind schon eher bekannt; man wird sie niemals im Garten dulden. Ähnlich ist es mit dem großblütigen, wohlriechenden Stechapfel, der Nikotin enthält wie der Tabak, dem Bilsenkraut und dem Giftlattich, der dem harmlosen Löwenzahn ähnelt. Die giftigen Beeren von Seidelbast, rotem Holunder, Heckenkirsche, Faulbaum und auch das Pfaffenhütchen sehen verlockend aus. Sehr gefährlich sind der Schierling und der Wasserschierling, die im Blatt der Petersilie gleichen.

In Gemüsegärten, in denen Kartoffeln angebaut werden, kommt es nicht selten zu Vergiftungen dadurch, daß Kinder die bis haselnußgroßen grünen Früchte der Kartoffelstaude in den Mund nehmen. Auch die unreifen, zu früh geernteten Kartoffeln, die ja keine Früchte, sondern Knollen sind, können Schaden anrichten; viel gefährlicher sind aber die hier gemeinten Früchte, die oberirdisch aus der Blüte entstehen.

Der einzige Strauch, dessen Blätter bei Berührung unangenehme Hautreizungen hervorruft, ist der Giftsumach, der bei uns aber eigentlich nur in botanischen Gärten angetroffen wird.

Die Gefahren des Gartens sollen hier nicht übertrieben und die Freude an einem eigenen Stück Natur soll keineswegs verkleinert werden, doch schützt nur Wissen und Erfahrung vor Schaden. Über das Verhalten bei Vergiftungen siehe *Unfälle und „Erste Hilfe"*.

Gefahren für Kleinkinder

Der moderne Haushalt wird immer mehr technisiert und die Hausfrau benutzt viele chemische Mittel, die zu unerwarteten Unfällen und Verletzungen der Kleinkinder führen können. Daher empfiehlt sich besondere Aufmerksamkeit für die Zeit, in der die Kleinkinder ausschließlich mit der eigenen Bewegung beschäftigt sind und noch kein Auge für die Umwelt haben. Wenn die Kinder dann größer werden, werden sie selber immer mehr mitdenken können und den rechten Umgang mit all diesen Dingen durch die Nachahmung der Erwachsenen und durch eigene Erfahrung lernen.

Ein stets abgeschlossener Schrank sollte sämtliche gefährdenden Gegenstände enthalten wie Wasch- und Reinigungsmittel (auch die angebrochenen Waschmittelpackungen!), natürlich auch Flüssigkeiten wie Terpentin, Heizöl, Petroleum, Salmiakgeist, Benzin usw.

Besondere Sorgfalt muß auf Streichhölzer, Feuerzeuge, Scheren, Messer und Nadeln gerichtet werden.

Wahrscheinlich stürzt jedes Kind einmal aus dem Kinderwagen, dem Bettchen oder vom Wickeltisch. Meist kommen alle Beteiligten mit einem heilsamen Schreck davon, und die Eltern werden wachsamer und erfinderischer, wenn es gilt künftig solche Stürze vorhersehen und damit zu vermeiden.

In den meisten Haushalten gibt es Vorräte an stark wirksamen Arzneimitteln, z.B. Schlaf- und Beruhigungsmitteln, sowie Salben. Auch homöopathische Arzneimittel können schädigen, zumal sie oft in konzentriertem Alkohol gelöst oder – wie viele Herzmittel – aus Giftpflanzen hergestellt sind. Daher braucht jeder Kinderhaushalt für seine Arzneimittel einen gesicherten Platz.

Vorsicht beim Wickeln! Nie das Baby mit Puder, Salbe oder Kinderöl „beschäftigen“. Es kann sich damit vergiften! Also ein anderes interessanteres Spielzeug auf dem Wickeltisch bereitlegen.

Alkohol kann großen Schaden anrichten! Nicht selten werden Kinder mit einer regelrechten Alkoholvergiftung ins Krankenhaus gebracht, weil sie an Likören, Wein oder Bier genascht hatten.

Vorsicht mit unbeaufsichtigten Kerzen und offenem Kaminfeuer.

Häufig werden Teekannen oder heiße Suppen zum Verhängnis, wenn das Kind an der Tischdecke zieht.

Kochherde sollen eine Schaltsicherung haben. Töpfe mit Stielen und kochendem Inhalt immer nach hinten auf den Herd stellen und die Stiele zur Wand drehen.

Plastiktüten sind kein Kinderspielzeug! Es sind mehrfach Kinder in Plastikbeuteln erstickt, die sie sich über Mund und Nase gezogen hatten.

Spraydosen müssen – auch schon wegen der allgemeinen Umweltgefährdung – aus dem Haushalt verbannt werden.

Gefährliche Unfälle geschehen durch Elektrizität. Daher sind alle Steckdosen mit eigens dafür entwickelten Kindersicherungen abzusichern. Elektrogeräte wie Küchenmaschinen, Bügeleisen, Tauchsieder, Heizgeräte, Staubsauger, Rasierapparate sollte man nicht unbeaufsichtigt herumstehen lassen, auch wenn sie gerade nicht in Betrieb sind. Besonders gefährlich sind Elektrogeräte im Badezimmer, da Stromschläge in Verbindung mit Wasser einen sehr viel größeren Schaden anrichten. Wärmestrahler müssen darum sehr hoch montiert sein.

Werkzeugkästen, Beile, Sägen immer sofort nach Gebrauch wegschließen. Vorsicht mit Leitern, kippeligen Stühlen, rutschenden Teppichen etc.

Wasserbehälter und Regentonnen, besonders aber Plansch- und Schwimmbecken, sind sorgfältig zu sichern.

Gefriertruhen und auch Kühlschränke müssen abschließbar sein.

Um Fenster oder Treppen zu sichern, gibt es heute Sperrgitter aus Holz, die einfach im Fenster- bzw. Türrahmen verspannt werden.

Über erste Hilfe bei Unfällen siehe den Abschnitt *Unfälle und „Erste Hilfe“*.

Wann ist ein Kind sauber?

Die Art und der Einfluß der Umwelt gehören ganz entscheidend mit dazu. Eine ruhige, geordnete Umgebung ist wie ein guter Hausgarten: die Blüten und Früchte erscheinen zur richtigen Jahreszeit, und zwar auch ohne treibenden Dünger, ebenso die Entwicklungsschritte der Kinder. Allerdings muß die Mutter auch etwas von den Wachstumsgesetzen verstehen.

Mit dem Erwachen der Erinnerungsfähigkeit kann ein Kind allmählich selber auf den Topf oder das Klo gehen, also durchschnittlich mit 2 1/2 Jahren. Vorher ist das mehr ein Dressurakt eines der Erwachsenen, aber selber dabei mittun können die Kinder erst, wenn sie auch beginnen mitzudenken, also z.B. in Sätzen zu sprechen. Die ganze kleine Person wird dann allmählich als eigenständig erlebt und dazu gehört ebenfalls das Entdecken der eigenen Ausscheidungsvorgänge. Die Eltern können geschickt und still aus dem Hintergrund die Kinder dahin führen, daß sie selber erfreut ihre Häufchen und Bäche wahrnehmen und schließlich in einen vernünftigen Topf oder ein anheimelndes Klo bringen können, genau wie die Großen (z.B. 20 oder 30 Minuten nach dem Trinken).

Freudig und stolz wird dieser wichtige Schritt zur Selbständigkeit und größeren Unabhängigkeit erlebt, wenn man die praktischen Hilfen rechtzeitig und unauffällig leistet. Da braucht nicht viel geredet und mit erhobenem Zeigefinger erzogen zu werden, das Kind schaut ab, wie es gemacht wird; ob achtlos, etwas angeekelt oder aber selbstverständlich. Es nimmt wahr, wie dieser Ort gepflegt wird und zum Leben dazugehört. So gewinnt es Vertrauen und gewöhnt sich ganz natürlich die eigene Aufmerksamkeit an, woraus dann eine feste Gewohnheit für das ganze Leben entsteht.

Eltern, die ihre Kinder viel auf Reisen mitnehmen und damit notwendig Zeit- und Ortsveränderungen auf sich nehmen müssen, werden größere Mühe haben, einen selbständigen und problemlosen Ausscheidungsrhythmus zu erreichen als die Familien, deren Kinder am immer gleichen ruhigen Ort aufwachsen.

Wenn wir dankbar die Wunder aller Sinnesorgane und ebenso die der Ausscheidungsorgane erleben und alles in geeigneter Weise pflegen: das Aufnehmen der Nahrung wie auch das Ausscheiden, dann wird dem Kind die richtige Förderung zuteil, damit es selber die Schritte von der Hilfsbedürftigkeit zur Selbständigkeit vollziehen kann.

Wer solche Grundbedingungen des Kinderlebens durchdenkt und für sich neu entdeckt, der wird eine Art neuen Menschenmutterinstinkt entwickeln, der ihm zur richtigen Idee verhilft, wie extreme Situationen etwa bei einem vielgereisten, einem dickköpfigen oder gar einem behinderten Kind zu meistern sind.

Bettnässen

Wenn ein Kind mit vier Jahren nachts immer noch naßmacht, d.h. nicht selbstverständlich auf das Töpfchen geht oder dies auch am Tage nicht selbständig schafft, dann liegt eine Störung vor, die man allgemein als „Bettnässen" bezeichnet und gegen die etwas Entscheidendes getan werden muß, um Folgekrankheiten, auch im seelischen Bereich, zu verhüten.

Es gibt besonders verspielte Kinder, die sich in ihrer Phantasie verlieren, es gibt „Genießer", die zu faul sind, es gibt Ängstliche oder Frierende, immer aber ist der frühkindliche Zustand noch nicht ganz verlassen, die Verbindung mit dem Leibe nicht voll bis in die Fußspitzen erreicht bzw. das Bewußtsein noch nicht altersgemäß, d.h. bis in den Unterleib erwacht.

Jetzt bitte erst einmal Sorgen, Ängste und Vorwürfe ganz vergessen! Danach kann geprüft werden, ob für die Nachtruhe gut gesorgt ist: Ist das Bettchen gemütlich und warm? Sollte das nicht der Fall sein, eventuell ein Schaffell unter das Bettuch legen oder einen Strampelsack einführen, um nächtliches Kaltwerden auszuschalten. Sind Töpfchen oder Klo appetitlich, warm, gut erreichbar oder braucht es ein winziges Nachtlichtchen? Wie ist es bei Tage? Ist da für Wärme gesorgt und die feuchte Wäsche rechtzeitig ohne viel Aufhebens gewechselt? Bei kleineren Kindern hilft unter Umständen ein „Wollwikkel" (Firma Goldvlies, auch in Naturmärkten erhältlich). Das ist eine Höschenwindel aus einer Spezialwolle, die nicht knistert, Gerüche aufsaugt und gut sitzt. Dazu verwendet man Papierwindeleinlagen. Noch besser wären allerdings Baumwollwindeleinlagen, die man besonders sorgfältig und liebevoll mit der Hand auswäschst. So erlebt unser Kind den natürlichen Vorgang und gewinnt mehr Vertrauen, denn man nimmt seine leiblichen Vorgänge ernst. Der das Gemüt des Kindes belastende, weil stinkende Papierwindelabfall entfällt, und diese eine eigene Handreichung nützt oft mehr als wortreiche Erklärungen.

Bei kalten Füßen abends Schuhe und Strümpfe prüfen, mehrere Abende hintereinander ein ansteigendes Fußbad (siehe *Wasseranwendungen und ihre Ausführung*) machen.

Bei unruhigem Schlaf eine Zeitlang abends einen Schafgarbenwickel (siehe *Wickel*) auf den Bauch legen, dann ein Frottiertuch um den Leib, eine leichte Wärmflasche obendrauf, alles gut mit einem breiten Wolltuch festbinden und mit Babysicherheitsnadeln fixieren. Nach 1-3 Stunden behutsam abnehmen, ohne das Kind zu wecken.

Bei „allgemeiner Gereiztheit" ein Blasenberuhigungsmittel geben, z. B. Cantharis D_4 3 x täglich 5 Tropfen.

Wenn diese pflegerischen und hygienischen Hilfen nicht ausreichen, muß man zusätzlich Medikamente geben. Am besten zieht man hierbei einen Arzt zu Rate, vor allem auch, um eine organische Erkrankung der Nieren oder der Blase auszuschließen.

Es hat sich bewährt, vor dem Einschlafen den Bauch über der Blase mit Kupfersalbe 0,4% (Weleda oder Wala) einzureiben. Eventuell dazu noch Vesica urinalis D_4 oder Hypericum D_4 jeweils 3 x täglich 5 Tropfen oder Kügelchen einnehmen.

Man kann auch Einreibungen mit Phosphoröl (Weleda) machen, je 1 Tropfen (!) abends auf beide Fußrücken oder etwas Johanniskrautöl an den Innenseiten der Oberschenkel verreiben, etwa 1-2 Wochen lang.

Erneutes Unsauberwerden entsteht häufig in Begleitung akuter Krankheiten, bei der Ankunft eines neuen Geschwisterchens, bei unbestimmten Ängsten oder bei Milieustörungen. Das ist meist schnell vorbei, wenn das Kind wieder gesund ist bzw. wenn es sich wieder einbezogen fühlt in den Schutz der Eltern.

Leider wird das Bettnässen nicht selten trotz aller Anstrengungen noch bis in das Grundschulalter verschleppt, braucht also entsprechend viel Geduld, heilt aber schließlich immer aus. Bei diesen älteren Kindern ist es äußerst hilfreich, eine künstlerische Therapie, insbesondere Heileurythmie, aber auch Musiktherapie einzusetzen.

Wie man sieht, gibt es viele Möglichkeiten, das Übel zu beseitigen und mit Geschick und Geduld wird es gelingen, den für unser Kind richtigen Weg zu finden. Niemals sollte man es aber unter Strafe oder moralischen Druck setzen (auch Belohnungen werden von Kindern häufig so verstanden), denn die Gründe dieser Schwäche liegen vorwiegend nicht bei ihm. Nach gemeinsamer Überwindung der Störung dürfen wir ein befreites und aufgeblühtes Kind erleben.

Das Daumenlutschen

Ein Neugeborenes wird sofort beginnen zu saugen, wenn sein Mund mit irgend etwas in Berührung kommt. Dieser, bei normalen Kindern naturgegebene Saugreflex, wird dann mit zunehmendem Alter durch das Kauen abgelöst. Das Kind kann nun am Tisch mit dabeisitzen und beginnt nachahmend selber zu essen und zu trinken. Jetzt muß die Mutter liebevoll dieses Selbständigwerden unterstützen und nicht aus Angst vor Flecken weiterfüttern, aber auch nicht jedes Herumspielen zulassen. Wird sie also beim Selbertun aufmerksame Hilfestellung leisten, so wird das bloße Saugen beim Stillen oder Aus-der-Flasche-Trinken nach und nach in bewußtere Aktivität verwandelt. Im Übergangsstadium darf das Kind aber ruhig morgens und abends noch ein Fläschchen ins Bett bekommen. Man sollte sich jedoch bemühen, dieses ewige Nukkeln an der Flasche den ganzen Tag über nicht einreißen zu lassen. Es erleichtert sicher für die Mutter manche Situation, z. B. wenn das Kind eifersüchtig ist beim Stillen des jüngeren Geschwisterchens. Man sollte aber doch darüber nachdenken, ob da nicht mehr vorliegt als bloße Nahrungsaufnahme.

Auch das bei vielen Kindern so beliebte Zipfeltuch sollte uns besonders aufmerken lassen: in welchen Situationen wird es unbedingt gebraucht? Verschafft sich das Kind damit ein Ruhepäuschen, um kurz danach wieder mit frischen Kräften spielen zu können? Oder ist es mehr ein Zeichen von Flucht aus einem nicht zu bewältigenden Geschehen? Ein Zeichen von Langeweile oder Apathie?

Beobachten wir, daß das Kind rosig und entspannt nuckelt, sei es nun am Däumchen, an der Flasche oder an sonst etwas, so ist die Sache in Ordnung. Atmet es aber hastig, verkrampft, sind die Augen verglast und lutscht es schnuffelnd ganz nach innen gekehrt, so sollte das nicht zur Gewohnheit werden dürfen (siehe *Kieferveränderungen und ihre Vorbeugung*).

Mit Schimpfen und Strafen ist da wenig zu erreichen. Damit läßt sich allenfalls das Symptom beseitigen. Natürlich kann es uns gelingen, durch drastische Maßnahmen das Lutschen oder z.B. auch das Nägelkauen zu unterbinden, doch dem Kind ist damit nicht geholfen. Das Problem wird dann nur in einen anderen Bereich verschoben, in dem es vielleicht kaum mehr beeinflußbar ist.

Was jetzt gut und richtig ist, läßt sich nicht ein für allemal festlegen. Erhöhte Aufmerksamkeit der Mutter ist sicher nötig, denn irgendwo liegt eine Not vor. Braucht das Kind mehr Ruhe, mehr Zuwendung oder mehr Anregung? Kann ich ihm vielleicht beim Gute-Nacht-Sagen das bißchen mehr Geborgenheit verschaffen, das ihm wieder Mut für einen neuen Tag gibt? Bestimmt aber hat es noch nicht den Weg zum eigenen freudigen Tun gefunden (siehe auch den Abschnitt über die *Angst*).

So ist die Aufmerksamkeit am besten auf die Zeit ab dem 3. Jahr zu richten, wenn die Kinder sich einzuschalten versuchen in das Leben der Erwachsenen und alles nachahmen wollen. Wenn man dann diesen Tätigkeitsdrang bzw. dieses Selbständigwerdenwollen nicht unterdrückt, sondern das Kind geduldig in einem ruhigen, überschaubaren Lebensbereich mitmachen und mit einfachen Geräten nachspielen läßt, was es so an Tagesarbeiten gibt, dann wird es sich fröhlich entwickeln. Der Ersatzgenuß des passiven Nukkelns wird überflüssig. Es kann sich immer mehr in den Tätigkeitsfluß des Lebens einordnen und eines Tages richtig mitmachen.

Vom Schlaf des Kleinkindes

Der Wechsel von Schlafen und Wachen hängt sehr stark mit dem Atemrhythmus zusammen. Die Tageserlebnisse drücken sich im Atmen aus, und so wird über den Atem auch das Schlafen beeinflußt. Dieser Einfluß zeigt sich noch bis in die Träume hinein. So entstehen unter Umständen Angstträume, nächtliche Beklemmungen, ja sogar Bauchkrämpfe durch unregelmäßiges Atmen (siehe auch den Abschnitt *Angst*). In gesunden Schlafpausen werden die Aufbaukräfte wirksam, zu wenig Schlaf fördert die Krankheitsbereitschaft.

Das kleine Kind schläft noch vorwiegend auch am Tag. Erst allmählich stellt sich ein geordneter Tag- und Nachtrhythmus ein. Kinder von 1-2 Jahren brauchen vormittags und nachmittags noch zusätzlich einige Stunden Schlaf, ja bis in die ersten Schuljahre hinein ist ein Mittagsschlaf gesund und meist auch nötig. Auf jeden Fall ist eine mittägliche Liegeruhe für dieses Alter wichtig. Mit Beginn der Schulzeit sind noch zwölf Stunden Nachtruhe die Regel, also etwa von 19-7 Uhr.

Im allgemeinen schlafen Kinder heutzutage zu wenig. Die Zeitlosigkeit der Erwachsenenwelt, vielseitige Ablenkungen, Unkenntnis oder Nachgiebigkeit der Eltern sind dafür verantwortlich. Die unvermeidbare Geräuschkulisse der Umwelt, die die Schlaftiefe stört, kann aber durch eine häusliche Ruhehülle ausgeglichen werden (siehe *Schlafstörungen*).

Wenn bei den Tageserlebnissen das kindliche Fassungsvermögen berücksichtigt, d. h. das Kind nicht ständig von Neuem, Unbekanntem überfallen wird, sondern seinem Alter gemäß die Umwelt selbst entdecken und verstehen lernen darf, dann wird auch sein Atem regelmäßig und warm über das Erlebte hinweggehen. Es läßt sich zufrieden ins Bett bringen, schläft entspannt und rosig ein und legt im Schlaf die Ärmchen hoch. Der schlafende Aufbau des Leibes und aller Kräfte vollzieht sich (siehe *Von den Kraftquellen des Menschen*).

Wer in der Kindheit richtig schlafen gelernt hat, der hat im Alter keine Schlaftabletten nötig.

Angst

Es gibt etwas, das zu dem Unangenehmsten gehört, was ich erleben kann, das ist die Angst. Oft weiß ich gar nicht, daß ich Angst habe. Nur merke ich, wie ich ruhelos werde, wie ich falsch atme und schwitze.

Angst kommt von Engwerden. Die Seele verkrampft sich nach innen, Atem- und Blutzirkulation stocken, das Herz klopft laut. Das Gesicht wird kreideweiß, die Augen weiten sich und werden starr.

Angst ist etwas, was jeder Mensch kennt, natürlich in unterschiedlichen Graden. Kinderangst ist anders als Erwachsenenangst, ja sogar jede Altersstufe hat ihre typischen Ängste. Da muß man sehr gut hinsehen und genau unterscheiden, um die Gegenkraft erzeugen zu können, die es uns ermöglicht, unsere Mitte wiederzufinden.

Ein Kind wird mit einem Urvertrauen geboren, einem selbstverständlichen Aufgeschlossensein für alles, was in seiner Umwelt vorgeht. Daß jeder Ton, jede Farbe, jeder Geschmack, jeder Geruch, jeder Gegenstand, ja einfach alles Neuland ist für unser Kind, können wir uns nicht eindrücklich genug klarmachen. Es ist ein Irrtum anzunehmen, die Organe eines Menschen würden fix und fertig mitgeboren und müßten nun alle nur noch tüchtig betätigt werden, und zwar je schonungsloser um so besser. Das Kind braucht Schonung, denn das Nerven-Sinnes-System, die Herztätigkeit und die Verstandeskräfte bilden sich erst im Laufe der ersten 7-9 Jahre langsam heran, sie reifen an seiner Umwelt, an dem, was es sieht, fühlt, schmeckt, riecht und hört. Stelle ich nun an den kleinen Menschen die gleichen Anforderungen wie an einen Erwachsenen, kann ich nach 2-3 Jahren schon Angst, motorische Unruhe, Nervosität, Lustlosigkeit und Aggressionen als Antwort bekommen. Herz und Mut konnten sich nicht entfalten, also wurden sie schwächlich und krank. Wir sehen schon an der Blässe des Gesichtes, daß etwas nicht stimmt: Ich habe meinen kleinen Partner überschätzt und überfordert. So wird z.B. schon ein laut geführtes

Gespräch am Bett des schlafenden Säuglings noch am selben Tag ein Riesengebrüll erzeugen. Der verschreckte, stockende Atem und der überlastete Kreislauf befreien sich nämlich noch selbsttätig und kommen dadurch – zum Glück – wieder ins Gleichgewicht. Das kann man leicht selbst beobachten, nur daß man selten die beiden Dinge in Zusammenhang bringt.

Darum müssen wir klüger werden und hinhorchen auf alles, was das kleine und das heranwachsende Kind uns in seinem Dasein bietet. Wir spüren den feinen, zarten Atem und verstehen, wenn der Arzt uns erklärt, daß das Kind erst zwischen 6 und 9 Jahren einen tiefen Atem und den richtigen Rhythmus von Atmung und Herzschlag bekommt. Wir, d.h. seine Familie, sind der Ort, wo in der von uns bereitgestellten Schutzhülle langsam sein Atem reift, sein äußeres und inneres Gleichgewicht sich einstellt, wo sein Mut, seine Sicherheit, sein Ausdrucks- und schließlich sein Denkvermögen sich entwickeln. Unser Familienleben, alles was wir ihm vormachen, ist das Vorbild, nach dem es sich ausrichtet. Später dann kommt die Autorität der Kindergärtnerin, der Lehrer und natürlich der Kameraden hinzu. Wenn wir diese Entwicklungsgrundgesetze nicht beachten und unser Leben ungebremst um es herum ablaufen lassen, wenn wir nicht die Liebe aufbringen zu warten, bis unser kleiner Partner in Ruhe alles selbst erobert und entdeckt hat, dann wird er das Urvertrauen schon bald verlieren und Angst wird an seine Stelle treten.

Zwischen dem 3. und 5. Lebensjahr sind Angstträume weit verbreitet. Manchmal beginnen sie schon im Alter von 1 1/2 oder 2 Jahren. Im ungünstigsten Falle bleiben die Träume bis ins Schulalter. Man sollte dann die Abendmahlzeiten möglichst karg halten und dafür morgens als Ausgleich in Ruhe ein reichliches Frühstück geben. Wichtig ist auch das Einschlafen (siehe *Schlafstörungen*). Man sollte sich Zeit und Muße nehmen, wenn das Kind zu Bett gebracht wird. Regelmäßige Gewohnheiten können hier hilfreich sein.

Bei größeren Kindern kommt, wenn das bleibende Gedächtnis im 3. Jahr erwacht, noch die Angst vor der Angst hinzu. Kinder ab dem 5. Jahr können sich dann in ihrer Phantasie Angstbilder ausmalen, die die Angst so ins Riesenhafte steigern, daß sie sie nicht mehr beherrschen können.

Wo aber ein Kind liebevoll von der Familie angenommen wird, wo die Eltern entsprechend Rücksicht nehmen auf seinen jeweiligen Entwicklungsstand, da werden Ängste nur kurz auftreten und sich nicht verfestigen können. Immer dann, wenn etwas Unbekanntes, Unverständliches passiert, kommt erst einmal das Atemstocken und Bangesein. Am häufigsten geschieht das dann, wenn die Eltern kindliches Ungeschick in der Nachahmung der Erwachsenen mißverstehen und ungeduldig oder böse werden, wenn etwas zerbricht oder schiefgeht; obwohl dies doch die den Kindern zustehende Art ist zu lernen. Sobald nun Vater oder Mutter Verständnis zeigen, den eventuellen Schaden ruhig beheben oder vorangehen und zeigen, was es mit dem Neuen auf sich hat, wird der Kinderatem wieder befreit und in dem Miteinandertätigsein strömen Atem und Blut frei und unbeschwert.

Natürlich wäre es ideal, wenn Kinder auf dem Lande aufwachsen könnten, mindestens bis zum Schulalter, und zwar nicht in einem Bungalow mit Swimmingpool und Motormäher, sondern im Bauernhaushalt, wo tüchtig geschafft und dem Jahreskreislauf entsprechend alles gepflegt und verwertet wird. Da entfielen die meisten heutigen Erziehungsprobleme und viele der Ängste. Natürlich wären auch da Sorgen und Mühen genug. Da die meisten von uns aber nun einmal in der Stadt leben, sollten wir für unsere Kinder vorübergehend eine Art Sonderzustand herzustellen versuchen, indem wir in unserem Wohnbereich eine einfache, gemütliche Kinderspielecke einrichten, nicht zu weit entfernt von Mutters Küche, wo gekocht, gebacken, gewaschen, gebügelt, geschleckt und geplantscht wird. Keine Kinderprogramme, keine Kinderparties, Judo- und Ballettstunden können Kindern eine so gefestigte Atem- und Blutzirkulation, so viel Freude und solch einen wachen Verstand, Geschicklichkeit und Mut geben, wie ein Mitleben mit tätigen Erwachsenen. Das Erleben von Handwerkern, Müllauto, Straßenfegern und Gärtnern kann dann im eigenen Spiel mit unkomplizierten Gebrauchsgegenständen und Naturmaterialien nachgeahmt und nachempfunden werden. Die Faszination für technische Dinge, die natürlich auch Kleinkinder erfaßt, darf nicht mißverstanden werden: auf Knöpfe drücken, alles schnurren und funktionieren lassen, erzeugt in diesem Alter letztendlich Bedrükkung und Zerstörungswut. Ein selbstgeschaffener, irgendwie zusammengebauter Bagger dagegen verschafft Befriedigung und rote Backen. Wenn wir das einmal selbst erlebt und begriffen haben, dann nehmen wir das Spiel der Kinder so ernst wie unsere Berufsarbeit. Ein selbsterfundenes Spiel verscheucht aufkommende Ängste, weil die schöpferischen Kräfte aus der Tiefe der Seele ans Tageslicht kommen können. Und diese Kräfte sind es dann auch, die uns später so überzeugend und sachbezogen handeln lassen.

Erst ab dem 9. Jahr dürfen wir der technischen Welt im Kinderleben einen größeren Raum zubilligen. Wir sollten also unsere Kinder 6 bis 8 Jahre lang erst einmal in die Naturwelt einführen, um ihnen dann allmählich nach und nach die technische Welt unseres hochtechnisierten Zeitalters nahezubringen. Dann werden wir erleben, daß das Kind dadurch nicht ängstlich und lebensfremd wird, sondern offen und wach.

Sollte das aber trotzdem nicht der Fall sein und sollten immer wieder massive Ängste auftreten, liegt eine Störung im Organbereich vor, die ärztlicher Behandlung bedarf. Ein Arzt kann mit Naturheilmitteln sehr oft Ordnung und Ausgleich schaffen.

Da es nun nicht Angst schlechthin und damit auch kein Patentmittel gegen „die“ Angst gibt, ist es Aufgabe des Arztes, im Einzelfall Art und Ursache festzustellen. Beispielsweise kann eine Blutarmut dazu führen, daß die Seele im Blut nicht die genügend feste Stütze besitzt, oder es kann ein Herzleiden vorliegen. Ein Eisenpräparat wird dann bei der Blutarmut, ein Goldpräparat bei der Beteiligung des Herzens das notwendige Mittel sein. In manchen Fällen kommt Silber in Frage, in wieder anderen läßt sich die Entängstigung mit einer mittleren Potenz von Skorodit erreichen. Bei dem nächtlichen Aufschrecken der Kinder hilft meist eine Hochpotenz von Stechapfel. Jedenfalls haben wir gerade in den potenzierten Mitteln wirksame Hilfen zur günstigen Beeinflussung solcher Störungen.

Begleitend dazu muß aber für genügend Bewegung an frischer Luft gesorgt werden, und zwar nicht nur in den Fußgängerzonen der Stadt. So oft wie irgend möglich sollte sich das Kind in der freien Natur aufhalten: beobachten, laufen, klettern, im Wasser, im Regen oder im Schnee spielen dürfen. Eine gesunde Frischgemüse- und Obstkost (siehe *Obstsäfte und ihre spezielle Wirkung* und *Rohe Gemüsesäfte*) ist ebenfalls unerläßlich. Es lassen sich ohne solch körperstärkende Maßnahmen allzu leicht Stoffwechselabbaustoffe nicht ausscheiden, diese belasten dann die Leber und das Blut und führen zu ständig schlechter Laune oder schaffen Aggressionen und damit Ängste.

Kann eine derartige Befreiung nicht erreicht werden, muß durch Johanniskrauttee oder -kapseln oder auch durch Mariendistelkapseln (Cardanus marianus, Weleda) wieder Ordnung in Atemrhythmus und Stoffwechsel gebracht werden. Die Verdauung muß natürlich täglich klappen. Aber auch die Kleidung sollte man noch einmal daraufhin überprüfen, ob sie geeignet ist, die täglich notwendigen Ausdünstungen aufzunehmen oder ob sie sie etwa dem Körper nicht abnimmt und dadurch stoffwechsel- und kreislaufbelastend wirkt (siehe auch die Abschnitte *Die Haut und die Kleidung* und *Vom Spielen des Kindes*).

Sogenannte Unarten

Viele „Unarten“ in den ersten Lebensjahren sind Nachahmung bestimmter Eigenarten, schlechter Gewohnheiten der Umwelt oder auch ungeschicktes Spiel und dürfen nicht moralisch gewertet werden. Hierzu gehören scheinbare „Diebstähle“ von Geld und Schmuck, das Naschen, das „Zerlegen“ von Gebrauchsgegenständen und Spielzeug, das Zerreißen von Papier und Büchern usw.. Auch das Quälen oder Töten von Insekten, Käfern und Würmern beruht selten auf einer Abartigkeit. Meist geschieht es aus Neugier und einem gesunden Forschungsdrang.

Zwei Faustregeln für Eltern und Erzieher: Suche zuerst einmal die Ursache für den Fehler bei dir selber. Und: Denke nicht gegen das Kind, sondern mit dem Kind. Durch sachliches, liebevolles Beobachten der Unarten und dadurch erzieltes klares Erkennen der Ursachen, wird sich in vielen Fällen Abhilfe schaffen lassen.

Eine besondere „Unart" soll hier noch erörtert werden, die in modernen Büchern über das Kind oft einen breiten Raum einnimmt, nämlich die Neigung kleiner Kinder, mit ihren Geschlechtsorganen zu spielen. Man bezeichnet dies als Onanie (Selbstbefriedigung) und beurteilt es ganz aus dem Blickwinkel einer früherwachten Sexualität.

Wenn das kleine Kind aus Langeweile, z.B. beim langen Topfsitzen, mit den Geschlechtsteilen spielt, so ist das nicht anders zu beurteilen, als wenn es etwa in der Nase bohrt oder an den Nägeln kaut. Erst wenn die Eltern diese Unart als sexuelle Verfehlung bewerten und unter Entrüstung durch strenge Strafen zu bekämpfen suchen, dann verliert die ganze Sache ihre Harmlosigkeit, und das Kind schöpft den Verdacht, daß es sich um etwas besonders Bedenkliches handelt.

Der einzig richtige Weg zur Überwindung dieser Unart ist, durch nichts die Harmlosigkeit und die Unbefangenheit des Kindes zu beeinträchtigen. So wie man dem daumenlutschenden Kind konsequent, aber stillschweigend immer wieder den Daumen aus dem Mund nimmt, also nicht durch Worte oder gar Klapse das Bewußtsein erst auf die Unart lenkt, so vermeide man das überlange Topfsitzen oder das stundenlange wache Liegen im Bett; außerdem verändere man die Kleidung entsprechend. Oft entsteht übrigens diese Unart durch leichte Empfindungen, Jucken, Kitzel, Feuchtigkeit oder eine Entzündung der Organe, etwa bei einem Blasenkatarrh oder durch Scheuern zu enger Kleidung. Man sorge für Säuberung, Trockenhaltung und Ausheilung. Merke: Erst in der Pubertät werden die Ausscheidungsorgane zu Geschlechtsorganen und erst dann entsteht Sexualität mit echten sexuellen Empfindungen.

XI. Die Ernährung des Kleinkindes

Vom tieferen Sinn unserer Nahrung

Wir neigen heute dazu, zu wenig über unser Verhältnis zur Umwelt nachzudenken. Was an uns herantritt, nehmen wir als gegeben hin und haben das Staunen und Wundern verlernt, so z. B. auch über die Tatsache, daß die Naturreiche uns die Nahrung liefern, die wir brauchen. Das ist ja gar nicht so selbstverständlich, wie wir oft annehmen. In der Bibel wird es jedenfalls als etwas Besonderes ausdrücklich erwähnt, daß der Mensch sich die Reiche um ihn her untertan und dienstbar machen soll. Die Menschheit hat in ihrer Entwicklung diese bereits stufenweise durchlaufen, daher rühren ihre nahen Beziehungen zu ihnen. So sind die mineralischen Substanzen im physischen Leibe verwandt mit dem anorganischen Mineralreich; der Organismus der Lebenskräfte lebt, wächst und gedeiht nach den Gesetzmäßigkeiten des Pflanzenreiches; der Seelenorganismus ist durch die Fähigkeit, Bewußtsein und überhaupt ein seelisches Innenleben zu entfalten, mit dem Tierreich verwandt; nur durch sein Ich, das geheime Zentrum seines ganzen Wesens aber, hat der Mensch sich aus dem Tierreich und den übrigen Naturreichen herausentwickelt und die Fähigkeit erworben, die Natur zu beherrschen (siehe *Der Mensch und die Natur* und *Wie entdecke ich bei meinem Kind das Leben, die Seele und den Geist?*).

Ebenso aber wie die Naturreiche nicht getrennt von der Entwicklung des Menschen zu denken sind, kann auch der Mensch nicht isoliert von seiner Umwelt begriffen werden; er kann als Bewohner dieser Erde ohne diese Umwelt nicht existieren, und die Umwelt erhält ihren Sinn im Hinblick auf das Menschengeschlecht.

Als Nahrung entnahm schon der Mensch der Vorzeit seiner Umwelt Fleisch, Getreide, Feldfrüchte und Salz, die ja auch heute noch die wichtigsten Bestandteile der menschlichen Kost darstellen. Es fällt uns auf, daß diese Nahrungsstoffe alle der Natur mühselig abgewonnen werden wollen, teilweise sogar unter Vernichtung der Pflanzen und Tiere als Lebewesen. Eine Sonderstellung nehmen die Eier ein. Ihrer Bestimmung nach sind sie weniger als Nahrungsmittel, sondern als Mittel zur Erzeugung von Nachkommen anzusehen. Sie enthalten daher neben stark konzentriertem Eiweiß und mächtigem Dotter auch viele Hormone, weshalb ihre Verwendung in der Kinderernährung nur mit Zurückhaltung erfolgen sollte. Oder wünscht man seinen Kindern eine vorzeitige Anregung der Sexualität (siehe auch *Grundsätzliches zur Ernährung des Kindes*)?

Daneben spendet die Natur freiwillig eine Gruppe weiterer Lebensmittel, die ohne Zweifel wohl das Edelste darstellen, was die Naturreiche den Menschen überhaupt zu bieten haben: das Wasser, den Honig, die Früchte und die Milch.

Was gibt es Erfrischenderes und Belebenderes als das Wasser einer Felsenquelle! Menschen, Tiere und Pflanzen genießen es mit gleicher Freude. Und denken wir an die Heilquellen unserer Kurorte, so muß gesagt werden, daß deren Heilwirkungen aus der chemischen Analyse nur teilweise verstanden werden kann. Nicht ohne Grund sprach und spricht man vom Genius, also vom guten Geist einer Heilquelle, der sich, wie wir wissen, nicht ohne weiteres in die Flasche hineinzwingen läßt. Wir haben allen Grund, hier kosmische Kräfte als das eigentlich Wirkende einer Heilquelle anzusehen.

Wasser ist das notwendigste Lebensmittel. Der Mensch kann 40 Tage fasten, aber nur wenige Tage dursten. Wasser ist der Hauptbestandteil der Körpersäfte, es strömt als Gewebeflüssigkeit zwischen den Körperzellen und ist auch in ihnen enthalten. Der Körper des Neugeborenen besteht zu 80%, der des Erwachsenen noch zu 72% aus Wasser; allerdings ist es in den Geweben gebunden. Tropfbar flüssig ist nur ein kleiner Teil vorhanden, nämlich im Blut ca. 3-4 Liter, in der Lymphe 1 Liter.

Ganze Pflanzengruppen liefern uns in ihrem Blütensaft den köstlichen Nektar, aus dem die Bienen den Honig bereiten. Auch hier hat die chemische Analyse bei der Erfassung seines tatsächlichen Wertes versagt. Reiner Bienenhonig wird heute von den Ärzten als großartiges, besonders auf Herz und Kreislauf wirkendes

Heilmittel verwandt; unzweifelhaft hat er aufbauende Kräfte, die schon in kleinen Mengen die Entwicklung der Kinder anzuregen, die Kräfte der Erwachsenen und besonders der alten Menschen aufzufrischen vermögen (siehe den Abschnitt *Zum Honig*).

In einer Reihe mit dem Blütennektar müssen wir das Obst, die süßen, reifen Früchte nennen, die uns das Pflanzenreich liefert. Auch sie sind ausgesprochene Produkte der reifenden Sonnenkraft und in ihrem Nährwert dem Honig an die Seite zu stellen.

Mit der Milch, die uns die Tierwelt spendet, wachsen gesunde Kinder auf. Sie ist zwar ein Produkt der aus dem Pflanzensaft gebildeten Lymphe, besitzt aber nicht den Charakter tierischer Nahrung, denn sie ist ja auch weiß wie ein Pflanzensaft, also eigentlich ein Mittelding zwischen Tier- und Pflanzenweltprodukt. Von ihrer umfassenden Wirkung auf den menschlichen Organismus ist hier schon wiederholt die Rede gewesen. Kein Lebensalter, dem die Milch nicht als vorzügliches Grundnahrungsmittel diente (siehe den Abschnitt *Über die Milch*)!

Beim tieferen Eindringen in die Wesensunterschiede der beiden Gruppen von Lebensmitteln zeigt sich uns, daß Feldfrüchte, Fleisch, Brot und Salz uns Fähigkeiten geben, die wir als fest auf dieser Erde stehende Menschen haben müssen. Milch, Honig und Wasser dagegen sprechen unser Seelisches und Dynamisches mehr an. Ernährten wir uns vorwiegend von diesen letzteren, so würden feine, zartempfindende, leidenschaftslose Wesen aus uns werden. Ähnlich wäre es bei einer reinen Obstkost.

Der Mensch unserer Zeit braucht also Nahrung beiderlei Art. Wir sahen weiter vorn, daß man Leib, Seele und Geist durch die Ernährung beeinflussen und auch verändern kann (siehe *Die Flaschenernährung des Säuglings*). Natürlich darf es sich nicht darum handeln, durch die Ernährung „Wunschkinder“ zu züchten! Die Kinder bringen gewisse Neigungen und Bedürfnisse mit. Diese gilt es zu berücksichtigen, aber nicht in Einseitigkeit zu entwikkeln. Man stelle sich einen erwachsenen Menschen vor, so einen richtigen „Vollblüter“ mit dem Bedürfnis, viel Fleisch zu essen, er greift sicherlich energisch in seine Arbeit hinein und fördert unter

Umständen die materiellen Verhältnisse der Welt sehr erheblich; aber es wird ihm schwerfallen, sich den geistigen Aufgaben der Kultur zu widmen. Er ist ein ganz „diesseitiger" Mensch, ohne das Bedürfnis, sich geistigen Zielen zuzuwenden. Stellt man einem solchen Menschentyp einen anderen gegenüber, der in seiner Ernährungsweise allem Fleischgenuß abgeneigt ist, der vorwiegend von Milch, Obst, Honig lebt und statt Wein nur Wasser trinkt, so wird es diesem Menschen schwerfallen, sich tatkräftig in die äußeren Aufgaben der Welt zu stürzen; er wird eher in feinsinniger Weise Dichtung, Kunst, Philosophie und Religion zu seinem Lebensinhalt machen, sich also mehr mit „jenseitigen" Dingen befassen, mit dem Inhalt der geistigen Welt.

Im Kinde gilt es, zuerst die feinen Seiten seines Wesens zu fördern; es ist ja ein noch nicht ganz erdenfestes Wesen und braucht zunächst eine mit kosmischen Kräften erfüllte Kost. Geben wir ihm früh tierische, also Eiweißkost, so wird aus dem Kind ein frühreifer Erwachsener, altklug und vorwitzig, wie leider sehr viele der Kinder, die heute ohne Rücksicht auf ihren Zusammenhang mit der höheren Welt, aus der sie stammen, „aufgezogen" werden. Will man also den Kindern ihre natürliche Kindlichkeit erhalten, so muß man die Stufenleiter beachten, auf der man sie durch die Nahrung aus ihrer Himmelsverbundenheit in die Erdenwelt hineinleiten kann. Aus solchen Kindern werden eines Tages Erwachsene, die sich auch im späteren Leben Jugendkräfte und jugendliche Begeisterungsfähigkeit bewahren und dabei doch richtige Erdenbürger sind, die mit Tatkraft ins Leben eingreifen, wie die Welt sie so nötig braucht.

Kinder rein vegetarisch zu ernähren, kann ein hohes Ziel sein; es darf aber nicht aus Ernährungsfanatismus erfolgen. Der Vegetarismus ist primär ein Anliegen der geistig-seelischen Reife und ergibt sich dann aus innerem Bedürfnis von selbst.

Besondere Gesichtspunkte für die Auswahl der Beikost

Aus der bisherigen Darstellung wird klar geworden sein, daß man mit Hilfe der Nahrung tiefgreifend in die körperliche Entwicklung einwirken kann, fast wie ein Künstler, der an seinem Tonmodell dauernd korrigiert und verändert. Je nach der Auswahl der Nahrung läßt sich die eine Anlage mehr, die andere weniger zur Entfaltung bringen. Sogar auch bis ins Wesensinnere unserer Kinder formend einzugreifen, ist uns durch die Art der Nahrung gegeben. Praktisch heißt das: wir können durch die Handhabung der Ernährung und besonders die Auswahl der Beikost das Einleben der Seele in den Körper beeinflussen. Ob dieses „Sich-Inkarnieren" der Seele im richtigen Zeitmaß, nicht zu schnell und nicht zu langsam, geschieht, das hängt nicht nur von der Erziehung sondern weitgehend auch von der Ernährung ab. Der Ablauf des Lebens kann in seinem Tempo also durch die Nahrung verändert werden. Der Arzt kann darüber hinaus bei Appetit- und Ernährungsstörungen durch Medikamente Wirkungen in diesem Sinne erzielen; die Mutter trägt aber in erster Linie die Verantwortung.

Der Kopf des Embryos ist von überragender Bedeutung für die ganze Entwicklung und Einschätzung des Kindes. Diese Rolle behält er auch nach der Geburt noch bei, und an seiner Größe und Form lassen sich die mitgebrachten Anlagen und Entwicklungstendenzen schon erkennen (siehe *Vom neugeborenen Kind*). Ein kugeliger großer Kopf mit weit offener Fontanelle weist im allgemeinen auf die Tendenz zur Beibehaltung der embryonalen Verhältnisse hin. Auch unter Berücksichtigung rassischer und familiärer Formen gilt dieser Satz, wenn er richtig verstanden wird. Nicht die absolute Größe ist maßgebend, sondern das proportionale Verhältnis des Kopfes zum übrigen Körper des Kindes. (Der Kopf macht beim Neugeborenen etwa 1/4 der Körpergröße aus, beim Erwachsenen nur mehr 1/8.)

Die Mutter wird kaum etwas Falsches tun, wenn sie sich bei einem Kind mit großem Kopf sagt: hier liegt also eine Anlage zu einer verhältnismäßig langsamen Entwicklung vor; das Kind versucht eventuell, die Großköpfigkeit, wie sie im Mutterleib normal ist, nach der Geburt beizubehalten. Damit geht aber einher, daß das Festwerden der Knochen und die allgemeine Mineralisierung des Nervensystems und des Bindegewebes sich voraussichtlich zu langsam vollziehen wird. Es wird also bei dieser Veranlagung eher als bei anderen Kindern eine Schädelrachitis entstehen können, und die Streckung des Rumpfes und der Gliedmaßen wird sich ebenfalls verzögern. Auch die willensmäßige Beherrschung der Gliedmaßen wird verspätet einsetzen; überhaupt werden die vom Kopf ausgehenden Gestaltungskräfte zunächst ungenügend tätig sein (siehe *Rachitis*).

Einem solchen Kind wird man frühzeitig Breinahrung und Gemüsebeikost geben müssen, man wird z.B. schon im zweiten Monat mit dem Möhren- und Karottensaft anfangen und bereits nach einigen Wochen Möhrenbrei geben; das heißt: eine verhältnismäßig mineralsalzreiche Beikost ist hier notwendig, um die Durchsetzung der Knochen und Gewebe mit diesen Mineralien anzuregen. Zeigen sich im Stuhl Holzfaserteile der Möhren, so ist das ohne Bedeutung; die Salze sind doch vom Darm aufgenommen worden. Indem ich dem Kinde eine besondere Ernährungsaufgabe in der Verdauung von Gemüse stelle, rege ich zu einer etwas schnelleren Entwicklung an und führe so allmählich normale Verhältnisse herbei. Aber Vorsicht bei zu „schön" aussehenden Möhren! Sie stammen meist von Großbetrieben, die mit Chemikalien und gefährlichen Spritzmitteln arbeiten. Solche Möhren können so viel Rückstände enthalten, daß sie giftig wirken.

Dasselbe Vorgehen wäre aber durchaus fehl am Platze bei einem kleinwüchsigen und kleinköpfigen Kind. Solche Kinder sind schon früh als „Nervenmenschen" zu erkennen im Gegensatz zu den bisher geschilderten, die einen Stoffwechselüberschuß besitzen. Es sind die kleinen, oft bei der Geburt wie verschrumpelte Greise aussehenden Wesen, mit gespanntem Gesichtsausdruck, faltiger Stirn, kleiner Fontanelle und spinnenhaft verkrampften Bewegungen. Oft handelt es sich um „Speikinder", die bei der Ernährung Schwierigkeiten machen und sich durch große Schreckhaftigkeit auszeichnen. Ich schildere hier natürlich extreme Fälle, um zu zeigen, worauf es ankommt. Für diese Kinder ist das Fehlen von Muttermilch ein noch viel größeres Unglück als bei den vorher erwähnten. Aber auch die Qualität der Kuhmilch und überhaupt die Güte der Nahrung ist bei diesen kleinköpfigen Kindern von besonderer Bedeutung. Sie vollziehen die Inkarnation zu schnell; sie machen bereits als Neugeborene oft den Eindruck reifer, wissender Erwachsener. Diesen Kindern muß man ein etwas längerdauerndes Säuglings- und Kleinkinddasein verschaffen. Sie brauchen viel Milch und erst spät Beikost, die ganz lange vorwiegend aus Fruchtsaft bestehen soll. Erst wenn es offensichtlich vom Kind verlangt wird, jedoch frühestens im vierten Monat, wird man von dem süßen Zwiebackbrei, den man ihm im dritten Monat bewilligen kann, zu Blattgemüse (Salat) und erst dann zu Wurzelgemüse übergehen. Diesen Kindern kann man dann auch Spinat geben, wenn man die Gewähr hat, daß er nicht stickstoffgedüngt ist (z.B. Demeter-Spinat).

Während die großköpfigen Kinder gegen Ende des ersten Jahres an das Gemüse eine Prise Kochsalz erhalten können, gibt man den kleinköpfigen etwas mehr Zucker. Überhaupt darf deren Kost nur ganz wenig Verdauungsarbeit erfordern; man wird daher bei ihnen die Kochzeiten der Nahrung eher verlängern, um diese durch das Kochen schon weitgehend aufzuschließen. Auf keinen Fall dürfen kleinköpfige Kinder angesäuerte Milch als Dauernahrung erhalten; im Gegenteil: alles muß süßer sein als bei den großköpfigen. Ihrem Ich muß in vermehrtem Maße Anregung zum Aktivwerden im Stoffwechsel durch den Honig und den Zucker gegeben werden.

Mit diesen kurzen Hinweisen will ich der Mutter Anregung geben, den öden Schematismus zu überwinden, der sonst vielfach bei der heutigen Kinderernährung zur Anwendung kommt. Es wird den Müttern Freude machen, so von einer handwerksmäßigen, schematischen Ernährungsweise zu einer Methode der Ernährung überzugehen, die etwas vom Künstler, vom Plastiker in sich hat. Diese Ansprüche an die Ernährung haben die Forderung nach gesunden und hochwertigen Grundstoffen zur selbstverständlichen Voraussetzung: darüber hinaus aber zielen diese Vorschläge darauf ab, die Geistseele mit Hilfe der Nahrung zum zeitgerechten Sich-Einleben und Sich-immer-stärker-Verbinden mit dem von den Eltern vererbten Körper des Kindes anzuregen.

Heute besteht für unsere Jugend eine ausgesprochene Gefährdung durch die gewaltsam vorwärtsgetriebene Entwicklung (siehe *Entwicklungsbeschleunigungen und -verlangsamungen*). Unsere Säuglinge haben innerhalb eines Zeitraums von kaum mehr als drei Jahrzehnten alle zeitgerechten Lebensrhythmen über den Haufen geworfen. Aufrichten, Stehen, Gehen, Sprechen und Denken, all diese eigentlich an bestimmte Altersstufen gebundenen Fähigkeiten beherrschen unsere Kinder zu früh. Anstatt uns schwerste Sorgen zu machen, sind wir vielfach so töricht, uns darüber noch zu freuen und von „Fortschritten" zu sprechen. Diese „Fortschritte" werden unsere Kinder mit mangelnder Frische und Jugendlichkeit im späteren Leben bezahlen müssen. Das sehen wir heute bereits an den Schulkindern. Sie sind frühzeitig abgespannt, unkonzentriert und vor allem frühreif, alles Erscheinungen, die von Jahr zu Jahr sich deutlicher zeigen. Noch immer wird nicht genügend erkannt, daß die Ursachen dieser besorgniserregenden Symptome mindestens teilweise in der falschen Ernährung der Säuglinge zu suchen sind. Daher kein Fleisch im ersten Lebensjahr!

Über die Rolle, die bestimmte Medikamente bei diesen Vorgängen spielen, wird im Kapitel XVI: Akute Erkrankungen unter dem Abschnitt *Rachitis* noch gesprochen werden müssen (Vigantolschäden!).

Zur Gestaltung der Nahrung ab dem zweiten Lebensjahr

Wenn das Kind das Säuglingsalter hinter sich gelassen hat, d.h. älter als ein Jahr ist, sollte es keine Säuglingsnahrung in Form von Flaschennahrung und pürierten Breien mehr erhalten. Es wirkt sich ungünstig auf seine körperliche und seelische Entwicklung aus, wenn die Nahrung nicht dem neuen Zustande angepaßt wird. Und da das Kind allmählich immer mehr Zähne besitzt, muß es verstärkt zum Kauen angehalten werden. Man gibt also als erstes Frühstück und als Nachmittagsmahlzeit Brot (niemals Weißbrot, sondern Vollkorn-, Knäcke- oder ein ähnlich gutes Brot), wobei als Aufstrich gute Marmelade, Apfel- oder Rübenkraut und dergleichen oder Honig in Frage kommen. Damit ist der Bedarf des Kindes an Süßigkeiten voll gedeckt. Schokoladenbrotaufstriche verderben Appetit und Eßinstinkte und sind für die kindlichen Verdauungsorgane zu mächtig (zuviel Fett und Zucker).

Es läßt sich heute allerdings kaum vermeiden, daß die Kinder Schokolade und Bonbons geschenkt erhalten. Diese sollte die Mutter an sich nehmen und in kleinen Mengen austeilen. Es darf nicht zur Gewohnheit werden, daß Kinder ständig Süßigkeiten essen. Nicht nur die Zähne sind gefährdet, sondern auch der Magen und das Nervensystem, da durch Zuckergenuß ein Mangel an Vitamin B_{12} eintreten kann (siehe *Zum Zucker und zum Problem des Süßens*).

Als nicht süßer Brotaufstrich kommt entweder der Quark oder ein milder Streichkäse in Frage. Die immer erheblich gewürzte und gesalzene Wurst sollte man kleinen Kindern gar nicht geben. Wurst besteht meist aus minderwertigen Substanzen und enthält zudem viel Schweinefleisch.

Auch Fleisch ist nicht gut für kleine Kinder, denn die tierische Nahrung nimmt dem Organismus zu viel Verdauungsarbeit ab. Das Tier verarbeitet die Pflanzennahrung ja bereits auf eine höhere Stufe, so daß der Körper des Kindes die ihm zur Verfügung stehenden Stoffwechselkräfte gar nicht erst einzusetzen braucht, diese also nicht geübt und gekräftigt werden, sondern sich eher schwach ausbilden. Wenn man aber den Kindern dennoch ab und zu Fleisch geben will, dann kommt nur weißes Fleisch von jungen Tieren in Frage. Fleischbrühe hat für ein Kind kaum einen Wert. Auch lagern sich in den Knochen der Tiere häufig Rückstände unverdauter Chemikalien ab.

Über den Genuß von Eiern wurde bereits ausführlich gesprochen (siehe *Grundsätzliches zur Ernährung des Kindes*). Sie sind für das sich entwickelnde Kind noch viel zu hormonintensiv. Lediglich bei besonders geschwächten Kindern, z. B. nach einer Erkrankung, kann ein halbes, weichgekochtes Ei hilfreich sein.

Sehr beachtenswert sind die Vorschläge, den Kindern statt Fleisch und ähnlicher Erwachsenenkost das Kollathfrühstück, Birchermüsli oder einen Getreidebrei aus ganzen Körnern zu geben, die man möglichst selbst täglich frisch mit einer Schrotmühle gemahlen hat. Auch Kruska und der in England so beliebte Porridge (Haferbrei) sind empfehlenswert. Dasselbe gilt von Gerichten aus eingeweichten rohen Hafer-, Gerste- und Weizenflocken, besonders in Demeter-Qualität. (Nicht zu empfehlen sind Kornflakes, Puffweizen und dergleichen.) Mit diesen Kostformen kann man auch kaufaule Kinder allmählich zum Kauen bringen. Auch durch süße Mandeln, Hasel- und Walnüsse lernen Kinder das Kauen; außerdem sind dies wertvolle Früchte mit hohem Gehalt an Eiweiß und Fett (siehe auch im Anhang die *Vorschläge zur Ernährung des Kleinkindes ab dem 2. Lebensjahr*).

Bioghurt mit und ohne Fruchtzusatz eignet sich als Kindernahrung auch bereits für ältere Säuglinge; ebenso Dickmilch oder gute Buttermilch (diese muß man aber immer vorher abschmecken, da sie oft alt und bitter ist und zum Teil aus künstlich gesäuerter Magermilch hergestellt wird). Doch ist zu beachten, daß Joghurt die Nahrung von Hirtenvölkern ist, die nebenher viel Fleisch essen. Es hat sich herausgestellt, daß bei Vegetariern der regelmäßige Verzehr von Joghurt über längere Zeit zu einer Entartung der Darmbakterien führt, also zum genauen Gegenteil dessen, was gewollt wurde.

Wenn die Kinder dann allmählich die Gerichte der Erwachsenen mitessen, sollte sorgfältig darauf geachtet werden, daß diese nicht etwa Essig, Pfeffer, Senf und viel Salz enthalten. Salat sollte mit saurer Sahne, Zitrone oder Obstessig und Öl zubereitet werden. Dagegen ist nichts einzuwenden, wenn die Kinder an Gemüse, Salat oder Quark pflanzliche Gewürze wie Schnittlauch, Petersilie, Zwiebeln, Basilikum, Liebstöckel, Bohnenkraut, Thymian oder Majoran in kleinen Mengen erhalten. Diese Gewürze haben große

Bedeutung für die Anregung der Verdauungsdrüsen, vor allem aber zur Vorbeugung gegen Erkältungskrankheiten. Es gibt sie ja in bester Qualität in pulverisierter Form in den Reformhäusern und Naturkostläden. Da lohnen sich die eventuell höheren Preise, da in Kleinbetrieben das Aroma gehütet werden kann. Die Haltbarmachung im Großen geht nur mit Hilfe künstlicher Bestrahlung. Frische Gewürzkräuter aus dem Blumentopf oder dem Garten sind natürlich noch besser als pulverisierte.

Das Verhalten, auch das Eßverhalten des Kleinkindes, wird von dem bestimmt, was es in seiner Umgebung vorfindet und wie diese sich verhält. Ein freundliches Zimmer, ein schön gedeckter Tisch und eine heitere Stimmung werden sein Wohlbehagen und seinen Appetit fördern. Der Nahrungsbedarf des Kindes ist täglich verschieden und sollte von den Erwachsenen respektiert werden. Jeder Zwang, auch jedes gute Zureden, sollten unterbleiben (siehe auch *Grundsätzliches zur Ernährung des Kindes* und *Appetitlosigkeit*). Ein Tischgebet, das der Mahlzeit vorangeht, läßt das Kind bei Tisch heimisch werden.

Immer wieder wurde darauf aufmerksam gemacht, wie wichtig es ist, gut gezogene, also biologisch-dynamische, Grundnahrungsmittel zu verwenden. Durch ihre besonderen Anbau- und Verarbeitungsmethoden geben sie dem Kinde in gleicher Weise die Möglichkeit sich mit der Erde und mit dem Kosmos zu verbinden. Damit kommen sie dem sich aus dem Kosmos auf die Erde inkarnierenden Menschenwesen in glücklichster Weise entgegen und ermöglichen ihm, sich seinen Leib als für ihn richtiges Instrument zu bilden.

XII. Die Ernährung des Heranwachsenden

Von den Kraftquellen des Menschen

Mit Hilfe der Ernährung baut der Mensch seine Leiblichkeit auf und gewinnt aus ihr Kräfte für sein Leben und Schaffen. Die Atmung ist auch ein Teil dieser Ernährung. Besteht Mangel, so tritt Ermüdung und Kraftlosigkeit bzw. Hunger und Auszehrung ein.

Es gibt aber noch eine zweite Kraftquelle und das ist der Schlaf. In der Nacht, wenn das Bewußtsein schweigt, tauchen wir mit unserem geistigen Wesen ein in die kosmische Heimat, und aus einem unerschöpflichen Quell wird neue Kraft geschöpft. Selbst ein hungernder und dürstender Mensch ist ohne vorherige Nahrungsaufnahme nach einem Schlaf wieder erfrischt.

Es ist ein naturwidriger Aberglaube zu meinen, daß sich unsere Materie und unsere Kräfte von selbst aufladen, etwa durch chemische Vorgänge wie eine Autobatterie. Was die Physiologie an diesen Prozessen beschreibt, die sich z.B. auch im Schlaf vollziehen, sind nur die äußeren Begleiterscheinungen eines geistigen Prozesses. Immer liegen die wesentlichen Geschehnisse, d.h. die eigentlichen Antriebe, in der Mitwirkung des Geistigen. Unser Körper wäre zu nichts fähig, wenn die Organe nicht von der Geistseele in Tätigkeit gesetzt würden. Auch bei den Vorgängen der Ernährung bedient sich unsere Geistseele zur Wahrnehmung dessen, was wir Leben nennen, nicht bloßer Stofflichkeit. Zwar bestehen die Nahrungsmittel aus materiellen Substanzen – wie wir wissen setzen sie sich aus Eiweißarten, Fetten, Kohlehydraten, einigen Salzen, Vitaminen und Wasser zusammen –, diese Stoffe stammen aber, was gern übersehen wird, hauptsächlich von lebendigen Wesen. Wir ernähren uns ja von Pflanzen und Tieren. Diese sind in der Natur unter der Wirkung der aus dem Kosmos – meist von der Sonne – angeregten Bildekräfte gewachsen, die selbst nicht stofflicher Art sind. Es sind Schöpferkräfte.

Die Pflanzenwelt ist die erste Stufe der Lebensreiche. Sie kann sich aus unbelebter Materie mit Hilfe der eben beschriebenen

Kräfte entfalten. Sie entringt sich der irdischen Schwerkraft und entzaubert ihr wunderbares Wesen jeweils aus dem Keim.

Alle Pflanzen bestehen aus sehr viel Wasser und je mehr sie davon erhalten, um so üppiger entfaltet sich ihr Wachstum. Sie nehmen durch Wurzeln, Blätter und Blüten Stoffe auf und setzen sie mit Hilfe ihrer Bildekräfte für sie charakteristisch zusammen. Dadurch nimmt der Mensch, indem er Pflanzen als Gemüse oder Obst ißt, diese Stoffe und Kräfte mit auf, und je vielfältiger eine Nahrung zusammengesetzt ist, um so vielfältiger sind auch für ihn ihre Wirksamkeiten und Stoffeskräfte. Ist Gemüse z.B. auf unorganisch gedüngtem Boden gewachsen, so sind die Stoffe und Bildekräfte von verminderter Qualität. Auch darüber liegen experimentelle Untersuchungen vor. Wird die Nahrung durch schlechte Konservierung, Homogenisierung, Standardisierung, Färbung, Schönung, sogenannte Veredelung – und wie die Ausdrücke alle lauten, mit denen die industriellen Eingriffe vertuscht werden sollen – vermindert oder sogar zerstört, dann erhält der Mensch Steine statt Brot, d.h. sein Magen wird gefüllt, aber er wird nicht vollwertig ernährt und leidet auf die Dauer Schaden an Gesundheit und Leben.

Natürlich ist es ebenfalls wichtig, daß sich unsere Nahrung in einem Zustand befindet, der unsere Verdauungsorgane in richtiger Weise beansprucht. Unsere Nase muß durch den Duft angeregt werden, unsere Zähne müssen etwas zu beißen, die Zunge etwas zu schmecken und die Kaumuskeln möglichst viel zu kauen haben. Auf diese Weise wird die Drüsen-, Ferment- und Bewegungstätigkeit der Organe voll in Anspruch genommen und vor allem wird die durchwärmende und entgiftende Funktion der Leber angeregt. Alle am Verdauungsprozeß mitwirkenden Tätigkeiten und Kräfte der Organe sind wichtige Teile unseres Lebens.

Die Aufgabe der Ernährung und Verdauung besteht also im Aufschließen und Zerlegen der Nahrung, wodurch darin enthaltene Bildekräfte freigesetzt werden. Diese treten mit den lebendigen Kräften des Organismus in Kontakt und rufen diese zur Tätigkeit auf. Nur zum Teil benötigen wir die „Stoffe“, die wir essen. Das

Wesentliche jeder Ernährung besteht in der Anregung und Gewinnung von Kräften, die wir durch die aus der Nahrung erschlossenen Bildekräfte erhalten. Sogenannte leichte Kost, „vorverdaute" Nahrungsmittel, extrahierte Stoffe, Schleckereien etc. wirken wie Strohfeuer, denn sie enthalten nur wenige Wirkstoffe. Man wird schnell müde und träge. Das Leben ist ungenügend angeregt. „Man soll nicht glauben, daß das Wachrufen von Kräften das Ermüdende ist, es ist das Brachliegenlassen von Kräften das viel Ermüdendere!" sagt Rudolf Steiner. Dieser fundamentale Satz ist für das Verständnis jeder Heilmittelwirkung, aber auch jeder Ernährung von größter Bedeutung. Leben ist Tätigkeit, Aktivierung möglichst aller vorhandenen Organkräfte.

Allerdings ist es erforderlich, daß alle Nahrung durch völlige Auflösung ihrer Eigengesetzlichkeit enthoben wird, weil nichts „Fremdes" in das Blut des Menschen gelangen darf. Manche Menschen vermögen gewisse Nahrungsmittel wie z.B. Erdbeeren, Tomaten, das Eiweiß von Schalentieren (Schnecken und Muscheln) nicht vollständig zu verdauen; sie haben eine „Lücke" in ihren Verdauungskräften. Das äußert sich dann als eine Art Vergiftung mit Durchfall, als juckender Hautausschlag oder in anderen sogenannten allergischen Reaktionen (siehe auch *Ekzeme und Allergien*). Man findet heute immer häufiger Menschen, die mit solchen Störungen behaftet sind und man muß dies auf die in unserer Nahrung enthaltenen chemischen Zusätze, die Umweltverschmutzung, aber auch auf Impfungen und gewisse synthetische Arzneimittel zurückführen. Besonders die Funktion der Leber, das wichtigste Verdauungs- und Entgiftungsorgan, wird immer stärker beeinträchtigt.

Eine gesunde Nahrung muß also verantwortungsbewußt erzeugt sein, sie muß natürlich belassen bzw. schonend weiterverarbeitet werden und sie muß unsere vollen Verdauungs- und Geschmackskräfte beanspruchen. Die Menschen sollten den von Professor Kollath aufgestellten Ernährungsgrundsatz besser beherzigen: „Iß zu Beginn jeder Mahlzeit Lebensmittel, d.h. lebendige Rohkost; dann iß dich an Nahrungsmitteln (gekochten Speisen) satt!"

Wie konnte es überhaupt zu solchen Fragen und Problemen in der Ernährung kommen? Doch allein dadurch, daß kein wirklichkeitsgemäßes Wissen vom Wesen des Menschen vorhanden ist. Wäre es nämlich da, würden in allen Dingen und so auch selbstverständlich bei der Ernährung, wahre menschliche Bedürfnisse berücksichtigt. Da aber heute die Wissenschaft eine rein materialistische Einstellung zum Menschen vertritt, ja überhaupt das Leben als einen chemisch-physikalischen Naturvorgang betrachtet und dabei den Menschen bestenfalls als das höchste Tier ansieht, konnte es zu solchen Zuständen kommen.

In der Praxis wird sogar der Mensch, was die Ernährung angeht, eigentlich noch schlechter behandelt als das Tier. Würde man dieses nämlich mit isoliertem Mehl, Industriezucker und all den Abarten von Nahrungsmitteln ernähren, die wir zu uns nehmen, so würde es bald krank und der Viehzüchter würde es an seinem Geldbeutel merken. Nur weil der Mensch eine solch hohe Anpassungsfähigkeit besitzt, zeigen sich Schäden nicht sofort bzw. viel später als das beim Tier der Fall ist. Bisher hat man wenig darauf geachtet – und wer akzeptiert und beachtet solche Spätfolgen? Man kommt gar nicht auf den Gedanken, daß die ewigen Verdauungsschwächen, chronischen Verstopfungen oder auch manch andere Organerkrankung mit minderwertiger Nahrung zusammenhängen, die im Säuglings- oder Kindesalter gegessen wurde.

Sicher hat die moderne Naturwissenschaft zur Ernährung der Weltbevölkerung große Leistungen beigesteuert. Sie hat vieles von den Lebensvorgängen entschlüsselt. Sie hat uns aber auch zu einem rein materiellen Kalorien- und Stoffdenken geführt, so daß in der heutigen Ernährungstechnik und -industrie eine qualitative Betrachtung ganz verlorengegangen ist. Chemische Zusätze werden bagatellisiert und für einwandfrei erklärt. Synthetisch erzeugte, sogenannte naturidentische Vitamine, Eiweiße, Zucker etc. werden den natürlichen gleichgestellt. Man denaturiert Nahrungsmittel und „frischt“ sie chemisch wieder auf mit künstlichen Duft-, Farb- und Dickungsmitteln. Natürliche Alterungsvorgänge werden unterbrochen, nicht etwa durch Einkochen oder Einfrieren, sondern mittels Chemikalien oder gar Antibiotika. Viele Wissenschaftler halten dies für unbedenklich, weil „der Mensch ja auch mit den Augen ißt".

Es ist hohe Zeit, daß wir nicht nur lernen, die heutigen Gefahren der Umweltverschmutzung zu erkennen und zu bekämpfen, sondern daß wir auch wieder lernen, beim Einkauf und bei der Verwertung von Lebensmitteln Ansprüche an Qualität zu stellen. Die Nahrungsmittelerzeuger entschuldigen sich immer wieder mit dem Einwand, die Hausfrauen kauften nur ganz weißes Mehl, „aufgefärbte" Marmelade, makelloses Obst, „dauerhafte" Milch etc. Leider ist an dieser Behauptung sehr viel Wahres. Es ist daher erforderlich, daß wir Verbraucher strengste Qualitätsanforderungen stellen und damit die Erzeuger und Verkäufer schadstoff-freier Nahrungsmittel aktiv unterstützen.

Es soll hier gewiß aus Ernährungsfragen kein Religionsersatz gemacht und kein Fanatismus gepredigt werden, aber da wir so weit sind, daß selbst die Muttermilch nicht mehr ohne Schadstoffe bleibt und die Gesundheit unserer Kinder auf dem Spiel steht, müssen diese ernsten Ausführungen gemacht werden.

Zum Schluß ist noch ein weiterer Gesichtspunkt wichtig: daß nämlich Wert oder Unwert eines Nahrungsmittels auch danach zu beurteilen sind, in welcher Weise sie den physischen Leib und die in ihm wirkenden Lebenskräfte „ernähren". Es ist ein großer Unterschied, ob wir den Kindern pflanzliche oder tierische Kost geben, ob wir ein derbes Essen mit viel Kartoffeln und Schweinefleisch zubereiten oder ob es aus Getreiden und Gemüse besteht. Deftige Ernährung ist für manche Erwachsene bei bestimmten beruflichen Tätigkeiten erforderlich. Diese Ernährungsweise ermöglicht ihnen körperliche Kräfte zu entfalten, das Leben in Wind und Wetter mit viel Schweiß und Anstrengungen zu ertragen und starke Knochen und Muskeln zu entwickeln. Eine für den heranwachsenden Menschen noch wichtige denkerisch-geistige Arbeit oder eine künstlerisch-fühlende Betätigung ist allerdings bei dieser Kost nur schwer zu erbringen. Schon eine Abendmahlzeit mit Fleisch und Bratkartoffeln – eventuell ergänzt durch Alkohol –

genügt, um das Gehirn müde zu machen und das Denken zu erschweren. Auch manche der heute üblichen Säuglings- und Kinderfertignahrungsprodukte haben auf deren Entwicklung Wirkungen, die sich mit einer solch derben Kost durchaus vergleichen lassen. Die Kinder werden körperlich massig, groß und derbknochig; oft versagen sie dann später in der Schule. Auch bei der heute üblichen körperlichen Entwicklungsbeschleunigung bei gleichzeitiger seelischer „Dürre“ spielt diese Ernährungsweise eine nicht unerhebliche Rolle. Den Kindern wird mit Fleisch, Wurst und Eiern viel zu viel Eiweiß gegeben, wodurch zudem eine gewisse Triebhaftigkeit erregt wird. Die Nahrung muß der Aufgabe gerecht werden, den ganzen Menschen, also auch seine schöpferischen Kräfte zu entwickeln (siehe auch *Vom tieferen Sinn unserer Nahrung*).

Praktische Folgerungen

Die Grundlebensmittel Milch und Milchprodukte, Brot und alles sonstige Gebäck, Gemüse und Obst, müssen absolut frei von jeglichen chemischen Zusätzen sein.

Beim Kauf von Weizenmehl kommen nur Mehltypen über der Zahl Tausend in Frage. Die Typen vierhundertundfünfzig und fünfhundertundfünfzig enthalten nichts mehr, was als wertvolle Nahrung bezeichnet werden kann; sie bestehen nämlich nur aus Stärke, die aber in dieser Form keine Vorzüge, sondern sogar gesundheitliche Nachteile besitzt. Der Verzehr von Kuchen oder Gebäck, die aus solch weißem Mehl hergestellt sind, führt nicht selten zu Störungen im Ernährungssystem und ungesundem Gewichtsanstieg. Dasselbe gilt von den hellen Roggenmehlsorten.

Als Nahrungsfette kommen außer der Butter nur reine Pflanzenfette (Oliven-, Sonnenblumen-, Leinsaat-, Nuß- oder Distelöl) in Frage, die im Naturzustand belassen wurden, jedenfalls nur kalt gepreßt, nicht erhitzt und schonend behandelt worden sind. Als Margarine wählt man die Sorten aus nicht gehärteten Fetten.

Mit menschlichen Abwässern und Fäkalien gedüngtes Gemüse

und Salat sind ekelerregend und außerdem ungesund. Säuglinge lehnen solches Gemüse instinktiv ab. Es besteht u.a. die Gefahr der Verwurmung. Ähnliches gilt für alle künstlich getriebenen Gemüse. Salat ist dann sogar direkt giftig!

Beim Fleischeinkauf muß man nach Möglichkeit frische Ware von jungen Tieren wählen ohne Zusatz von Hormonen oder Chemikalien zur Frischhaltung. Diese Zusätze haben bedenkliche Nebenwirkungen. Kein Geflügel aus der Hähnchenfabrik!

Fischkonserven, Heringe in Büchsen, Krabben, Ölsardinen usw. sollen von Zusätzen zur Konservierung frei sein. Man achte sehr auf Geschmack und Geruch und verwahre keine Reste.

Nahrungsmittel ohne genaue Angabe der Herstellungsweise oder der chemischen Zusätze weise man beim Einkauf zurück. Nur durch konsequentes Nichtkaufen solcher Waren durch die Hausfrauen wird eine Besserung der Zustände zu erreichen sein.

Viele Erfrischungsgetränke enthalten neben Zucker auch Phosphorsäure und dergleichen. Sie gefährden bei regelmäßigem „Genuß" das Magen-Darm-System und die Leber, schon allein weil sie „eiskalt" getrunken werden sollen. Die sogenannten Cola-Getränke enthalten meist auch Koffein und eignen sich nicht für Kinder und Jugendliche, auch wenn sie in einer „Familienflasche" und als „leicht" angeboten werden. Auch Erwachsene sollten sie meiden.

Werterhaltende Zubereitung der Nahrung

Zwar hängt die Qualität der Nahrung vorwiegend von den Anbaumethoden des Rohmaterials ab, doch kann auch das bei bester Düngung herangezogene Gemüse durch falsche Zubereitung schweren Schaden erleiden. Werterhaltung ist dann einfach, wenn einige technische Grundsätze beachtet werden.

Beim Kochen sollten wir bedenken, daß Gemüse, Getreide und Obst unter dem Einfluß der Sonnenwärme in monatelangem Wachstum bis zur Erntereife herangediehen sind. In dieser Zeit haben sie als Ganzes und in ihren Bestandteilen eine fortlaufende

Verwandlung, eine zunehmende qualitative Steigerung erfahren, die im Reifezustand ihren Höhepunkt erreicht. Diesen Vorgang setzen wir in gewisser Weise fort, wenn wir unsere Speisen kochen.

Das einfachste Beispiel ist die Zubereitung eines Tees, etwa aus Kamillen- oder Lindenblüten. Wir übergießen die zarten Blüten mit gerade nicht mehr kochendem Wasser und lassen das Ganze in zugedecktem Gefäß einige Minuten ziehen. Würden wir die Blüten kochen, so würden Duft, Aroma und Heilkraft vernichtet, nämlich totgekocht. Alles, was Blüte ist, verträgt also nur eine vorsichtige Behandlung. Ohne Überbrühen oder längeres Einweichen und dann trinkwarm zubereitet wären die Blüten allerdings nicht für Genuß oder Heilung nutzbar zu machen.

Von dieser Erfahrung ausgehend, sollten alle Gemüse, deren Blüten wir essen, mit größter Behutsamkeit behandelt werden. Blumen- und Rosenkohl z. B. sind zwar in ihrer Konstitution derber als Kamillen- oder Lindenblüten, aber auch sie vertragen nur ein kurzes Dünsten bzw. Kochen. Sobald sie gar sind, müssen sie vom Feuer.

Blatt- und Stengelgemüse sind im allgemeinen fester und dichter als Blütensorten, ihr Mineralsalzgehalt ist größer. Um sie auf den Höhepunkt der Genußfähigkeit zu bringen, ist eine etwas längere Kochzeit notwendig. Zur vollen Erschließung der lebendigen Kräfte von Knollen und Wurzeln, die den stärksten Mineralgehalt besitzen, ist dann eine noch längere Kochzeit erforderlich.

Die blähenden Gemüsearten können mit Kümmel oder Senfkörnern zubereitet werden. Sie sind dann besser bekömmlich.

Ganz allgemein gilt also die Regel: Koche so kurz wie irgend möglich! Natürlich muß die Nahrung gargekocht sein, besser ist aber, zu kurz zu kochen, weil dann die Zähne noch etwas zu kauen haben. Altgelagertes Gemüse und Obst braucht im Frühjahr selbstverständlich eine längere Kochzeit als junges und zartes. Man kann aber beispielsweise an Karotten oder auch an Äpfeln die Erfahrung machen, daß sie im Frühjahr durch Kochen eine Art von neuer Blüte und Frische erhalten. Ähnlich deutlich ist auch die

Wirkung bei schlechtgedüngtem Gemüse, das erst durch ausreichendes Kochen genießbar wird.

Gemüse ist auch für den Magen- und Leberkranken neben Brot und anderen Getreideprodukten die Hauptnahrung. Es kann durch nichts, auch nicht durch Obst, ersetzt werden. Man kocht es möglichst kurz, aufgewärmt ist es fast wertlos, da die enthaltenen Vitamine in wenigen Stunden weitgehend verlorengehen. Allerdings bleiben die Mineralsalze erhalten, was auch wichtig ist (siehe auch *Tiefkühlung der Lebensmittel*).

Es ist also sicher eine Einseitigkeit, das Kochen überhaupt als wertmindernd zu bezeichnen, wie reine Rohköstler es tun. Es kommt nur sehr auf die richtige Handhabung an und darauf, was wie gut vertragen wird.

Gemüse in einem siebartigen Einsatz über Wasserdampf zu dünsten, führt zur Auslaugung; dasselbe ist bei langem Kochen und in zu viel Wasser der Fall. Die wasserlöslichen Bestandteile, vor allem also die Mineralsalze, um die es ja vor allen Dingen geht, treten bei dieser Methode in das Kochwasser über. Da dieses meistens weggegossen wird, kann eine so bekochte Familie eine Verarmung an Mineralien erleiden, obgleich sie täglich Gemüse ißt. Man setzt Gemüse also mit ganz wenig Wasser auf, nimmt nur so viel, daß es nicht anbrennt, kocht eben gar, gießt ab und fügt dann erst Butter oder Pflanzenfett hinzu.

Wenn man die Ölküche liebt, verwendet man statt Wasser gutes Öl, aber ebenfalls in möglichst geringer Menge. Dabei muß unbedingt beachtet werden, daß jedes Pflanzenöl an Aroma und Wohlbekömmlichkeit verliert, wenn es nicht ganz langsam erhitzt wird.

In vielen Haushalten sind elektrische Grillgeräte und Mikrowellenherde in Benutzung. Diese sind in ihrer Wirkung sehr aggressiv. Sie denaturieren und zerstören die Zellstruktur der Nahrung. Auch Dampftöpfe mit Siebeinsätzen sind abzulehnen. Es gibt aber Schnellkochtöpfe mit Kochanzeiger und Dreistufenventil, in denen das Kochgut geschont wird.

Empfehlenswertes Geschirr ist solches aus Steingut oder Glas, wenn es gut schließbare Deckel hat. Es erhitzt sich langsam und schont dadurch das Fett.

Bei der Zubereitung der Mahlzeiten beginnt man mit den Teilen, die die meiste Zeit benötigen, also mit dem Fleisch, den Kartoffeln, dem Getreide oder Reis und den Süßspeisen. Das Gemüse sollte man erst wenige Minuten vor Beginn des Essens dünsten, damit es nicht noch einmal erkaltet und womöglich wieder aufgewärmt werden muß, da aufgewärmtes Gemüse den größten Teil seines Nährwertes verloren hat.

Ganz zum Schluß wird die Rohkost zubereitet, die dann sofort genossen werden sollte, weil sich deren Vitamine an der Luft sehr schnell abbauen.

Als Hauptziel einer werterhaltenden Zubereitung muß die Versorgung mit Mineralsalzen angesehen werden. Diese sind außer im guten Brot nur im Gemüse und im Salat enthalten, nicht aber im Obst. Es ist also ein schwerer Fehler, zur Vermeidung der etwas mühevollen Gemüsekost nur Obst zu essen. Gemüse kann niemals durch Obst ersetzt werden. Früchte zu essen, ist natürlich aus anderen Gründen wichtig.

Kochsalz ist in unserer Nahrung im allgemeinen reichlich enthalten, auch wenn es von der Köchin nicht zugesetzt wird. Man sollte daher möglichst wenig salzen.

Vom Fleisch und seiner Zubereitung wird hier nicht viel gesprochen, weil es in der Kinderernährung keine große Rolle spielen sollte; außerdem ist das Fleisch vieler Tiere durch die Aufzuchtbedingungen und die Art der Mästung mehr oder weniger schädlich.

Vom Wert der Rohkost

Schon Säuglingen kann man Rohsäfte aus Gemüse und Obst geben. So beginnt man im allgemeinen bereits im Alter von drei Monaten mit Karottensaft (siehe *Die erste Beikost*).

Die Qualität des Gemüses ist bei rohem Genuß natürlich von ausschlaggebender Bedeutung. Minderwertiges Gemüse roh zu essen ist wenig sinnvoll. Wer jemals Rohkost aus biologisch-dynamischem Anbau genossen hat, wird den Wert dieser hochwertigen Erzeugnisse am Aroma erkannt haben. Es lohnt sich daher jede Anstrengung zur Erlangung dieser Produkte, nicht zuletzt auch wegen ihres größeren Nährwertes.

Auf jeden Fall sollte Gemüse, das roh gegessen wird, jung, zart und frisch sein. Die Herstellung auf der Handreibe ist gegenüber der Verwendung schnellaufender Küchenmaschinen vorzuziehen. Benutzt man aber diese, so sollte man den langsamsten Gang einschalten.

Zerkleinerte oder gepreßte Rohkost verliert bereits wenige Minuten nach ihrer Herstellung durch den Zutritt von Sauerstoff an lebendiger Kraft. Besonders das Vitamin C wird dadurch rasch zerstört. Das gilt vor allem für Zitronen- und Apfelsinensaft; also erst kurz vor dem Verzehr zubereiten.

Für Säuglinge ist Rohkost nur dann verträglich, wenn sie stark zerkleinert wurde. Bei Kindern, die bereits genügend Zähne zum Kauen haben, und bei Erwachsenen sollte die Zerkleinerung nicht zu weit getrieben werden. Richtig zubereitete Rohkost soll Gelegenheit zu kräftigem Kauen geben, nur dann hat die Mühe ihrer Herstellung ihren vollen Zweck erreicht.

Bei Umstellung auf Rohkost beginne man zunächst mit einem Kaffeelöffel voll und steigere dann je nach Bekömmlichkeit auf zwei und mehr Eßlöffel voll, die zu Beginn jeder Hauptmahlzeit gereicht werden. Es ist nicht nötig, daß das Kind übertrieben große Mengen davon ißt.

Zum Honig

Der Honig ist ein geradezu vollkommenes Nahrungsmittel für den Menschen. Das war den alten Völkern immer bekannt; sie verwendeten ihn daher sehr viel, besonders aber auch bei der Herstellung ihrer Festtagsgetränke und als Heilmittel. Dem Kind gibt man ihn häufiger anstelle von Zucker, aufgelöst in der Milch (siehe *Grundsätzliches zur Ernährung des Kindes*); junge Eheleute, die sich gesunde Kinder wünschen, genießen ihn auf Brot oder in Speisen;

auch für alte Menschen ist er, täglich einen Teelöffel voll genossen, eine Quelle von Kraft und Gesundheit.

Die moderne Wissenschaft hat erst vor wenigen Jahren den Honig in seinem Wert erkannt und festgestellt, daß er neben Zucker (in Form von Trauben- und Fruchtzucker) wertvollste Mineralsalze, Fermente für die Verdauung und sogenannte Inhibine enthält, das sind feinste Stoffe, die schädliche Bakterien niederzuhalten vermögen. Diese wunderbaren Wirkungen werden aber zerstört, wenn man Honig über 40° C erhitzt. Die deutschen behördlichen Vorschriften erlauben daher eine Erhitzung nurmehr bis zu dieser Höhe. Wird höher erhitzt, dann verliert der Honig seine Kristallisationsfähigkeit und bleibt flüssig und durchsichtig klar; er ist also dann in seinem Wert gemindert und hat einen scharfen Malzgeschmack. Bei festem, also kristallisierendem Honig darf man also annehmen, daß er nicht zu hoch erhitzt wurde. Es gibt allerdings gewisse Ausnahmen von dieser Regel, z.B. wenn er frisch geschleudert wurde. Dies gilt wohlgemerkt nur für den Blütenhonig, also den Hauptanteil des in jedem Jahr gesammelten Honigs!

Der Honig von Tannen, Kiefern, Fichten, Akazien, Lärchen, Linden, Eichen und Ahorn kristallisiert viel langsamer als der Blütenhonig und braucht ein bis zwei Jahre dafür. Diesen Honig nennt man Blatthonig. Er entsteht dadurch, daß die Blattläuse den Pflanzensaft aus den Nadeln und Blättern der erwähnten Bäume saugen, ihn aber teilweise unverdaut wieder auf die Blätter entleeren, da sie weniger an den Zuckerstoffen als an dem Eiweiß der Blattsäfte interessiert sind. Die Bienen sammeln dann diesen Saft von den Blättern und Nadeln und produzieren daraus Honig. Während also dieser „Blatthonig“ nur langsam kristallisiert und dabei verschiedene Farbtöne annehmen kann, wird der Rapshonig bereits nach wenigen Tagen fest; ihn erkennt man an der weißen Farbe.

Außerdem gibt es noch „Importhonig“, der nicht minderwertig zu sein braucht, wenn er die geschilderten Eigenschaften besitzt, die für die Qualitätsbeurteilung angegeben worden sind. Sogenannter „Hotelhonig“ ist Überseehonig, der nicht kristallisiert, weil er durch starkes Erhitzen entwertet wurde.

Üblicherweise werden die Wachsbestandteile des Honigs entfernt. Dies geschieht dadurch, daß man ihn durch mehr oder weniger feine Siebe treibt. Sicher haben aber auch die Wachsbestandteile gesundheitliche Vorzüge; sonst wäre der Wabenhonig, der noch alle Bestandteile enthält, nicht von altersher so geschätzt.

Wie überall kann man durch Übertreibung Schaden anrichten; auch ein so wertvoller Nahrungszusatz wie der Honig sollte mit Vernunft genossen werden. Also nur sparsam süßen und würzen, denn mit einem Zuviel an Honig kann man sich Magen und Geschmack verderben. Kleine Kinder reagieren darauf oft mit dünnem Stuhl oder gar Durchfall.

Leider ist Honig als konzentrierte Süßigkeit – er ist ja eine Konserve des Bienenvolkes – gefährlich wie anderer Zucker auch, wenn er mit kariesanfälligen Zähnen in Berührung kommt. Deshalb sollte man ihn besser in Getränken auflösen als unverdünnt aufs Brot streichen. Dem Kleinkinde sollte man vor Ende des ersten Lebensjahres gar keinen Honig geben.

Auch der Honigkuchen sei hier erwähnt, und zwar nicht nur wegen seines guten Geschmacks, sondern auch zur Anregung der Verdauung bei Verstopfung.

Als Zugpflaster zur Reinigung verschmutzter Wunden oder bei Eiterungen kann man mit Honig bestrichene Leinwandstücke verwenden, z. B. auch bei Furunkeln; ist die Wunde sauber, dann verbindet man nur noch trocken.

Zum Eiweiß

Es ist eine Eigentümlichkeit des Eiweißes, daß es immer eine ganz spezifische, arteigene Struktur besitzt. Wenn der Mensch das Eiweiß also gesund verkraften soll, müssen wir durch die Zubereitung eine Veränderung und Angleichung des fremden Eiweißes an menschliche Strukturen erreichen. Das kann durch Hinzufügen wärmender Gewürze und durch schonendes Garen geschehen.

Daraus ergibt sich natürlich auch, daß nicht zu viel und nicht zu häufig Eiweiß angeboten werden soll.

Dies gilt für alle Eiweißarten, gleichgültig ob aus Pflanzen- oder Tierreich.

Zum Zucker und zum Problem des Süßens

Der industriell-raffinierte Rübenzucker – also der normale, im Handel befindliche weiße Zucker jeder Qualität – ist ein isoliertes oder, besser gesagt, amputiertes Nahrungsmittel bzw. Kohlehydrat. Der Mensch lebt von Kohlehydraten. Die ungeheure Kraft, welche die Pflanze der Sonne entnommen und im Kohlehydrat gespeichert hat, wird nach der Nahrungsaufnahme von einer geordneten, störungsfreien Verdauung wieder freigesetzt und an den Körper abgegeben. Das ist unsere Lebenskraft, unsere Muskelenergie. Es ist die Kraft, die unser Gehirn für die Denkarbeit braucht, die unsere Nerven benötigen, die unser Verdauungssystem reguliert. Wenn durch chemische Isolierung der Rübenzucker nur noch aus dem Süßanteil besteht und keine B-Vitamine, die Katalysatoren für alle diese wichtigen Funktionen, mehr enthält, dann geht allmählich das ganze Wunderwerk der Natur für die menschliche Ernährung verloren. Der Körper wird zu Notmaßnahmen gedrängt. Er baut andere Stoffe behelfsmäßig um als Ersatz für die fehlenden Vitamine, die amputierten Mineralien und Spurenelemente. Das ganze feine Regulierungssystem wird überfordert und erkrankt. Es entsteht eine unkontrollierbare Sucht nach Süßem, Abgespanntheit und Eßzwang.

Rohr- und Rübenzucker sind am Ende dasselbe. Die Herkunft vom Stengel oder der Rübe spielt beim raffinierten Endprodukt keine Rolle mehr. Auch gehören Zuckerrohr und -rübe zu den am meisten mit chemischen Methoden behandelten Gewächsen. Bei der Zuckerherstellung führt man sie beide bis zur Kristallisation und reißt sie damit völlig aus ihrem natürlichen Zusammenhang. Es lohnt kaum, dafür teures Geld auszugeben.

Der braune Zucker oder Rohzucker enthält nur noch einige weitere „Verunreinigungen" und ist ebenso schädlich.

Der industrielle Fruchtzucker, also der sogenannte Traubenzukker, ist dem normalen Zucker auch nicht überlegen, denn er wird durch physikalisch-chemische Methoden z. B. aus der Topinambur „isoliert“ und nicht aus Früchten gewonnen. Er kann schon nach kurzer Verzehrzeit Störungen im Stoffwechsel hervorrufen, da er normalerweise nur in geringen Mengen im menschlichen Körper vorkommt bzw. verarbeitet werden kann.

Ohne Zucker kommen wir aber nicht aus, denn das Kind braucht das Süße zur Entwicklung seines Ichs. Trotzdem sollte man Zucker wie ein Gewürz in möglichst kleinen Mengen verwenden. Man sollte lieber auf guten Imkerhonig umstellen, auf Zukkerrübensirup (Marke Demeter!), Ahornsirup, rheinisches Apfelkraut und besonders auf Birnendicksaft. Auch Pflaumenmus ist ab dem zweiten Lebensjahr als Zuckerersatz geeignet, denn es enthält nur fünf bis zehn Prozent Zucker im Gegensatz zu vielen Marmeladen und Gelees. Anstelle der ewigen Zuckerschleckerei der Kinder wird man ihren Hunger auf Süßigkeiten mit Birnenschnitzeln, Rosinen, getrockneten Bananen, Feigen, Datteln und einheimischem süßem Obst befriedigen können. Rosinen, Feigen, Datteln werden allerdings vielfach mit nicht einwandfreien Verfahren konserviert; doch es gibt ungeschwefelte Trockenfrüchte in den Reformhäusern und Naturkostläden. Alle Trockenfrüchte sind aber auch ganz besonders süß und getrocknete Datteln und Feigen, die süßesten unter ihnen, sind deshalb äußerst kariesgefährlich, zumal sie auch noch klebrig sind. Man sollte daher allen Trockenfrüchten die entzogene Flüssigkeit wieder beigeben und sie auf die uns gemäße Süße eines reifen Apfels bringen.

Schlehen-Sirup(Wala) als Zuckerersatz wirkt leicht abführend.

Säuglinge brauchen einen Zusatz von Zucker zur Flaschennahrung, um diese der Muttermilch anzugleichen. Hier empfiehlt sich das Sucanat, das aus eingedicktem Zuckerrohrsaft hergestellt wird (am besten von biologisch-dynamischen Herstellern wie z. B. Holle Nährmittel AG). Es enthält Mineralstoffe und Vitamin B und kann als vollwertiger Zucker bezeichnet werden.

Biologisch-dynamisch gezogenes Getreide kann der Mensch

leicht in Zucker umwandeln und sich so den notwendigen Blutzukker selbst bilden. Schon aus diesem Grunde sind Getreidezusätze in der Kindernahrung so unentbehrlich.

Süßstoff ist noch weit schädlicher als Zucker, weil der Körper zum Abbau von Zucker Enzyme bildet, die er aber für den Abbau von Süßstoff gar nicht braucht. Dadurch gerät dann leicht das gesamte Stoffwechselsystem in Unordnung.

Melasse ist vom Ernährungsstandpunkt aus völlig wertlos; sie enthält chemische Rückstände und außerdem erhebliche Kochsalz- und Kaliumüberschüsse, die durchaus bedenklich sind. Zudem hat sie einen unangenehmen Geschmack.

Zum Fett

Das Fett ist dem menschlichen Organismus am wenigsten fremd. Es kommt ihm von allen Nahrungsmitteln am meisten entgegen und wird daher gerne und leicht aufgenommen. Durch Fett wird der Wärmehaushalt des Menschen angeregt.

Trotzdem ist natürlich wichtig, daß nicht zuviel und nicht zu häufig Fett gegeben wird. Sonst können entzündliche Vorgänge auf der einen Seite und Ablagerungsprozesse auf der anderen Seite die Folge sein.

Zur täglichen Nahrung eignen sich ganz besonders die heimischen Öle, wie Distelöl oder Sonnenblumenöl, und Sauerrahmbutter, wegen ihrer schonenden Herstellung.

Zum Salz

Salz brauchen wir. Ohne Salz wird unser Flüssigkeitsorganismus geschädigt und wir können nicht richtig denken. Doch ist unser Salzkonsum im allgemeinen zu hoch. Besser ist es, das direkte Salzen gering zu halten und stattdessen Pflanzenkost, besonders Wurzeln, zu essen, die reichlich Salze enthalten. Auf dem Umweg über die Wurzel kommt das Salzige von ganz alleine an den rechten Platz.

Meersalz ist bekömmlicher als reines Kochsalz, da es darüberhinaus noch weitere andere Salze enthält.

Von den Vitaminen

Da unsere Nahrung schon lange nicht mehr vollwertig ist, kommt es zur Entstehung immer neuer Mangelkrankheiten. Diese hängen oft mit dem Fehlen von Stoffen zusammen, die man Vitamine nennt, deren Reaktionen aber noch nicht gänzlich geklärt sind. Ihre Wirkung beruht weniger auf den Stoffen selbst als darauf, daß sie Anreger von Kräften in den Substanzen sind, die mit denjenigen übereinstimmen, die wir in diesen Darstellungen als lebendige Bildekräfte bezeichnet haben (siehe *Wie entdecke ich bei meinem Kind das Leben, die Seele und den Geist?*). Jedenfalls sind bei Vitaminmangel ähnlich wie bei Bildekräftemangel die Lebensprozesse gestört, und es treten ganz bestimmte Krankheitsbilder auf.

Heute sind über dreißig Vitaminfaktoren bekannt, die man größtenteils auch künstlich (synthetisch) herstellen kann, und da der leider weitverbreitete Irrtum besteht, daß man künstliche den natürlichen Vitaminen ohne weiteres gleichsetzen kann, hat das zur Entstehung ganzer Industrien und demzufolge zu einem ungeheuren Konsum von Vitamintabletten geführt. Hier sei nochmals am Beispiel des Vitamin C über diesen Denkfehler gesprochen.

Das natürliche Vitamin C ist eine Komplexverbindung von Ascorbinsäure und Dehydroascorbinsäure, welche an Eiweiß und andere begleitende Wirkstoffe gebunden ist. Daneben sind verschiedene Spurenelemente (die stets in Begleitung eines natürlichen Vitamin-C-Komplexes vorkommen) notwendig, um den Vitamin-C-Umsatz im Stoffwechsel ordnungsgemäß ablaufen zu lassen. Erst wenn alle natürlichen Voraussetzungen erfüllt sind, kann das Vitamin C im Organismus seine vielseitige Wirkung entfalten (z.B. als Katalysator bei der Aktivierung einer Reihe von Enzymen besonders zur Infektabwehr, bei der Blutgerinnung, beim Hormonstoffwechsel u.a.). Das heißt also: natürliche Vitamine besitzen immer

Begleitstoffe, durch die ihre Wirksamkeit im Organismus mitbestimmt und jede Einseitigkeit vermieden wird. Künstliche, also chemisch hergestellte Vitamine, sind chemisch rein; sie besitzen keine Begleitstoffe und können daher niemals eine biologische Wirkung ausüben, die mit derjenigen der in der Natur gewachsenen Stoffe vergleichbar wäre. Das wird von großen Chemikern und Biologen ohne Vorbehalte ausgesprochen. Die ganze Vitaminsucht beruht also auf einem Irrtum; die Wirkung von Vitamintabletten ist rein chemisch bedingt und jedenfalls nur ganz einseitig.

Das *A-Vitamin* und dessen Vorstufen kommen außer im Milchfett reichlich in allen grünen Gemüsen, aber auch in Karotten und Möhren, ferner in tierischen Fetten, besonders im Dorschlebertran, vor. Außerdem im Vollkornbrot. Mangel an diesem Vitamin kann Wachstumsstörungen des ganzen Körpers bewirken, vor allem aber Augenerkrankungen, die zur Erblindung führen. Diese Erkrankungen sind bei uns selten geworden, da ja niemand mehr sein Kind lange Zeit nur mit stark verdünnter und abgerahmter Milch ernährt. In Hungerzeiten aber sind unsere Kind immer wieder von ihnen bedroht.

Wichtiger ist die Kenntnis der Krankheitsbilder, die durch Mangel an den verschiedenen *B-Vitaminen* hervorgerufen werden. Ihr Bedarf ist beim Säugling und Kleinkind sehr viel höher als beim Erwachsenen. Selbst Brustkinder können an Vitamin-B-Mangelerscheinungen erkranken, wenn die Mutter sich falsch ernährt, d.h. mit zu viel Zucker und weißem Mehl, Weißbrot, Kuchen etc. Die wichtigste Erkrankung durch Vitamin-B_1-Mangel nennt man Beriberi; sie kann sich in Nervosität, Gereiztheit, Schlaflosigkeit, Gewichtsabnahme, Verdauungsstörungen, Muskelschwäche, Leberschwellung und Hautwassersucht äußern. Die Beriberi wurde auf Südseeinseln bei Hühnern entdeckt, denen man geschälten und polierten Reis zu fressen gab. Als man später die Kleie des Reises verfütterte, wurden die Tiere wieder gesund, denn in dieser ist das Vitamin B_1 enthalten. Von anderen uns bekannten B-Vitaminen ist das B_2 von Wichtigkeit, dessen Mangel sich besonders durch Entzündungen der Mund- und Darmschleimhäute mit Zungenbrennen und Zungenschwellung der Kinder äußert, aber auch zu Hautausschlägen (Milchschorf), ja selbst zu Bronchitis, Asthma, Epilepsie und Hirnsklerose führen kann. Alle diese Symptome lassen sich durch Naturreis vermeiden und heilen, aber vor allem auch durch gutes Vollkornbrot. Die Gefahren des Genusses von Weißmehl, dem ja besonders die Vitamine fehlen, und von diesen vor allem das unentbehrliche Vitamin B, wird an der beschriebenen Beriberi-Krankheit deutlich (siehe auch *Poliomyelitis*). Der Vitamin-B-Komplex einschließlich B_6 und B_{12} gilt als heilsam und wirkungsvoll für das Nervensystem. B_{12} ist ein unentbehrlicher Faktor bei der Bildung der roten Blutkörperchen.

Von *Vitamin C* enthält die Muttermilch fast vierzehnmal mehr als die Kuhmilch. Es wird beim Abkochen der Milch weitgehend vernichtet. Ebenso bleibt nach der Verarbeitung der Milch zu Trokkenmilch und anderen Konserven wenig davon übrig. Der Vitamin-C-Mangel ruft den Säuglings-Skorbut hervor, der zu Blässe, Verdrießlichkeit und entzündlicher Auflockerung und Blutungen des Zahnfleisches, schließlich zu lähmungsartigen Störungen führt. Außerdem bewirkt dieser Vitaminmangel besondere Anfälligkeit für Infektionen. Brustkinder erkranken nie an Skorbut, weil sie die Milch frisch von der Mutter bekommen. Wenn auch schwere Fälle von Skorbut bei uns selten geworden sind, so kommen leichtere Fälle heute doch noch vor. Wir achten also darauf, die Kindermilch nicht über 40° C zu erwärmen; wenn sie überhaupt gekocht werden muß, dann darf es nur zu einem kurzen Aufwallen kommen (siehe *Über die Milch*). Am sichersten schützt man das Kind aber vor Skorbut durch regelmäßige Obstbeikost (siehe *Die erste Beikost*). Man gibt z. B. einige Teelöffel frischen Apfelsinen-, Zitronen- oder Sanddornsaft, die natürlich nicht erhitzt werden dürfen und sofort nach dem Auspressen verabreicht werden. Gute Äpfel – also nicht gespritzte oder sonstwie chemisch behandelte Früchte – genügen auch, wenn sie nicht zu alt sind. Im Frühjahr enthalten Äpfel nur noch geringe Mengen von Vitaminen. Auch der rohe Preßsaft von Roten Beeten enthält viel Vitamin C. Beerenobst, besonders von schwarzen Johannisbeeren, mährischen Ebereschen, Sanddornbeeren, Hagebutten oder Cerolakirschen, als Saft frisch gepreßt, tut gleichfalls gute Dienste.

Über die durch Mangel an *Vitamin D* entstehende Rachitis werden wir in einem besonderen Kapitel noch ausführlich zu sprechen haben. Auch dieses Vitamin kommt im Milchfett und im Lebertran vor. Im menschlichen Körper, und zwar in der Haut, sind Vorstufen des D-Vitamins vorhanden, aus denen durch Lichteinwirkung das fertige Vitamin entsteht. Ursache der Rachitis ist also Lichtmangel oder mangelhafte Lichtverarbeitung durch den kindlichen Organismus. Das künstliche D-Vitamin ist kein gutes Heilmittel.

Die übrigen Vitamine spielen, soweit bisher bekannt, im Säuglings- und Kleinkindalter keine wesentliche Rolle, mit Ausnahme des lebenswichtigen *Vitamins K*, das im gesunden Magen-Darm-System vom Menschen selbst erzeugt wird, eine gute Darmflora voraussetzt und bei Mangel leicht zu Hautblutungen führt.

Groteske Zivilisation: erst mahlen wir das Getreide so weit aus, daß keine Vitamine mehr vorhanden sind, dann setzen wir künstliche Vitamine zu und bilden uns ein, jetzt sei alles in bester Ordnung! Aus dem total ausgemahlenen Mehl machen wir dann die blütenweißen Kindermehle oder Kekse, während die vitaminreiche Kleie von den Mühlen als wertvolles Viehfutter verkauft wird. Oder: erst sterilisieren, homogenisieren und pulverisieren wir die Milch, wobei die Vitamine schwersten Schaden erleiden, dann lösen wir das Pulver in gechlortem Großstadtleitungswasser auf, und das ist dann oft die Hauptnahrung für unsere Kinder (siehe *Über die Milch* und *Von der Wasserqualität*)!

Auch vor der zu schnellen Verwendung der Sulfonamide und Antibiotika (Penicillin, Streptomycin, Leukomycin, Aureomycin usw.) muß gewarnt werden, weil Vitamine und die gesunde Mund- und Magen-Darm-Bakterienflora durch diese Mittel vernichtet werden; wenn überhaupt, so sollten antibiotische Mittel nur bei wirklich schweren Krankheiten eingesetzt werden und dann muß man zum Abschluß der Behandlung alles tun, um die zerstörte Schleimhautflora wieder aufzubauen. Erfahrene biologische Ärzte verstehen es übrigens, in den meisten Fällen auf Antibiotika zu verzichten und vitaminschonend zu behandeln und zu heilen.

Zusammenfassend läßt sich also folgendes festhalten:

1. Eine vielseitige Ernährung mit gutem Brot, guter Milch (diese kommt auch heute noch von der Kuh, nicht aus der Büchse), genügend frischem Obst, Beeren, Nüssen, wenig Eiern, Käse und täglich frischem Gemüse und Salat (Gemüse und Salat sind unentbehrlich und durch nichts, auch nicht durch große Mengen von Obst zu ersetzen!) bedarf keinerlei Zusätze künstlicher Vitamine oder dergleichen.
2. Die meisten Vitamine sind wasserlöslich; nicht benötigte Mengen von ihnen werden ausgeschieden. Einige Vitamine sind fettlöslich; ein Zuviel oder Zuwenig von ihnen kann Erkrankungen hervorrufen. Ein Zuwenig entsteht z. B. auch durch übermäßigen Zuckergenuß, mangelnden Schlaf und schließlich gestörte Verdauung.
3. Es gibt keinen Beweis dafür, daß das Einnehmen von künstlichen Vitaminen die Empfängnisfähigkeit oder die Anziehungskraft der Frauen oder aber die Geschlechtskraft der Männer zu verbessern vermag. Ebenso unbegründet sind die Behauptungen vieler Reklameschriften, Vitamintabletten könnten Erkältungen, Asthma, Frühjahrsmüdigkeit, Pickel oder dergleichen wirklich heilen. Ganz anders ist es mit den natürlichen Vitaminen, die für die Gesundheit unentbehrlich sind. Dabei muß immer wieder auf den Wert der Gewürzkräuter hingewiesen werden. Ohne diese ist keine Ernährung wirklich vollwertig (siehe *Zu den Gewürzen*).

Wieviel Vitamine braucht das Kind?

Ein von der Mutter gestilltes Kind ist zunächst mit allem voll versorgt, mit Ausnahme des antirachitischen Vitamin D und des im Darm gebildeten Vitamin K. Ersteres wird bei Sonnenlicht aus den im Kind vorhandenen Vorstufen von ihm selbst gebildet. Die dazu benötigte Licht- und Frischluftversorgung kann aber in manchen Gegenden oder den Dunstglocken der Städte nicht ausreichen, daher braucht das Kind ärztliche Kontrolle (siehe *Rachitis*).

Während aber nun im allgemeinen die Aufnahme natürlicher Vitaminmengen aus den Nahrungsmitteln ungefährlich ist, da diese Vitamine großenteils nicht gespeichert, sondern bei Überfluß ausgeschieden werden, ist dies bei Verabreichung von Vitaminen in künstlicher Form völlig anders, insbesondere bei künstlichem Vitamin D, aber auch bei Vitamin A, B und anderen. Ihre zu große Aufnahme führt zu Schäden.

Eine Ernährung, wie wir sie in diesem Buch raten, mit genügend Milch, Vollkornerzeugnissen, rohem Obst, Gemüse und Gewürzen (siehe *Zu den Gewürzen*) kann bei gesunden Kindern und genügend Licht nur selten zu Vitaminmangelerscheinungen führen. Ist man von der Qualität der Nahrungsmittel nicht voll überzeugt oder befindet man sich im Winter oder Frühjahr, so kann man die Nahrung bereichern z.B. durch Lebertran (Vitamin D) und mehrmals in der Woche ein erbsengroßes Stück Bäckerhefe (Vitamin B), das in die Suppe gerührt wird. Bei einer solchen Ernährung braucht die Mutter einen Vitaminmangel in der Regel nicht zu befürchten.

Werden die Vitamine durch Mixgeräte zerstört?

Diese Frage macht mancher sorgsamen Hausfrau Kopfzerbrechen und keineswegs ohne Berechtigung, da jede maschinelle Bearbeitung von Nahrungsmitteln eine Qualitätsschädigung bedingt, also auch eine Schädigung der Vitamine miteinschließt. Die kraft- und zeitsparende Benutzung von Mixgeräten muß darum durch besonders sachgemäße Beachtung ihrer schädigenden Wirkungen ausgeglichen werden.

Das Vitamin C, um das es besonders geht, wird bei Zutritt von Luftsauerstoff durch Oxydation sehr rasch vermindert. In der Mitte des Mixbechers entsteht durch die schnelle Umdrehung des Messers ein Sog, der zur Folge hat, daß Luftsauerstoff sehr intensiv in das zerkleinerte Gut gelangt. Schon nach 10 Minuten geht aber der Vitamin-C-Abbau unter Sauerstoff so rasch vor sich, daß nach zwei Stunden nur noch 25% des ursprünglichen Gehaltes vorhanden sind. Die Geräte sollen also bei möglichst niedriger Umdrehungszahl (auch zur Vermeidung von zu starker Erhitzung) und nicht länger als 1/2 Minute arbeiten. Dann besteht eine kleine Möglichkeit, daß sich der Vitamingehalt nicht wesentlich vermindert hat, allerdings auch nur dann, wenn der Inhalt des Bechers innerhalb von 10 Minuten verzehrt wird. Auch bei der qualitätsschonenden Bearbeitung von Vitaminkost durch Handbearbeitung ist auf ebenso schnellen Verzehr zu achten (siehe *Rohe Gemüsesäfte*).

Qualitätsprüfungen zeigen deutlich die Abhängigkeit der Qualität von der Art der Zubereitung. Bei mechanischer Zerkleinerung von Pflanzen erfolgt bei steigender Tourenzahl des Gerätes ein immer schnellerer Qualitätsverlust. Ähnliches gilt bei Gefriergut.

Nährwert des Obstes und der Obstsäfte

Obst und Obstsäfte enthalten nur wenig Eiweiß, aber viele Mineralsalze, die das Blut alkalisch machen, vor allem Calcium, Kalium und Magnesium. Phosphor und Kieselsäure, Eisen, Mangan und Schwefel haben andere günstige Wirkungen auf den Organismus.

Die Säuren des Obstes werden als organische Säuren im gesunden Magen gleich oxydiert und führen daher nicht zu Säurebildung des Blutes, sondern zur Alkalisierung. Seine basischen Mineralstoffe dienen zur Erhöhung der notwendigen Alkali-Reserve der Körpersäfte.

Neben diesen Wirkstoffen ist der Gehalt des Obstes an lebendigen Kräften, besonders denjenigen, die an Vitamin C gebunden sind, von allergrößter Wichtigkeit.

Auf keinen Fall kann man die Vitamine des Obstes durch Tabletten ersetzen. Dies gilt nicht nur vom Vitamin C, sondern auch von den anderen Vitaminarten, die in Obst und Obstsäften enthalten sind.

Obstsäfte und ihre spezielle Wirkung

Im Speisezettel gesunder und kranker Kinder nehmen heute die Obstsäfte mit Recht einen immer größeren Raum ein. Allerdings ist die Qualität der Säfte durchaus nicht einheitlich. Im allgemeinen kann man sagen, daß man beim Einkauf im Reformhaus und in den Naturkostläden weitgehend vor minderwertigen Produkten geschützt ist. Die Herstellungsmethoden unterscheiden sich durch die Sorgfalt, mit der die natürliche Frische der Säfte geschont ist; ein billiger, meist sterilisierter Obstsaft ist eben nur von geringem Wert und daher letztlich doch teurer.

Man sollte aber unbedingt beachten, daß Fruchtsäfte ein konzentriertes Nahrungsmittel sind und nicht zum alleinigen Durststillen dienen dürfen. Allenfalls kann man sie dafür mit einem guten Wasser (siehe *Von der Wasserqualität*) stark verdünnen. Sie dürfen nur ausnahmsweise an Fiebertagen eine Obst- oder Zwischenmahlzeit ersetzen.

Eine reiche Auswahl von Säften steht uns zur Verfügung; jede Obstart hat ihre besonderen Vorzüge, und so kann man seine Wahl nach folgenden Hinweisen treffen:

Der *Apfelsaft* ist preislich meist der günstigste; das besagt aber keineswegs, daß er gesundheitlich am wenigsten nützlich ist. Unser Klima ist für den Apfel besonders geeignet. Äpfel enthalten wertvolle Spurenelemente, besonders Eisen und Phosphor. Sie sind daher blutbildend, nervenstärkend und die Ausscheidungen fördernd. Lymph- und Speicheldrüsen, Kehlkopf, Magen, Leber, Niere und Darm sowie das Nervensystem werden vom Apfel gestärkt und gefördert. Bei fieberhaften Erkrankungen der Kinder reicht man Apfelsaft mit Honig und Zitrone als heißes Getränk; morgens schluckweise kalt getrunken, regt er die träge Verdauung an.

Birnensäfte enthalten viel Kalk und sind besonders durststillend. Sie eignen sich gut für Kinder; nur bei schwacher Blase sollte man sie nicht nachmittags oder abends reichen, da sie stark wassertreibend wirken.

Die *Brombeere* ist in ihrem Mineralstoffgehalt sehr vielseitig. Vor allem sind es Kalk, Magnesium, Eisen und Natrium, die förderlich sind für den Knochenbau und die Blutbildung. Ihr Saft wirkt, heiß getrunken und mit Honig gesüßt, schweißtreibend und eignet sich daher als Getränk bei Schwitzprozeduren.

Die *Eberesche* enthält besonders viel Vitamin C und eignet sich mit ihren Fruchtsäuren und Bitterstoffen vorzüglich zur Anregung der Magen-Dünndarm-Verdauungsprozesse, also auch bei Appetitlosigkeit und Schwäche der Verdauungsdrüsen.

Die *Erdbeere* ist bei Blutarmut und Bleichsucht, Leberkrankheiten und Gelbsucht zu empfehlen, und zwar wegen ihres Gehaltes an Kieselsäure, Kalk, Natrium, Phosphor und Eisen. Kinder, die bei Genuß frischer Erdbeeren Nesselsucht bekommen, vertragen Erdbeersäfte meist ohne Schaden.

Die *Himbeere* ist von altersher ein beliebtes Erfrischungsgetränk, besonders für fiebernde Kinder, z. B. bei Masern und anderen Kinderkrankheiten. Sie enthält viel Natrium und Kalk, aber auch Apfel- und Zitronensäure.

Die *Heidelbeere* besitzt einen Gehalt an fäulnis- und gärungshemmender Gerbsäure, und macht sie damit zum idealsten Naturheilmittel gegen Darmerkrankungen wie Durchfall, Blähungen und Darmfäulnis. Auch als natürliches Wurmmittel ist sie geeignet; entwickeln sich Würmer doch nur in nicht richtig verdauendem Darm. Bei Durchfällen gibt man vor allem getrocknete Heidelbeeren (in Drogerien und Apotheken erhältlich) oder heißen Saft mit etwas Zimt, schluckweise, zu diesem Heilzweck natürlich nicht mit Honig oder Zucker, sondern höchstens mit etwas Süßstoff gesüßt.

Holunder kennt man als schweißtreibendes Getränk; er wird am besten zusammen mit Lindenblütentee und Zitrone heiß getrunken. Sein Reichtum an Vitaminen, besonders Vitamin A, und an Eisen, Natrium und Kalium, neben Apfel- und Weinsäure, läßt verstehen, daß er eines der wertvollsten Mittel der Volksmedizin darstellt, und zwar bei allen fieberhaften Erkältungskrankheiten und Katarrhen der Atmungsorgane.

Die *rote Johannisbeere* wirkt trotz ihres säuerlichen Geschmacks im Stoffwechsel basisch, was ja von allen sauren Obstsorten gesagt werden kann. Neben dem Obstsäuregehalt sind es vor allem der Phosphor und das Kalium, die diesen Saft so wertvoll machen. Seine Wirkung ist bakterientötend, verdauungsfördernd und urintreibend.

Die mit Recht so besonders geschätzte *schwarze Johannisbeere* ist als Vitamin-C-Träger bekannt. Das macht sie wertvoll als Getränk für Rekonvaleszenten, werdende und stillende Mütter, zur Ausscheidung von Harnsäure bei allen rheumatischen Krankheiten und bei Fieber.

Weniger bekannt ist der *Quittensaft*, der ein besonders edles Aroma hat. Vor allem ist es wohl sein Kieselsäuregehalt, der neben anderen Mineralien seine Wirkung als Blutreinigungsmittel erklärt. Als Heißgetränk mit Honigzusatz ist er wertvoll bei Husten, Heiserkeit und anderen Erkältungskrankheiten.

Neuerdings ist auch der *Rhabarbersaft* mehr in Gebrauch gekommen. Neben seiner durststillenden Wirkung ist sein Genuß verdauungsfördernd und darmreinigend. Man kann ihn auch mit anderen Säften, z. B. Holunder, mischen.

Sanddorn steht (neben dem Cerola-Saft) bezüglich seines Vitamin-C-Gehaltes an erster Stelle. Der tägliche Vitamin-C-Bedarf, der zwischen 25 und 125 mg je nach Jahreszeit beträgt, ist mit Sanddornsaft leicht zu decken. Außerdem ist der Vitamin-A-Gehalt bedeutend. So empfiehlt sich dieser Saft besonders für das Wachstumsalter, für Schwangerschaft und Stillzeit und für alle akuten und chronischen Infektionskrankheiten.

Sauerkirschsüßmost ist nicht nur ein köstliches Erfrischungsgetränk, sondern wirkt auch durch die Güte seines Fruchtzuckers (Laevulose) günstig auf die Leber; ähnlich ist seine Wirkung bei Nieren-, Gefäß- und Herzleiden und bei Rheuma. Durch seinen Eisengehalt eignet er sich für blutarme Kinder.

Die *Schlehe* empfiehlt sich überall da, wo der Kreislauf und die Aufbaukräfte des Stoffwechsels angeregt werden sollen und eine allgemeine Kräftigung notwendig erscheint: bei Nervosität und Streß, nach Krankheiten, in der Schwangerschaft und Stillzeit.

Warm getrunken vermag das Schlehenelixier die Milchbildung zu steigern.

Der *Stachelbeersaft* ist durch Phosphor- und Kaliumreichtum neben seinem Obstsäuregehalt ein wertvolles Getränk zur Wasserausscheidung und allgemeinen Erfrischung.

Am *weißen* und *roten Traubensaft* ist zu rühmen, daß er die eigentliche Quelle des so begehrten und wertvollen Traubenzuckers ist. (Dies gilt leider nicht vom normalen Traubenzucker, der in der Regel auf billige Weise aus Mais gewonnen wird.) Hier haben wir das wirksamste Kräftigungsmittel für kranke oder schwächliche Kinder, deren Stoffwechsel, Herzfunktion und Bluttätigkeit der Aufbesserung bedürfen. Leider werden die Trauben heute durch eine Unzahl von Spritzungen mißhandelt. Deren keineswegs immer harmlose Rückstände gelangen zum Teil auch in die Säfte. Gute Traubensäfte sind wohl das Ideal gegenüber allen anderen Säften, obwohl jeder Obstsaft seinen ganz besonderen Beitrag in diesem Konzert natürlicher Heilmittel darstellt.

Auch einige ausländische Früchte werden wegen ihres Vitamin-, Eiweiß- und Fruchtzuckergehaltes bei uns immer häufiger als Säfte angeboten, so z.B. die Ananas, die Kiwi und der Granatapfel (Fa. Rabenhorst, Vitaborn, Demeter: Völkel u. Beutelsbach).

Rohe Gemüsesäfte

Neben den Obstsäften besitzen die Gemüsesäfte, die man selbst frisch preßt und sofort auf den Tisch bringt, eine zunehmende Bedeutung für die Gesunderhaltung der Familie: durch sie kann man nämlich die unserer Nahrung immer mehr fehlenden Mineralsalze ergänzen. Salze, die von der Pflanze aufgenommen und verarbeitet worden sind, werden vom menschlichen Organismus leichter aufgenommen als in rein mineralischer Form befindliche. Frisch gepreßte Obstsäfte liefern vor allem die Vitamine, Gemüsesäfte aber neben Vitaminen die noch wichtigeren Mineralsalze.

Man reicht statt Suppe ein nicht zu großes Glas Gemüsesaft am besten zu Beginn einer Mahlzeit oder auch als Zwischenmahlzeit.

Beim Entsaften werden die Zellen des Gemüses und des Obstes geöffnet. Dadurch bekommt der Luftsauerstoff freien Zutritt, vermindert durch Oxydation den Nährwert und zerstört in wenigen Minuten das empfindliche Vitamin C. Daher müssen alle Säfte frisch gepreßt und innerhalb von zehn Minuten getrunken werden (siehe *Werden die Vitamine durch Mixgeräte zerstört?*).

Besonders bekömmlich sind: Möhrensaft mit Zitrone, Tomaten mit Zwiebeln oder Meerrettich, Rote Beete oder Rettich.

Magen- oder Gallenkranken gibt man nicht gemischte, sondern einfache Gemüsesäfte, z.B. aus Brennesseln, Salat oder Demeter-Spinat. Diese regulieren die Magensäurebildung und regen den Gallenfluß an.

Familientee aus heimischen Kräutern

Der chinesische Tee, den man wohl seit 1657 in Deutschland kennt, ist in frischem Zustand als sogenannter grüner Tee völlig anders und nicht so aromatisch. Die Teeblätter werden daher fermentiert, d.h., man läßt sie bis zu 40 Stunden welken und rollt sie dann in feuchte Tücher ein, wodurch sie eine Art Gärung durchmachen. Diese Methode ist auch in unseren Gegenden seit alters bekannt, und so kommt es, daß einheimischer Tee, richtig fermentiert, geschmacklich den Vergleich mit chinesischen Teesorten wohl aufnehmen kann. Ebenso wie die Gemüse und die Obstsorten sind auch die in unserem Klima wachsenden Teekräuter unserer Gesundheit besonders zuträglich.

Eine ganze Reihe von Pflanzen läßt sich für das tägliche Getränk der Familie neben dem wohl am meisten bekannten Pfefferminztee verwenden, z.B. Brombeer-, Himbeer- und Erdbeerblätter, Ringelblumen, Malven- und Lindenblüten, Weidenröschen, Frauenmantel und Königskerzenblüten, die man zur Geschmacksverbesserung mit Schlehenblättern, Melissenblättern, Waldmeister, Thymian, Hagebuttenkernen und Heideblüten mischen kann.

Besonders geschätzt wird der Brombeerblättertee, der am ehesten dem Geschmack des chinesischen nahekommt. Er kräftigt die

Verdauungsorgane, ohne das Nervensystem zu erregen, wirkt blutreinigend und schützt gegen Husten und Durchfall. Dieser Tee ist also nicht nur ein Genußmittel, sondern hat gleichzeitig eine gesundheitsfördernde Wirkung. Er ist als Familiengetränk besonders zu empfehlen, z. B. auch als Mischung aus Himbeer-, Brombeer-, Erdbeer-, schwarzen Johannisbeer- und Schlehenblättern.

Ganz allgemein sollte man einen Tee aus mehreren Sorten zusammensetzen, da eine Pflanze oft einseitig nur ein bestimmtes Organ anregt bzw. man wechselt gelegentlich die Sorte. Einheimische Tees wird man am besten sammeln und frisch genießen, wenn sie in der Natur wachsen.

Tees können, über lange Zeit genommen, tiefgreifende Wirkungen im Organismus erzielen. Dies läßt sich auch mit Gewürzen erreichen. Entscheidend ist vor allem die Dauerwirkung. Kinder reagieren stärker und schneller als Erwachsene. Säuglingen sollte man nur Kamille, Fenchel, Kümmel oder Anis geben.

Zu den Gewürzen

Aus den Gemüsegärten und von den Märkten sind seit mehreren Jahrzehnten eine Reihe von Pflanzen verschwunden, die in der Ernährung früher eine große Rolle gespielt haben. Ein Grund dafür ist die mangelnde Nachfrage, weil unsere Hausfrauen sie meist nicht mehr kennen, keine Kocherfahrung damit haben oder sich einfach nicht mehr die Zeit dafür nehmen. Auf diese Weise ist eine Verarmung unserer heimischen Nahrung eingetreten, die nur unvollkommen durch die Einfuhr ausländischer Früchte und Gemüse ausgeglichen wird. Es handelt sich um die Gewürzkräuter und Salatpflanzen, und zwar sind es die Brunnen-, Garten- und Kapuzinerkresse, der Meerrettich, der schwarze und der weiße Senf. Zu diesen früher in allen Gärten angebauten Pflanzen kommen noch die Wildpflanzen wie Melde, Giersch, wilde Möhre, Löwenzahn, Hopfen, Sauerklee u.a., die von unseren Vorfahren in ihrer gesundheitlichen Bedeutung erkannt und besonders im Frühjahr gegessen wurden. Bei der Untersuchung dieser Pflanzen fand man Bestandteile, deren Wert bisher nicht bekannt war. Da sie nicht als Kalorienspender wesentlich in Frage kommen, sah man sie nicht als lebensnotwendig an. Erst neuerdings wurde erkannt, daß der mit Nahrung bestens versorgte Organismus, besonders in den Kinderjahren, Schwächen und Fehlleistungen aufweisen kann, die mit dem Fehlen von Gewürzkräutern unmittelbar in Zusammenhang stehen. Genauer ausgedrückt handelt es sich um die Anfälligkeit gegen Erkältungskrankheiten und dergleichen, die man heute einfach als Ansteckung durch Krankheitserreger zu erklären versucht. Die neuen Forschungen beweisen, daß solche Vorstellungen zu primitiv sind. Jedenfalls läßt sich die Anfälligkeit der Atmungsorgane und des Nieren-Blasen-Systems durch den Gebrauch der erwähnten Pflanzen entscheidend vermindern. Diese sind also für die Ernährung zwar nicht unbedingt notwendig, aber sie sind „lebensfördernd“, sie verbessern die Abwehrkräfte, stärken das Immunsystem und aktivieren den Zellstoffwechsel, wodurch für die Vermehrung von Krankheitserregern offenbar ungünstigere Bedingungen geschaffen werden.

Besonders in Epidemiezeiten gewinnen diese neuen Erkenntnisse an Wichtigkeit. Wir sollten aber nicht bis zum akuten Fall warten, sondern rechtzeitig, vor allem im vitaminarmen Frühjahr, unsere Lebensweise durch diese lebensfördernden Pflanzen bereichern. Das würde eine wirklich sinnvolle Krankheitsvorbeugung sein. Diese Gewürze sind Nahrungsmittel und zugleich Heilmittel.

In jedem noch so kleinen Garten, selbst in einem Blumenkasten mitten in der Großstadt, können ein paar Kräuter wachsen. Die übrigen kann man käuflich erwerben.

Bei der Anwendung ist zu beachten: Wurzeln und Samen werden wie z. B. der Kümmel oder der Fenchel aufgeklopft und mitgekocht, denn nur so kommt ihre Würzkraft zur Entfaltung; dasselbe gilt von Beeren, wie z. B. den getrockneten Wacholderbeeren. Frische Blätter werden feingehackt am Ende der Kochzeit (!) dem Essen zugefügt. Getrocknete Gewürze in Pulverform kann man in geeigneten Gefäßen auf den Eßtisch stellen, so daß jeder nach Gutdünken selbst würzen kann, schon winzige Mengen vervollständigen den Geschmack und schaffen Abwechslung.

Apfelsinen- und Zitronenschalen, die man (abgeraspelt) Fruchtschalen oder süßem Reis und Gebäck zufügt, können nur verwendet werden, wenn sie garantiert weder gespritzt noch mit Diphenyl verpackt waren.

Indische, indonesische oder chinesische Gewürze wie Curry, Sambal oelek oder Sojasauce kommen für Jugendliche höchstens in kleinsten Mengen in Frage, wenn eine Schwäche der Magensaftbildung (Fermentschwäche) vorliegt.

Zu Verwendung und Wirkung einzelner Gewürze ist zu sagen:

Anis zu Gebäck und Haferbrei. Stark blähungstreibend und magenstärkend.

Basilikum, grünes Blatt, riecht und schmeckt würzig-süßlich; pulverisiert: pfefferartig, pikant. Zu Soßen, Eierspeisen, Kartoffel- oder Gemüsesuppe, Braten, Salaten und Rohkost. Magenstärkend, blähungswidrig, verdauungsfördernd. Guter Ersatz für Pfeffer.

Bohnenkraut, frisch oder pulverisiert, pfeffrig scharf schmeckend und etwas Stuhlgang anhaltend. Besonders geeignet zu Bohnen, Erbsen, Linsen, Gurken und Tomaten, auch zu Gemüsesuppen.

Borretsch (Gurkenkraut) für Gurken, Salate, Kräutersoßen und -marinaden, Quark und Kräuterbutter. Nicht mitkochen. Wirkt harntreibend, verdauungsfördernd, herz- und nervenstärkend.

Brunnenkresse zu grünem Salat und feingehackt auf Butterbrot zu essen. Schützt vor Erkältungen.

Dill für Salate, Quark, Gurken, Kartoffeln und Kräuterbutter. Regt den Appetit an und fördert die Verdauung.

Estragon schmeckt pikant zu Soßen, Gurken, Kartoffelsalat, Klößen. Wirkt nervenberuhigend und magenerwärmend.

Ingwer eignet sich für Weihnachtsgebäck und ist sehr gut als Marmelade.

Kerbel gibt eine wunderbar aromatische Suppe, eignet sich aber auch für Gemüsesuppe, Mehlsuppe, Kräuterbutter, Fisch, Eier- und Käsespeisen. Kann in heißen Speisen kurz mitziehen. Wirkt magenstärkend, harntreibend und blutreinigend.

Knoblauch in kleinen Mengen zu Salaten und Kartoffelsalat. Wichtig in Epidemiezeiten (z.B. Kinderlähmung). Eventuell in Kapseln zu nehmen.

Kümmel zu Kartoffeln und allen Kohlgemüsen, außerdem zu Quarkkäse und Gebäck. Wärmt, treibt Blähungen und Harn, regt die Verdauung an.

Liebstöckel (Maggikraut) zu Suppen, vor allem Gemüse- und Fleischbrühe. Besonders beliebt wegen seines würzigen Geschmacks. Wirkt magenwärmend, blähungstreibend, leicht abführend. Reich an Vitamin C.

Majoran für Salate, Suppen, Soßen, Eintöpfe und Hackbraten. Macht fette Speisen leichter verdaulich.

Meerrettich (Kren) für Kinder wegen seiner Schärfe mit gleichen Teilen geriebenem Apfel zu geben. Enthält Senföl, das heilend auf die Harnwege wirkt. Schützt vor Erkältungskrankheiten.

Minze wird bei uns hauptsächlich als Tee verwendet; gut aber auch für Salate, zu Lamm- und Hammelfleisch, Kartoffeln und jungem Gemüse. Blätter feinhacken.

Petersilie paßt fast zu allen Gerichten, auch zu anderen Gewürzen. Nicht mitkochen! Reich an Vitamin A, B_1, B_2 und C.

(*Pfeffer* sollte in der Kinderernährung nicht verwendet werden.)

Pimpinelle für Salate, grüne Soßen, Suppen, Fisch- und Eiergerichte oder einfach aufs Butterbrot. Hoher Vitamin-B-gehalt.

Rosenpaprika in pulverisierter Form zu Quarkkäse, Kartoffelsalat, Soßen. Wertvoller Vitamin-C-Träger. Wärmend, verdauungsfördernd. Möglichst frisch verwenden.

Rosmarin ist appetit- und verdauungsanregend. Zu Rohkostplatten, Möhrensalat, Tomatensoße und zu allen südlichen Gerichten. Am besten einen ganzen Zweig mitkochen und vor dem Servieren entfernen. Rosmarintee hilft bei Arterienverkalkung.

Salbei für Soßen, Suppen und Eintopfgerichte. Gut zu allen Fleischarten. Das Aroma verstärkt sich beim Mitkochen, also sparsam verwenden!

Schnittlauch paßt zu fast allen Speisen, auch als Brotbelag. Nicht mitkochen.

Thymian für Hülsenfrüchte, Kartoffeln, Soßen, Fleisch und Wild. Wird bei allen südländischen Gerichten verwendet. Stengel mitkochen und vor dem Servieren entfernen. Wirkt verdauungsfördernd.

Zitronenmelisse duftet nach Zitronen. Zu Gurken, Salaten, Obstsuppen, Fisch, hellem Fleisch, jungem Gemüse, Eierspeisen, Pilzen und Milchspeisen. Die Blätter immer frisch pflücken und feinhacken, nicht mitkochen. Hilft bei Magen-Darm-Beschwerden und gegen Erkältungskrankheiten.

Die Reformhäuser und Naturkostläden verkaufen diese Gewürze in kleinen Packungen, so daß sie frisch zur Verwendung kommen können. Auch sind sie luftgetrocknet und garantiert nicht begast oder röntgenbestrahlt (Fa. Salns, Schoenberger, Demeter-Klostergärtnerei Lorch und in der Schweiz die Fa. Vogel). Manche Großfirmen müssen dagegen zu solch gewaltsamen Methoden bei der Haltbarmachung greifen, um bei ihren Riesentrocknungen zu verhindern, daß große Mengen verderben.

Man sollte die Gewürze in geschlossenen Büchsen aufbewahren, wenigstens alle pulverisierten. Bei Samen wie Kümmel und Anis ist das nicht nötig.

Kein Nahrungsmittel, auch wenn es noch so gut gekocht ist, schmeckt richtig ohne Gewürze. Erst diese lassen die Verdauungsorgane auf die gebotene Nahrung aufmerksam werden und sie genießen.

Gesunderhaltende Bakterien

In einer Zeit, in der eine weit über jedes vernünftige Maß hinausgehende Bakterienangst in den Menschen erzeugt wurde und vielfach sinnlose Bakterienvernichtung getrieben wird, ist es notwendig, ein Wort zur Verteidigung dieser Kleinlebewesen zu sagen.

Die meisten Menschen wissen nicht, daß in der Natur und im Menschen wichtigste Lebensvorgänge nur unter Mitwirkung von Bakterien geschehen. Die Hausfrau kennt am ehesten die Entstehung der Sauermilch und die Reifung des Käses, des Sauerkrauts und der sauren Gurken als Leistungen bestimmter Bakterien und Pilze. Auch draußen im Ackerboden vollziehen sich die Wachstumsprozesse der Feldfrüchte in gesunder Weise nur unter Mitwirkung der Bodenbakterien. Leider werden sie durch den chemischen Dünger immer mehr vernichtet, wodurch die Qualität der landwirtschaftlichen Erzeugnisse natürlich erheblich leidet. Der Ackerboden ist ja ein lebendiger Organismus, in dessen Stoffwechsel die Bodenlebewesen eine große Rolle spielen.

Aber auch im Menschen geschehen wichtigste Lebensprozesse nur unter der Mithilfe zahlreicher Arten von Bakterien. Wenn das Neugeborene zur Welt kommt, sind seine Schleimhäute „steril", d.h. im Munde, der Nase, den Lungen und im Darm sind noch keine Bakterien vorhanden; aber wenige Stunden später sind sie bereits „angesiedelt", um bis ans Lebensende dort zu bleiben und zu wirken. Also überall, wo Hohlräume, wie der Mund, die Nase, die Gehörgänge und der Darm, dauernd mit der Außenwelt in Verbindung stehen, wo also Luft oder Nahrung in den Körper hineinkommen oder wo Stuhlgang entleert wird, gibt es Bakterien, und zwar ganz bestimmte Arten für jede Körperregion. So hat z.B. das Kind an der Mutterbrust eine „Darmflora" aus Bifidusbakterien, beim Flaschenkind sind es Milchsäure- und Colibakterien. Bei jedem Menschen bestehen aber noch individuelle Unterschiede in der Zusammensetzung seiner Darm- und Mundflora.

Ins Blut dürfen diese Bakterien natürlich nicht gelangen, sonst gäbe es eine Blutvergiftung, aber in gesundem Zustand, d.h. also, solange die von uns als Lebenskräfte bezeichneten Kräfte mit den Seelenkräften in der notwendigen harmonischen Zusammenarbeit bleiben, besteht dafür keine Gefahr. Mit jedem Stuhlgang gehen viele Billionen solcher Bakterien ab, nachdem wir uns ihre ungeheure Wachstumsenergie zunutze gemacht haben. Ihre am ehesten erkennbare Aufgabe besteht in einer Hilfe bei der Verdauung unserer Nahrung. Dabei erzeugen diese unentbehrlichen Wesen die wichtigsten Vitamine, vor allem die B-Vitamine, die in der Nahrung oft nur in ungenügender Menge vorhanden sind. Auf dem Umwege über die Verdauung der Nahrung durch Bakterien gewinnt also der Mensch unentbehrliche Kräfte für seine Gesunderhaltung.

In welch törichter Weise wütet der moderne Mensch gegen diese Bakterien, indem er täglich Chemikalien und isolierte Nahrungsstoffe, wie z. B. Zucker, zu sich nimmt, die die gesunden Bakterien auf seinen Schleimhäuten entweder schwer schädigen, so daß entartete Rassen entstehen, oder sie sogar vernichten, wodurch sie der Entstehung von Pilz- und Virus-Infektionen Vorschub leisten. Es gibt heute nur noch wenige Menschen, deren Darmflora in Ordnung ist. Ebenso ist es im Munde und den Atmungsorganen, die u.a. deshalb dauernd anfällig sind, weil die Bakterien, die diese Organe gesunderhalten könnten, geschädigt wurden.

Diese Tatsache veranlaßte biologisch denkende Ärzte zur Auflehnung gegen eine Lebensmittelproduktion, deren Verwendung chemischer Zusätze unerträgliche Ausmaße erreicht hat. Sie ist aber auch der Grund für den Rat, nicht bei jeder kleinen Erkrankung gleich mit chemischen Mitteln zu gurgeln und zu spülen, Tabletten zu schlucken oder gar bakterientötende Zahnpasten zu benutzen.

Das ist auch ein Kennzeichen unserer sich überschlagenden Zivilisation: erst vernichtet man das Leben (durch Antibiotika), dann werden neue Industrien errichtet, um den Schaden wieder gutzumachen. So gibt es bereits eine Reihe von Firmen, deren Aufgabe es ist, normale gesunderhaltende Bakterien zu züchten, die den Menschen auf ärztliche Verordnung wieder zugeführt werden; empfehlenswerte Erzeugnisse wären in diesem Fall z. B. die Azidophilus-Präparate und die Symbioflore.

Vom Schulbrot

Die Schulleiter berichten immer wieder von der Unmenge von Wurstbroten, die täglich angebissen oder nicht einmal angerührt unter den Bänken, in Papierkörben oder auf dem Schulhof gefunden werden. Ähnlich ist es mit Milch- und Kakaogetränken. Man hat berechnet, daß mit den Nahrungsmitteln, die täglich von

Schulkindern in den zivilisierten Ländern vergeudet werden, ein beträchtlicher Teil der hungernden Völker auf der Erde ernährt werden könnte!

Liegt die Schuld an diesem Übelstand bei den Kindern? Oder vielleicht bei den Müttern? Wohl eher bei den Müttern, die es zwar gut meinen, die aber falsch handeln.

Häufig herrscht am Morgen zu Hause Hast und Eile. Man steht zu spät auf und für ein ruhiges, gemeinsames Frühstück bleibt keine Zeit. Die Kinder schlingen dann höchstens etwas hinunter was gut rutscht und schnell sättigt, also meist Kakao oder einen anderen Schokoladentrank. Diese sind aber sehr fett und verderben in der Folge Appetit und Eßinstinkte. Abgesehen davon benötigt der Magen morgens einfach Zeit, bis er zur Nahrungsaufnahme bereit ist. Viele Mütter meinen nun, diese eigentlich unmöglichen Zustände mit dem Schulbrot ausgleichen zu können. Es zeigt sich aber, daß das übliche, pappige, saft- und kraftlose Brot ungegessen bleibt, das durch die viele aufgestrichene Butter und die Wurst keineswegs bekömmlicher wird. Viele unserer Schulkinder haben heute bereits eine schwache oder sogar direkt kranke Leber oder Galle. Für diese Kinder sind solche Brote, sowohl infolge der schlechten Qualität des Brotes als auch wegen ihres fetten Belages, einfach ungenießbar. Es ist viel zu wenig bekannt, daß Fett nach ein bis zwei Stunden vom Brot aufgesogen wird und daß dadurch das Brot besonders schwer verdaulich ist.

Wenn sich nun ein Kind zusätzlich noch durch Schulmilch oder -kakao bereits seinen kleinen Appetit verdorben hat, kann es selbst beim besten Willen das Schulbrot nicht mehr verkraften. Außerdem vertragen sich die lernende, intellektuelle Tätigkeit und gleichzeitiges kräftiges Essen ganz und gar nicht, was die Appetitlosigkeit während der Unterrichtszeit noch verständlicher macht. Eigentlich ist es also ein gesunder Instinkt, der die Kinder veranlaßt, diese Brote irgendwohin verschwinden zu lassen.

Völlig anders wäre die Lage, wenn das Schulbrot aus einer kleinen Schnitte Vollkornbrot mit dünngestrichener Butter, einer gewaschenen rohen Möhre, ein paar Radieschen oder einem Apfel bestünde. Nach einer solchen Mahlzeit wäre das Kind nicht am Aufpassen gehindert, sondern wäre wirklich erfrischt.

Noch schlimmer ist aber die Tatsache, daß ein erheblicher Teil unserer Schulkinder fast täglich in der großen Pause in die nächste Bäckerei oder an die Imbißbude läuft und sich dort irgendein Gebäck aus weißem Mehl oder sonst eine Schleckerei kauft, „weil die Mutter gerade kein Brot im Hause gehabt hat".

Solche Ernährungssünden sind zugleich schwere Erziehungsfehler. Die Mutter verschafft sich durch Nachgiebigkeit gegenüber derartigen Wünschen vorübergehend Ruhe. Ihre Kinder bezahlen aber diese Fehler unter Umständen mit Verdauungsschwäche, kranken Zähnen und einer Aufbaustörung des ganzen Organismus.

Tiefkühlung der Lebensmittel

Mit erstaunlicher Geschwindigkeit haben wir uns an den Genuß tiefgekühlter Lebensmittel gewöhnt: Das Einfrieren ist praktisch und geht schnell, der Geschmack ist ausgezeichnet, das Aroma ist erhalten, ebenso die Frische und vor allem der Nährwert.

In diesem Fall haben wir ein technisches Verfahren, welches das Haltbarmachen von Nahrungsmitteln erlaubt, ohne sie wesentlich zu denaturieren oder mit schädlichen Stoffen zu konservieren.

Der Erfolg des Verfahrens beruht auf einem im allgemeinen wenig beachteten Naturgesetz: bei langsamem Gefrieren entstehen in dem kritischen Bereich von 0° bis -5° C zwischen den Zellen eines Gemüses oder anderen Lebensmittels große Eiskristalle, die die Zellwände sprengen. Dieser Vorgang führt zum raschen Verderb des Nahrungsmittels; es verwest und verfault.

Schnelles Tiefkühlen, bei dem die kritische Zone rasch durchlaufen wird und die Temperatur auf etwa -40° C sinkt, läßt nur winzig kleine Eiskristalle in den Zellen entstehen, die alle Lebensvorgänge in dem Nahrungsmittel in einen „Kälteschlaf" versetzen. Dadurch werden beispielsweise die Enzyme unwirksam gemacht, die sonst durch Stoffwechselvorgänge Geschmack, Aussehen und gesundheitliche Werte abbauen und schädigen würden. Das gilt vor allem für die Vitamine, von denen das Vitamin C am leichtesten verdirbt. Die in jedem Lebensmittel vorhandenen Schimmelpilze und Fäulnisbakterien werden ebenfalls in tiefgefrorenem Zustand unwirksam. Aber Tiefkühlkost ist nicht gleich Tiefkühlkost!

Entscheidend ist, daß die Hausfrau folgende Punkte beachtet und durch eigenes Mitdenken den Gebrauch der Tiefkühlkost nicht zu einer Gefährdung der Verbraucher werden läßt: Die Tiefkühlkost muß ohne jede Unterbrechung auf einer Kälte von mindestens -18° C gehalten werden, sowohl bei der Herstellung, als auf dem Transport, als in der Tiefkühltruhe des Einzelhandelsgeschäftes – also auf jeder Station der „Tiefkühlkette". Die Hausfrau sollte keine Ware aus einer überfüllten Tiefkühltruhe oder mit Eis auf der Packung kaufen. Dicke Reifbildung an den Wänden der Tiekühltruhe führt nämlich zu unerlaubter Erwärmung der Waren. Schon eine nur vorübergehende Erwärmung auf eine geringere Temperatur als -18° C bewirkt Qualitätsverluste, die das Aroma, also den Geschmack, aber auch den Vitamin- und Nährstoffgehalt betreffen. Die Bakterien und Schimmelpilze erwachen dann, und es beginnt eine rasche, manchmal sogar gefährliche Verderbnis der Lebensmittel. Um dieser Gefahr vorzubeugen, sollte man Tiefkühlkost immer in eigens dafür entwickelten Isolierbehältern nach Hause transportieren und auch in der eigenen Gefriertruhe die Temperatur ständig mit einem Spezialgefrierschrankthermometer kontrollieren.

Besitzt man keine Gefriertruhe und kein Gefrierfach im Kühlschrank, sollte man die Tiefkühlkost erst am Tage des Verbrauchs einkaufen. War sie noch hartgefroren, kann sie mehrere Stunden im Kühlschrank bei 4° – 6° C aufbewahrt werden. Ist sie aber in der Packung bereits aufgetaut, muß sie sofort verbraucht werden. Auf keinen Fall darf sie im Gefrierfach des Kühlschranks wieder eingefroren werden, weil dieses niemals rasch genug auf unter -18° C abkühlt. Das Eiswürfelfach genügt nicht!

Größere Fleischportionen sollten stets bei Zimmertemperatur aufgetaut werden, Geflügel und kleinere Stücke können sofort verwendet werden. Gemüse legt man in noch gefrorenem Zustand in kochendes Wasser und dünstet es. Spinat und Grünkohl läßt man zwei bis drei Stunden bei Zimmertemperatur auftauen und beginnt dann mit dem Garkochen.

Neben der Arbeitsersparnis hat die Verwendung von Tiefkühlkost noch den Vorteil, daß die Herstellerbetriebe nur dann gute Tiefkühlkost zu liefern in der Lage sind, wenn die Ware frisch, in guter Qualität und zum günstigsten Zeitpunkt verarbeitet wurde.

Trotz solch unleugbarer Vorzüge wird man aber frisches Gemüse der Tiefkühlkost vorziehen, wenn man weiß, daß es vom Erzeuger gut behandelt wurde. Gewaltsam getriebene Gemüse sind aber wahrscheinlich oft weniger empfehlenswert als gute Tiefkühlkost.

Konservennahrung aus ärztlicher Sicht

Gegenwärtig verzehren bei uns die Verbraucher etwa ein Viertel ihrer Nahrung in industriell verarbeiteter Form, im Ausland liegt der Prozentsatz vielfach weit höher. Auch bei der häuslichen Verarbeitung von Gemüse und Obst sind Verluste an Nährwerten nicht zu vermeiden. Nur wer in der glücklichen Lage ist, Obst und Gemüse frisch aus dem eigenen Garten entnehmen zu können, vermag solche Einbußen auf ein Mindestmaß herabzusetzen. Die meisten Haushalte aber sind auf Produkte angewiesen, die den langen Weg vom Erzeuger über die Markthalle zum Einzelhändler hinter sich haben, ein Weg, der selten kürzer als 24 Stunden, manchmal aber erheblich länger ist. Nun beträgt an Sommertagen der Verlust an empfindlichen Nährwerten, z. B. dem Vitamin C, bei Gemüse und Obst in 24 Stunden bis zu 50% und mehr. Daraus erklärt sich, daß im Haushalt zubereitete „Frischware“ erheblich geringere Nährwertgehalte aufweisen kann als eine sorgfältig in guten Blechbüchsen hergestellte „Konservenware“. Die Industrie ist nämlich durch entsprechende Anbauverträge oder durch Ernten aus eigener Landwirtschaft vielfach in der günstigen Lage, ihre Rohprodukte zum richtigen Termin zu pflücken und sofort zu verarbeiten. Zugegeben, daß die dabei entstehenden Verluste nicht kleiner als bei der Haushaltsverarbeitung sind. Wenn aber das Ausgangsmaterial ganz frisch ist, bleibt sein Gehalt an Nährwerten weitgehend erhalten.

Allerdings bleiben die schwerwiegenden Einwände gegen Konservierungsmittel, Zusatzstoffe, Färbungsmittel und manche Verpackungsstoffe sowohl als Material als auch als „Müllerzeuger" bestehen.

Die Anwendung mancher chemischen Konservierungsmittel ist mittlerweile verboten und Färbung nur noch in sehr eingeschränktem Maße erlaubt, z. B. bei Erdbeeren und hellen Kirschen. Auf die Grünfärbung von Erbsen und Bohnen sind die Hersteller bereit zu verzichten, wenn die deutschen Hausfrauen dafür Verständnis zeigen und nun die deutsche ungegrünte, statt der leuchtend grüngefärbten ausländischen Ware kaufen. Die Grünung geschieht mit geringen Spuren von Kupfer, was an sich wohl kaum schädlich ist. Dieses Metall geht aber mit dem Chlorophyll der Pflanzen eine Verbindung ein, die zur Oxydation und damit zur Zerstörung des Vitamin C führt.

Der Arzt hat weiterhin die heute üblichen Anbaumethoden mit künstlichen Treibmitteln zu kritisieren und Bedenken gegen den noch immer angewandten zu hohen Druck bei der Sterilisierung anzumelden. Einzelne dieser Düngemittel können allerdings nicht verwendet werden, da sonst die Konserven nicht haltbar bleiben. Das zwingt die Industrie zur Vorsicht im Umgang mit Treibmitteln.

Einwandfreie Konserven (Demeter-Qualität) kann man aber in jedem Fall in Reformhäusern und Naturkostläden erhalten.

Eine vollkommene Konservierung sollte eigentlich nicht nur zur Haltbarmachung von Lebensmitteln führen, sondern deren wertvolle Eigenschaften steigern. So war es jedenfalls mit manchen der Konservierungsmethoden, die unsere Vorfahren angewandt haben. Das älteste und bekannteste Verfahren dieser Art ist das der milchsauren Gärung, das zur Herstellung von Sauerkraut und Salzgurken seit Jahrhunderten in Gebrauch ist. Erst in den letzten Jahren ist die gesundheitliche Bedeutung dieser Produkte wieder erkannt und gewürdigt worden. Das Kraut bzw. die Gurken erfahren bei diesem Prozeß eine Reifung. Sie werden nicht nur konserviert, sondern verdaulicher gemacht und entwickeln geradezu Heilkräfte. Das Gesagte gilt aber nur für die sogenannten „milchsauren Produkte“, nicht für mit Essig hergestellte Waren.

Abschließend muß noch einmal gesagt werden, daß sich diese günstige Beurteilung guter Gemüse- und Obstkonserven leider aus den bekannten Gründen nicht auf Milchkonserven und Pulvermilcharten bezieht (siehe *Von der Trockenmilch*).

XIII. Der heranwachsende Mensch

Erziehungsfragen

Viele Schulkinder, ja teilweise sogar auch schon noch nicht schulreife Kinder, zeichnen sich heute durch fehlenden Respekt vor Erwachsenen aus. Sie haben überhaupt vor nichts mehr Achtung und benehmen sich nicht nur Menschen gegenüber gänzlich disziplinlos, sondern spotten auch über alles Höhere, sei es auf religiösem, moralischem oder künstlerischem Gebiet. Nichts ist solchen Kindern mehr heilig.

Eltern und Erzieher stehen diesem Verhalten oft tatenlos gegenüber, ja erklären es sogar für ein richtiges pädagogisches Prinzip, die Kinder gewähren zu lassen und nicht in ihre Freiheit einzugreifen; denn wir leben ja im Jahrhundert des Kindes.

Wir wissen, daß wir hier ein heißes Eisen berühren, wir wissen aber auch, wohin und zu welchen Ergebnissen das Prinzip des Gewährenlassens führt. Wir behaupten, daß es eine völlige Verkennung dessen ist, was ein Kind von Eltern und Erziehern erwartet. Kinder testen immer wieder, wie weit sie sich Ungezogenheiten, Ungehorsam, Zerstörung von Gegenständen und Respektlosigkeiten bei einer bestimmten Erzieherpersönlichkeit erlauben dürfen. Es besteht aber kein Zweifel darüber, daß sie im Grunde eine sichere Führung erwarten, ja sogar erhoffen.

In den ersten Jahren nach der Geburt, in denen das Kind sich selbst und seine Welt ganz aus der Beobachtung und Nachahmung aufbaut, braucht es das Vorbild, das ihm die Erwachsenen geben. Goethe hat es einmal ausgesprochen: „Wir würden erzogenere Kinder gebären, wenn nur die Eltern erzogener wären!" und den Eltern damit einen etwas drastischen Hinweis gegeben. – Der nächste Schritt erfolgt dann, wenn das Kind sich nicht mehr beim Namen nennt, sondern „Ich" zu sich sagt. Dann beginnt es zu sich selbst zu erwachen und will und muß, um sich selbst zu erleben, anstoßen. Wenn diese Zeit auf ihrem Höhepunkt ist, sagt es zu allem „Nein". Man merkt deutlich, wie es fast besessen ist von diesem Nein-Sagen. Dann bedarf es unzweideutiger Gebote. Wird es nicht zurechtgewiesen, ist es im Grunde tief enttäuscht und macht einen erneuten Versuch zur Erforschung und Provokation einer erzieherischen Maßnahme. (Das soll aber nicht heißen, daß der Wille des Kindes „gebrochen" werden muß.)

Verbrennt sich ein Kind oder verletzt sich sonst irgendwie, d.h. kommt es in Kollision mit den Naturgesetzen, dann wird es durch den auftretenden Schmerz zurechtgewiesen und belehrt. Verstößt es aber gegen die Gesetze der Moral, der Ethik, indem es höchste Menschheitswerte verhöhnt oder respektlos gegen Erwachsene ist, dann muß ihm der reife Mensch diese höhere Gesetzmäßigkeit repräsentieren. Beim älteren Kind treten an diese Stelle später Biographien großer geistiger Führerpersönlichkeiten, nach denen es als Maßstab für die eigene Ich-Entwicklung verlangt, auch wenn sich alle diese Bedürfnisse des geistig-seelischen Wesens im Kind noch ganz im Unbewußten vollziehen. Das Kind braucht die Aktivität der Eltern oder Lehrer, die ihm die seinem Alter verständlichen Richtlinien und Maßstäbe setzen. Geistige Werte, die hier auf dem Spiel stehen, schützen sich nicht selbst wie die Dinge der äußeren Welt, die eben oft durch Naturgesetze geschützt sind, gegen die das Kind nicht ungestraft verstoßen kann. Diese höheren Werte bedürfen der Verteidigung und des Schutzes durch den Erwachsenen, der dem Kind mit eindringlichen Worten, aber in seiner Sprache, einen objektiven Begriff von solchen Werten vermitteln muß. Hier kann man sich nicht hinter Prinzipien verstecken, die zwar sehr „pädagogisch" klingen, hinter denen sich aber oft Unsicherheit und Bequemlichkeit, d.h. aber in der Erziehung: Unfähigkeit verbirgt.

Die Temperamente

Die Temperamente bilden ein Zwischenglied zwischen Vererbung und Individualität. Es handelt sich dabei sozusagen um gattungsbzw. vererbungsgebundene Reaktionen der Individualität. Man unterscheidet vier Temperamente. Bis zum Ende des vorigen Jahrhunderts galt eine Säftelehre, die den verschiedenen Temperamenten verschiedene Säfte zuordnete: dem Sanguiniker das Blut, dem Phlegmatiker den Schleim, dem Melancholiker die schwarze Galle und dem Choleriker die gelbe Galle.

Die individuellen Temperamentsunterschiede treten erst ganz allmählich in Erscheinung. Kleine Kinder bis zu Beginn des Trotzalters verhalten sich allesamt als ob sie Sanguiniker wären. Mit der Trotzphase schlägt ihr Verhalten in das eines Cholerikers um. Etwa um das siebte Jahr herum kommt dann das eigentliche Temperament des Kindes zum Vorschein.

Das *sanguinische* Kind: Es hat ein gefühlsbetontes Wesen. Seine Liebebedürftigkeit und -fähigkeit sind groß, ebenso seine Begeisterungsfähigkeit. Allerdings besitzt es wenig Beharrungsvermögen. Es muß das an etwas Festhalten geradezu üben. Für dieses Kind ist es besonders wichtig, daß es auch zu Menschen außerhalb der Familie Zuneigung aufbauen kann.

Sein Gang ist trippelnd bis hüpfend. Die Gehbewegung wird sehr stark auf die Zehen verlagert.

Seine Nahrung darf viel Süßes enthalten, am besten mit Ingwer vermischt. Hirse sollte man diesem Kinde nicht geben. Sie macht es zu unruhig.

Das *phlegmatische* Kind: Es ist seinem Wesen nach ausgeglichen und vergnügt. Allerdings auch ziemlich träge. Sein Beharrungsvermögen ist sehr groß. Auf Anregungen von außen ist es geradezu angewiesen. Vor allem die Gesellschaft anderer Kinder tut ihm gut.

Sein Gang ist weich und fließend. Von der Sohle bis zu den Zehen wird der ganze Fuß langsam abgerollt.

Das Kind ißt gern und schläft viel. Es dominieren also die Stoffwechselvorgänge. Man gibt ihm hauptsächlich Roggen oder Reis, natürlich auch Hafer, der ja besonders anfeuernd wirkt. Auch sollte man die Nahrung grundsätzlich gut würzen.

Das *melancholische* Kind: Sein Wesen ist ausgesprochen schwerfällig. Es nimmt sich alles sehr zu Herzen. Daher ist seine Leidens- aber auch seine Mitleidensfähigkeit stark ausgeprägt. Natürlich ist auch sein Beharrungsvermögen groß. Von ihm liebgewordenen Personen löst es sich schwer.

Sein Gang ist eher schleppend und wirkt müde.

Dieses Kind sollte viel Wurzelnahrung bekommen, da sie sein Denken anregt. Auch braucht es viel Süßes. Seine Speisen sollte man zur Aufhellung der Stimmung öfter mit Borretsch oder Basilikum würzen. Natürlich hilft auch Johanniskraut in jeder Form.

Das *cholerische* Kind: Es ist seinem Wesen nach eher unausgeglichen. Es sucht Widerstände geradezu, um sie zu überwinden. Für dieses Kind ist es besonders wichtig, ruhige, selbstverständliche Autorität zu erfahren, da es zu Überheblichkeit und krassem Egoismus neigt.

Sein Gang ist energisch. Meist tritt es mit der Ferse zuerst auf.

Ziel der Erziehung ist der Ausgleich, nicht die Verstärkung der Temperamente. Darum kann das Wissen um die Eigenarten der verschiedenen Temperamente bei der Erziehung des Kindes hilfreich sein. Ein sehr ausgeprägtes Temperament läßt sich allerdings erzieherisch nur sehr schwer beeinflussen. In der Regel hat man jedoch sowieso mit Mischformen zu tun.

Von Sexualität und Aufklärung

Die Sexualität, auf deutsch der Fortpflanzungs- oder Geschlechtstrieb, erwacht normalerweise mit der Geschlechtsreife im 12.-15. Lebensjahr. Das kleine Kind ist gesunderweise un-sexuell. Es lebt mehr oder weniger die Gefühle und Ideen der es umgebenden Menschen mit. Hat es nun in der Umwelt vorwiegend triebhafte Handlungen gesehen, werden diese in ihm ein Eigenleben entfalten. Hat es dagegen ein sinnvolles Arbeiten und Verhalten erlebt, wird sich in ihm Interesse und Freude am Leben, am Lernen und an den anderen Menschen entwickeln.

Vor der Pubertät bildet sich zunächst ein gewisses ungeschlechtliches Dualitätserleben aus: schön und häßlich, gut und böse, tapfer und zaghaft usw. Die Kinder spielen dann Held und Räuber,

Ritter und Teufel, Prinz und Prinzessin. Daraus erwächst allmählich ein männliches oder weibliches Empfinden.

Aus diesen Gründen ist die oft praktizierte Frühaufklärung, mit der Abirrung in praktische Vorführungen völlig am Wesen und Bedürfnis der Kinder vorbeigedacht. Sie wollen ihr Leben und Lieben als heranwachsende Menschen aus eigenen Kräften selbständig gestalten, wenn die Zeit für sie da ist und die entsprechenden Organe ausgereift sind.

Bei dieser Gelegenheit sei aber auch erwähnt, daß Kinder nicht selten von schockierenden Erlebnissen berichten, die sie hatten, als ihr Bett noch im elterlichen Schlafzimmer stand. Ebenso verheerend können natürlich Eindrücke wirken, die ein Kind durch Zeitschriften, Fernsehfilme oder Videokassetten empfängt.

Unbefangenheit, Natürlichkeit und ein verantwortungsbewußtes Aufklären im Gespräch zwischen Mutter oder Vater und Kind im Augenblick echter Fragen und keine Scheu im Beobachten von Naturvorgängen, z.B. auf einem Bauernhof, sind notwendig. Dabei ist zu beachten, daß die in jedem Lebensalter wiederkehrenden Fragen der Kinder zuerst nach der geistigen Herkunft zielen und erst ab dem 10. Lebensjahr für den körperlichen Vorgang Aufnahmebereitschaft besteht, wenn die Beobachtungsmöglichkeit bzw. die Abstraktionsfähigkeit allmählich zu erwachen beginnt, falls sie nicht vorzeitig herausgelockt wurde.

Es gehört zum Prozeß der körperlichen Geschlechtsreife auch der Prozeß der Reifung des eigenständigen Moral- und Gedankenlebens, das sich durchschnittlich zwischen dem 12. und 21. Lebensjahr entwickelt. Einem einseitigen frühen Sexualtrieb, abstrahiert vom Gesamtwesen, muß durch entsprechendes Vorbild von Eltern oder Erzieher vorgebeugt werden.

Das Kind und das Fernsehen

Das Fernsehen ist ein Faktor geworden, der tief in das soziale Leben der zivilisierten Menschheit eingreift; es bestimmt den Tagesablauf und beeinflußt das Familienleben in hohem Maße. Bis in die physiologischen Vorgänge hinein steuert das Fernsehen unser Dasein. So läßt der Wasserdruck im Leitungssystem von New York täglich ruckartig nach, wenn in der Fünf-Minuten-Pause eines beliebten Fernsehprogrammes Millionen von Menschen die Wasserspülung betätigen.

Es mag Menschen geben, die solche „Massenwirkungen" für belanglos oder selbstverständlich halten. Ärzte, Erzieher und Soziologen nehmen solche Dinge ernster, weil sie deren Auswirkungen vor Augen haben; außermenschliche, um nicht zu sagen untermenschliche Mächte und Kräfte beherrschen immer mehr Denken, Fühlen und sogar, wie es aus dem Beispiel von New York hervorgeht, den Stoffwechsel und die Ausscheidungsfunktionen des Leibes. Der Apparat, die Technik bekommen den Menschen immer mehr in ihre Gewalt. Er handelt nicht mehr allein aus inneren Antrieben seiner Seele und seiner Erkenntnis, sondern die Antriebe werden ihm von anonymen Kräften diktiert.

Die aggressiven Licht- und Strahlungsreize, die vom Fernsehgerät ausgehen, sind noch keineswegs restlos bekannt. Es scheint den Tatsachen zu entsprechen, daß die radioaktive Strahlung des Fernsehapparates geringer ist als die natürliche Radioaktivität, der wir täglich sowieso ausgesetzt sind. Dem widersprechen allerdings die Erfahrungen, wonach bestimmte Vogelarten, z.B. Wellensittiche und Kanarienvögel, deren Käfige sich in der Nähe des Fernsehgerätes befanden, getötet wurden. Dies hat sich zwar teilweise so aufklären lassen, daß es sich um Schalleinwirkungen handelt, die im Fernsehapparat bei der Erzeugung einer Zeilenfrequenz von 15.625 Hertz entstehen und die Vögel durch diese Dauertonwirkung töten können. Andere Fälle aber konnten damit nicht geklärt werden.

Bisher weiß niemand genau, wie sehr der menschliche Organismus durch diese Schallwellen und „Bestrahlungen" geschädigt wird; sicher ist allerdings schon jetzt, daß das feine Hörvermögen und die Augen darunter leiden. Vorsicht ist darum in jedem Fall geboten.

Was aber jeder Mensch mit gesundem Menschenverstand sicher

wissen kann, ist, daß das tägliche Fernsehen folgende Wirkungen hat: Der Mensch, besonders aber das Kind, sieht in rascher Folge eine Fülle von Vorgängen, die Geist und Seele so schnell gar nicht verarbeiten können. Nicht nur Hörvermögen und Augen werden überfordert, auch das Seelenleben wird abgestumpft und unempfindlich gemacht. Darüber liegen bereits ausgedehnte statistische Untersuchungen vor. Die Schulleistungen lassen nach, und zwar nicht nur, weil die Kinder von der Erledigung der Schularbeiten abgehalten werden und nicht mehr rechtzeitig schlafengehen, sondern weil sie durch die erregenden und schnell ablaufenden Fernsehbilder von motorischer Zappeligkeit befallen werden. Vor allem aber wird ihre geistig-seelische Initiative gelähmt, ihre seelische Aktivität und ihr schöpferischer Wille bleiben unentwickelt. Sie schlucken in schneller Folge passiv Bildeindrücke, ohne sie in der Seele sofort verarbeiten zu können. Ihr Ich wird überrumpelt von hineingepfropften Eindrücken, die es nicht abwehren kann und die zudem nicht auf natürliche, sondern technische Weise zustande gekommen sind.

Vom Inhalt der Sendungen will ich nur so viel sagen, daß auch das beste Programm diese Schädigung nicht wettmachen kann, also auch wenn es für jede Altersstufe des Kindes ein eigenes, von hervorragenden Kinderpsychologen geschaffenes Programm gäbe. Aus den schon so oft erwähnten und dem Kind noch unbewußt innewohnenden geistig-seelischen Antrieben sucht sich jedes Kind aus Natur und Umwelt die Eindrücke aus, die es verkraften kann, und übersieht und überhört Ungeeignetes. Im natürlichen alltäglichen Ablauf der Sinnesreize hat es dazu Ruhe und Möglichkeit genug. An den Bildschirm ist es aber magisch gefesselt, es wird von der Technik überwältigt.

Man kann daher nur hoffen, daß die Eltern das Fernsehgerät mit Vernunft benutzen und ihren Kindern das regelmäßige Sitzen vor dem Fernsehschirm nicht erlauben (siehe hierzu im Anhang *Merkblatt Nr. 4*). An den für die Programmgestaltung verantwortlichen Stellen scheint man sich über die möglichen Fernsehschäden klar zu sein. Man hat Bastelstunden und andere Sendungen eingerichtet, durch die die geistige Aktivität der Kinder angeregt werden soll. So lobenswert solche Absichten sind, sollte man sich doch nicht der Illusion hingeben, daß dadurch am Grundsätzlichen viel geändert würde. Diese Art von Technik ist auf jeden Fall Mord am Kindergemüt.

Durch die Videokassettenrecorder gerät aber nun alles völlig außer Kontrolle. Zu jeder Tages- und Nachtzeit steht irgendein Programm zur Verfügung und kann durch die Kinder heimlich bzw. „unheimlich" benutzt werden. Sogar Erstkläßler beherrschen, noch bevor sie lesen und schreiben können, den Umgang mit diesen Geräten. Sie brauchen ja nur bestimmte Knöpfe zu drücken.

Ergänzend sei noch erwähnt, daß es eine Reihe von Krankheiten gibt, die in Zusammenhang mit dem regelmäßigen Fernsehen stehen. Es sind das außer den bereits erwähnten Schädigungen von Augen und Ohren, Herz- und Kreislaufstörungen (Fernseh-Angina pectoris) und vor allem Haltungsschäden (Fernseh-Wirbelsäule). Außerdem wurde beobachtet, daß bisher latente Epilepsie dadurch zum Ausbruch kommen kann. Diese Erfahrungen haben zur Einrichtung von besonderen Abteilungen für fernsehkranke Kinder in Kinderkliniken geführt.

Die Industrie macht bereits ein Geschäft aus diesen Schädigungen, indem sie „Tabletten gegen die Fernsehkrankheit" anbietet. Es ist wirklich rührend, wie für alles gesorgt wird.

Das Kind und das Radio

In ähnlicher Weise, wenn auch vielleicht nicht ganz so umfassend, greift der disziplinlose und unverständige Gebrauch des Radios in die private Sphäre des Menschen ein, und wieder sind die Kinder besonders gefährdet. Auch das Radio ist aus unserem Leben nicht mehr wegzudenken. Seine Bedeutung als Nachrichtenverbreitungs-, Belehrungs- und Unterhaltungsmittel soll nicht herabgesetzt werden. Um so eindeutiger muß heute vor dem allgemein üblichen falschen Gebrauch gewarnt werden.

Wie es in dem Kapitel über das Fernsehen geschildert wurde,

führt auch die Dauerberieselung der Kinder mit Radiomusik zur Entstehung und Verstärkung der Nervosität, der Zerfahrenheit und der Unfähigkeit, sich konzentrieren zu können.

Es ist eine Instinktlosigkeit und ein grober Unfug, wenn man Kindern erlaubt, bei Radiomusik Schularbeiten zu machen. Manche Kinder sind schon so weit angekränkelt, daß sie sich einbilden, nur bei Radiogedudel ihre Hausaufgaben erledigen zu können, ja bei Säuglingen hält man bereits eine „Geräuschkulisse" für notwendig!

Häufig sieht man heute junge Menschen völlig geistesabwesend durch die Straßen gehen oder fahren. Sie haben einen Kopfhörer umgelegt und nehmen von ihrer Umgebung nur noch das Nötigste wahr. Abgesehen davon, daß sie auf dem Fahrrad in höchst gefährliche Situationen geraten können, weil sie ja nichts mehr hören als nur ihre Musik, ist auch dieses autistische Sich-in-sich-selbst-Zurückziehen einer gesunden Entwicklung nicht förderlich. Im Krankenzimmer und bei ähnlichen Gelegenheiten kann dagegen ein solcher „Walkman" durchaus sinnvoll sein, um Hörer und Nichthörer voreinander abzuschirmen.

Wenn sich das Kind an einer ihm nicht bekömmlichen Speise den Magen verdirbt, merkt man es sofort und ergreift Gegenmaßnahmen, vor allem vermeidet man die Wiederholung. Wenn sich das Kind aber mit Radio- oder Fernsehsendungen „verdirbt", merkt man es meist gar nicht, schon weil man es nicht für möglich hält. Solche zunächst wenig auffälligen Störungen und Schäden sind deshalb so ernstzunehmen, weil durch sie Kinder, werdende Lebewesen also, betroffen werden, deren Organe noch unfertig sind. Die Sinnesorgane, besonders Auge und Ohr, erhalten erst in den Kinderjahren ihre endgültige Ausgestaltung, und deren Grobheit oder Feinheit hängt weitgehend von den Eindrücken ab, die sie in diesen Jahren aus der Umwelt aufnehmen.

Viel zu wenig bedacht wird dabei, daß es ein großer Unterschied ist, ob ein Kind die Stimme eines Menschen unmittelbar oder nur in der Wiedergabe durch einen Apparat hört, mag z.B. der Lautsprecher auch noch so „vollkommen" konstruiert sein. Bringt nämlich ein Künstler sein Instrument zum Tönen und nimmt der Mensch diese Töne direkt auf, so handelt es sich um eine völlig andere Qualität von Schwingungen und Tonwirkungen, als wenn es sich um eine Übertragung derselben Töne mittels eines Apparates handelt. Vergleichsweise ist es so, als wenn man ein Farbfoto betrachtet oder dieselbe Landschaft in Wirklichkeit vor sich hat. Was aus der Landschaft auf uns wirkt, ist lebendig und belebt unsere lebendige Seele; das Foto kann noch so gut gefallen und auch erfreuen, aber eine unmittelbar belebende Wirkung kann von einem toten Bild, einer technischen Wiedergabe des Lebendigen, nicht ausgehen. Sie weckt bestenfalls Erinnerungen in uns.

Radiomusik ist also ein „Notbehelf" und zu vergleichen mit einer Konserve. Um das Radio sinnvoll zu benutzen, sollte folgendes berücksichtigt werden:

1. Keine Dauerberieselung durch Radiomusik. Wenn das Radio angestellt wird, soll man seine volle Aufmerksamkeit auf das Gehörte richten, damit nichts „Unverdautes" in unser Unterbewußtsein hereinsickert.
2. Das Radio sollte also nur in der Absicht angestellt werden, eine ganz bestimmte Sendung zu hören. Dazu ist das gedruckte Programm ja schließlich da.
3. Da Radiomusik nur als Musikersatz zu bewerten ist, sollte man selbst möglichst oft Konzerte besuchen, um die Musik in ihrer Originalform zu hören. Die ganz andere Wirkung wird man bei genügender Aufmerksamkeit am eigenen Körper und an der eigenen Seele empfinden.
4. Ältere Kinder nehme man mit in Konzerte und lasse sie frühzeitig selbst ein Instrument spielen; meist beginnt man mit Blockflöte, die Kinder schon in den ersten Schuljahren spielen können.
5. Für Säuglinge und Kleinkinder ist Radiomusik besonders gesundheitsschädlich, weil es die feine Ausbildung des Gehörs verhindert. Außerdem kann sie nervöse Störungen hervorrufen.

Das Computer„spiel“

Die moderne Technik hat uns inzwischen auch Kinderspiele beschert, die nur in der Bedienung eines Computers bestehen. Diese Geräte beanspruchen aber leider ausschließlich die „elektrische Intelligenz“ und fordern ein hohes Abstraktionsvermögen. Zwänge und Effekte, Zufälle und Knopfdrücke führen die „Ereignisse“ herbei. Die eigenen körperlichen Fähigkeiten, Phantasie und Stimmungen kommen nicht mehr zum Einsatz. Es bleibt kein Raum für seelenhafte, ganzheitliche, menschliche Betätigung.

Wohin dieser neue Angriff auf Gesundheit und Entwicklung unserer Kinder führt, ist in seiner negativen Auswirkung noch gar nicht zu ermessen.

Sportliche Betätigung

Wir sahen, wie das kleine Kind im Wahrnehmen der Umwelt und durch Nachahmung seine körperlich-physische Beweglichkeit und Beherrschung erwirbt und wie diese Handlungen bis tief in sein leiblich-seelisches Inneres hineinwirken. Vor allem im Spiel lebt das Kind einen ganzen Komplex von Betätigungen aus, die einerseits gesunde Neugierde und Wißbegierde erzeugen, andererseits die Seele zu Freude, Schmerz, Liebe oder Antipathie führen. Dies wiederum hat Rückwirkungen auf seine inneren Lebensvorgänge: auf Kreislauf, Nerven- und Verdauungssystem.

Beim heranwachsenden Schulkind wird das Spiel um Turnen und Sport erweitert. Aus diesem Grunde haben turnerische und sportliche Betätigungen ihre Wichtigkeit in der körperlichen und seelischen Erziehung, wenn sie der jeweiligen Entwicklungsstufe entsprechend und im richtigen Verhältnis betrieben werden (siehe auch den Abschnitt *Angst*).

Vom Sport geht aber für die Jugendlichen – und leider auch für viele Erwachsene – eine so große Faszination aus, daß die Gefahr besteht, daß sich Ideale und gesunder Ehrgeiz im Sportlichen vereinseitigen. Dann gewinnen Leistungsdenken, Emotionen und

Kraftgefühle die Oberhand. Die Geschicklichkeit wird einseitig z.B. beim Fußballspiel ganz auf die Beine verlagert. Bestimmte Teile des Körpers wie Herz, Gelenke, Sehnen oder die Muskulatur werden zwar gekräftigt, nicht selten aber auch geschädigt (Sportlerherz, Tennisarm, Sehnen- und Bänderrisse etc.). Das Kind verliert seine „Feingliedrigkeit". Harmonie und künstlerische Leib-Seelengestaltung können dann für die späteren Lebensabsichten verlorengehen. Eine besondere Gefahr liegt in der heute üblichen Verfrühung und übertriebenen Ausübung schon in Kindergarten und Grundschule.

Turnen, Gymnastik, Ballspiele, Schwimmen und ab einem bestimmten Alter auch Reiten und Rudern sind wertvolle, menschliche Betätigungen, besonders in der sogenannten Freizeit. Vom Leistungssport muß aber beim heranwachsenden Menschen abgeraten werden.

Zukunftssorgen

Auf dem Gebiet der künstlichen Befruchtung und der Eingriffe in das Keimgut hat unser modernes wissenschaftliches Streben heute Möglichkeiten eröffnet, die, wenn sie nur vom materialistischen Zeitgeist impulsiert sind, entsetzen müssen. Dabei sind Eingriffe noch „harmlos", die während der Reifezeit des Embryos z.B. zur vorzeitigen Geschlechtsbestimmung oder zur Feststellung von Erbkrankheiten gemacht werden. Gewiß sind diese Untersuchungen nicht immer bedenklich, zumal man damit auch frühzeitig Krankheiten entdecken und eventuell bekämpfen kann wie z.B. beim foetalen Blutaustausch rhesuskranker Kinder.

So kann es durchaus auch bei der künstlichen Befruchtung Situationen geben, denen eine reife Elternentscheidung vorausging. Aber das Abirren in geist- und seelenloses Nur-Manipulieren-Wollen muß unsere entschiedene Ablehnung hervorrufen.

Die erste Befruchtung eines menschlichen Eies im Brutkasten wurde als Triumph der Wissenschaft gefeiert. Nun rechnet man damit, bald Kinder „industriell" erzeugen zu können. Die Erbmasse soll in schon festgelegter, ganz bestimmter Weise zusammengesetzt werden, nur weiß man noch nicht, ob es zweckmäßiger ist, vorwiegend Menschen mit übergroßem Denkvermögen oder mehr Willenstypen zu züchten. Jedenfalls rechnet man damit, „nach relativ kurzer Zeit über einen Stamm von menschlichen Bullen und Kühen zu verfügen, die ein einwandfreies Herdbuch besitzen".

So werden die enorme Zunahme der Weltbevölkerung, unlösbare soziale Probleme oder Gefahren, die sich aus der Atombombe ergeben, zum Vorwand genommen, Eingriffe in die Erbmasse zu rechtfertigen. Man behauptet mit diesen Manipulationen die Gehirngröße und damit die Intelligenz der Menschen steigern zu können, was automatisch dazu führen würde, daß diese „Supermenschen" die bestehenden und künftigen Probleme zu lösen in der Lage seien.

Man hat bereits Vorratslager von tiefgefrorenem Samen erbgesunder Erzeuger eingerichtet, aus denen Frauen, die erbgesunde Kinder zu gebären wünschen, künstlich befruchtet werden können. Familie und Ehe werden zu veralteten und überholten Einrichtungen erklärt. Die „Kinderproduktion" soll in der Zukunft von Wissenschaft und Gesetz geregelt, die Kinder selbst in Heimen aufgezogen werden.

Diese Ideen und Pläne werden keinesfalls überall als geschmacklose, ja verbrecherische Hirngespinste angesehen; bei einer großen Zahl Wissenschaftler finden sie sogar Zustimmung, weil man dort – ähnlich wie bei der Entwicklung der Atombombe – allzu leicht der Faszination des Möglichen verfällt, zumal sich die Folgen noch nicht so deutlich abzeichnen bzw. die Verantwortung dafür in „andere Hände" gelegt wird.

Die Bedrohung des Menschengeschlechts durch diese – man kann nur sagen: entartete – Wissenschaft ist wahrscheinlich viel gefährlicher als die nucleare Gefahr. Jedenfalls ist sie das folgerichtige Ergebnis der materialistischen Denkweise der letzten Jahrzehnte. Der Biologismus ist der neue Religionsersatz.

Wir sollten uns aber entschieden dagegen wehren, die Zukunft der Menschheit einer materialistischen Pseudowissenschaft auszuliefern. Raffen wir uns also zu entschlossener Gegenwehr gegen die zunehmende Entmenschlichung der Wissenschaft auf, damit unsere Kinder einer Zeit entgegengehen, in der eine würdevolle Entwicklung noch möglich bleibt und der Mensch nicht durch Zuchtversuche degradiert wird.

Das geht alle bewußt lebenden Eltern an!

XIV. Das kranke Kind

Vom Geist der Zeit gelähmt?

Die Beschäftigung mit dem kranken Kind führt mit Notwendigkeit zu der Frage: Wie sieht die Umwelt aus, in die heute unsere Kinder hineingeboren werden, mit der sie sich in gesunden und kranken Tagen auseinanderzusetzen haben und aus der sie Nahrung, Atemluft und Heilung gewinnen sollen?

Eine gewissenhafte Antwort auf diese Frage kann nur lauten: Hinter der glänzenden Fassade einer von Fortschritt zu Fortschritt hastenden Zivilisation wird dem tiefer schauenden Blick immer deutlicher erkennbar, daß alles, was zur natürlichen Umwelt des Kindes gehört, von Menschenhand verändert, vielfach verschlechtert, ja durch Technik und Rationalisierung zerstört wurde. Das gilt vom Ackerboden, dessen Leben durch die Anbaumethoden vernichtet wurde, vom Wasser unserer Flüsse und Seen und von der Luft, die durch lebensfremde Zusätze verdorben und verpestet sind, von der Pflanzenwelt, die trotz aller giftigen Spritzmittel den Schädlingen immer mehr zum Opfer fällt, von der nützlichen Tierwelt, die durch Eingriffe in die Landschaft immer mehr ihre Existenzbedingungen verliert, und das gilt vor allem von der Nahrung, die auf krankgemachtem Ackerboden heranwächst, und dann durch die industrielle Weiterverarbeitung mit vielen hundert Fremdstoffen versetzt wird. Man hat den Menschen mit Recht den größten Schädling am Organismus der Erde genannt; der Mensch ist zum Feind des Menschen geworden.

Was weithin fehlt, ist das Gefühl der Verantwortlichkeit für die Natur und den Mitmenschen, also das soziale Gewissen. Dieser gefährliche Mangel an Verantwortungsbewußtsein und Menschenliebe, der sich überall zeigt, wirkt als schlechtes Beispiel vor allem in das Wirtschaftsleben hinein. Das rein naturwissenschaftliche Denken, mit seinen heute fast unbegrenzten Möglichkeiten, von dem sich selbst die Philosophie nicht hat freihalten können, hat die Menschen demoralisiert.

Es wäre falsch und verhängnisvoll, die Schuld an den herrschenden Zuständen nur bei anderen zu suchen. Jeder einzelne von uns ist mehr oder weniger mitschuldig; jeder von uns macht in irgendeiner Hinsicht die Korruption des Denkens und des Handelns mit. Jeder von uns fällt immer wieder auf die geschickte Reklame herein, die für minderwertige Sachen gemacht wird; er kauft aus Gedankenträgheit gefärbte und gespritzte Lebensmittel, für Kinder untaugliche Bücher (Comics) oder Spielsachen. Stillschweigend dulden wir das oft ekelerregende Trinkwasser in den Städten, den Motorradlärm und die Luftverpestung durch Autoabgase in unseren Straßen; wir lassen uns beeindrucken und beunruhigen von der Panikmache und Agitation, die in den illustrierten Zeitschriften für immer neue Impfmethoden gemacht wird; aber wir fragen nicht, wer diese sensationellen Artikel bezahlt und wem sie Geld einbringen sollen usw. usw.

Sind wir bereits so weit abgestumpft, daß wir uns nicht mehr auflehnen?! Lassen wir immer weiter durch anonyme Mächte, die an den geschilderten Mißständen Geld, sehr viel Geld verdienen, unsere Gesundheit ruinieren?! Sind wir nicht auch verantwortlich für unsere Kinder?!

Von den fragwürdigen Fortschritten fasziniert, vom hohen Lebensstandard beschwichtigt und im klaren Denken vom Geist der Zeit gelähmt, taumelt der zivilisierte Mensch ohne Ziel und Richtung in eine finstere Zukunft hinein, die unsere Kinder und Enkel zu bestehen haben werden.

Man muß erkennen, daß es heutzutage nicht mehr möglich, ja gefährlich ist, sich mit einer engen und einseitigen Auffassung von der Gesundheit der Menschheit zu begnügen; eines Tages reißen die Tatsachen den Schleier der Illusionen entzwei. *Wir müssen uns um eine tiefere und exaktere Auffassung von Gesundheit – und Krankheit – bemühen* und können es vielleicht so ausdrücken: Gesundheit bedeutet Harmonie und ausgeglichene Zusammenarbeit der vier menschlichen Wesensglieder, zugleich aber Harmonie mit unserer Umwelt und dem Göttlichen. – Das heißt: Wir müssen die vier Schichten unseres menschlichen Seins, und zwar sowohl die aus der Vererbung stammenden Kräfte, als auch unsere individuellen positiven Anlagen in der Auseinandersetzung mit der Prägung durch Umwelt und Kultur zur vollen Entfaltung bringen.

Ärztliches Handeln und Gesundheitspflege können sich nicht in der Beseitigung von Krankheitssymptomen oder Krankheitserregern erschöpfen, wie das heute vielfach der Fall ist, sondern müssen die ganze Persönlichkeit des Menschen mit Leib, Leben, Seele und Geist berücksichtigen.

Selbstverständlich denken wir keineswegs daran, nach rückwärts zu schauen und das Rad der Entwicklung zurückzudrehen. *Wir wollen uns eine neue, vertiefte Anschauung vom Wesen des Menschen und seiner echten Bedürfnisse erwerben und auf dieser Grundlage ganz bescheiden anfangen, für die körperliche und seelisch-geistige Gesundheit unserer Kinder zu sorgen.* Wir wollen jeden Rest von Natürlichkeit und echter Qualität aufsuchen und unseren Kindern alles das zugutekommen lassen, was vor allem die so wichtigen ersten Lebensjahre zu fördern in der Lage ist.

Wir wollen hoffen, daß der Hinweis einer so großen Persönlichkeit, wie es Rudolf Steiner war, sich als richtig erweisen wird, der schon vor sieben Jahrzehnten die jetzige Denkverwirrung und die Unhaltbarkeit der Zustände vorausgesehen hat und sie als Geburtswehen einer neuen Zeit bezeichnete, die unsere materialistische Zivilisation ablösen und eines Tages eine geistig orientierte Kultur heraufführen werde, allerdings erst, nachdem die Menschheit durch schwere Prüfungen hindurchgegangen sei.

Wir können nicht erwarten oder hoffen, daß uns diese bessere Zukunft ohne unser intensives Zutun in den Schoß fallen wird. Wir alle, besonders aber die Eltern heranwachsender Kinder, sind zur wachen Mitarbeit aufgerufen. Wir brauchen also nicht in einer negativistischen Haltung und bloßen Kritik zu verharren. Sofort beginnend, sollten wir das noch vorhandene Gute und Zukunftsträchtige in unserer Umgebung aufsuchen und daran anknüpfend zielbewußte Aufbauarbeit leisten. Das wäre dann eine wirklich moderne Handlungsweise.

Sicher ist, daß schon einiges in Richtung des Aufwach-Prozesses geschah. Wir beginnen allmählich damit, die Natur neu zu begreifen und auch zu schützen. Doch es muß viel, viel mehr getan werden, damit die gesamte Menschheit Mitleid und Liebe zur Natur wirklich entwickeln kann.

Was ist Krankheit?

Beim Vergleich mit den anderen Naturreichen sieht man am augenfälligsten das Besondere der menschlichen Krankheit.

Bei einem Stein von Krankheit zu sprechen hat keinen Sinn.

Auch die Pflanze zeigt keine aus innerstem Anlaß entstandene Krankheit. Sie wächst und welkt im Jahreslauf. Sie kann auf schlechtem Boden kümmern, vertrocknen oder von Schädlingen befallen werden. Es sind aber immer äußere Natureinwirkungen, denen die Pflanze unterworfen ist.

Letztlich sind auch die Krankheiten der Tiere, soweit sie in der freien Natur leben, andere als beim Menschen. Das Tier in seiner eigenen Umwelt lebt seinen natürlichen Trieben und Instinkten und unterliegt allenfalls im Lebenskampf oder wird Opfer der Elemente und Naturgewalten. Nur ein domestiziertes Tier, das entweder in einer vom Menschen stark veränderten Natur oder direkt in naher Beziehung zum Menschen lebt, also dessen Einfluss ausgesetzt ist, wird krank, und zwar an Krankheiten, die wie Nachahmungen menschlicher Leiden erscheinen. Ein solches Tier verweichlicht und verliert seine sonst untrüglichen Instinkte, und seine Konstitution verschlechtert sich ähnlich wie beim Menschen; es nimmt teil an den menschlichen Zivilisationskrankheiten.

Wie kommt es nun aber, daß ausgerechnet der Mensch, die „Krone der Schöpfung", in so vielfältiger Weise erkrankt? Zur Beantwortung dieser Frage sei zunächst an das erinnert, was wir über die Sonderstellung des Menschen gegenüber der Natur ausgeführt haben (siehe *Der Mensch und die Natur*). Wäre der Mensch nichts mehr als ein Stück Natur, wie es Steine, Pflanzen und auch die Tiere sind, so würde er aus inneren Ursachen nicht in Krankheit geraten können; er ist aber kraft seines Geistes Herr über die Natur und Bürger zweier Welten, der natürlichen und der geistigen. Er hat sich aus seinem Naturzusammenhang herausentwickelt und lebt in der Gegensätzlichkeit seines natürlichen Anteils zu dem geistigen Anteil seiner Gesamtpersönlichkeit. Mit seiner Leiblichkeit und den in ihr wirkenden Lebenskräften unterliegt er weitgehend den Gesetzen der natürlichen Welt und damit natürlich auch der Vererbung. Durch seinen Geist und durch die Seele hat er sich aber aus den Lebensbedingungen der Natur herausgesondert. Dieser innere Gegensatz ist die Quelle seiner besonderen Leistungen als Mensch; aus ihm entspringt aber nun auch die Möglichkeit zu Irrungen und Fehlleistungen, zu Störungen der inneren Harmonie, die die Ursachen der meisten Krankheiten sind. Der Mensch hat sich die Fähigkeit errungen, im Gegensatz zu den alten geistig-göttlichen Gesetzen zu leben und zu handeln; er ist auf dem Wege zur Freiheit des Handelns und muß dies mit der Möglichkeit, erkranken zu können, bezahlen. Er verlor seine Instinkte für das Gute und Richtige; damit war das Tor geöffnet für Sünde und Irrtum, Krankheit und Tod.

Damit haben wir in großen Zügen die allgemeinen Ursachen für das Auftreten von Krankheiten in der Menschheit dargestellt. Wie kommt es aber beim einzelnen Menschen und gar beim kleinen unschuldigen Kind zur Erkrankung? Wir können hier nicht alle Seiten dieser komplizierten Problematik behandeln und wollen uns daher auf die Vorgänge beschränken, die das Kind betreffen.

Erinnern wir uns noch einmal an die Tatsache, daß der Mensch, wenn wir ihn in seiner ganzen Persönlichkeit betrachten, vier ineinanderwirkende Organisationen, Wesensglieder, besitzt. Wir haben uns in diesem Buch angewöhnt, diese als den physischen Körper, den Organismus der Lebenskräfte, den Seelenorganismus und als Ich-Organisation zu benennen; jedes dieser Glieder, mit Ausnahme der Ich-Organisation, hat, wie wir sahen, seine genau zu unterscheidenden Funktionen, die in gewisser Weise mit dem zu vergleichen sind, was die Naturreiche auszeichnet (siehe *Wie entdecke ich bei meinem Kind das Leben, die Seele und den Geist?*).

Wenn die Pflanze voll ausgereift ist, muß sie bald verwelken;

ihre lebendigen Bildekräfte ziehen sich zusammen und konzentrieren sich ganz im Samen. So macht die Pflanze Verwandlungen durch; ihr Dasein verläuft in verschiedenen Stufen. Auch die Entwicklung des Kindes verläuft in Stufen, aber keine dieser Stufen wird ohne Abbau eines Teiles seiner lebendigen Aufbaukräfte erreicht. Schon der erste Atemzug, durch den der kindliche Organismus in volle Tätigkeit versetzt wird, ist mit einem Kräfteverbrauch verbunden. Die Sprache drückt dies in ihrer weisheitsvollen Weise aus, in dem sie davon spricht, daß der Mensch, sobald er angefangen hat zu leben, nicht soundso „jung", sondern soundso „alt" ist. Schon von der zweiten Lebensminute an sagt man: das Kind ist 2 Minuten „alt". Wir sehen also: mit dem Beginn unseres Daseins, unserer Jugend, beginnt gleichzeitig das Altwerden. Beim Jungsein überwiegt der Aufbau, beim Älterwerden Kraftverbrauch und Abbau. Das ganze Leben hindurch gehen Aufbau und Abbau wie Einatmung und Ausatmung Hand in Hand. Bei der Pflanze verläuft der Aufbau ohne jede Unterbrechung, bis eine durch den Planetenumlauf bestimmte Jahreszeit ihre Abbauvorgänge so stark anregt, daß sie bald verwelkt. Beim Menschen laufen diese beiden Prozesse dauernd nebeneinander her, ja ineinander. Das tägliche, ja stündliche Leben des Menschen vollzieht sich im dauernden Wechsel aufbauender und abbauender Vorgänge.

Nehmen wir nun einmal an, ein Säugling wächst in einem sehr unruhigen Haushalt heran, in dem viel Lärm, Nervosität und vielleicht Unbeherrschtheit anzutreffen sind, dann wird in die Entwicklung des Kindes frühzeitig störend hineingewirkt. Die Bildekräfte, die, wie wir hörten, zunächst noch voll an der Ausgestaltung der inneren Organe des Kindes tätig sind, werden in ihrer Arbeit gestört. Das Kind schreckt immer wieder auf, und sein Bewußtsein, das eigentlich noch wie träumend im Körper leben sollte, wird aufgeweckt und macht Erlebnisse durch, die in dieses Alter nicht hineingehören. Die gerade erwachende Seele des Kindes erfüllt sich mit Unruhe, vielleicht sogar mit Schreckerlebnissen, und erleidet einen ungesunden Kräfteverbrauch. Anstelle einer regelmäßig-rhythmischen Versorgung mit Blut der im ersten

Lebensjahr weiter in der Ausgestaltung begriffenen Organe kommt es immer wieder zu Unterbrechungen der gleichmäßigen Durchblutung, was im Erblassen sichtbar wird. So erleiden die Organe in der ersten Lebenszeit Aufbaustörungen, die sich unter Umständen erst bei besonderer Beanspruchung im späteren Leben als schwache Punkte herausstellen. Es kommt zu einer Verschlechterung der körperlichen Konstitution und damit der Leistungsfähigkeit. Die Mutter kann zwar durch vermehrte Liebe, mit der sie das Kind umgibt, und sorgsame Ernährung und Pflege viele dieser Störungen wieder ausgleichen, oft bleibt aber eine Aufbaustörung mit Nervosität, Blässe, Verdauungsstörungen und mangelndem Gewichtsanstieg bestehen.

Nehmen wir einen zweiten Fall: Ein Kind hat von seinen gesunden Eltern einen kräftigen Bildekräfteorganismus geerbt (siehe *Von der Umwandlung des Modellkörpers*). Es wird nun aber von seiner Mutter ganz falsch ernährt, vor allen Dingen überernährt. Dann tritt nicht wie im ersten Fall ein Mangel an aufbauenden Blutskräften, sondern ein Überschuß ein. Das Kind wird zu dick und schwer, es bewegt sich nicht genug, der Schlaf wird gestört, weil die Verdauungsarbeit nicht bewältigt werden kann. Dieser Überschuß an unverbrauchten, aus der zu reichlichen Ernährung stammenden Aufbaukräften ist die Quelle einer ganzen Reihe von Krankheitsformen: beispielsweise wird das Auftreten der Rachitis durch Überernährung wesentlich gefördert; auch alle Arten von Katarrhen, sei es nun der Atmungs- oder der Verdauungsorgane, zeigen sich. Katarrhe sind gewissermaßen leichte Formen von Entzündungen, die sich eines Tages auf der Haut als Ekzeme, Eiterungen, Furunkulosen oder auf den Schleimhäuten besonders als Luftröhren- und Lungenentzündung, aber auch als Angina und dergleichen aus der Überfütterung ergeben. Besonders wirkt sich die Eiweißüberernährung in dieser Form aus. So sieht man, wie die an sich so gesunden und nötigen Bildekräfte überall da, wo sie im Organismus im Überschuß vorhanden sind und von den Ausscheidungsorganen, Darm und Blase, nicht voll bewältigt werden, Unheil anrichten und zu Krankheiten führen, nachdem sie vorher von der Leber nicht richtig verarbeitet werden konnten. Sogar zu viel Milch und zu viel Obst können also schädlich sein.

An den Krankheitszuständen im späteren Kindesalter erkennt man erst deutlich, wozu die jetzt geschilderten Störungen führen. Daran wird – vor allem auch in der Wissenschaft – viel zu wenig gedacht, daß sich die in der ersten Lebenszeit begangenen Fehler und Schädigungen nur schwer wieder ausgleichen und sich vor allem erst in späteren Jahren in all ihren Auswirkungen zeigen können.

Im ersten Fall war es der zu starke Verbrauch von Aufbaukräften durch ein infolge nervöser Erregung zu früh gewecktes Bewußtsein. Die Bildekräfte wären noch so nötig gewesen für die Ausgestaltung der Organe des Kindes, statt dessen wurden sie schon für seelische Erlebnisse verbraucht. Wir sprachen schon davon, daß dieselben Kräfte, die in der allerersten Lebenszeit an den Organen bilden, später umgewandelt werden und für das immer mehr erwachende Seelenleben Verwendung finden. Dieser verfrühte Gebrauch oder Mißbrauch von Bildekräften durch seelische Betätigung (Wachheit, Aufrichtung, Empfindung, Sprechen, Denken usw.) ist die Gefahr, der jedes unserer Kinder heutzutage ausgesetzt ist. Darauf kann überhaupt nicht genug hingewiesen werden. Eltern sollten alles tun, um die Entwicklung ihrer Kinder in Ruhe und Bedachtsamkeit sich vollziehen zu lassen. Das Ergebnis solcher Verfrühung sind die körperlichen Kümmerer, die vorwitzigen, unruhigen, altklugen Kinder, denen es an Vitalität fehlt, die zukünftigen Nervenschwächlinge.

Dagegen haben die Kinder mit dem durch verkehrte Ernährung erzielten Überschuß an Aufbaukräften die Aussicht, ihre Jugendzeit mit häufigen entzündlichen Erkrankungen im Bett zu verbringen; viele von ihnen bleiben geistig träge und dumpf im Bewußtsein.

So haben wir zwei entgegengesetzte Krankheitsmöglichkeiten geschildert: einmal werden die aus der Nahrung stammenden Kräfte infolge Nervosität zu wenig ausgenutzt, im anderen Fall kann die Überfülle vom Organismus nicht bewältigt werden, das führt letzten Endes auch dahin, daß alle möglichen Formen von sogenannten Krankheitserregern auftreten. Diese sind immer und überall auf den Schleimhäuten vorhanden. Normalerweise werden sie aber vom Organismus in Schach gehalten und können keinen Schaden anrichten. Erst die Störung des inneren Gleichgewichts führt zur Wucherung einzelner Bakterienstämme, die dann bei den Krankheiten eine Rolle spielen. Unter den geschilderten Umständen finden sie erst den für sie günstigen Nährboden.

Wächst nun ein Kind heran, so wird die Seele immer aktiver und es wird immer deutlicher, daß in ihr nicht nur normale Regungen auftreten, sondern sich auch alle möglichen, in ihrer Tiefe ruhenden unrichtigen Reaktionen äußern können. Das zeigt eine Störung der inneren Harmonie der Wesensglieder an. Wenn man versucht, Gründe für Erkrankungen zu finden, kann man zunächst das Verhältnis der Wesensglieder zueinander beobachten und man wird feststellen, daß sie bei Krankheit in der Regel nicht in ausgewogenem Gleichgewicht miteinander arbeiten. Meist handelt es sich um Störungen zwischen den zwei mittleren Wesensgliedern, also dem im Aufbau und Wachstum lebenden Organismus der Bildekräfte und dem das Bewußtsein bewirkenden Seelenkräfteorganismus. Bei ernsteren Erkrankungen, durch die die Konstitution und das Schicksal des Menschen verändert werden, also beispielsweise bei einer bleibenden Lähmung infolge Kinderlähmung, ist das Ich mitbetroffen und ebenso der physische Leib bleibend geschädigt.

Außer den bisher geschilderten Krankheitsursachen gibt es weitere Möglichkeiten, vor allem solche, die ihren Ursprung in einem früheren Erdenleben haben. In einem solchen Fall tritt Krankheit als Ausgleich und zur Erwerbung der in diesem Leben durchzumachenden Erfahrungen auf. Darin liegt in vielen Fällen der Sinn schwerer Erkrankungen oder angeborener Leiden, von denen Menschen befallen werden, ohne daß ihrem Erkenntnisvermögen verständlich ist, weshalb gerade sie und nicht andere getroffen wurden (siehe *Von der Wiederverkörperung*).

Krankheiten zeigen also immer einen gestörten leib-seelischen

Entwicklungsprozeß an und in der Heilung liegt die Möglichkeit, ein neues, besseres Verhältnis von Leib und Seele herzustellen. Heilung ist nicht Wiederherstellung des früheren gesunden Zustandes, sondern ein ganz neuer Schritt in der Entwicklung. Ohne Krankheit gäbe es auch nicht die Möglichkeit einer Überwindung unserer schicksalhaften leib-seelischen Unvollkommenheit.

Wenn ein Kind richtig gepflegt und ernährt wird und keine besonders untauglichen Erbanlagen den Organismus der Lebenskräfte (= Lebensleib) geschwächt haben, ist dieses Wesensglied von sich aus meist gesund. Der eigentliche Ausgang der Störungen liegt in dem Wesensglied, das wir kurz als Seele bezeichnen können. Zu demselben Ergebnis ist ja auch die moderne Tiefenpsychologie gelangt.

Wie kommt es zur Heilung?

Im vorhergehenden Abschnitt wurde von den Ursachen des Krankwerdens gesprochen, und wir kamen dabei zu dem Ergebnis, daß die häufigste Veranlassung zur Krankheit in den höheren Wesensgliedern, vor allem im „Seelenorganismus", dem Träger des Wollens, Fühlens und Denkens, zu suchen ist. Der Schauplatz der Störung findet sich aber meist im Bereich der Lebenskräfte. Diese erfahren entweder eine Verringerung ihrer Aktivität oder aber eine Steigerung. In ersterem Falle fühlt sich der Kranke von Anfang an geschwächt, hat keinen Appetit und sieht blaß aus, im zweiten Falle hat er Fieber, nach dessen Abfallen aber ebenfalls eine Schwäche deutlich wird.

Ist der Bildekräfteorganismus, wie wir diese Lebenskräfte auch öfter genannt haben, bis dahin gesund und kräftig gewesen, dann ist er häufig in der Lage, von sich aus Heilung herbeizuführen. Wir wiesen ja darauf hin, daß in diesem Wesensglied das Leben oder die Vitalität verankert ist, und daß auch die Fähigkeit der Heilung in ihm ruht.

Die Aufgabe des Arztes ist es nun, die Lebenskräfte so anzuregen und zu stärken, daß Heilung eintreten kann. Hier muß also der Hebel angesetzt werden, wenn das Ziel erreicht werden soll, das jede wirkliche Heilkunst anstrebt und wozu sie ihre Heilmittel vornehmlich einsetzt.

Wieso kann man nun aber Bestandteile aus den Naturreichen herausnehmen, um daraus Heilmittel herzustellen?

Wiederholt (siehe *Der Mensch und die Natur*) wurde von einer auffallenden Verwandtschaft des Menschen mit den Naturreichen gesprochen. In ihrer leiblichen Entwicklung hat die Menschheit alle Stadien durchlaufen, die heute noch in den Naturreichen zu erkennen sind. Jeder einzelne Mensch macht sogar in seiner Embryonalentwicklung leiblich jede dieser Stufen, also die mineralische, die pflanzliche und die tierische noch einmal durch, bis er sich dann zu der Entwicklungshöhe emporschwingt, die wir immer wieder als die eigentlich menschliche beschrieben haben und die durch das Vorhandensein des Ichs, als des göttlichen Funkens in jedem Menschen, charakterisiert wurde. Obgleich nun der Mensch zum Herrn über die Naturreiche aufgestiegen ist, trägt er in seinen unteren Wesensgliedern noch die Verwandtschaft mit den Naturreichen in sich. Hier also liegen die Beziehungen zwischen dem Menschen und der Natur und bilden die Grundlage für die Heilwirkungen, die der Arzt mit den aus ihr gewonnenen Kräften erzielen kann.

Aus demselben Grunde kann sich der Mensch durch mineralische Salze, Nahrungspflanzen und Fleisch der Tiere ernähren. Seine Verwandtschaft mit den Nahrungsmitteln ist gewissermaßen etwas enger als mit den Bestandteilen der Naturreiche, die für Heilmittel geeignet sind. Auch die Nahrungsmittel rufen im Bildekräfteorganismus des Menschen Reaktionen hervor; sie können nicht unverdaut aufgenommen werden. Für Heilzwecke geeignete Naturbestandteile sind nun solche, die wesentlich stärkere Reaktionen bewirken als die Nahrungsmittel. Am stärksten ist dies der Fall bei den Giftpflanzen, ohne die keine Heilmethode auskommt. Diese werden in biologischen Heilverfahren und auch in der anthroposophischen Pharmazie so verarbeitet, daß sie ihre vergiftende Wirkung verlieren, ihre Heilwirkung aber entfalten können.

Bei vielen ernsten Krankheiten lassen sich also Giftpflanzen und auch Gifte von Tieren (Bienengift, Ameisengift, Schlangengift) nicht vermeiden; sie sind sogar absolut unentbehrlich.

Wenn ich Nahrungsmittel zu mir nehme, führe ich damit meinem Organismus fremde Stoffe zu, durch die ich krank würde, wenn ich sie nicht verdauen könnte. Das Wesentliche ist dabei, daß mein Organismus seine Verdauungstätigkeit und -kräfte betätigen muß. Alles Leben besteht in Tätigkeit. Wenn der Arzt einem Kranken Heilmittel aus der Natur zuführt, wird der Verdauungsprozeß im Kranken wesentlich stärker in Tätigkeit versetzt, als dies bei Nahrungsmitteln der Fall ist. Diese Anfeuerung des kranken Organismus zur Überwindung der Naturprozesse des Heilmittels stellt den eigentlichen Heilungsvorgang dar. Entscheidend ist bei der Ernährung wie auch beim Heilen, daß lebendige Kräfte aus der Natur in Nahrung und Heilmittel mit den lebendigen Kräften des Menschen „ins Gespräch“ kommen, also aufeinander wirken. Die bei Krankheit darniederliegenden oder verbrauchten Selbstheilungskräfte werden durch das biologische Heilmittel zur vollen Tätigkeit entflammt.

An diesem Punkt ist es vielleicht interessant, auf den grundlegenden und nicht zu verwischenden Unterschied der Heilmethode der Ärzte hinzuweisen, die mit aus der Natur entnommenen Medikamenten behandeln, und solchen, die mit chemisch-synthetischen Stoffen arbeiten. In einem synthetischen Medikament sind die geschilderten lebendigen Kräfte nicht enthalten und können daher auch nicht zu heilsamen Reaktionen führen. Mit toten Stoffen kann keine lebendige Wirkung erzielt werden. Dagegen lassen sich jedoch durch chemische Mittel chemische Wirkungen erzielen und zum Beispiel Schmerzen betäuben und Bakterien abtöten. Es werden also Symptome für kurze Zeit überdeckt oder Fehlendes ersetzt (z.B. Hormone), aber kaum echte Heilungen erzielt, da nach Weglassen der Medikamente meist der frühere Zustand wieder eintritt. Es besteht dabei sogar die Gefahr, daß die lebendigen Kräfte des Organismus weiter geschwächt werden und nun endgültig Schaden leiden. Vor allem die gesundheitsfördernden Bakterien, die auf allen Schleimhäuten unserer Atmungs- und Verdauungsorgane leben und lebensnotwendige Aufgaben zu erfüllen haben, werden von diesen Arzneien stark in Mitleidenschaft gezogen.

An einem Beispiel, das Rudolf Steiner anführte, läßt sich vielleicht am klarsten die Verschiedenheit der Denkrichtungen zwischen den allopathischen und den biologischen Heilmethoden, zu denen man auch die anthroposophische zählen kann, verdeutlichen: In einer Stube zeigen sich auffallend viele Fliegen. Nun schlägt jemand vor, diese Belästigung durch ein Insektenvertilgungsmittel, etwa ein Insektenspray, zu beseitigen. Ein anderer aber untersucht die Gründe für das massenhafte Auftreten der Fliegen und stellt dabei Unsauberkeit und Unrat in der Stube fest, wodurch die Fliegen einen günstigen Nährboden für ihre Vermehrung finden. Er ermahnt daher die Hausfrau zur Säuberung des Zimmers und erreicht so von Grund auf eine wirkliche Besserung des Übelstandes. Um die Fliegen kümmert er sich gar nicht, diese verschwinden von selbst. Außerdem vermeidet er auf diese Weise die Schäden, die durch das giftige Insektenmittel verursacht würden.

In ähnlicher Weise denkt der biologische Arzt vor allem an die eigentlichen Ursachen einer Krankheit, die inneren Bedingungen, und nicht nur an die sogenannten Krankheitserreger. Er behandelt also den Kranken und nicht die Bakterien. Eine der eindrucksvollsten Beobachtungen, die bei einem solchen Vorgehen zu machen sind, ist das Ausbleiben von Komplikationen und Arzneimittelschäden, von denen ja besonders die Leber betroffen wird.

Da aber jeder einzelne Mensch heute auf dem Wege zur Erringung der persönlichen Freiheit ist, muß er sich selbst für eine der beiden Behandlungsmethoden entscheiden. Das kann ihm nicht abgenommen werden. Es muß nur gesagt werden, daß eine Verwischung der grundsätzlichen Unterschiede, die nun einmal zwischen den beiden Denkrichtungen bestehen, zu nichts Gutem führt. Natürlich scheut sich der ganzheitlich behandelnde Arzt nicht, bei starken Schmerzen, bei schweren Infektionen oder auch bei völligem Darniederliegen des Kreislaufes oder der Körperkräfte allopathische Mittel miteinzusetzen.

Für den an diesen Fragen näher Interessierten sei hinzugefügt: die anthroposophische Heilmethode erstrebt eine Erweiterung der Heilkunst unter Verwendung geisteswissenschaftlicher Erkenntnisse, die zunächst von Rudolf Steiner entdeckt wurden, aber bei weitem noch nicht ausgeschöpft sind. Sie steht nicht im Gegensatz zu der großen Bereicherung unseres Wissens vom menschlichen Körper, wie sie durch die großartigen Forschungen der naturwissenschaftlichen Medizin erfolgt ist. Die so gefundenen Tatsachen werden rückhaltlos und dankbar anerkannt. Sie sind aber nur die materielle Außenseite der wirklichen Tatbestände.

Die naturwissenschaftliche Weltanschauung, die nur körperlich faßbare Vorgänge anerkennt, hat sich längst als einseitig und völlig unzureichend in der Erfassung der Wirklichkeit erwiesen, wie sie uns in jedem gesunden oder kranken Menschen entgegentritt. Zum Begreifen des ganzen Menschen als einem mit Geist und Seele begabten Lebewesen ist nur eine geisteswissenschaftliche Forschungsmethode, wie es die anthroposophische ist, geeignet. Die Ergebnisse dieser Methode liegen gedruckt vor und stehen jedem Interessenten zur Verfügung. Der rein naturwissenschaftlichen Denkrichtung wird allerdings die Kompetenz zur Beurteilung nicht zugestanden, da deren Untersuchungsmethoden nur im materiellen Bereich Beweiskraft besitzen.

Das chemische Medikament kann, wie gesagt, z.B. Nerven betäuben und uns auf diese Weise Schmerzen nehmen oder uns über eine schlaflose Nacht hinweghelfen, wobei es allerdings zu einer gesunden Nachterholung nicht kommt. Mit vielen chemischen Mitteln kann man sogar unser Bewußtsein und unseren Gemütszustand so verändern, daß sich unsere Stimmung aufhellt, Ängste und Sorgen vertuscht werden. Man nennt solche Mittel daher „Glückseligkeitstabletten“. Es darf aber nicht übersehen werden, daß all diese Wirkungen nur kurzdauernd sind, daß eine Abhängigkeit von diesen Mitteln entsteht, und daß durch sie keine grundsätzliche Heilung der Beschwerden eintritt. Krankheiten sind nun einmal gestörte Lebensprozesse, die nicht durch synthetische, d.h. also tote Stoffe im Sinne einer echten Heilung beeinflußt werden können. Die Anwendung solcher Mittel kann sich also immer nur gegen die Symptome und nicht gegen die Krankheit selbst richten.

Nun haben wir noch nicht von dem eigentlichen Zweck der meisten chemischen Heilmittel, nämlich von der Vernichtung der sogenannten Krankheitserreger gesprochen. Gerade dies ist aber die Wirkung, auf die der heutige Arzt und der Kranke ihre größten Hoffnungen setzen.

Zunächst sei hier nur kurz erwähnt, daß sich gerade in neuester Zeit mancherorts insofern eine Wandlung zu erkennen gibt, als man das Eindringen von Krankheitserregern als eine zu einfache Vorstellung einer Verursachung von Krankheiten erkannt hat.

Es hat sich andererseits an gehäuften Rückfällen immer deutlicher gezeigt, daß der Versuch, „Krankheitserreger" durch chemische oder antibiotische Mittel zu vernichten, oft nicht gelingt. Diese Versager führen dann zur Erfindung neuer und stärkerer Mittel, und im Ergebnis sind heute vielfach die Medikamente durch ihre Neben- und Spätwirkungen für den Kranken gefährlicher als die Krankheit selbst. Es ist bereits üblich, zusätzliche Medikamente zu verordnen, die wieder die Nebenwirkungen der anderen beheben müssen. Zwar ist diese Entwicklung noch in vollem Gang, aber es wird jetzt schon deutlich, in welche Sackgasse sie führt. Im übrigen wird immer mehr erkannt, daß die rein naturwissenschaftliche Betrachtungsweise, die nur den Körper als wissenschaftlich erforschbar ansieht, gegenüber der Wirklichkeit versagt.

Das eigentliche Anliegen des anthroposophischen Wissenschaftlers und Arztes ist es, beim Heilen nicht nur den Körper, sondern den ganzen Menschen ernsthaft und sorgfältig zu berücksichtigen. Der Körper des Menschen wird als die Behausung der Seele und des Geistes angesehen oder als Instrument, mit dessen Hilfe der Geist in der irdischen Welt lebt und sich äußert. Es wird als Aberglaube angesehen, dem Körper Fähigkeiten zu unterschieben, die er von sich aus niemals besitzen kann. Jede kleinste Bewegung, sofern sie nicht eine reine Reflexbewegung ist, nimmt ihren Ursprung in der Seele und ihre Zielrichtung im Geist der Menschen. Der Körper läßt zwar in seinem Aufbau und in seinen Funktionen unerhörte Weisheit erkennen; diese besitzt er aber nicht von sich aus, sondern sie ist ihm eingeprägt durch die göttliche Welt. Der physische Körper ist aus dem darin schaffenden Geist gebildet. Er wird vom Ich in der ihm eigenen Richtung geformt und von der Seele belebt. Dabei zeigt sich das Ich in seinen Äußerungen bis ins das Körperliche hinein: im aufrechten Gang, in der Sprache und im selbständigen und bewußten Denken.

Wir nannten, wie bereits gesagt wurde, diese drei im Körper wirkenden Organisationen Wesensglieder. Die genaue Kenntnis ihrer Wirkungsweise ist für den anthroposophischen Arzt die Grundlage seiner Menschenerkenntnis. Er beobachtet ihr Zusammenwirken im Körper und stellt aus den Störungen ihrer Zusammenarbeit die Krankheitsdiagnose. Natürlich verschmäht er nicht, die diagnostischen Hilfsmittel der heutigen Medizin heranzuziehen, also die Laboruntersuchungen des Blutes und des Urins etc., die Ultraschall- und die Röntgenuntersuchung, das Elektrokardiogramm usw. Der anthroposophische Arzt hat dadurch eine gewisse Kontrolle für die Richtigkeit seiner Diagnose; allerdings erfaßt man mit diesen Untersuchungen ja nicht die eigentlichen Krankheitsprozesse, sondern nur einige der Folgezustände im Körperlichen.

Das Auftreten z. B. von Bakterien ist nicht die eigentliche Krankheit, sondern die Folge davon, daß die gestörte Zusammenarbeit der Wesensglieder den Bakterien einen für ihre Entwicklung günstigen Nährboden geschaffen hat. Deswegen richtet sich die Bemühung des anthroposophischen Arztes primär auf die Wiederherstellung der Abwehrkräfte und damit auf die geordnete Zusammenarbeit der Wesensglieder. Die tägliche Erfahrung zeigt dem unter solchen Gesichtspunkten heilenden Arzt, daß die Bakterien oder Viren tatsächlich „von selbst“ verschwinden, sobald es gelingt die Ordnung wiederherzustellen.

Ein homöopathischer Arzt behandelt also nicht die Symptome

des Schnupfens, sondern regt eine hygienische Pflege der erkrankten Schleimhäute an, aktiviert die vielseitigen Abwehrkräfte des Organismus und das in ganz individueller Weise.

Es handelt sich bei jeder wirklichen Heilung um die Harmonisierung der Vorgänge, die zwischen den Wesensgliedern verlaufen. Primär sind daher keine anatomisch faßbaren Folgezustände zu behandeln, sondern Funktionsstörungen. Um diese feinen Vorgänge beeinflussen zu können, braucht man Heilmittel, die durch die Art ihrer Herstellung genügende Feinheit besitzen. Diese Heilmittel müssen daher dynamisiert oder potenziert werden, in der Art etwa, wie auch die homöopathischen Mittel durch rhythmische Verdünnung zur Entfaltung der in ihnen enthaltenen lebendigen Kräfte gebracht werden. Die Wirksamkeit solcher potenzierten Mittel ist durch zahllose Versuche an Lebewesen, an Pflanzen, Tieren und Menschen erprobt. Auch einige Experimente der chemisch-pharmazeutischen Industrie haben inzwischen solche Wirksamkeiten bestätigt.

Alle diese Erfahrungen und Versuchsergebnisse hindern aber einen Teil der orthodoxen Schulmediziner nicht, die Wirkung potenzierter Heilmittel als Irrtum, Suggestion oder sogar als Betrug zu bezeichnen. Dabei stellt sich immer wieder heraus, daß solche Beurteilungen leichtfertig und ohne genügende Erfahrung abgegeben werden oder auf ungeeigneten Versuchsreihen beruhen. Ein ganz besonderer Streitpunkt sind die sogenannten Hochpotenzen, also Mittel, die so hoch potenziert wurden, daß sie nur noch Kraftträger sind. In ihnen ist der Arzneistoff als solcher mit üblichen Methoden nicht mehr nachweisbar, wohl aber die Wirkung in der praktischen Anwendung und mit besonderen Nachweisverfahren. Diese Mittel wirken unmittelbar auf die Nervenprozesse im Menschen, deren höherer Reizempfindlichkeit sie angepaßt sind. Zur wirksamen Behandlung mit solchen Mitteln gehört entsprechende Erfahrung. So kann z. B. Silber hochpotenziert gegen Fieber gegeben werden, das nach schweren seelischen Erschütterungen aufgetreten ist, oder Arnica hochpotenziert hilft nach einem Unfallschock oder bei einem schmerzhaften Knochenbruch.

In der Naturwissenschaft ist seit einigen Jahren bekannt, daß die Nervenfunktionen mit Hilfe von Stoffen gesteuert werden, die in ihrer Feinheit solchen Hochpotenzen vergleichbar sind. So haben z. B. Experimente des Nobelpreisträgers Butenandt, Tübingen, und neuere physikalische Energie- und Rhythmenforschungen auch dem naturwissenschaftlich denkenden Arzt die Wege zum Verständnis solch extrem hoher Potenzwirkungen eröffnet.

Allgemeines über die in diesem Buch empfohlenen biologischen Heilmittel

Die in diesem Buch empfohlenen Mittel sind zumeist durch Potenzierung, d.h. durch rhythmische Verdünnung, wirksam gemacht. Sie sind aus den drei Naturreichen entnommen, also nicht synthetisch hergestellt. Sie werden in einem größeren Schluck Wasser (etwa 1 Eßlöffel voll) aufgelöst eingenommen, und zwar immer in den leeren Magen, wenn der Arzt nichts anderes verordnet. Sie schmecken nicht schlecht und werden daher von Kindern ohne Widerstreben angenommen. Ungute Nebenwirkungen und Überempfindlichkeitsreaktionen (Allergien) sind nicht zu befürchten. Zur Erzielung der Wirkung kommt es entscheidend auf regelmäßiges Einnehmen an; erst der immer wiederholte Arzneireiz lenkt den krankhaft gestörten Lebensprozeß wieder in die richtige Bahn. Die hinter dem Arzneinamen stehende Bezeichnung D gibt die Verdünnungsstufe an; D bedeutet Dezimalpotenz. Man unterscheidet niedrige Potenzen (D_1 bis D_6), mittlere Potenzen (D_6 bis D_{15}) und Hochpotenzen (von D_{15} bis D_{30}). Darüber hinausgehende sogenannte „Höchstpotenzen“ sind für besondere Fälle bestimmt. Im allgemeinen werden niedrige Potenzen für akute Fälle verwendet und dann meist stündlich oder zweistündlich, mittlere und Hochpotenzen nur ein- oder zweimal am Tag eingenommen. Es gibt aber Ausnahmen von dieser Regel, man beachte daher die Verordnung des Arztes. Da die Mittel, mit Ausnahme ganz weniger Arzneisubstanzen, keine Giftwirkungen besitzen, ist eine Überdosierung im allgemeinen nicht zu befürchten. Man soll jedoch alle Mittel, die niedrig potenziert sind (D_0 bis D_3) gut unter Verschluß halten, da diese auch Schaden stiften können. Das gilt besonders für alle Arzneien, die statt der schwarzen eine rote Aufschrift tragen.

Über die Potenzierung, also die rhythmische Verdünnung der Arzneisubstanzen von einem Teil Arznei auf neun Teile eines Lösungsmittels, was als D_1 bezeichnet wird, und dann von D_1 ein Teil wieder auf neun Teile des Lösungsmittels, was eine D_2 darstellt usw., sind im Publikum und auch in Kreisen der Schulmedizin noch immer Ansichten verbreitet, die auf mangelnder Sachkenntnis und auf längst überholten Vorstellungen beruhen. Diese Frage ist durch sorgfältige Forschungen in Übereinstimmung mit den neuesten Ergebnissen wissenschaftlicher Erkenntnisse über das Wesen der Substanzen so weit entschieden, daß berechtigte Einwände nicht mehr möglich sind.

Außer den *flüssigen* Mitteln gibt es auch *pulverförmige* Arzneien und *Tabletten*. Für diese gelten die obigen Regeln ebenfalls. Hinzu kommt die gerade für die Kinderpraxis zweckmäßige Form der *Streukügelchen*. Diese gibt man dem Kind auf die Zunge, wo sie sich schnell auflösen. Ein großer Fortschritt wurde durch die Herstellung von Mitteln in Ampullen erzielt. Durch die Injektion läßt sich die Wirkung beschleunigen und sichern, was besonders bei Lebensgefahr wichtig ist.

Außer den bereits erwähnten Darreichungsformen gibt es noch *Zäpfchen*, die für Kinder 1 g schwer sind; sollte es nötig sein, Säuglingen in den ersten Lebensmonaten Arznei in Zäpfchenform zu verabreichen, so kann man die Kinderzäpfchen auch ohne weiteres halbieren. In warmes Wasser getaucht, knetet man sie zurecht und kann sie dann ohne Schwierigkeit in den After einführen. Auf diese Weise umgeht man den Magen des Kindes. Die Wirkung tritt allerdings meist etwas verzögert ein, z.B. Kinderzäpfchen: Chamomilla cps. (Weleda) gegen Schmerzen und Belladonna cps. (Wala) bei Fieber und Krämpfen. Bei entzündlichen Krankheiten bewährt sich Echinacea mercurius cps. (Wala).

In der biologischen Medizin findet man außerordentlich wirksame *Salben*, und zwar nicht nur zur Wundheilung oder Ekzembehandlung, sondern um Arzneiwirkungen durch die Haut zu erzielen.

Einen besonderen Platz haben sich die *Hautöle* erobert. In beste pflanzliche Öle hat man Heilpflanzen verarbeitet, z. B. Arnica, Rosmarin, Kampfer, Malven, Johanniskraut etc. Aber auch andere wichtige Arzneien verschiedenster Art können, in Öl verarbeitet, durch Einreibung dem Organismus des Kranken zugeführt werden. Wichtig unter den Ölen sind z. B. auch das Nasen- und das Ohrenöl.

Viel zu wenig Verwendung finden die sehr wirksamen *Badezusätze* aus verschiedenen Pflanzenextrakten. Im Bad können sie schon in ganz geringer Konzentration außerordentlich wohltuend sein, weil sie die ganze Haut des Kranken als Wirkungsfläche zur Verfügung haben. Hierfür sind spezielle Öl-Emulsionen entwikkelt worden, die sich dem Wasser gut mitteilen.

Zu erwähnen sind auch die *Puder*, von denen es in den natürlichen Heilweisen eine ganze Reihe hochwirksamer Erzeugnisse gibt.

Für die Mütter wichtig ist die Kenntnis der *Elixiere*, um die sich besonders die Firmen Wala und Weleda verdient gemacht haben. Neben dem Hustenelixier gibt es, z. B. Schlehen-, Hagebutten-, Sanddorn-, Birken-, Ebereschen-, Bitterelixier, Holunder-, Weißdorn- und Rosenelixier (siehe auch *Pflanzensäfte und ihre Wirkung*). Mit Hilfe dieser ausgezeichneten Erzeugnisse regt man die Aufbauprozesse geschwächter Kinder an, steigert den Appetit und bekämpft durch den Vitamingehalt die Anfälligkeit gegen Erkältungs- und Infektionskrankheiten. Sie sind also keine Genußmittel, obgleich sie ausgezeichnet schmecken, sondern eine wertvolle Unterstützung der medikamentösen Therapie.

In ähnlicher Weise wirken die *Tees*, von denen einige, z. B. der Abführ-Tee (Weleda) als zuverlässiges Stuhlregulierungsmittel, geradezu Weltruhm erlangt haben. Von einem Tee kann man aber nur dann eine tiefgreifende Wirkung erwarten, wenn mindestens vier Tassen pro Tag getrunken werden. Der Geschmack mancher

Tees läßt sich durch Honig verbessern; man setzt ihn aber erst dann zu, wenn der Tee zur Trinkwärme abgekühlt ist.

Als allgemeine Regel für die Zubereitung gilt: Blüten nicht kochen, sondern nur brühen und in zugedecktem Gefäß stehen lassen. Blätter am besten kalt aufsetzen und kochen, mindestens 1 Minute (Birkenblätter brauchen allerdings 5 Minuten Kochzeit). Wurzeln und Samen kalt aufsetzen und 10 bis 20 Minuten kochen. Bei den meisten Tees ist auch eine Zubereitungsvorschrift auf der Packung angegeben.

Wo Kinder sind, sollten auch gewisse *Essenzen* nicht fehlen. Das sind verschiedenprozentige, konzentrierte Auszüge aus frischen oder auch getrockneten Pflanzenteilen. Mit Wasser verdünnt, sind sie bei Wundverbänden (1 Teelöffel auf 1/4 Liter Wasser) und Umschlägen (1/2-1 Eßlöffel auf 1/4 Liter Wasser) unentbehrlich geworden. So sollte z.B. Arnica-Essenz für Blutergüsse, Prellungen, Quetschungen, Verstauchungen und Calendula-Essenz für alle Wundbehandlungen, sowie Combudoron-Essenz für Verbrennungen und Verbrühungen in keinem Haushalt fehlen (siehe auch *Unfälle und „Erste Hilfe"* und *Die Hausapotheke*).

Über den Mißbrauch von Arzneimitteln

Der Verbrauch an Arzneimitteln ist auf geradezu erschreckende Höhen angestiegen. Viele Menschen haben sich mit solcher Bedenkenlosigkeit angewöhnt, täglich chemische Arzneimittel einzunehmen, daß es Aufgabe jedes verantwortungsbewußten Arztes ist, sie auf die Folgen ihres Tuns mit aller Deutlichkeit hinzuweisen.

Ein ähnlich bedenkliches Zeichen unserer Zeit ist der Mißbrauch der modernen Antibiotika. Trotz eindeutiger Warnungen gibt es noch genug Eltern, die bei jeder kleinen Erkrankung ihres Kindes vom Arzt die Anwendung von Penicillin, Aureomycin oder ähnlichen Mitteln direkt verlangen. Es gibt Eltern, die es dem Arzt übelnehmen, wenn er nicht bei jedem kleinen Fieber des Kindes stärkste Arzneimittel verordnet.

Ärzte, die aus Verantwortungsbewußtsein mit natürlichen Methoden arbeiten, werden von einem Teil des Publikums als altmodisch abgelehnt, und noch immer gibt es Eltern, die den Arzt bevorzugen, der zunächst einmal das Fieber bekämpft. Diese törichte Angst vor dem Fieber ist weit verbreitet; dabei kann man sagen, daß – von ganz seltenen Ausnahmen abgesehen – noch nie ein Mensch am Fieber gestorben ist, denn das Fieber ist die Waffe im Kampf gegen die Krankheit. Das Fieber zeigt an, welche Anstrengungen die Ich-Kräfte, die, wie wir ja wissen, in der Körperwärme wirksam sind, zur Überwindung der Krankheit machen. Es ist also immer falsch, das Fieber mit Arzneimitteln zu unterdrücken; die Aufgabe des Arztes ist vielmehr, das Fieber zu leiten und als wichtiges Hilfsmittel im Kampf um die Gesundung zu benützen (siehe *Von der Heilkraft des Fiebers*). Ein Arzt, der seiner Sache sicher ist, wird sich nicht scheuen, in geeigneten Fällen auch die bewährten Wasseranwendungen nach Kneipp, Priessnitz oder Schlenz zu verordnen(siehe *Wasseranwendungen und ihre Ausführung*), die mit einer Beeinflussung und Benützung der Körperwärme und unter Umständen sogar mit künstlich erzeugtem Fieber arbeiten.

Zu den Stoffwechselveränderungen, die durch chemische Arzneimittel in den Körperzellen verursacht werden und dann bei dafür geeigneter Disposition des Menschen nach zwei oder drei Jahrzehnten zur Krebsentstehung führen können, gehört auch die Beeinflussung der Körperzellen durch Röntgenstrahlen und Radium. Es ist daher nicht länger zu verantworten, Röntgenaufnahmen und Durchleuchtungen vorzunehmen, ohne daß eine wirkliche Notwendigkeit gegeben ist. Dies gilt besonders für Kinder, deren Körperzellen mitten im Wachstum begriffen sind. Wir sprachen bereits von den Gefahren der Röntgenuntersuchungen schwangerer Mütter.

Früher war es Mode, Kinder wegen verschiedenster Erkrankungen (Vergrößerung der Thymusdrüse, Husten, Vergrößerung der Rachen- und Gaumenmandeln und der Halslymphdrüsen) mit Röntgenstrahlen zu „behandeln". Heute wird dringend vor solchen Bestrahlungen gewarnt, und zwar wegen erhöhter Krebsgefährdung. Auch die Leukämie, die ja überhaupt in raschem Anstieg begriffen ist, tritt bei bestrahlten Kindern häufiger auf.

Neben dem allgemeinen Gebrauch der Arzneimittel ist aber die Dosierung eine ebenso häufige Ursache von Schäden. Die wenigsten Ärzte machen sich nämlich klar, daß Kinder pharmakologisch nicht einfach kleine Erwachsene sind. Im Gegenteil unterscheiden sich Kinder durch vier grundlegende Eigenschaften von den Erwachsenen:

1. Die Aufnahme aller Substanzen durch die Haut ist um ein Vielfaches höher.
2. Die Organe, die die Schadwirkungen der Medikamente verarbeiten sollen, sind noch im Aufbau begriffen, also weit weniger leistungsfähig.
3. Die Kinder sind infektionsanfälliger, werden somit häufiger mit Medikamenten konfrontiert.
4. Kindliche Reaktionen auf Arzneimittel sind nicht etwa einfach nur abgeschwächt, sondern in der Regel andersartig.

Wir sehen daraus, in welche Gefahren man sein krankes Kind bringen kann, wenn man in unvernünftiger Weise mit Heilmitteln umgeht. Diese Gefahren sind es ja, die in zunehmendem Umfang Ärzte zur Anwendung der sogenannten naturgemäßen oder biologischen Heilmethoden veranlassen. Es ist ein Irrtum zu glauben, diese naturgemäßen Methoden seien weniger wirksam.

Von der Heilkraft des Fiebers

Hochinteressante Forschungen sind gerade in letzter Zeit über die Rolle des Fiebers angestellt worden. Theoretisch wurde schon immer, besonders von den bedeutendsten klinischen Lehrern, die segensreiche Rolle des Fiebers als Symptom einer Heilungsanstrengung des Körpers gelehrt, doch hat dies nicht verhindern können, daß die Tätigkeit der meisten Ärzte auch heute noch darin besteht, im Krankheitsfall zunächst einmal eine fiebersenkende Tablette oder Spritze zu geben. Auch der Patient hat vielfach seine gesunden Instinkte soweit verloren, als er vom Eingreifen des Arztes vor allem die möglichst rasche Beseitigung des Fiebers verlangt. Immer noch hört man sagen, daß jemand am tödlichen Fieber gestorben sei. Gewaltsame Fiebersenkung belastet den Kreislauf und führt in vielen Fällen erst zu Komplikationen des Krankheitsverlaufes. Man betreibt damit reine Augenwischerei, denn die eigentliche Krankheit bleibt bestehen. Zudem wird die Mobilisierung des Abwehrsystems behindert, wie man z.B. an den ständigen Rückfällen kindlicher Anginen nach Antibiotikabehandlung leicht sehen kann. Auch ist ein sogenanntes „Arzneimittelfieber" als vielseitige Unverträglichkeitsreaktion auf Penicillin nicht selten. Es wird nur als solche nicht immer erkannt.

Wir haben an verschiedenen Stellen vom Ich, also vom geistigen Zentrum unserer Persönlichkeit gesprochen, durch dessen Kraft die drei anderen Wesensglieder zu der Ganzheit zusammengeschmolzen werden, die jeder Mensch ist. Das Ich ist der eigentliche Herr im Hause, der darüber wacht, daß kein Fremdling eindringt und keine Unordnung entsteht. Dringt nun doch etwas Körperfremdes ein, sei es Gift, Kälte oder Bakterien, so versucht das Ich, damit fertig zu werden. Das Instrument oder die Waffe, mit der es das tut, ist die gesteigerte Körperwärme. Viele Bakterien, Viren und auch Krebszellen sind dadurch nicht mehr akut wirksam bzw. lebensfähig, sie werden gewissermaßen verdaut wie die Nahrung, nur geschieht das im Krankheitsfall besonders heftig, eben mit Fieber. Mit diesem Fieber arbeitet der Arzt, ja es gibt Methoden zur Erzeugung von Heilfieber. Manche chronischen Krankheiten, die meist ohne Fieber verlaufen, wie z.B. Rheuma, Arthritis, Gicht oder auch Krebs, zeigen gelegentlich Fieberschübe als Ausdruck einer Heilungsanstrengung des Ichs.

Diese Vorstellungen lassen die Anwendung von heißen Packungen, Schwitzprozeduren, fiebererzeugenden Bädern und Heilmitteln verstehen, durch die die Anstrengungen unseres Ichs unterstützt werden. Letzten Endes gehen alle Bemühungen, Ordnung herzustellen, vom Ich aus; dieses bewirkt die beschriebenen Reaktionen im Organismus der Bildekräfte. Solange sich Entzündung und Fieberhöhe entsprechen, besteht keinerlei Gefahr. Wenn aber beispielsweise bei einer Lungenentzündung das Fieber nicht der Heftigkeit der Krankheit entspricht, dann wird die Lage kritisch;

es bedeutet nämlich, daß die Ich-Kräfte nicht ausreichen. Dann muß der Arzt mit natürlichen Heilmitteln eingreifen, die auch bei schwerer Lungenentzündung ausreichen und ihm in großer Auswahl zur Verfügung stehen.

Bei kleinen Kindern ist der Wärmeprozeß noch sehr labil. Daher kann es schnell zu größeren Schwankungen mit hohem Fieber bzw. zu Temperaturabfall kommen. Eine Klärung der Diagnose durch den Arzt ist erforderlich. Kinder ertragen hohes Fieber leichter als Erwachsene. Meist genügen Wadenwickel um das Fieber ausreichend zu senken. Nur selten treten sogenannte Fieberkrämpfe auf. Besteht eine Neigung dazu, dann kann der Arzt ein fiebersenkendes Zäpfchen z.B. Viburcol verordnen. Bei Untertemperatur helfen eine heiße Wärmflasche und heißer Tee z.B. aus Lindenblüten.

Kind und Krankenhaus

Ist eine vorübergehende Unterbringung im Krankenhaus unvermeidlich, so bedarf dies sorgfältiger Überlegung. Das Kind ist liebevoll darauf vorzubereiten. Dies soll in großer äußerer Ruhe geschehen. Keinesfalls dürfen die Eltern etwas von ihrer eigenen Sorge oder Unruhe spüren lassen. Man nimmt am besten einige geliebte Dinge mit: ein Kopfkissen, ein besonderes Hemdchen, den Waschlappen, vielleicht ein Streicheltuch, was es zum Einschlafen benutzt oder ein anderes Spielzeug. Wenn irgend möglich, sucht man eine Klinik aus, in der die Mutter ständig bei ihrem Kind bleiben kann. Gerade kleine Kinder verkraften die Trennung von der Mutter nur sehr schwer. Häufig bleiben jahrelange massive Trennungsängste zurück, die ein zuvor heiteres und ausgeglichenes Kind völlig verändern können. Glücklicherweise weiß man heute um diese psychischen Probleme und schätzt den therapeutischen Wert der Mutterliebe so hoch ein, daß sich viele Krankenhäuser dem berechtigten Wunsch von Mutter und Kind nicht mehr verschließen.

Größere Kinder kann man nach einer gewissen Eingewöhnungsphase eher allein lassen, sie sind schon anpassungsfähiger und kommen mit der neuen Situation besser zurecht, vor allem, wenn sie entsprechende „Leidens“- und Spielgefährten um sich haben.

Die Eltern haben übrigens ein Recht auf freie Arzt- und Krankenhauswahl. Bei der Suche nach einer möglichst kinderfreundlichen Klinik sind in Deutschland über 80 Gruppen des Aktionskomitees „Kind im Krankenhaus e.V.“ behilflich. Diese Gruppen sind private Elterninitiativen und engagieren sich für den besonders zu berücksichtigenden Zustand des kranken Kindes. Gegen einen Unkostenbeitrag von 2,– DM in Briefmarken können die Eltern bei der nachfolgend genannten Zentrale eine Liste mit über 400 empfehlenswerten Krankenhäusern und das Verzeichnis der einzelnen Gruppen anfordern: Aktionskomitee Kind im Krankenhaus e.V., Kirchstr. 34, 6370 Oberursel.

XV. Die Ernährung des kranken Kindes

Diätmaßnahmen im akuten Krankheitsfall

Im Falle einer akut einsetzenden Krankheit mit oder ohne Fieber gilt als oberster Grundsatz: wenig zu essen geben. Nur wenn das kranke Kind Nahrung verlangt, etwas anbieten, und zwar auf keinen Fall die sogenannte kräftige Kost: Fleisch, Fleischbrühe oder Eier. Das Kind soll eher fasten, denn die Verdauungssäfte in Mund, Magen und Darm fließen bei akuter Erkrankung nur wenig oder gar nicht. Das Essen kann daher nicht verarbeitet werden und macht nur Beschwerden. Alle Kräfte werden jetzt zur raschen Überwindung der Krankheit gebraucht. Das gilt sowohl für die wohlgenährten Kinder als auch für die mageren. Kein Kind hat so viele Kräfte, daß es die Krankheit bestehen und außerdem noch an Gewicht zunehmen kann. Es macht gar nichts aus, wenn es etwas abnimmt, denn was es dabei an Gewicht verliert, ist fast nur Wasser. Man erinnere sich daran, daß der Mensch zu etwa zwei Dritteln seines Gewichts aus Wasser besteht. Dieses geht bei Fieber und Krankheit rasch verloren; es wird aber ebenso schnell wiedergewonnen, wenn dem Kind nicht durch Aufzwingen von Nahrung der Appetit für Monate verdorben wurde.

Das Beste ist also, dem Kind frische Obstsäfte (siehe *Obstsäfte und ihre spezielle Wirkung*) oder Orangen, Äpfel, Beeren, überhaupt das Obst, das die Jahreszeit bringt, in kleinen Mengen zu geben. Gespritztes Obst am besten gar nicht anbieten!

Wenn der Magen nicht gestört ist, kein Erbrechen oder Durchfall besteht, kann man dem Kind angewärmte Milch reichen. Am besten rahmt man sie aber ab und verdünnt sie mit Tee oder Stillem Wasser, weil sie dann besser verdaulich ist. Auch Malzkaffee mit etwas Honig ist empfehlenswert. Als Tee nimmt man in seltenen Fällen sehr dünnen Schwarztee, besser ist aber Kamillen-, Hagebutten- oder Schafgarbentee, wenn der Arzt nichts anderes verordnet. Vorsicht mit Zucker! Kein sogenannter Traubenzucker, der meist aus Mais mittels einer billigen chemischen Methode hergestellt wird und keinerlei besonderen Wert enthält. Besser nimmt man kleine Mengen Honig, die man dem Getränk aber erst dann zusetzt, wenn es auf Trinkwärme abgekühlt ist. Honig, der auf mehr als 40° C erhitzt wurde, hat seinen Heilwert eingebüßt.

Milch schleimt sehr und ist daher bei Halsentzündung und Luftröhrenkatarrh nur in verdünntem Zustand zuträglich. Ein Säugling darf aber nicht länger als drei Tage ohne ärztliche Verordnung ohne Milch ernährt werden, jedenfalls nicht in den ersten neun Lebensmonaten. Ältere Kinder haben bei höherem Fieber oft einen Widerwillen gegen süße Milch; man versuche es dann mit verdünnter Milch (Tee und Milch), mit Sauermilch, Buttermilch oder Bioghurt. Wenn auch das nicht genommen wird, gibt man Obstsaft.

Wo das Trinkwasser noch trinkbar ist, was heute in vielen unserer Städte nicht mehr der Fall ist, kann man natürlich auch einfach Wasser in kleinen Schlucken trinken lassen, eventuell mit etwas Zitronen- oder sonstigem Fruchtsaft vermischt. Notfalls gibt man natürliches Mineralwasser, das nicht mit künstlicher Kohlensäure versetzt ist (siehe *Von der Wasserqualität*). Coca-Cola ist völlig ungeeignet für Kranke, schon weil es eiskalt getrunken werden soll, aber auch wegen seines Gehaltes an Zucker und künstlicher Phosphorsäure, die ein Fremdstoff ist und den Organismus schädigt. Ähnlich unbrauchbar sind die übrigen sogenannten „Cola-Getränke".

Ein fieberndes Kind braucht größere Mengen an Flüssigkeit jeder Art als ein gesundes. Man kann ihm ruhig die verlangte Menge reichen, allerdings immer nur in kleinen Schlucken. Apfelmus und gekochtes Obst kann auch gegeben werden, wenn der Magen an der Erkrankung nicht beteiligt ist. Nur darf nicht zu viel Zucker darin enthalten sein, da sonst die Gefahr des Durchfalls oder der Vitaminverarmung besteht. Frisches Obst ist in den meisten Fällen bekömmlicher. Dabei sei darauf hingewiesen, daß ein etwas unansehnlicher Apfel mit fleckiger Schale, der ohne Spritzmittel in unserem Klima gewachsen ist, jedem anderen importierten Obst, das uns durch seine glatte Schale und leuchtende Farbe besticht, vorzuziehen ist. Dieses tadellose Obst kann nur noch mit Hilfe von verschiedenen chemischen Mitteln erreicht werden, die nicht nur in der Schale, sondern neuerdings auch im Inneren festzustellen sind. Das nennt man heute zwar Qualitätsobst erster Güte, es ist aber oft gesundheitsschädlich und hat meist einen faden Geschmack; erstklassig daran ist höchstens der Preis.

Zu den Hauptmahlzeiten bietet man dem Kind eine Tasse Haferflocken- oder Grießsuppe oder Gerstenwasser(siehe unten) an, besonders wenn man sich die besten, d.h. die biologisch-dynamisch hergestellten Nahrungsmittel besorgt hat, allenfalls auch Knäckebrot. Backwaren aus weißem Weizenmehl (Type 450 und 550) oder auch aus hellen Roggenmehlen haben kaum Nährwert. Sie führen dem Kranken keine Vitamine zu, sondern sie verbrauchen sogar bei ihrer Verdauung den an sich schon geringen Vorrat an Vitamin B, den er besitzt und jetzt besonders braucht. Es ist also besser, dem Kranken eine kleine Menge vollwertiges Brot oder dergleichen, mit ganz wenig Butter oder Nußmus bestrichen, zu geben, als die doppelte Menge Weißbrot oder gar Feingebäck.

Sehr zu empfehlen ist ein selbstherzustellendes Gerstenwasser. Es enthält die notwendigen Salze, Mineralien und Kiesel. Sie entlasten den Stoffwechsel und regen die Ich-Organisation an, sich stärker mit dem Leibe zu verbinden. Es ist wie folgt herzustellen: 150 g Demeter-Gerste waschen, in 1 1/2-2 l Wasser über Nacht einweichen, mit dem Einweichwasser ca. 1 1/2 Stunden garen lassen und mit Fruchtelixier, Fruchtsaft oder Honig süßen. Bei Magen-Darm-Erkrankungen eine Prise Salz zufügen (verwendet man Thermogerstengrütze verkürzen sich Einweich- und Kochzeit).

Heilung durch Diät

Im folgenden werden nun besondere Diätformen behandelt. Dem Leser wird auffallen, daß für keine Ernährungsform, also weder für Rohkost noch für vegetarische oder gemischte Kost in einseitiger Weise Partei ergriffen wird. Jeder Fanatismus, besonders aber der Ernährungsfanatismus, ist von Übel. Außerdem ist jede Einseitigkeit eine Quelle von Irrtümern und Fehlern, ganz abgesehen davon, daß der Mitmensch niemals in seiner freien Entschließung eingeengt werden sollte, auch nicht vom Arzt.

Noch ferner aber als der Fanatismus liegt es uns, aus der Ernährungsweise eine Art Glaubensbekenntnis zu machen, wie man das oft antrifft.

Fleisch ist ganz besonders günstig für das erschöpfte, kranke Kind. Gegartes Gemüse, bzw. Getreide sind – entsprechend zubereitet – eine gesunde Nahrung, weil sie den Körper entgiften. Rohe Kost dagegen führt das Kind zur Heilung, da sie all die Kräfte anregt, die bisher im Organismus brachlagen.

Häufig wird Schulkindern mit Lernschwäche eine Diät verordnet. In den meisten Fällen steckt hinter der Erschwerung des Denkens und der raschen Erschöpfbarkeit des Nervensystems ein versteckter Leber-Gallen-Schaden, oft auch eine Schwäche im Mineralstoffhaushalt, wenn es sich nicht um einen Vitamin-D-Schaden (Vigantolschaden) handelt. Zunächst verringert man die tägliche Butter-, Fett- und Zuckermenge (statt Zucker eventuell Honig). Dann läßt man die Kartoffeln weg, die ja das Gehirn besonders belasten. Statt dessen wird Reis oder aufgeschlossenes Getreide (Thermogetreide) gegeben. In den meisten Fällen ist auch die Fleischmenge zu groß und vor allem die tägliche Wurstration. Das Abendessen soll möglichst um 18 Uhr eingenommen werden und z.B. nur aus einer Scheibe Butterbrot, einem Glas Milch und einem Apfel bestehen. Bei Besserung des Leberschadens gibt es zu Beginn jeder Hauptmahlzeit mehrere Eßlöffel Rohkost, die sehr schmackhaft angerichtet werden kann. Bei älteren Kindern kommt auch geraspelter schwarzer Rettich auf Brot in Frage, an anderen Tagen rohes Obst; Möhren und Karotten sind wichtigstes Gemüse. Statt des Schulbrotes (siehe *Vom Schulbrot*) eine ganze rohe Möhre, an der die Zähne tüchtig zu arbeiten haben. Selbstverständlich niemals Weißbrot oder Kuchen, wenn er mit entwertetem Mehl gebacken ist. Statt Weißbrötchen solche aus Graham. Eventuell etwas mehr Kochsalz ans Essen. Ganz allgemein keine Überernährung (siehe *Diät bei Magen-, Leber- und Gallenkrankheiten*).

Betreffs Diät für appetitlose Kinder siehe den Abschnitt *Appetitlosigkeit*; Diät für hautkranke Kinder siehe *Zum Problem der Milch-Allergie*. Bei Furunkulose und anderen entzündlichen Hautleiden: Beginn der Kur mit einigen Tagen Saftfasten oder Dr. Kousa's Weizen-Gel für 6 bis 7 Tage als allgemeine Kost. Auf jeden Fall Verbot von Industriezucker in jeder Form, ebenso von Kochsalz. Statt dessen kochsalzfreies Diätsalz. Da auch einer Furunkulose vielfach eine Leberschädigung zugrunde liegt, auch hier Leber-Gallen-Diät. Als leberschonendes Fett: Vitaquell oder Diäsan (Reformhaus).

Einem Kind, das weder für das Spielen noch für die Schule Interesse zeigt und nicht einmal für leckere Speisen zu gewinnen ist, kann man, einem Rat Rudolf Steiners folgend, eine Diät geben, in der Kartoffeln ganz wegfallen und durch Naturreis ersetzt werden. Auch gibt man ihm wenig Brot, dafür kann man eine Zeitlang mehr eiweißhaltige Kost, also Fleisch oder Quark essen lassen. Dazu natürlich viel Gemüse und Obst.

Zeigt ein Kind rasch Ermüdung sowohl in körperlicher als auch in geistiger Beziehung, dann liegt das oft an der bisherigen Ernährung, durch die die Verdauungsorgane zu wenig zur Tätigkeit aufgerufen werden. Einem solchen Kind gibt man viel Rohkost, rohes Obst und derbes Brot ohne viel Belag. Also vegetarische Kost mit Rohkost (geraspeltes Gemüse oder Gemüsesalat) oder rohem Obst vor jeder Mahlzeit. Morgens ein Bircher-Müsli oder Kollath-Frühstück.

Kinder, die rasch auffassen, aber bald wieder vergessen, müssen langsam vom Kartoffelessen entwöhnt werden. Sorgfältig auf regelmäßigen Stuhlgang achten! Man gibt gemischte oder vegetarische Kost mit Quark und Nüssen und Reis. Gutes Brot! Auf Blutarmut achten!

Fehlt dem Schulanfänger die Begabung zum Erlernen von Lesen und Schreiben, dann vermeidet man in der Diät Eier und Mehlspeisen, auch gibt man wenig Fleisch, dafür aber viel Gemüse und Blattsalat. Kommt man damit nicht weiter, dann versucht man mehrmals im Jahr folgende Methode: man läßt das Kind acht Tage lang mit nüchternem Magen lernen und gibt erst mittags die erste Nahrung. Immer nur acht Tage lang, dann wieder normale Kost.

Bei Konzentrationsschwäche: süße Diät mit wenig Zucker, aber Honig und süßen Früchten. Nicht viel Salz und dem eventuell vorhandenen Gelüst nach Saurem, z. B. Essigwasser, auf keinen Fall nachgeben. Kakao ist nicht für regelmäßigen Genuß, sondern nur als Ausnahme zu empfehlen.

Wertvolle Hinweise enthalten auch die Bücher von Udo Renzenbrink „Die Ernährung unserer Kinder" und „Gemüse, Kräuter, Obst" von H. Dengler/A. Rohlfs – von Wittich.

Diät bei Magen-, Leber- und Gallenkrankheiten

Im Zusammenhang mit der zunehmenden Entartung unserer Zivilisation, besonders mit dem Qualitätsschwund unserer täglichen Nahrung infolge der chemischen Behandlung fast aller Lebensmittel, ist es zu verstehen, daß kleine Kinder heute an fast den gleichen Erkrankungen des Magens, der Leber und der Galle leiden wie die Erwachsenen. Es gibt Magengeschwüre bereits bei Kindern und ganze Epidemien von Gelbsucht, die vor 40 Jahren im kindlichen Alter eine Seltenheit war. Säuglinge, die mehrere Monate Pulvermilch, aufgelöst in unserem häufig ungenießbaren Großstadttrinkwasser, erhielten, lassen bereits eine Leberschwäche oder dergleichen erkennen. Eine Diätvorschrift für Magen-, Leber- und Gallenkranke ist daher von aktuellster Wichtigkeit für Erwachsene, aber auch für Kinder.

In den ersten Tagen ist die knappste Ernährung die goldene Regel. Kleine Mengen Magen- oder Gallen-Leber-Tee, über den Tag verteilt, in lauwarmem Zustand, ohne Zucker (!), können gegeben werden. Der Entzug von Zucker für zehn Tage ist oft entscheidend wichtig für die Abkürzung der Krankheit. Jedenfalls sollte der Industriezucker, gleichgültig, ob weiß oder braun, möglichst vermieden werden (siehe *Zum Zucker und zum Problem des Süßens*). Nach zehn Tagen kann man mit kleinen Mengen Honig anfangen (siehe *Zum Honig*).

Bei allen Kohlehydraten ist besonders auf die Qualität zu achten (siehe *Heilung durch Diät* und *Von der unterschiedlichen Wirkung der Getreidearten*).

Ähnlich wichtig ist auch die Qualität des Fettes, und zwar besonders für die Gallenkranken. Es werden häufig Margarinesorten für Kranke gekauft und von ihnen verzehrt, die der Arzt nicht gutheißen kann, weil sie gehärtete Fette enthalten. Zu empfehlen: Vitaquell und Diäsan.

Die Leber ist das Hauptverdauungsorgan; sie hat die Aufgabe der Entgiftung der Nahrung. Der ganze Ansturm von künstlichen Zusätzen, die unsere Nahrung mehr denn je enthält, muß von der Leber ausgehalten werden. Sie ist dauernd überfordert, denn für eine solche Aufgabe, wie sie ihr in unserer Zeit zugemutet wird, ist sie nicht ausgerüstet. Sie versagt daher oft, was wir zum Beispiel an der Nesselsucht oder an Leberdruck, Übelkeit, Mundgeruch und Verstopfung merken, vor allem aber an der Appetitlosigkeit der Kinder. Wir müssen der Leber daher dadurch helfen, daß wir ihr nur gutes Fett in nicht zu großer Menge und in der richtigen Zubereitung anbieten. Für die Qualitätsbeurteilung können wir uns den Fachausdruck hochungesättigte, essentielle Fettsäuren merken. Fette, die daraus bestehen, sind besonders leberschonend und gut verträglich, zum Beispiel Diäsan oder andere gute Pflanzenfette. Leber-, Gallen-, aber auch Magenkranke dürfen keinerlei Speisen genießen, in denen das Fett mitgekocht wurde. Es soll daher den Speisen immer nach dem Kochen zugesetzt werden, gleichgültig, ob für Gesunde oder Kranke gekocht wird; besonders gilt das für die Gemüsezubereitung. Alle Fette, besonders aber alle Öle, vertragen nur ein ganz langsames Erhitzen; dadurch bleibt ihr Aroma erhalten und sie sind besser bekömmlich. Sie dürfen also unter keinen Umständen in das Gekochte einziehen. Daher muß vor aufgewärmten Speisen dringend gewarnt werden, ebenso vor allen Pfannengerichten, Omelettes, Eierkuchen. Nur Fleisch und Eier können mit Fett gebraten werden, denn sie nehmen das Fett nicht in sich auf. Ganz verboten aber sind paniertes Fleisch und fette Soßen. Auch Zwiebeln nehmen beim Braten Fett auf und sind dann sehr schwer verdaulich. Das Bratfett darf nie mitgenossen werden. Fette Wurst ist für den nicht ganz Gesunden verboten, auch dann, wenn man weiß, woraus sie besteht. Wurst zu essen, ist heute eine große Vertrauenssache. Auf alle Fälle aber ist für den Magen- oder Leberkranken jede Art von fetter Wurst und natürlich Bratwurst, streng untersagt, zumal sie zum größten Teil aus Schweinefleisch besteht.

Besonders zu empfehlen ist der Genuß von Leinöl; Quark mit kleinen Mengen von Leinöl ist eine gute Diätnahrung.

Wichtig zu wissen ist noch, daß Fett ins Brot einzieht. Mit Fett oder Butter bestrichene Brote sollten daher bald verzehrt werden. Manches Schulbrot wird deshalb nicht gegessen, weil das Kind spürt, daß die Brotschnitten zwei bis drei Stunden nach dem Streichen durch das eingedrungene Fett sehr schwer verdaulich geworden sind. Es bleibt der Ausweg, das Schulbrot nur sehr dünn mit Fett zu bestreichen und es zusammen mit einem Apfel essen zu lassen (siehe *Vom Schulbrot*).

Bei Magen- oder Leberschwäche sollte kein Schweinefleisch gegessen werden; nach der Ausheilung ist ab und zu einmal eine Scheibe magerer Schinken erlaubt. Man kann weißes Fleisch von Geflügel und Kalb, also von jungen Tieren, anbieten, wenn man sicher ist, daß es nicht durch Antibiotika, Hormone und andere Mastpraktiken verdorben ist. Alles, was fix und fertig angeboten wird, ist verdächtig. Es stammt sehr wahrscheinlich aus Aufzuchtfarmen und ist ohne Saft und Kraft. Seine Entstehung und sein Aufwachsen verdankt es weniger der Natur als der Chemie.

Fleischbrühe gehört nicht in die Magen- und Leberdiät; ebenso wenig wie Remouladensauce jeder Art, nicht einmal die selbstgefertigte. Warnung vor Salmonellen im rohen Ei!

Da in jeder Nahrung Eiweiß enthalten ist, kommt bei uns eine Unterernährung mit Eiweiß kaum vor; schon die täglich genossene Milch enthält ausreichende Mengen von Eiweiß. Aus diesem Grunde brauchen Kinder eigentlich keine Eier. Eier enthalten zu konzentriertes Eiweiß, sie sind in der Natur als Nahrung nicht vorgesehen, sondern zur Fortpflanzung der Art. Kinder, die viel

Eier essen, werden sehr massig im Körper, frühreif im Wesen und verlieren die gesunden Eßinstinkte. Ihre Pubertät wird unter Umständen durch zu frühe Anregung der Sexualität unnötig schwierig. Besser ist man gibt den Kindern statt dessen Quark, von dem die Älteren pro Tag 70 bis 100 g essen können.

Unsere Gemüse werden durch chemische Düngung in ihrem Wachstum vorangetrieben. Es ist verständlich, daß dabei die Qualität leidet. Qualität heißt immer und überall bei den Lebensmitteln: Gehalt an lebendigen Bildekräften, also an kosmischen Energien, von denen unser Leben und unsere Gesundheit abhängig sind. Die modernen Anbaumethoden vernachlässigen die Qualität auf Kosten der Quantität. Gerade der Leber- und Magenkranke ist auf hochwertiges Gemüse angewiesen (siehe *Werterhaltende Zubereitung der Nahrung* und *Tiefkühlung der Lebensmittel*).

Kartoffeln haben mit Ausnahme der Stärke keinen großen Nährwert. Es ist daher völlig unverständlich, weshalb in gewissen Ernährungssystemen so großer Wert auf ihren Genuß gelegt wird. Jeder merkt, daß Kartoffeln nur sättigen, wenn sie in großen Mengen gegessen werden. Sie belasten das Gehirn und machen konzentriertes, schöpferisches Denken fast unmöglich. Das intellektuelle Denken allerdings wird durch Kartoffelgenuß unterstützt. Man sollte also Kindern, besonders wenn sie magenschwach sind, nicht zu viel Kartoffeln zu essen geben. Für sie ist der Reis wesentlich gesünder und z. B. auch die Hirse und die Gerste.

Die modernen Ernährungsreformer fordern, daß mindestens ein Drittel der Nahrung des Gesunden aus Rohkost bestehen soll. Diese Forderung kann der Magen- und Darmschwache nur schwer erfüllen, jedenfalls nur nach längerem Training. Vorbedingung ist aber, daß das Gemüse auf halbwegs gesunde Weise angebaut wurde.

Biologisch oder gar biologisch-dynamisch gezogenes Gemüse allerdings ist schon durch seine Zartheit für rohen Genuß geeignet, ganz abgesehen von seinem ausgezeichneten Geschmack und der hohen Qualität.

Es ist eine interessante Erfahrung, daß Magenkranke nach zweibis dreiwöchiger Enthaltung von Industriezucker auf einmal rohes Obst und Gemüse vertragen können, auch wenn das vorher ausgeschlossen war. Richtig ist, im Stadium der Ausheilung den Versuch mit kleinen Mengen Rohkost vor den Hauptmahlzeiten zu machen. Dazu genügen zunächst ein bis zwei Eßlöffel frischgeraspeltes Gemüse, an anderen Tagen Obst. Es sollte aber möglichst spätestens zehn Minuten nach der Zubereitung gegessen werden, da sonst durch Zutritt von Sauerstoff die Vitamine, besonders das wichtige Vitamin C, zerstört werden.

Nicht unerwähnt soll bleiben, daß das Garen der Gemüse oder Getreidegerichte nur dann schädlich ist, wenn es unnötig lange Zeit geschieht. Kurzes Garen der Speisen ist für den Menschen unserer Zeit eine Notwendigkeit, ja in gesundheitlicher Hinsicht ein Gewinn. Wir können darauf nicht verzichten (siehe *Werterhaltende Zubereitung der Nahrung*).

Zum Schluß sei nochmals auf die Bedeutung der Gewürzkräuter gerade bei Magen-, Darm- und Leberleiden hingewiesen (siehe *Zu den Gewürzen*).

Heilmittel und Heilnahrung

Alle Heilmittel, die diesen Namen verdienen, entstammen den Naturreichen. Diese Tatsache ergibt sich aus den geschilderten Beziehungen des Menschen zu der ihn umgebenden Natur. Beide, Natur und Mensch, haben einen langen gemeinsamen Weg hinter sich. In vieltausendjähriger Entwicklung sind beide zu dem geworden, was sie heute sind. Ihre gemeinsame Vergangenheit hat die Möglichkeit geschaffen, aus mineralischen, metallischen, pflanzlichen und tierischen Stoffen, wie sie in der Natur vorhanden sind, Mittel herzustellen, die im kranken Menschen heilende Vorgänge zu bewirken vermögen.

Naturstoffe sollten in ihrem Zusammenhang belassen bleiben, dadurch sind sie sehr viel wirksamer. Durch Isolieren aus dem natürlichen Zusammenhang kann ein an sich harmloser Wirkstoff zum Schadstoff werden. Pflanzliche Wirkstoffe sind zudem nur schwer meßbar, da die Pflanzen sie unterschiedlich ausbilden (z. B. Japanöl).

Wir sahen, wie das Wachrufen der im Menschenleib vorhandenen Verdauungskräfte der entscheidende Vorgang bei der normalen Ernährung ist. Ein Heilmittel aber hat Kräfte in sich, die diese Prozesse besonders stark aufrufen können. Es wurde geschildert, daß jede Nahrung zu einer Vergiftung führen müßte, wenn der Mensch sie nicht verdauen, d.h. das Fremde in ihr überwinden und in einen ihm zuträglichen Zustand überführen könnte. Ein Heilmittel ist nun eine Natursubstanz, die Fremdes in einem so starken Grade enthält, daß sich der Mensch zu seiner Verarbeitung besonders anstrengen muß. Dieses Fremde im Heilmittel hat aber zu der Störung im Kranken eine spezielle Beziehung und dies benutzt der Arzt um eine Heilung herbeizuführen.

Wie ein Lebensmittel z.B. Honig, Birnendicksaft oder Pflaumenmus eine andere Qualität beinhaltet wie ein daraus isolierter Zucker mit seinen Gefahren, so gilt das auch für die natürlichen Heilmittel. Deren Wirkstoffe sind meist in ihrem Säftezusammenhang belassen, weil sie so ihre beste Wirksamkeit entfalten.

Ein jeder Heilungsvorgang kann durch eine Heilnahrung wirksam unterstützt werden. Wirkt das Heilmittel spezieller, so tut dies eine Heilnahrung spezifischer. Oft genug aber ist sie – wir nennen sie auch Diät – wichtiger für die Ausheilung als das Heilmittel. Eine ungeeignete Nahrung kann die Wirkung eines gleichzeitig eingenommenen Heilmittels zunichte machen.

Pflanzensäfte und ihre Wirkung

Neben den Obstsäften steht dem naturgemäß heilenden Arzt auch eine große Zahl von Pflanzensäften zur Verfügung, die sehr wohl in der Lage sind, seine diätetischen Anweisungen hilfreich zu unterstützen. Sie sind in der Regel in Reformhäusern, Naturkostläden oder Apotheken erhältlich. Im folgenden habe ich einige von ihnen aufgeführt und ihre Wirkung kurz beschrieben:

Artischockensaft: zur Kräftigung und Entgiftung der Leber, bei Gallenbeschwerden, gegen allgemeine Altersbeschwerden.

Baldriansaft: allgemein zur Beruhigung der Nerven, hilfreich bei nervös bedingten Einschlafstörungen und bei nervösen Wechseljahresbeschwerden.

Birkensaft: wirkt ausscheidend bei Arthritis und Kalkablagerungen.

Bohnensaft: entwässernd und harntreibend.

Borretschsaft: leistungssteigernd und ausgleichend bei Frauenbeschwerden, sowie bei Lymph- und Venenstauungen.

Brennesselsaft: blutreinigend bei Frühjahrsmüdigkeit und ernährungsbedingten Ausschlägen, unterstützend bei Schlankheitskuren, hilfreich bei rheumatischen Erscheinungen und Haarausfall.

Brunnenkressesaft: fördert den Stoffwechsel, hilft bei Verdauungsbeschwerden.

Hafersaft: Aufbau- und Kräftigungsmittel bei Nervenschwäche und Erschöpfung.

Huflattichsaft: erleichternd bei Asthma und Bronchialkatarrh.

Johanniskrautsaft: aufbauend bei nervösen Erschöpfungszuständen.

Kamillensaft: krampflösend bei Magenkatarrh, entzündungshemmend bei Halsschmerzen, Erkältungen und Zahnfleischentzündungen.

Kartoffelsaft: hilft bei Sodbrennen.

Knoblauchsaft: fördert die Durchblutung, hilft gegen Arterienverkalkung.

Löwenzahnsaft: zur Stärkung der Leber und zur Blutreinigung, hilft gegen Frühjahrsmüdigkeit und bei Gallenbeschwerden.

Rosmarinsaft: zur Anregung des Kreislaufs bei Erschöpfungszuständen.

Salbeisaft: zum Gurgeln und Spülen bei Erkältungen und Katarrhen, festigt das Zahnfleisch.

Schafgarbensaft: unterstützt das Blutgefäßsystem und fördert die Durchblutung, hilft bei Wechseljahresbeschwerden.

Selleriesaft: entwässernd und ausscheidend.

Wermutsaft: bei Verdauungsbeschwerden, Mangel an Magensäure und gegen Mundgeruch, hilft gegen Appetitlosigkeit.

XVI. Akute Erkrankungen

Geburtsschädigungen

Bei den öfter auftretenden Anschwellungen am Kopf, deren Ursache der während der Geburt auf den kindlichen Schädel ausgeübte Druck ist, kann es sich um verschiedenartige Erscheinungen handeln. Meist sind sie völlig harmlos und hinterlassen keinerlei Störungen. Jede erfahrene Hebamme weiß darüber Bescheid und wird es nicht unterlassen, den Arzt zu Rate zu ziehen, wenn es nötig ist.

Der Kopf des Neugeborenen hat während der Geburt so viel Druck auszuhalten, daß er manchmal eine geradezu abenteuerliche Form annimmt, und zwar nicht nur durch die oben erwähnten Geburtsgeschwülste und Schwellungen, die ja im wesentlichen die Kopfhaut betreffen, sondern auch durch Veränderungen am knöchernen Schädel. Entweder ist er stark seitlich eingedrückt oder nach hinten enorm langgezogen. Alle solche Veränderungen, die eine junge Mutter sehr erschrecken können, wenn sie ihr Kind zum ersten Male zu sehen bekommt, bilden sich in wenigen Tagen zurück. Die einzelnen Knochen des Schädels sind ja zum Glück noch nicht fest miteinander verwachsen und geben daher jedem Druck nach. In kurzer Zeit hat der Kopf jedoch wieder seine natürliche Form erreicht, und nur in ganz seltenen Fällen kommt eine ernstere Schädigung vor.

Wenn allerdings ein Kind das richtige Anfassen der Brust nicht in wenigen Tagen lernt, sich beim Anlegen in den ersten Wochen auffallend ungeschickt anstellt, wenn es viel weint oder sich auffallend ruhig verhält, dann sollte man diese Beobachtungen einem erfahrenen Kinderarzt mitteilen. Es könnte sich um eine vorübergehende Blutung im Gehirn handeln, die häufiger vorkommt, meist aber keinerlei Schäden hinterläßt. Sie kann allerdings in schweren Fällen Bewußtlosigkeit, Krämpfe oder Trinkunlust verursachen.

Manchmal gibt es eine Blutung in den Schädelknochen, die an einer kleinen Geschwulst (Kephalhaematom) am Kopf erkennbar ist. Auch diese bildet sich meist von selbst zurück, allerdings oft erst nach Wochen.

Zu den Geburtsschädigungen, die in der Regel keiner Behandlung bedürfen, gehört auch der Schlüsselbeinbruch. Er kommt bei schweren Geburten nicht selten vor und heilt am besten von selbst, da der Knochen noch elastisch und biegsam ist. Natürlich ist ärztliche Beurteilung notwendig.

Manchmal kann es während der Geburt zu einer Verletzung des rechten oder linken Kopfnickmuskels kommen. Das Kind hält dann den Kopf nach der verletzten Seite gedreht, um so die Schmerzen zu verringern. Meist heilt auch dieser Schaden von selbst. Zuweilen bleibt ein Schiefhals zurück, den man durch Massage und Einreibungen mit der aufsaugenden Bingelkrautsalbe heilen kann. Nur wenige Fälle bedürfen zu ihrer Heilung eines kleinen operativen Eingriffs.

Durch eine Zangengeburt kann es zur Schädigung der Gesichtsnerven einer Seite kommen. Dann steht beim Weinen der Mund schief oder das eine Augenlid kann nicht vollständig geschlossen werden, auch eine Armnervenlähmung kann vorkommen. All dieses heilt aber fast immer gut aus.

Krankheiten der ersten Lebensmonate

Einige Vorkommnisse der ersten Lebenszeit machen uns Eltern Sorge. Da ist z.B. die Brustdrüsenanschwellung, die bei vielen Kindern, auch bei Knaben, vorkommt. Am dritten oder vierten Lebenstag zeigt sich dabei eine Schwellung einer oder auch beider Brustdrüsen des Kindes, aus der sich bei leichtem Druck die sogenannte Hexenmilch entleert, die in ihrer Beschaffenheit mit der „Vormilch“ der Mutter verwandt ist. Wird nun an der Brust gedrückt oder versucht man sogar, die in ihr enthaltene Flüssigkeit zu entleeren, dann bildet sich immer mehr Hexenmilch und es kommt sehr leicht zu einer eitrigen Brustdrüsenentzündung. Läßt man aber die Brust des Kindes ganz in Ruhe und schützt sie durch einen Watteverband vor Stoß und Druck, so gehen solche Anschwellungen meist nach zehn bis vierzehn Tagen von selbst zurück. In schwierigen Fällen hilft ein Verband mit Bingelkrautsalbe.

Notwendig ist die Befragung eines Arztes, wenn das Kind bereits am ersten Tag beginnt, auf der Haut gelb zu werden. Manchmal kann es sich dann um eine Blutgruppenunverträglichkeit handeln (siehe *Der Rhesusfaktor*). Die „normale" Gelbsucht der Neugeborenen tritt fast bei jedem Kind am zweiten oder dritten Lebenstag auf und verschwindet meist nach zwei bis drei Wochen wieder (siehe *Vom neugeborenen Kind*). Bei starker Gelbfärbung legt man die Kinder in Fensternähe, weil Licht die Gelbfärbung mindert. Bei Frühgeburten liegt der Termin des Rückgangs der Hautverfärbung später, ebenso bei angeborener „Geistesschwäche". Der Grund für die normale Gelbsucht liegt in dem gesteigerten Abbau roter Blutkörperchen nach der Geburt, wenn das Kind nun plötzlich Sauerstoff einatmet. Im Mutterleib brauchte der Embryo fast doppelt so viele rote Blutkörperchen. Die Leber kann aber diese gesteigerte Menge zerfallender Blutkörperchen nicht auf einmal bewältigen, so daß sich der nun anfallende gelbe Farbstoff vorübergehend in der Haut ablagert. Später bei der Karottensafternährung gibt es auch eine Gelbfärbung der Haut, allerdings ohne Beteiligung des Weißen im Auge.

Einen anderen Anlaß zur Beunruhigung bildet die nicht ganz selten vorkommende Blutabsonderung aus der Nabelwunde nach Abfall des Nabelschnurrestes. Auch hier handelt es sich um ein harmloses Ereignis, wenn der Nabel sauber behandelt worden ist. Auf die Sauberhaltung des Nabels bis zur restlosen Verheilung der Nabelwunde kann nicht genug geachtet werden. Die Blutabsonderungen sind leicht zu stillen – etwa durch einen Arnikaverband (10 Tropfen Arnica 20% (Weleda) auf eine halbe Tasse Wasser) –, und nur selten braucht der Arzt deswegen aufgesucht zu werden. Zeigen sich aber entzündliche Erscheinungen am Nabel mit Schwellung und Rötung, üblem Geruch oder gar mit Belag, ähnlich wie bei Mandelentzündung, so ist sofort der Arzt zu Rate zu ziehen. Der Nabel ist also, wie ersichtlich, zunächst eine schwache Stelle des Kindes.

In der Nabelwunde kann sich durch Wucherung von „wildem Fleisch" eine Geschwulst bilden, die manchmal die Größe eines Kirschkerns oder sogar einer Haselnuß erreicht. Ist also am Nabel etwas nicht in Ordnung, sei es, daß er sich vorwölbt wie beim Nabelbruch (siehe den Abschnitt *Brüche*) oder beim Hautnabel, sei es, daß er in der Tiefe feucht bleibt und schlechten Geruch annimmt, sei es schließlich, daß von unten her eine kleine Geschwulst herauswächst oder aber Rötung und Entzündung an seinem Rand entstehen, so muß jede derartige Beobachtung die Mutter veranlassen, den Arzt um Rat zu fragen. Alle diese Erkrankungen, die am Nabel auftreten können, sind bei rechtzeitigem Eingreifen des Arztes leicht zu beseitigen.

Die Haut des Neugeborenen zeigt häufig blaßrote Stellen verschiedener Größe, und zwar meist ganz symmetrisch auf beide Kopfhälften verteilt, an den Augenlidern, der Nase, der Stirn, am Hinterkopf und auch im Nacken. Es handelt sich dabei um sogenannte „blasse Feuermale", Erweiterungen der Blutgefäße der Haut, die ohne Bedeutung sind und meist bis zum fünfzehnten Lebensmonat wieder verschwinden. Nur im Nacken bleiben sie häufig länger sichtbar. Sie sind ganz ungefährlich und bedürfen keiner Behandlung.

Ernstere Bedeutung können andere Blutgefäßerweiterungen, nämlich die sogenannten „Blutschwämmchen", erlangen. An diesen sind größere Gefäßknäuel der Haut beteiligt, so daß sie oft wie kleine dunkelrote Schwämme fühlbar sind und sogar über die Haut herausragen. Auf Fingerdruck entleeren sie sich. Diese Blutschwämmchen sind nicht – wie die Feuermale – gleich bei der Geburt vorhanden, sondern entstehen in den ersten Lebensmonaten aus stecknadelkopfgroßen Anfängen, die sich manchmal in wenigen Wochen erheblich vergrößern, und zwar aus nicht bekannter Ursache. Sie werden zu dicken, prall gefüllten Blutgefäßknäulen, die zunächst durch ihr schnelles Wachstum verständliche Sorgen machen; oft wachsen sie sogar unter der Haut weiter. Sie wirken oft störend, zumal sie an allen Körperteilen auftreten können, z. B. an den Lippen, den Augenlidern oder den Geschlechtsorganen.

Früher war es üblich, diese oft entstellend wirkenden Geschwülste durch Operation, Vereisung, Röntgen- oder Radiumbestrahlung zu beseitigen, was bleibende Narben hinterläßt und vom kosmetischen Gesichtspunkt aus sehr unerfreulich ist. Spätestens im sechsten Lebensjahr, meist aber viel früher, sind sie durch Selbstheilung verschwunden, und, was sehr wesentlich ist, sie hinterlassen dann keinerlei Narben. Der Mut, abzuwarten und nichts zu tun, lohnt sich also!

Neben dem Leistenbruch (siehe *Brüche* gehören Hodenanomalien zu den häufigsten Fehlbildungen. Die Hoden senken sich nämlich erst langsam vor der Geburt aus dem Hodengang in das äußere Säckchen und manche Kinder werden mit leerem Säckchen geboren. In den meisten Fällen wird dieser Senkungsvorgang bald nachgeholt, fast immer noch in den ersten Lebensjahren. Man sollte dennoch möglichst frühzeitig mit dem Arzt besprechen, ob eine Behandlung nötig ist. Viele Eltern unterlassen dies aus Scheu oder Angst vor einem schmerzhaften Eingriff. Man muß aber wissen, daß bei Nichtbehandlung bleibende Schäden, ja sogar Unfruchtbarkeit entstehen können.

Die Vorhaut des Knaben ist in der Regel bei der Geburt mit der Glans des Penis verklebt und löst sich bis Ende des zweiten Lebensjahres. Eine anscheinend enge Vorhaut weitet sich oft noch bis zum Ende des dritten Jahres von allein. Daher sollte nur in besonderen Fällen, z. B. wenn der Urin nicht ordentlich läuft, früher eingegriffen werden. Wird die Vorhaut zu frühzeitig und nicht fachkundig zurückgeschoben, kann durch kleine Einrisse und entsprechende narbige Veränderungen der Haut eine echte Verengung (Phimose) entstehen. Eine endgültige Erweiterung der Vorhaut erfolgt von selbst in der Pubertät.

Bei Mädchen kommt es manchmal zu kleistrigen Absonderungen oder auch zu Blutungen aus der Scheide. Diese sind in der Regel, ähnlich wie die Brustdrüsenschwellung, noch durch die uterinen Einwirkungen mütterlicher Hormone bedingt und durchaus harmlos. Nach wenigen Tagen hören diese Ausscheidungen von selbst auf.

Bei Knaben wie Mädchen kann häufig eine sogenannte Hüftdysplasie (der Hüftkopf hat noch Kontakt zur Gelenkpfanne) festgestellt werden. Sie zeigt sich daran, daß die Beinchen des Kindes nicht richtig abgespreizt werden können und die Hautfalten an den Oberschenkeln verschieden hoch liegen. Die Therapie der Wahl ist eine Behandlung mit dem sogenannten Spreizhöschen. Spätestens im dritten bis vierten Monat sollte diese Diagnose gestellt werden, damit nicht später langwierige Gipsverbandbehandlungen oder Operationen durchgeführt werden müssen. Eine echte Hüftgelenksluxation, d.h. daß der Hüftkopf ganz aus der Hüftpfanne herausgesprungen ist, ist nur selten zu finden und wird in der Regel vom Arzt schon bald nach der Geburt, meist bei der zweiten gründlichen Untersuchung am 10. Tage, festgestellt.

Brüche

Die hier gemeinten Brüche beziehen sich nicht auf gebrochene Knochen, sondern auf krankhafte Veränderungen in der Bauchdecke. Diese wird von Muskeln, Sehnen und Bindegewebe gebildet, an denen sich manchmal weiche, nachgiebige Stellen finden, die leicht bis unter die Haut durchbrechen. Der bekannteste und häufigste unter den Brüchen ist der Nabelbruch, bei dem sich die Stelle, an der bis zur Geburt die Nabelschnur saß, nicht völlig schließt. Man erkennt dann dort eine runde, meist pralle Vorwölbung der Haut, die man mit dem Finger leicht in den Bauch zurückdrücken kann. Da beim Schreien des Kindes oder beim Stuhlgangpressen ein starker Druck im Leib entsteht, kann die Öffnung des Nabelrings, wie man diese Stelle nennt, immer weiter werden, so daß der Bruchsack sich walnußgroß oder noch weit größer vorstülpt.

Oberhalb und unterhalb des Nabels kommen – dem Nabelbruch ähnliche – „Bauchwandbrüche" vor, d.h., die Bauchwand, die beim Embryo von beiden Seiten her zuwachsen sollte, ist in der Mitte des Bauches an einer Stelle nicht fest genug geschlossen, und es entstehen hier schlitzförmige Öffnungen, in die sich gelegentlich Teile der Baucheingeweide einklemmen, was recht schmerzhaft ist. Die Behandlung besteht zunächst im Pflasterklebeverband, ähnlich wie beim Nabelbruch. Manchmal ist ein kleiner operativer Eingriff, der die Kinder mit Sicherheit von ihren schmerzhaften Anfällen befreit, nicht zu vermeiden.

Harmloser ist der sogenannte „Hautnabel", bei dem sich nur die äußere Haut vorwölbt, während die übrigen Teile der Bauchdecke geschlossen sind. Man kann dann mit leichtem Druck die im Bruchsack befindliche Luft in den Bauch hineindrücken, und der luftgefüllte Hautsack verschwindet.

Bei Knaben ist häufig ein Wasserbruch zu beobachten, die sogenannte Hydrocele, die sich dadurch bildet, daß der Hodenkanal nicht ganz, sondern nur teilweise verklebt. Dieses Wasserbrüchlein sollte frühestens nach einem Vierteljahr operiert werden, wenn es sich bis dahin nicht zurückgebildet hat.

Gut ist es, trotz vieler Einwände gegen diese Methode, dem kleinen Säugling für seinen wunden Punkt, den Nabel, einen Halt zu geben. Hat es nun einen Bruch oder keinen, immer wird sich im Bereich des Nabels bei kräftigem Schreien der Bauchinhalt vordrücken. Deshalb ist es gut, das kleine Kind mit einer Nabelbinde zu wickeln, und – wenn diese nicht ausreicht –, mit einer breiten elastischen Binde, entweder direkt über dem Hemdchen oder über dem ganzen Windelpack. So wird ein Bruch nicht stärker bzw. es entsteht gar nicht erst einer. Heute können die Narkosen wesentlich besser und weniger belastend für das Kind durchgeführt werden, so daß der bei einem Nabelbruch erforderliche, relativ geringe Eingriff schon sehr frühzeitig durchgeführt werden kann.

Das gleiche gilt für Leistenbrüche, die nur selten von selbst ausheilen. Die Operation soll aber nicht vor Ende des ersten Lebensjahres erfolgen. Bis dahin behilft man sich mit einem Bruchwickel. Es kann sich ein Leistenbruch – durch Vorwölben einer Darmschlinge – einklemmen oder der Darm drückt sich bis in das Hodensäckchen vor, was dann sehr schmerzhaft ist. Das Kind streckt unablässig die Beine und weint ohne Aufhören. Wenn also ein Kind vor Schmerzen weint und sich durch nichts beruhigen läßt, müssen die Eltern an die Möglichkeit einer solchen Einklemmung denken. Man sieht dann rechts oder links in der Leistengegend eine kleine Vorwölbung, die man meist selbst eindellen und zurückdrücken kann. Gelingt dies nicht, legt man das Kind in ein gut warmes Bad oder macht auf die Schwellung feuchtwarme Aufschläge. Das Kind kann ruhig auf den Bauch gelegt werden, was meist wohltuend ist; gehen Schwellung und Schmerz dann nicht bald zurück, so muß zur Vermeidung einer Abklemmung oder eines Darmverschlusses der Arzt gerufen werden, und zwar auch mitten in der Nacht. Jedenfalls darf diese Einklemmung nicht länger als etwa sechs Stunden bestehen bleiben. Dem Arzt gelingt meist die Zurückdrängung des Bruchsacks in den Leib, was zur sofortigen Beseitigung der Schmerzen und der Gefahr führt. Nur selten muß eine sofortige Operation erfolgen. Oft genug rutscht der Bruchsack durch das Rütteln im Auto auf der Fahrt ins Krankenhaus von selbst zurück.

Bei kleinen Mädchen kommt der Leistenbruch viel seltener vor als bei Jungen.

In seltenen Fällen sind bestimmte Bauchmuskeln überhaupt nicht veranlagt. Dort erscheint die Bauchdecke dünn und vorgewölbt. Dies sollte man bei den Vorsorgeuntersuchungen mit seinem Arzt besprechen.

Ganz allgemein gilt die Regel, daß ein Bruch operiert werden sollte, sobald klar ist, daß es wirklich ein Bruch ist.

Rachitis

Das Krankheitsbild

Jedes Neugeborene, selbst ein mit Muttermilch ernährtes Kind, steht in Gefahr, an Rachitis zu erkranken. Es gibt besonders gefährdete Säuglinge, beispielsweise sehr blut- und kalkarmer Mütter; auch spielt die Jahreszeit der Geburt eine Rolle. Im Winter Geborene sind mehr gefährdet, ebenso ist es bei Frühgeburten oder schwächlichen Kindern. Aber es gibt auch Familien mit einer besonderen Anlage zur Rachitis; außerdem erkranken überfütterte, mit zu viel Zucker und mit pulverisierten Milchsorten ernährte, Säuglinge besonders häufig. Kinder, die in der dunstreichen mittleren Klimazone, in Industrie- und Großstädten oder in sonnen- und lichtarmen Bergtälern aufwachsen, sind für diese Krankheit ebenfalls sehr anfällig.

Das ist mit ein Grund, daß trotz unserer vermehrten Kenntnisse, Hygienemaßnahmen etc. in den letzten Jahren eine bisher nur ungenügend erklärte Krankheitszunahme bemerkbar ist. Die Ärzte sehen nicht nur mehr, sondern auch schwerere Rachitisfälle, manchmal begleitet von der typischen Krampfneigung, also latenter oder manifester Tetanie. Wahrscheinlich spielt dabei auch die immer mehr zum Unfug ausartende Ernährung unserer Säuglinge mit sterilen Milchpulvern, entwerteten Kindermehlen, Konservengemüse und die Überfütterung eine entscheidende Rolle.

Das Krankheitsbild der Rachitis oder – wie man früher sagte – der „englischen Krankheit" beruht auf einer allgemeinen Stoffwechselstörung, der eine ungenügende Verarbeitung des Sonnenlichtes zugrundeliegt, wodurch die in der Haut befindliche Vorstufe des Vitamins D nicht in das eigentliche Vitamin D umgewandelt wird. Die Folge davon ist eine nicht genügende Aufnahme und Einlagerung der in der Nahrung befindlichen Mineralsalze, besonders des Kalks. Die Knochen und das Bindegewebe des kindlichen Körpers bleiben dann weich und wäßrig, das Skelett erlangt nicht seine nötige Festigkeit und Formung; es treten Knochenverbiegungen und an bestimmten Stellen Verdickungen auf, so beispielsweise an den zum Brustbein weisenden Rippenteilen der „Rosenkranz"; am Hinterkopf können Knochenweichheit und Abplattung (Craniotabes) entstehen. Durch ungenügende Ausbildung des Herzens, des Lungengewebes und anderer Organe treten Funktionsschwächen auf. Es besteht eine allgemeine Abwehrschwäche, durch Kalziummangel bedingt, eine Neigung zu Katarrhen, Durchfällen usw. In unmittelbarem Zusammenhang mit dieser unvollständigen Mineralisierung des Körpers zeigt sich auch eine geistig-seelische Entwicklungshemmung: das Greifen, Aufrichten, Sitzen, Stehen, Sprechen und das Denken werden nicht zu den normalen Zeiten erreicht. Man kann daher das ganze Krankheitsbild als eine Verzögerung der Inkarnation der gestaltbildenden Kräfte des Geistes und der Seele charakterisieren, anders ausgedrückt: als ein Beibehalten embryonaler Formen und Eigenschaften.

Die wichtigsten und häufigsten Anzeichen einer beginnenden bzw. bestehenden Rachitis aber sind stärkeres Schwitzen am Hinterkopf, an Hand- und Fußflächen und das Auftreten von Krämpfen, die sogenannte Rachitis-Tetanie: Pfötchenstellung der Hände und Füße, Zuspitzen der Lippen. Meist gehen Unruhe und Schreckhaftigkeit voraus. Der Urin riecht scharf.

Heute kennt man die Entstehung und die Wirkungsweise des Vitamins D im Körper genauer: Mit Hilfe von Licht und Sonne werden in der menschlichen Haut täglich bis zu 300 „Einheiten" Vitamin D gebildet (das sind einige Hundertstel Milligramm). Durch die Blutzirkulation gelangt dieses in Leber und Nieren, wo eine weitere Umwandlung zu wirksamem Vitamin stattfindet. Geheimnisvollerweise vollzieht die Niere diese letzte Aktivierung im allgemeinen nur, wenn im Blut Kalziummangel besteht! Man konnte nun nachweisen, daß dieses von der Niere erzeugte „Endprodukt" des Vitamins D, wenn es in der Darmwand anwesend ist, die Kalziumaufnahme aus der Nahrung anregt. Zwischen der Nierentätigkeit und der Kalziumaufnahme besteht also ein feinsinniges Gleichgewicht. Licht, Leber- und Nierentätigkeit schaffen so den Vitamin-D-Wirkstoff, der für eine gesunde Knochenbildung die Voraussetzung ist.

Mitte der zwanziger Jahre unseres Jahrhunderts erfand Professor Windaus das künstliche Vitamin D, und dadurch wurde ein grundlegender Wandel in der Rachitissituation geschaffen: mit ihm bekamen die Ärzte ein Mittel in die Hand, durch das die gestörte Einlagerung von Mineralsalzen entscheidend gefördert werden konnte. Später rief Professor Bessau die sogenannte „Vigantolaktion" ins Leben, und nun wurde vom Staat aus in den Mütterberatungsstellen unentgeltlich Vitamin D in Form von sogenannten

„Vigantolstößen" an die Säuglinge ausgegeben, und zwar in Tabletten oder Tropfkapseln zu damals 5 Milligramm gleich 200 000 Einheiten! Auf diese bequeme Weise wurde der Kalk in die kindlichen Knochen und Gewebe geradezu hineingepreßt, und die Wirkung war erstaunlich: es trat eine rasche Verhärtung der Knochen und des Bindegewebes ein. Die Lösung des Rachitisproblems schien gesichert zu sein; leider war das ein Irrtum.

Es war daher nur zu begreiflich, daß viele Ärzte von der Wirkung dieses Mittels begeistert waren und alsbald diese Rachitisvorbeugung und -behandlung zu einem Dogma erklärten. Jeder, der daran zu rütteln wagte, zog sich den Haß der Dogmatiker zu.

Heute ist das Wissen um Unverträglichkeiten und Schäden von Medikamenten viel umfassender als damals zu Beginn der Ära der künstlichen bzw. synthetischen Medikamente.

Es handelt sich bei Vigantolschäden um die nun schon allgemein bekannten und von niemand mehr bestrittenen Tatbestände einer „Kalkvergiftung".

Das Durchschnittskind braucht täglich nicht mehr als dreihundertfünfzig bis vierhundert Einheiten und in besonders gelagerten Krankheitsfällen bis zu tausend Einheiten. Von den sechshunderttausend Einheiten eines Vigantolstoßes weiß man noch nicht einmal, wo sie im Organismus überhaupt bleiben!

Die Zahl der durch Vigantol verursachten Todesfälle wird mit eins zu zehntausend angegeben, doch wird diese Schätzung als viel zu gering angesehen, da sie nur die in den Universitätskinderkliniken beobachteten Fälle erfaßt. Durch Umfrage hat sich nämlich ergeben, daß die meisten Ärzte, darunter auch viele Kinderärzte und vor allem auch die Geburtshelfer gar keine Kenntnis von den oft verborgenen Schädigungen und Gefahren der Vigantolverabreichung haben. Noch weniger bringen sie die Symptome der schweren Vitamin-D-Vergiftung mit dieser Behandlung in Verbindung als da sind:

hartnäckige Appetitlosigkeit und schlechtes Gedeihen
Erbrechen
Kopfschmerzen

Verstopfung
Knochenverhärtung
Nierenversagen.
Auch weiß niemand, daß der Höhepunkt der Schädigung nicht unmittelbar nach der Verabreichung des Mittels zu erwarten ist, sondern meist erst zwischen dem 30. und 60. Tag nach der Verabfolgung des Stoßes, zu einer Zeit also, wo man kaum noch an den Vigantolstoß denkt!

Solche extremen Fälle sollten aber nicht zu der Auffassung verleiten, daß die „normalen“ Vigantolbehandlungen ungefährlich seien. Sicherlich werden dadurch nicht sehr häufig Kinder getötet, aber auch bei sogenannter „normaler Dosierung“ des Mittels können schwere Organschäden hervorgerufen werden. Verkalkungen an den Herz-, Nieren- und Gehirngefäßen sind neben anderen Schäden erwiesen. Wie viele andere und spätere Erkrankungen mögen ihre tiefere Ursache in diesen Gefäßschäden haben?!

Inzwischen ist man wegen der erkannten Gefahren in vielen Ländern von den Vitamin-D-Stößen abgegangen. Man verabreicht jetzt „routinemäßig“ bei allen Säuglingen bis über den zweiten Winter hinaus täglich 500-1000 Einheiten (in Tablettenform). Dabei wird meist nicht mitberücksichtigt, daß viele Kindernahrungs- und Kindermilchprodukte künstlich zugesetztes Vitamin D_3, enthalten. Eine besondere Gefahr ist, daß viele Mütter in dem Glauben, Vigantol sei etwas Gutes, ihren Kindern noch zusätzliche Vitamin-D-Mengen verabreichen.

Es sind zwar durchaus genügend ungefährliche Methoden zur Bekämpfung der Rachitis vorhanden. Doch statt erst einmal die Ernährungsweise unserer Säuglinge zu korrigieren, d. h. die sterile, in meist ungenießbarem Leitungswasser aufgelöste Pulvermilch und die vitaminarmen Fertiggemüse durch gesunde Kost zu ersetzen, sucht man das Heil im künstlichen Vitamin D und lähmt durch diese grobe Substitution die eigenen Heilfähigkeiten der Kinder.

Voraussagen, ob ein Kind gegen Vigantol überempfindlich ist oder nicht, kann weder ein Arzt noch gibt es dazu irgendeine Methode. Trotzdem wird ein so bedenkliches Mittel immer noch auf gut Glück „kollektiv“, meist unnötig verordnet und ohne Rezeptzwang in jeder beliebigen Menge gegeben.

Kürzlich kamen aus Amerika schwerwiegende Meldungen über Vitamin-D-Schäden, die in dieser Art in Deutschland bisher nicht bekannt waren: Die Mütter dieser Kinder hatten sich während der Schwangerschaft von vitamin-angereicherter Nahrung ernährt und dazu Vitamin-D-Kapseln genommen; außerdem hatten sie durch Sonnenbäder die Vitamin-D-Aufnahme in ihr Blut besonders angeregt. Auf diese Weise nahmen sie täglich im Durchschnitt etwa 2000 bis 3000 Einheiten Vitamin D auf, statt der 400 Einheiten, die für Kinder im Stadium raschen Wachstums für ausreichend gehalten werden. Die Neugeborenen dieser Mütter wurden mit hohem Blutdruck geboren, es zeigten sich aber auch Gefäßverengungen durch Verkalkung, z.B. an der Herzschlagader und an den Nierengefäßen. Außerdem wurde eine Hemmung der geistigen Entwicklung beobachtet!

Die oben erwähnte durch das künstliche Vitamin D bewirkte zu rasche und zu starke Mineralisierung des kindlichen Körpers geht ohne Zweifel einher mit einer Beschleunigung der ganzen kindlichen Entwicklung. Sie verursacht also außer einer zeitlichen Vorverlegung der kindlichen Entwicklung und einer „Früh-Alterung“ des Körpers auch ein verfrühtes Wachwerden des kindlichen Bewußtseins, eine Tatsache, die viel zu wenig beachtet wird. Wir erleben eine auffallende Altklugheit der Kinder, bevor sie in das Schulalter eintreten. Mag diese auch manche Eltern erfreuen, mit zehn oder zwölf Jahren zeigt sich aber häufig das erste Versagen: die Lehrer klagen über Konzentrationsschwäche, mangelnde Aufmerksamkeit, nervöse Zappeligkeit und Uninteressiertheit. Bei oft robustem Knochenbau und erstaunlichem Längenwachstum bleibt die Verstandesentwicklung zurück. Häufig ist das Bewußtsein schon eingeengt, d.h. auf gewisse Gebiete spezialisiert, und das Denken erschwert.

Rachitisvorbeugung und -behandlung

Weil Rachitis praktisch bei jedem Kind auftreten kann und die Verhütung gar nicht so einfach ist, wie oft angenommen wird, müssen die Eltern bereits in der 5. oder 6. Lebenswoche ihres Kindes an vorbeugende Maßnahmen denken und die notwendigen regelmäßigen ärztlichen Untersuchungen durchführen lassen. Dies gilt besonders bei Kindern, die nicht gestillt wurden oder deren Eltern bereits an Rachitis erkrankt waren. Aber auch in den Wintermonaten, in dunklen, regnerischen Jahreszeiten und bei Lichtarmut der Wohnung darf dies nicht versäumt werden.

Auch bei Brustkindern besteht die Gefahr einer Erkrankung, wenn auch in wesentlich geringerem Maße als bei künstlich ernährten. Bei letzteren sind die in diesem Buch gegebenen Ernährungsvorschriften, vor allem die Verwendung von Demeter-Produkten, zur Unterstützung der Rachitisabwehr von großer Bedeutung. Jede Überernährung gefährdet das Kind.

Es wird ausdrücklich betont, daß man mit Kalk allein, auch mit dem sonst vorzüglichen Aufbaukalk I und II (Weleda) Rachitis nicht verhindern kann.

Entscheidend ist unser Wissen, daß diese Krankheit durch Lichtmangel entsteht. Die oft in unseren Wohnungen und Städten bestehende ungenügende Lichtwirkung der Sonne wird durch den für die Rachitisabwehr unentbehrlichen Phosphor, den man meist in D_6, morgens und mittags 3 Tropfen in etwas Wasser, dem Kinde eingibt, verstärkt oder ersetzt. Phosphor D_6 gibt man also etwa von der fünften Woche ab, vier bis sechs Wochen hindurch, und macht dann eine Pause von 8 bis 14 Tagen. Zu dieser Verordnung gehört aber unbedingt die Verabfolgung von phosphorsaurem Kalk (Apatit D_6 oder Calcium phosphoricum D_6), morgens eine kleine Messerspitze, und kohlesaurem Kalk (Conchae verae D_{10} oder Calcium carbonicum D_{10}), abends eine Messerspitze. Die Mittel werden vor der Mahlzeit mit etwas Wasser gegeben. Jetzt stehen auch entsprechende Kombinationspräparate zur Verfügung Apatit/phosphor S bzw. K morgens und Conchae/quercus S bzw.

K abends von Weleda (jeweils S für Säuglinge und K für Kleinkinder).

Diese Behandlung ist eine Art Grundlage zur Rachitisvorbeugung. Wichtig ist aber, die vorgesehenen regelmäßigen Untersuchungen durchzuführen. Der Arzt muß die Behandlung auf den Einzelfall ausrichten. In besonderen Fällen bewährt sich auch die Verabfolgung von Lebertran: man sollte von dem naturreinen Tran zweimal täglich 1 Teelöffel geben, wenn das Kind ihn verträgt. In Frage kommt ebenfalls Polygran-Öl (Reformhaus).

Vor einer „vorbeugenden" Vigantolbehandlung der werdenden Mutter oder zu starker Kalk-Vitamin-Einnahme in der Schwangerschaft muß gewarnt werden (siehe oben)!

Allerdings können Eltern ein später erwartetes oder ein werdendes Kind durch täglichen Genuß kleiner Mengen Honigs schützen: Dadurch werden die Formkräfte des Embryos auf natürliche Weise angeregt. Ein Hinweis, der von Rudolf Steiner stammt.

Es kann nicht deutlich genug darauf hingewiesen werden, daß zur endgültigen Überwindung einer Rachitis Zeit gehört. Die Eltern müssen also unter Umständen viel Geduld aufbringen, denn es handelt sich dabei ja nicht nur um eine zu geringe Festigkeit der Knochen, sondern um eine Störung des Inkarnationsvorganges (siehe *Von der Umwandlung des Modellkörpers*). Das Ich des Kindes inkarniert sich in den von den Eltern stammenden Körper nicht zur rechten Zeit. Dadurch bleibt der Körper zu weich, zu plastisch, also zu wenig mineralisch. Er behält einen Zustand bei, der vor der Geburt normal war. Diese Neigung zu einer verlangsamten Entwicklung darf nicht gewaltsam, sondern muß behutsam überwunden werden. Es ist daher durchaus richtig, daß eine kleine Rachitis nicht so zu fürchten ist wie die Gefahr eines durch künstliches Vitamin D hervorgerufenen Nieren-, Hirn- oder Herzleidens. Jedenfalls ist das Gegenteil einer Rachitis, also eine künstliche Entwicklungsbeschleunigung und eine übergroße Verhärtung der Knochen und dazu die Tendenz zur Verkalkung der Blutgefäße eine bis ins spätere Alter hineinreichende ernste Gefährdung von Gesundheit und Leistungsfähigkeit; eine Rachitis aber, wenn sie nicht ein vernachlässigter schwerer Fall war, gleicht sich bei geeigneter Behandlung im Laufe der Kindheit aus und hinterläßt nur in seltenen Fällen Deformierungen, etwa ein rachitisches Becken.

Außer der medikamentösen Behandlung, deren sorgfältige Durchführung eine wichtige Aufgabe der Mutter ist, hat sie aber noch weitere Möglichkeiten, ihr Kind gesund zu erhalten. Dazu gehört eine vollwertige Ernährung mit genügend Vitaminen und vor allen Dingen möglichst hohem Gehalt an Mineralien. Die in diesem Buch eingehend beschriebene Ernährung mit den Demeter-Produkten hat sich gerade zur Rachitisvorbeugung bestens bewährt; auf jeden Fall aber braucht der Säugling Getreideschleime und -breie und später Brot aus Vollkornmehl. Wie im Kapitel über Beikost dargestellt wurde (siehe *Besondere Gesichtspunkte für die Auswahl der Beikost*), braucht ein Kind mit weit offener Fontanelle und sonstigen rachitischen Erscheinungen eher als ein anderes frühzeitig, d.h. vom 4. Monat ab, Wurzelgemüse und Säfte, vor allem also Möhrensaft und -gemüse. Zucker kann schädigen.

Als wichtigste allgemeine Möglichkeit zur Rachitisvorbeugung ist genügende Besonnung und Frischluft anzusehen. Jedes Kind braucht jeden Tag frische Luft und Sonne oder, wenn diese nicht scheint, Tageslicht im Freien. Nach den ersten Wochen sollte man das Kind so oft wie möglich dem blauen Himmel aussetzen. Dessen Licht enthält die wirksamen Strahlen, die in der Haut die Vitamin-D-Bildung anregen. Man steigert die Zeit bis zu 1-2 Stunden. Die Stirn soll dabei frei sein.

Im Winter und bei stärkerem Wind und Kälte über 4° C genügt es auch, das Kind nur 1/4 oder 1/2 Stunde an die Luft zu bringen. Wer im glücklichen Besitz eines Balkons oder eines Gartens ist, kann das Kind auch im Winter mit Wärmflasche und warmer Kleidung stundenlang der Luft und dem Licht aussetzen. Scharfer Ostwind ist allerdings gefährlich. Doch auch dann kann das Kind wenigstens am offenen Fenster stehen (siehe *Das Kind und sein Umraum*).

Im Sommer bringt man es natürlich wesentlich länger nach draußen. Wo keine andere Möglichkeit vorhanden ist, fährt man auf dem schnellsten Weg in einen Park. An besonders warmen Tagen kann man auch die erwähnten (siehe *Das Sonnenbad*) Sonnenbäder machen, indem man das Kind nackt der Sonne aussetzt und abwechselnd Rücken und Bauch bescheinen läßt. Direkte Sonnenbestrahlung anfangs nur 2 Minuten, dann allmählich auf bis 1/4 Stunde steigern. Bei bedecktem Kopf am besten auf dem Arm von Mutter oder Vater, in jedem Fall immer unter Aufsicht!

Es hat keinen Sinn, möglichst schnell eine Bräunung der Haut zu erstreben; eine braungebrannte Haut wehrt die Sonnenstrahlen ab. Ganz allgemein gilt die Regel, daß der Kopf, also das Gehirn und das Rückenmark, der Sonne nicht zu stark ausgesetzt werden dürfen. Darum setzt man ein Sonnenhütchen auf, am besten aus roter Farbe.

Günstig ist es, eine Fensterscheibe des Kinderzimmers durch eine Scheibe aus Quarzglas (Sanalux) zu ersetzen, denn diese läßt die UV-Strahlen durch. Unter diesem Fenster sollte das Kind dann mit seinem Bettchen stehen und später dort spielen.

Als letztes seien noch antirachitische Bäder erwähnt, und zwar vor allem solche mit Thymianzusatz (Weleda) oder auch Schwefelbäder, dreimal pro Woche, insgesamt 12 Bäder.

So hat die Mutter in vielfältiger Weise Möglichkeiten, ihr Kind vor einer Rachitis zu schützen, ohne daß Mittel angewandt werden müssen, die die Gefahr einer Schädigung in sich bergen.

Was kann zur Verhütung von bleibenden Vitamin-D-Schäden geschehen?

Hat ein Kind, wie es leider immer noch vorkommt, zu viel Vigantol erhalten, so besteht, wie beschrieben wurde, die Gefahr eines dauernden Schadens, sei es auch nur in der Art, daß es in seiner Entwicklung frühreif wird und daß aus der frühen Reife später ein frühes Altwerden hervorzugehen droht.

Um einer solchen Entwicklung vorzubeugen, gilt es, alles zu tun, was die Jugendlichkeit des Kindes bewahrt und das frühe Altwerden verhindert. Dazu gehört beispielsweise, daß man das

Kleinkind nicht unnötig früh mit der eiweißreichen Nahrung der Erwachsenen füttert, also mit Eiern, Fleisch und dergleichen. Ferner gehört dazu, daß man die zu schnelle Aktivierung des Intellektes vermeidet, indem man das Kind ohne dauernde Anregung und Belehrung sich selbst entwickeln läßt. Man hält es von Radio und Fernsehen fern, bringt dem Kind nicht fortwährend irgendetwas bei und schenkt ihm kein technisches Spielzeug; dafür pflegt man die musische Entwicklung, singt mit dem Kind Kinderlieder, gibt ihm Knetmasse zum Plastizieren und läßt es später Blockflöte oder ein anderes Instrument spielen. Selbstverständlich braucht es auch ausreichend Schlaf und genügend Zeit zum Spielen. – Manchmal ist aber trotzdem noch eine medikamentöse Behandlung notwendig.

Zähne, Zahnung, Zahnwechsel

Seit den Zeiten des alten griechischen Arztes Hippokrates währt der Streit um das Vorkommen krankhafter Störungen beim Durchbrechen der ersten Zähne. Alle erfahrenen Mütter beobachten, daß die Kinder vor dem Durchbrechen der Zähne festere Nahrung verweigern, daß sie Durchfall bekommen, daß die Temperatur auf 38,5° C oder sogar mehr ansteigt, daß der Kiefer schmerzt, die Händchen in den Mund gebohrt oder an die Ohren geklopft werden – als ob eine Ohrenentzündung vorläge – und daß allgemeines Mißbehagen besteht. Manche Kinder beginnen zu husten, was man im Volk mit Zahnhusten bezeichnet; andere Kinder leiden an Krämpfen; beim Durchbruch der Eckzähne kommen an den Augen Bindehautentzündungen vor, weshalb man von „Augenzähnen“ spricht.

Es soll nicht behauptet werden, daß jede einzelne solcher Beobachtungen im richtigen Zusammenhang gesehen wird; es ist aber ausgeschlossen, die Erlebnisse der Mütter einfach als Irrtümer zu bezeichnen. Fest steht, daß viele Kinder die Zähne gleichzeitig mit den erwähnten Krankheitserscheinungen bekommen und daß sie wieder gesund werden, sobald die Zähne durchgebrochen sind.

Bis zu diesem Moment erweist sich jede Behandlung als ziemlich wirkungslos. Schneidet der Arzt das Hautsäckchen, in dem der Zahn steckt, auf, so entleert sich eine oft entzündliche Flüssigkeit.

Wenn in einem Organismus an einem seiner Teile eine Veränderung erfolgt, so ist ohne Ausnahme das Ganze mitbeteiligt; wäre das nicht der Fall, würde es sinnlos sein, von einem Organismus zu sprechen. Das ist eine allgemein gültige Regel. Es ist also ganz selbstverständlich, daß die „Geburt" der Zähne, denn um eine solche handelt es sich, den ganzen Menschen in Anspruch nimmt. Der Durchbruch der Zähne, die ja die härtesten Teile des Organismus sind, ist eine Kraftanstrengung des ganzen Menschen. Durch Verabreichen von Vitamin B, besonders B_6, kann man die Zahnungsbeschwerden lindern.

Zahnende Kinder beißen gerne auf etwas herum. Dazu eignen sich die Perlen einer Bernsteinkette, die um den Hals gelegt wird, die altbekannte Veilchenwurzel, auch flache Ringe aus Elfenbein oder Horn. Kunststoff sollte man für diesen Zweck vermeiden.

Für die gesunde Bildung der Zähne ist die Zeit ganz besonders wichtig, in der sie im Kiefer allmählich heranwachsen, und das ist lang vor ihrem Durchbruch. Die Verkalkung der Milchzähne beginnt bei den zuerst kommenden etwa im 5. Schwangerschaftsmonat. Im Laufe des 1. Lebensjahres werden dann die Kronen aller Milchzähne fertig. Wenn schließlich auch noch die Wurzeln der letzten Milchmahlzähne ganz ausgebildet sind, mit etwa 4 Jahren, beginnen schon die Abbauvorgänge an den Wurzeln der Milchschneidezähne durch die darunterliegenden Zahnkeime der bleibenden Zähne.

Die Mineralisierung der mit etwa 6 Jahren zuerst durchbrechenden bleibenden Zähne, der sogenannten „Sechsjahrmahlzähne", die an jedem Ende der Milchzahnreihe erscheinen, und der zuerst wechselnden unteren mittleren Schneidezähne beginnt in den ersten Monaten nach der Geburt. Ihre Kronen sind mit etwa 4 Jahren fertig, ihr Wurzelwachstum ist aber erst mit 9 bis 10 Jahren abgeschlossen. Bei den später kommenden Zähnen verschieben sich diese Zeiten entsprechend. Die „Weisheitszähne" schließlich beginnen ihre Kronenbildung frühestens mit etwa 8 bis 9 Jahren und brechen etwa ab dem 16. Lebensjahr durch, meist erst viel später, wenn sie nicht überhaupt fehlen oder aus Platzmangel und wegen falscher Lage im Kiefer eingeschlossen bleiben. Sie sind oft deshalb schlechter als die anderen Zähne, weil in der frühen Jugend mehr auf vernünftige Ernährung geachtet wird als zur Zeit ihrer Bildung.

Die Zähne entwickeln sich also nicht wie ein Baum, bei dem sich oben die Krone und unten die Wurzeln entfalten. Ihr Wachstum im Kiefer beginnt an der Krone; ganz zum Schluß, beim schon durchgebrochenen Zahn, werden erst die Wurzeln vollends ausgebildet. Die „Haut" der Zahnkrone ist der Schmelz, er lagert sich von innen nach außen an. Von den Schmelzbildezellen bleibt nach getaner Arbeit nur noch ein ganz feines Häutchen übrig, das nicht mehr in der Lage ist, neuen Schmelz zu bilden. Schmelzwunden, seien sie mechanisch oder durch Karies entstanden, können also nicht mehr heilen. Was einmal zerstört ist, kann nur noch durch die Kunst des Zahnarztes ersetzt werden. Der fertige Schmelz besteht zu 98% aus mineralischer Substanz und ist das härteste Gebilde des ganzen Körpers. Diese große mechanische Härte ist aber zugleich die Ursache seiner biologischen Schwäche.

Der Schmelz ist nach dem Durchbruch des Zahnes fertig, er kann nur noch durch Einlagerung von Speichelsalzen etwas nachreifen. War die Bildung des Schmelzes durch eine schwere Ernährungsstörung, insbesondere eine Rachitis, beeinträchtigt, so ist er in den Bezirken mangelhaft verkalkt, die gerade zu der Zeit entstanden. Die sonst glatte Oberfläche ist grübchenartig aufgerauht und bleibt es zeitlebens.

Die Zeiten des Durchbruchs der Zähne sind großen Schwankungen unterworfen. Es gibt Familien mit spätem Durchbruch, andere mit frühem. Krankhafte Verspätung kommt manchmal bei Rachitis vor. In seltenen Fällen werden sogar Kinder mit Zähnen geboren, was z. B. von Napoleon I. berichtet wird.

Als Regel für eine normale Zahnung gilt, daß das Kind spätestens bei Beginn des zweiten Lebensjahres 4 bis 6 Zähne haben soll. Die meisten Kinder bekommen aber

im 6. bis 9. Monat die mittleren unteren 2 Schneidezähne,
im 7. bis 10. Monat die 4 oberen Schneidezähne,
im 12. bis 15. Monat folgen der erste obere Backenzahn beiderseits, die unteren seitlichen Schneidezähne und darauf die vorderen unteren Backenzähne,
im 18. bis 24. Monat kommt erst der obere Eckzahn (Augenzahn) beiderseits; darauf die unteren Eckzähne rechts und links,
im 30. bis 36. Monat erscheinen schließlich die zweiten oberen, dann die zweiten unteren Backenzähne.
So besteht das Milchgebiß aus 8 Schneidezähnen, 8 Backenzähnen und dazwischen 4 Eckzähnen, zusammen also 20 Zähnen.

Der Zahnwechsel beginnt im allgemeinen im 5. bis 6. Lebensjahr. Er kann allerdings auch früher einsetzen oder wesentlich später. Im letzten Fall ist manchmal ärztliche Behandlung nötig. Dieses bleibende Gebiß besteht dann aus 32 Zähnen.

Meist erscheint zuerst das 3. Mahlzahnpaar im Ober- und Unterkiefer. Diese sogenannten Sechsjahrmahlzähne werden oft mit Milchzähnen verwechselt, da sie keine Vorgänger haben. Dann folgt der Ausfall der Milchzähne, wie die ersten Zähne heißen, etwa in der Reihenfolge ihres Erscheinens. Sie werden durch die kommenden neuen Zähne herausgedrückt. Kurz vor der Pubertät brechen die bleibenden Eckzähne, dann die 4. Mahlzahnpaare und manchmal viele Jahre später erst die 5. Mahlzahnpaare (Weisheitszähne) durch.

Das Hervorbringen der zweiten Zähne, also der Beginn des Zahnwechsels, ist ein brauchbarer Test für den Grad sowohl der biologischen als auch der geistig-seelischen Reife, die das Kind erreicht hat. Im allgemeinen sollte man daher ein Kind, bei dem noch alle Milchzähne festsitzen, nicht einschulen. Natürlich ist das Ausfallen fauler Zähne kein Zeichen von Reife, sondern meist das Ergebnis falscher Ernährung bzw. vieler Zuckerschleckerei. Daneben spielen aber auch andere Gründe eine Rolle, z. B. der zu früh geweckte Verstand, mit dem ein erhöhter Kalkbedarf verbunden ist oder vererbte schlechte Zahnanlagen.

Durch eine längere Ernährungsstörung in den ersten Lebensjahren mit Mineralverlusten, z. B. durch Durchfälle, kann eine Mineralisationsstörung der Milchzähne und, was noch schlimmer ist, auch der bereits im Kiefer befindlichen bleibenden Zähne verursacht werden. Diese können dann schon kurz nach ihrem Durchbruch so schwer geschädigt sein, daß sie entfernt werden müssen. Manche Kinder haben auch Zahnschäden, die durch frühzeitige Antibiotikabehandlung entstanden sind. Dabei zeigen die zweiten Schneidezähne eine häßliche Verfärbung, die bleibend ist (siehe *Was kann ich zur Erhaltung meiner eigenen und der werdenden Zähne des Kindes tun?*).

Zur Pflege der Zähne finden sich Hinweise unter *Die Pflege der Zähne*.

Erkältungskrankheiten

Wie bei einer Vergiftung der Giftstoff durch Mund und Magen in den Organismus eindringt, so kann kalte Luft an einer ungeschützten Stelle in die äußere Haut oder durch die Schleimhäute von Nase, Mund und Bronchien, den Ohren, den Augen oder der Harnröhre in den Körper eindringen. Wir haben zwar unser Ich als den Herrn im Hause, das solche Kälteangriffe mit Hilfe des unseren ganzen Körper durchziehenden Wärmeorganismus abwehrt. Ist das Ich aber irgendwie geschwächt oder abgelenkt und daher nicht wachsam und abwehrbereit, so gelangt die Kälte in den Körper hinein und wirkt dort schädigend wie ein Gift oder Fremdkörper. Meist kommen noch ungünstige äußere Bedingungen hinzu wie z.B. schnell wechselnde klimatische Verhältnisse, unsere klimatisierten Wohnungen, falscher Umgang mit Kleidung und Ernährung, manche falsch verstandene Verweichlichung und vor allem zu wenig Schlaf. Am häufigsten wird mit ungenügender Kopfbedeckung gesündigt.

Manche Menschen fürchten Zugluft zu sehr und fallen daher erst recht immer wieder Erkältungen zum Opfer. Wieder einmal sieht man, wie stark Erkrankungen und Bewußtsein zusammenhängen.

Am Ort der Erkrankung ist unser wärmendes Ich nicht voll

wirksam; dadurch treten im Stoffwechsel dieses erkälteten Organs Störungen ein, die der Entwicklung von allen möglichen „Krankheitserregern“ günstige Vorbedingungen schaffen. Die Erreger sind also nicht die primäre Ursache, sondern, wie man sieht, eine Folge der eigentlichen Erkrankung; sekundär können sie dann Verschlimmerung oder Ausbreitung der Erkrankung bewirken. Eine Erkältung kann uns an allen Stellen des Körpers überfallen. Sie kann als Schnupfen, Halsentzündung, Bronchitis, Nebenhöhlenentzündung, Hexenschuß oder Grippe auftreten.

Auch bei uns Erwachsenen ist das Ich ein ziemlich schwaches Wesen, beim Kinde ist es schon deshalb nicht so funktionstüchtig, weil es noch in der Inkarnation begriffen ist, d.h. also, es hat seine Herrschaft im Körper noch nicht voll angetreten. Daher sind Kinder für Erkältungskrankheiten besonders anfällig.

Die Mutter kann darüber hinaus zur Abwehr von Erkältungen und zur Erzeugung von Widerstandskraft dagegen einiges tun. Das Erste ist, daß sie den noch sehr labilen Wärmeorganismus ihres Kindes pflegt. Hierbei können wir Deutsche manches Gute z.B. von den Engländern, den Franzosen und den Italienern lernen. Diese ziehen, wie schon erwähnt, ihren Säuglingen und Kindern im Sommer und im Winter ganz dünne, aber doch wirksame Wollhemdchen an und erreichen dadurch, daß nicht so viel Wärme verlorengeht und der noch schwache Wärmeorganismus in seiner Tätigkeit unterstützt wird. Wenn die Mütter wüßten, wieviel Kraft ihre Kinder durch die unvernünftige, zu kalte Kleidung einbüßen, würden sie es längst ebenso machen.

Für Rudolf Steiner war dieser Rat ein ganz besonderes Anliegen; er regte an, schon den Neugeborenen solche Wollhemdchen anzuziehen und sie nicht jeden Tag oder sogar mehrmals am Tag zu wechseln, wie das oft ohne jede Notwendigkeit geschieht. Ein solcher Hemdwechsel ist ein nicht zu unterschätzender Kraftverlust für das Kind.

Ein weiterer hierher gehörender Rat richtet sich auf die Unterlassung des täglichen, womöglich mit einer Abseifung verbundenen Vollbades, durch das jedes Mal der als Kälte- und Infektionsschutz so notwendige Talg aus der Haut herausgewaschen wird. Dieser vom Kinde selbst erzeugte Talg ist auch durch das beste Hautöl nur unvollkommen zu ersetzen. Wir sprachen schon von der interessanten Rolle der Käseschmiere beim Neugeborenen (siehe *Vom neugeborenen Kind*). Einen Teil ihrer Aufgaben, nämlich den Schutz vor zu starker Wärmeabstrahlung und die Abwehr von Hautinfektionen, besitzt auch der Hauttalg. Es ist außerdem ratsam, im Anschluß an das Bad die Haut des Kindes mit einem guten Öl (Hypericum-Öl oder Hautfunktionsöl, Weleda; Blütenöl und Massageöl, Wala; Kinderöl, Walter Rau und dergl.) zu behandeln, und zwar nimmt man nur so viel Öl, als die Haut aufzunehmen vermag und reibt jeden Überschuß mit einem Handtuch ab, damit die Poren nicht verstopft werden. Eine solche Ölung braucht aber nicht öfter als ein-, höchstens zweimal in der Woche vorgenommen werden. Dies gilt sowohl für Säuglinge als auch für ältere Kinder. Im Winter genügen zwei Vollbäder in der Woche; im Sommer kann man dem Kinde drei zubilligen.

Ist nun eine Erkältung eingetreten, so macht die Mutter am besten entweder ein ansteigendes Fußbad, was besonders bei Kopferkältungen, Schnupfen und dergleichen angebracht ist oder ein Vollbad mit ansteigender Wasserwärme (Schlenzbad); oft genügt auch eine Schwitzpackung (Ausführungsvorschriften siehe *Wasseranwendungen und ihre Ausführung*).

Zur Unterstützung reicht man einen Kräutertee (Zusammensetzung und Zubereitung siehe Anhang).

Ist die Erkältung bereits weiter fortgeschritten, so hat man im Schlenzbad (Überwärmungsbad) noch ein sehr wirksames Hilfsmittel zur Hand (siehe *Wasseranwendungen und ihre Ausführung*). So kann man außerordentlich viel gerade gegen Erkältungskrankheiten tun. Über die Verwendung von Gewürzkräutern zur Steigerung unserer Abwehrkräfte siehe *Zu den Gewürzen*.

Grippe

Man ist gewöhnt, alle Erkältungskrankheiten als Grippe zu bezeichnen. Jedoch kann man allenfalls dann von einer Grippe sprechen, wenn stärkerer Husten, Schnupfen, meist auch Kopf- und Gliederschmerzen, eventuell Schluckbeschwerden mit Fieber einhergehen. Dabei ist sorgfältig darauf zu achten, daß nicht etwa eine andere fieberhafte Erkrankung wie Angina, Mittelohr- oder Nierenbeckenentzündung die eigentliche Ursache ist und nur eine Grippe vortäuscht. Wir geben Lindenblütentee mit Honig – dadurch kommt unser Kind leichter zum Schwitzen, und er wirkt kräftigend auf den Kreislauf. Wenn das Fieber sehr hoch ist, geben wir ein leichtes Kreislaufmittel wie Cardiodoron oder Korodin. Wir können auch ruhig Wadenwickel machen (siehe *Wasseranwendungen und ihre Ausführung*).

Sehr wirkungsvoll gegen Fieber sind Einläufe mit Kamillentee. Oft bleibt der erste Einlauf ohne jede Reaktion. Dann muß man ihn noch 1-2mal wiederholen, bis das Fieber sinkt.

Damit es nicht zu Komplikationen im Lungenbereich kommt, reiben wir unser Kind mit einem Bronchialbalsam (z. B. Bronchialbalsam von Wala) ein. Oft reicht es auch, eine einfache Wollauflage auf die Brust zu geben (dazu nehmen wir ein Tuch aus einfacher, naturbelassener Schurwolle, das wir vorher etwas aufwärmen) oder man macht eine Bienenwachsauflage (siehe *Auflagen und Pflaster*). Feuchte Umschläge sind nicht günstig, da sich das Kind zusätzlich verkühlen kann. Sollte sich dann keine Besserung zeigen, zieht man zur genaueren Behandlung einen Arzt zu Rate.

In manchen Jahren gibt es richtige Grippe-Epidemien, die von ganz bestimmten Virusstämmen „verursacht“ werden. Daher wird allenthalben propagiert, sich zur Vorbeugung dagegen jährlich impfen zu lassen. Doch wirken diese Impfungen in den seltensten Fällen, da ja nur ein kleiner Teil der unzähligen Virusstämme erfaßt werden kann.

Bei Viruserkrankungen sind Antibiotika nicht wirksam. Sie unterdrücken nur die Krankheitssymptome.

Das sogenannte Drei-Tage-Fieber

Auch das sogenannte Drei-Tage-Fieber wird zu den Kinderkrankheiten gerechnet. Es tritt charakteristischerweise auf in Form einer plötzlichen Erkrankung mit meist sehr hohem Fieber (bis 41° C!), häufig ohne weitere Erscheinungen. Gelegentlich bestehen Kopf- oder Leibschmerzen und leichte Drüsenschwellungen z.B. am Nacken und in der Leistengegend. Nach drei Tagen verschwindet die Krankheit mit einem abschließenden, flüchtigen Hautausschlag genauso plötzlich wie sie gekommen ist.

Man behandelt am besten mit einem abwehrstärkenden Mittel wie Echinacea angustifolia D_4 und hochpotensiertem Silber als D_{20}. Außerdem gibt man ein leichtes Kreislaufmittel, wie bei einer Grippe (siehe dort), und läßt das Kind viel trinken (siehe *Diätmaßnahmen im akuten Krankheitsfall*). Bei der Vielzahl flüchtiger fieberhafter Reaktionen kleiner Kinder wird diese Erkrankung leicht falsch eingeordnet. Bei manchen Kindern tritt sie aber in gleicher Form immer wieder auf.

Lungenentzündung

Aus einer schweren Erkältung, besonders wenn eine Grippe dahintersteckt, kann leicht eine Lungenentzündung werden, vor allem dann, wenn Hustenmittel gegeben werden, die den Husten unterdrücken, statt ihn zu lösen. Bei Masern wird man beispielsweise kaum eine Lungenentzündung erleben, wenn man kodeinhaltige Hustenmittel vermeidet.

Eine Lungenentzündung erkennt man am hohen Fieber, an der Unruhe des Kindes, an der flachen, meist leicht stöhnenden Atmung, bei der in jeder Ausatmung die Nasenflügel aufgebläht werden. Das Kind hat zunächst einen hochroten Kopf, der dann blasser wird. Die Haut an Händen und Füßen ist eher blaß. Ab und zu klagt es über heftige Stiche in der Brust. Die Lunge selbst schmerzt nicht; immer sitzt der Schmerz im Rippenfell oder in den Bronchien. Ist der Entzündungsherd aber noch klein, können alle Symptome nur angedeutet sein.

Nach unserer Erfahrung ist eine Behandlung mit antibiotischen Mitteln (Penicillin etc.) nicht notwendig. Man kommt mit den Mitteln der anthroposophischen Heilweise auch in schweren Fällen zur wirklichen Heilung. Das Ziel dabei ist aber nicht, den Krankheitsprozeß möglichst schnell und gewaltsam abzubrechen, sondern beim Überstehen der Krankheit wirksame Hilfe zu leisten. Es ist unverkennbar, daß der Kranke dadurch wertvolle neue Fähigkeiten gewinnt, das Leben besser zu bestehen.

Selbstverständlich ist bei Verdacht auf Lungenentzündung sofort ein Arzt zu Rate zu ziehen. Er wird unter Umständen Wickel verordnen, bezüglich deren Ausführung man sich im Abschnitt *Wasseranwendungen und ihre Ausführung* orientieren kann.

Ist das Fieber etwa am zehnten Tag überwunden, hat das Kind zunächst Untertemperatur. Diese pendelt sich dann aber allmählich wieder auf die Normaltemperatur ein. Allerdings erholt sich das Kind viel langsamer als nach seinen üblichen Erkältungen. Zur restlosen Ausheilung einer solchen Erkrankung empfiehlt es sich daher, es an einen heilklimatischen Ort, in den Schwarzwald oder an die Ostsee zu schicken.

Krupp und Pseudokrupp

Ein Krupphusten ist ein trockener, bellender Husten, der in der Kehlkopfgegend entsteht. Ein Pseudokrupp ist ein „falscher Krupp". Er entsteht durch plötzliche Schwellung der Schleimhäute im tiefen Rachen und im Kehlkopf, wodurch sich die Luftröhre verengt und das Kind nahe ans Ersticken zu kommen scheint. Das sieht aber schlimmer aus als es ist; jedenfalls erhält es bei ruhigem Verhalten der Mutter genügend Luft. Nur wenn das Kind durch Aufregung in seiner Umgebung unregelmäßig atmet und mehr Luft braucht als bei völliger Ruhe, kommt es wirklich in Atemnot. Man vermeide also jede Aufregung, auch wenn ein solcher Anfall, der meist bei scheinbarer Gesundheit mitten in der Nacht auftritt, zunächst erschreckend wirkt. Vor allem sorge man für feuchte Luft im Schlafzimmer, indem man ein großes mit Salzwasser getränktes Leintuch aufhängt oder durch Verdampfen von Wasser, z.B. mit einem elektrischen Kocher, oder man bringe das Kind ins Badezimmer und lasse heißes Wasser in die Wanne laufen. Nur den Wasserdampf soll das Kind einatmen, nicht etwa gebadet werden. Dann bette man den Oberkörper etwas höher als sonst, um das Atmen zu erleichtern. Auch werden z.B. heiße Kompressen Linderung schaffen (siehe *Kalte und heiße Kompressen*).

Wichtig ist, immer sofort einen Arzt zu Rate zu ziehen. Man sollte nicht warten, bis sich der Zustand verschlechtert, denn das geht schnell, innerhalb weniger Stunden.

Die Anfälle ereignen sich meist bei beginnendem Winter oder im Februar/März; sie gehen ohne Fieber einher, wenn nicht eine Bronchitis oder dergleichen dazukommt.

In neuerer Zeit ist der Pseudokrupp wieder sehr im Gespräch. Wenn auch häufig „seelische" Anlässe den Anfall auslösen und meist bei Kindern, die allergisch belastet sind (Milchschorf, Kalkstoffwechselstörung, Ernährungsstörung etc.) oder eine latente Rachitis haben, so sind ohne Zweifel die Belastung unserer Luft oder z.B. chemisch behandelte Hölzer auf den Spielplätzen ein auslösender Faktor. Überernährte Kinder werden von dieser Krankheit besonders häufig betroffen.

Sehr viel gefährlicher ist der echte Krupphusten, der im Zuge einer Rachendiphtherie – heutzutage äußerst selten – auftreten kann, wobei Schleimhautbeläge die Luftröhre verlegen. Man erkennt den echten Krupp am Fieber, am üblen Mundgeruch und durch die genaue Rachenuntersuchung, die man unbedingt dem Arzt überlassen muß. Die Temperatur ist meist nicht höher als 39° C, weniger also als bei Grippe oder Angina. Die ausgehusteten Speichelmengen oder Beläge sind natürlich sehr ansteckend – also Vorsicht!

Mittelohrentzündung

Durch akute Erkältung, meist aber in Zusammenhang mit nicht ganz ausgeheilten Rachenmandelentzündungen, kommt es leicht zur Mittelohrentzündung (Otitis media). Sie macht sich zunächst durch plötzlich auftretende nächtliche Anfälle von stechenden Schmerzen im Ohr bemerkbar. Die Kinder werden davon wach und weinen. Säuglinge werfen den Kopf hin und her und streifen mit dem Händchen am schmerzenden Ohr vorbei. Wir prüfen mit dem Zeigefinger, ob es sich um Ohrenschmerzen handelt, indem wir leicht auf den sogenannten Tragus drücken, der kleinen nach rückwärts sich ausbildenden Vorwölbung vor der Ohrmuschel. Zuckt unser Kind zusammen, ist die Diagnose Mittelohrentzündung eindeutig.

Oft helfen einige Tropfen Speiseöl, besser Levisticumöl oder Oleum Aconitum compositum (siehe *Die Hausapotheke*), die man ins Ohr träufelt, wobei man an der Ohrmuschel leicht zieht, so daß die Tropfen in den Gehörgang bis zum Trommelfell sickern können, während die Luft daraus entweicht. Bei stärkerem Schmerz legen wir einen Zwiebelverband (siehe *Auflagen und Pflaster*) auf den Knochen hinter dem Ohr, der die Entzündung nach außen ableitet. Noch besser hilft Knoblauch (Knoblauch etwa streichholz-dick zurechtschneiden, in Mull wickeln, mit einem Zwirnsfaden verschnüren, der am Ende herunterhängt, ins Ohr stecken, an dem Faden später wieder herausziehen). Außerdem geben wir Chamomilla cps. Zäpfchen (Weleda) oder Viburcol-Zäpfchen und innerlich Levisticum rad. D_3, alle zwei Stunden 6 Tropfen.

Bei Fieber macht man kalte Wadenwickel zur Ableitung, aber nur so lange, bis der überstarke Blutandrang zum Kopf gebessert ist, nicht also bis zur völligen Beseitigung des Fiebers.

Lassen sich die Schmerzen damit nicht lindern, holen wir den Arzt, selbst in der Nacht. Er wird die entsprechenden Medikamente verordnen, die er je nach der Besonderheit des Falles auswählt.

Am Morgen nach einer Nacht mit Ohrenschmerzen ist eine energische Schwitzpackung oder ein Schlenzbad (siehe *Wasseranwendungen und ihre Ausführung*) sehr wichtig.

Den Trommelfellschnitt (Parazentese) braucht man nur in Ausnahmefällen machen zu lassen. Bricht das Trommelfell von selbst durch, wobei sich der Eiter entleert und die Schmerzen sofort aufhören, kann der Abfluß mit vorsichtigen Kamillenteespülungen oder einigen Tropfen Wasserstoffsuperoxyd (1%) erleichtert werden. Zur völligen Entleerung des Spülmittels legt man das Kind nach der Spülung auf das kranke Ohr. Das Ohr braucht dann regelmäßige ärztliche Kontrolle, weil ein solcher Zustand unbedingt innerhalb von drei Wochen ausheilen muß, damit es nicht zu einer chronischen Ohreiterung kommt, die Schwerhörigkeit zur Folge hat oder sogar bis zu Entzündungen des Gehirns fortschreiten kann.

Ohrenerkrankungen sollten besonders sorgfältig zur Ausheilung gebracht werden, da sie sich sonst oft wiederholen. Dazu ist es wichtig, zur Hebung der allgemeinen Widerstandskraft alle Möglichkeiten zu ergreifen (siehe *Hautpflege schützt die Gesundheit*, *Abhärtung und Kleidung* und *Zu den Gewürzen*).

Die akute Mandelentzündung

In letzter Zeit beobachtet man wohl im Zusammenhang mit der Veränderung manch anderer Krankheiten, daß der sichtbare Befund bei einem über Halsschmerzen klagenden Kind oft ganz unbedeutend und zunächst schwer erkennbar ist, obgleich die Schluckbeschwerden erheblich sind und ein deutliches Krankheitsgefühl vorliegt. Dabei wird häufig auch nur ganz geringes Fieber gemessen.

Es gibt verschiedenste Formen der Gaumenmandelschwellung:

Bei der einfachen Grippe sind die Mandeln rot und geschwollen.

Sind sie zudem noch mit kleinen gelblichen Stippchen belegt, handelt es sich um eine eitrige Mandelentzündung. Das Kind hat dann außerdem ganz dick geschwollene Drüsen am Hals, riecht aus dem Mund und hat hohes Fieber.

Sind die Mandeln hochrot, stark geschwollen, mit breitem, weißem Belag auch am weichen Gaumen hartnäckig klebend, mit Schwellung der Halsdrüsen und Drüsenschwellungen an anderen

Körperteilen, liegt möglicherweise das „Pfeiffersche Drüsenfieber“ vor. Es tritt eher ab dem Schulalter auf oder noch später. Zur sicheren Diagnose ist eine Blutuntersuchung erforderlich.

Schwere eitrige Mandelschwellung mit mehr grau-gelben Belägen ist ein Zeichen für Scharlach.

Graue, übelriechende Beläge, die den Hals innen wie abschließen, zeigen die – bei uns selten gewordene – Diphtherie an.

Weiße Beläge auf der inneren Wangenschleimhaut – ohne Fieber – werden durch den sogenannten Soor-Pilz verursacht.

Da wir als Laien nicht in der Lage sind, die eitrige Angina von den anderen möglichen Erkrankungen abzugrenzen, wenden wir uns in jedem Fall an unseren Hausarzt und lassen uns helfen.

Die Mutter kann die Maßnahmen des Arztes dadurch unterstützen, daß sie sofort eiweißarme Kost gibt, d.h. also kein Fleisch und keine Eier, dafür frische rohe Säfte: Zitronen-, Apfelsinen- oder Gemüsesaft. Selbstverständlich ist die Sorge für vermehrte Verdauung wichtig, entweder durch einen Abführtee oder eine Kräutertablette oder beides zusammen; bei kleinen Kindern am besten durch einen Einlauf (Hinweise dazu im Abschnitt *Wasseranwendungen und ihre Ausführung*).

Auch kann die Mutter durch ein möglichst frühzeitig gemachtes intensives Fußbad (Schlenz-Fußbad; siehe *Wasseranwendungen und ihre Ausführung*) oft den Ausbruch einer ernsten Erkrankung verhindern. Für Halswickel eignet sich Heilerde, aber z.B. auch verdünnter Zitronensaft. Man halbiert eine Zitrone im Wasser – wichtig ist, daß sie nicht gespritzt ist! –, schneidet sie, ebenfalls unter Wasser, rundherum ein und drückt sie, mit der Schnittfläche nach unten, mit dem Handballen so stark gegen den Gefäßboden, daß man dadurch den Saft ausquetscht. Für einen Halswickel genügt eine halbe Zitrone auf eine kleine Schüssel Wasser. – Mit Heilerde kann man auch gurgeln. – Bei Verlegung der Nasenatmung kann man Kochdampfbäder mit Kamillen machen. – Als vorbeugende Maßnahme sind etwa sechs Wochen lang im Herbst Salzwasserabwaschungen des Halses und oberen Rumpfes entweder mit gewöhnlichem Kochsalz oder besonders mit Nordseesalz (Weleda) sehr wirksam.

Bei Kindern mit der Neigung zu diesen Entzündungen sollte man die Ferien zu Kuren im Solbad oder Gebirge ausnützen, z.B. in Bad Dürrheim im südlichen Schwarzwald, wo Sole und Höhenklima vereinigt sind oder an der See, besonders der Nordsee, – bei zarten Kindern mehr an der Ostsee, aber auch an der Adria.

Halsdrüsenschwellung ohne Rachenbefund beruhen auf einer allgemeinen Abwehrreaktion. Die Schwellung geht oft nur langsam zurück oder es bildet sich nach außen ein Abszeß. Zur Klärung der Ursache muß der Arzt befragt werden.

Durchfallerkrankungen

Über die normalen Darmentleerungen des Säuglings wurde bereits in einem besonderen Kapitel gesprochen (siehe Kapitel VIII: Der Säugling). Tritt bei einem Kind im ersten Vierteljahr Durchfall auf, so ist dieser in jedem Fall ernstzunehmen und erfordert sofortige Gegenmaßnahmen. Während bei Brustkindern Durchfälle selten und eigentlich nur als Begleiterscheinungen von Erkrankungen anderer Organe vorkommen, treten beim künstlich genährten Kind Darmerkrankungen ziemlich häufig auf. Hierin äußert sich die geringe Widerstandsfähigkeit des nicht von der Mutter gestillten Kindes, und zwar liegt meist eine zu schwache Tätigkeit der normalerweise ja intensiv in den Verdauungsprozessen wirkenden Kräfte des Ichs und des Seelenorganismus vor. Dadurch wird die Nahrung nur ungenügend verdaut und bietet dann allen möglichen Bakterien einen günstigen Nährboden. Die Folge davon sind Gärungs- oder Fäulnisprozesse, woraus sich der Durchfall ergibt. Die mit einer solchen Ernährungsstörung verbundene Gefährdung der Kinder tritt durch starke Wasser- und Mineralsalzverluste ein. Außerdem können natürlich durch Fehler in der Ernährung Durchfallerkrankungen entstehen, aber auch durch Ansteckungen von außen, die nicht selten mit Erbrechen (siehe den folgenden Abschnitt) oder Fieber verbunden sind und die in manchen Zeiten geradezu epidemieartig auftreten. Diese sogenannten „Brechdurchfälle“ sind sehr ansteckend. In der Regel erkranken alle Familienmitglieder hintereinander. Auch kommt es oft zu Rückfällen.

Das erste, was die Mutter in einem solchen Fall zu tun hat, ist: Milch, Fett und Zucker wegzulassen. Diese Regel gilt bei jedem Durchfall, auch bei älteren Kindern. Als Getränk eignen sich kleine Mengen Kamillentee, Heidelbeertee, Blutwurztee oder dünnen schwarzen Tee, mit einer Prise Salz auf eine Tasse Tee. Man gibt dem Kinde alle Viertelstunde einen Teelöffel voll, etwa 2 Stunden lang und beginnt dann mit der Heilnahrung.

Säuglinge im ersten Lebensvierteljahr dürfen auf keinen Fall länger als zwei bis drei Tage ohne Milch ernährt werden, deshalb sollte gleich zu Beginn einer Durchfallerkrankung ein Arzt zu Rate gezogen werden. Nur wenn dies in besonderen Fällen nicht möglich ist, kann man sich mit einer Ersatznahrung vorübergehend selber helfen. Als Heilnahrung wählt man heute vor allem die Möhren- oder Karottensuppe: Ein Pfund frische, ungespritzte(!) Möhren in einem Liter Wasser mindestens zwei Stunden unter Zufügung einer kräftigen Prise Salz kochen, zweimal durch ein Haarsieb treiben, das verkochte Wasser wieder auf einen Liter auffüllen, davon fünf oder mehr Mahlzeiten aus der Flasche anbieten. Brauchbar ist auch das Möhrenpräparat Daucaron oder das mit Johannisbrot hergestellte Arobon (Anwendung auf der Packung). Noch günstiger ist eine Reisheilnahrung. Selbstverständlich muß der oben erwähnte gesalzene Tee weitergegeben werden, da sonst ein Flüssigkeitsverlust eintritt. Wird das Kind gestillt, sollte weiter gestillt werden. Die Kinder erkranken dann meist nicht so schwer.

Ist der kranke Säugling kräftig und bereits ein Vierteljahr alt, so gibt man mit gutem Erfolg statt der bisher erwähnten Heilnahrung geriebene Äpfel: Ein Viertel von einem guten Apfel ohne Schale auf einer Glasreibe reiben und mit dem Löffel essen lassen, dann erst ein weiteres Viertel usw. Fünf Mahlzeiten, je nach Wunsch jedes Mal ein bis zwei Äpfel. Auch das Apfelpräparat Aplona oder Johannisbrotmehl sind geeignet. Bei jeder dieser Heilnahrungen ist eine strikte Durchführung über mindestens zwei Tage notwendig; während dieser Zeit darf keinerlei andere Nahrung nebenher gegeben werden, auch kein Zwieback oder dergleichen. Nach zwei Tagen ersetzt man bei jeder Mahlzeit dreißig Gramm der Heilnahrung durch ebenso viel Reisschleim oder Haferflockenschleim und geht so langsam zur normalen Kost über. Frühestens am dritten Tag fügt man jeder Flasche einen Eßlöffel Milch zu. Nach einer solchen Ernährungsstörung kann unter Umständen für einige Wochen von einer pulverisierten Heilnahrung (Eledon, Alete oder dergleichen) je nach Anordnung des Arztes Gebrauch gemacht werden; diese Industrieprodukte sind aber nicht als Dauernahrung für gesunde Kinder zu gebrauchen, höchstens in tropischen Ländern und nur in ganz seltenen Ausnahmefällen.

Wird das kleine Kind häufiger von Durchfällen heimgesucht, muß man vor allem mit dem Arzt besprechen, was gegen die erheblichen Mineralsalzverluste zu tun ist, die die sich noch bildenden bleibenden Zähne des Kindes schwer schädigen können (siehe den Abschnitt *Zähne, Zahnung, Zahnwechsel*).

Harnwegerkrankungen

Klagt das Kind über Schmerzen beim Wasserlassen, ist es blaß und hat keinen Appetit oder hat es gar Fieber, liegt wahrscheinlich eine Harnwegerkrankung, z.B. ein Blasenkatarrh vor. Bei Fieber kommt das Kind ins Bett und erhält einen Einlauf (siehe *Einläufe (Klistiere)*) in diesem Fall besser mit Schachtelhalmtee. Anhand einer Urinprobe wird der Arzt dann die genaue Diagnose stellen und entsprechend behandeln.

Harnwegerkrankungen sind immer ernst zu nehmen, da sie auf das Nierenbecken übergreifen können. Auch kehren sie häufig wieder, wenn sich einmal eine Anfälligkeit dafür ausgebildet hat. Mädchen erkranken aufgrund ihrer kürzeren Harnröhre leichter als Jungen.

Sind die Nieren mitbeteiligt, erkennt man dies bei Säuglingen neben dem Weinen eventuell daran, daß sie sich mit nach vorn gewölbtem Rücken und herausgedrücktem Bauch schmerzhaft hin und her wälzen.

Wenn die Blase wegen der Schmerzen und der Verkrampfung des Schließmuskels nicht entleert werden kann, setzt man das Kind in eine Schüssel mit körperwarmem Kamillentee. In der Regel klappt es dann sofort. Man merkt es auch am Nachlassen der Unterbauchspannung.

Ein heißer Zinnkrautwickel (siehe *Wickel*) kann ebenfalls hilfreich sein.

Als Diät ist eine Sojabohnennahrung von guter Wirkung, da sie den sauren Urin alkalisch macht, was oft ohne zusätzliches Medikament zur Heilung führt.

Natürlich ist bei entsprechender Anfälligkeit besonders auf warme Unterwäsche zu achten (siehe *Von der Kleidung des Kindes*). Nasse Windeln bzw. Höschen sind möglichst bald zu wechseln.

Über das Erbrechen der Kinder

Erbrechen ist an sich keine Krankheit, sondern eine freilich oft sehr eindrucksvolle Begleiterscheinung einer beginnenden oder schon vorhandenen Krankheit. Der Scharlach beispielsweise beginnt meist mit einmaligem Erbrechen.

Die alten Ärzte heilten manche Krankheiten durch Erbrechen, das sie künstlich hervorriefen; tatsächlich versucht sich der Kranke durch Erbrechen von irgendetwas Ungutem, das in ihm steckt, zu befreien. Es gibt allerdings auch Formen des Erbrechens, die vom Nervensystem ausgehen; dann tritt es sehr plötzlich und heftig auf und zeigt eine Erkrankung des Gehirns an. Das sind aber doch seltene Fälle; meistens handelt es sich beim Erbrechen des Kindes um eine Magenstörung durch einen Diätfehler oder dergleichen. Die Mutter sollte dann beobachten, ob die Zunge einen Belag hat oder ob sie sauber aussieht; das ist für den Arzt wichtig; ebenso ob Durchfall dabei ist, ob es sich also um einen „Brechdurchfall“ handeln kann. Brechdurchfall im Säuglings- oder Kleinkindalter ist in jedem Fall ernstzunehmen und von einem erfahrenen Arzt zu behandeln, da er wegen der starken Austrocknung und des hohen Salzverlustes gefährlich werden kann, auch sind Rückfälle häufig (siehe auch den Abschnitt *Zähne, Zahnung, Zahnwechsel*).

Oft ist die Mitteilung wichtig, ob ein merkwürdiger Mundgeruch nach Äpfeln oder Aceton festzustellen ist; es handelt sich dann möglicherweise um das „acetonaemische Erbrechen", eine Krankheit, die bei manchen Kindern leicht wiederkommt. Man kann zunächst Einläufe aus 100 g Kamillentee, einem gestrichenen Eßlöffel Traubenzucker und einer Prise Salz machen und ein von den Indianern stammendes Mittel (Ipecacuanha) geben, das man tropfenweise in den Mund träufelt; mißlingt jeder Versuch, ein Getränk einzuflößen, selbst einen Teelöffel Tee, Reisschleim mit etwas Salz oder dergleichen, ist unverzüglich ärztlicher Rat einzuholen.

Es gibt wahre Brechkünstler, Virtuosen des Erbrechens, die mit Hilfe dieses Zustandes ihren Willen bei den ängstlichen Eltern durchzusetzen versuchen, – also hysterisches Erbrechen, Trotzerbrechen oder auch das Erbrechen bei gewaltsamer Fütterung durch Eltern, die ihr Kind zum Essen zwingen wollen, was in jedem Falle völlig sinnlos ist. Ältere Kinder erbrechen aus Angst vor Klassenarbeiten oder wegen sonstiger Aufregungen. Nicht zu vergessen ist das Erbrechen nach unguten Medikamenten oder nach direkten Giften, z.B. Pilzen. Nach Erregungen beim Fernsehen tritt es neuerdings auch ein; es ist dann als nervös bedingt anzusehen.

Eine andere Form des Erbrechens betrifft Kinder in den ersten Lebenswochen. Das ist der Magenpförtnerkrampf, der bei manchen sehr jungen Säuglingen auftritt, die in den ersten Lebenstagen scheinbar ganz gut gediehen, dann aber gußweise die Nahrung zu erbrechen beginnen. Dabei verkrampft sich der Muskel am Magenausgang, der Pförtnermuskel, und läßt die Nahrung nicht in den Darm weiterfließen; sie wird oft in hohem Bogen ausgespien. Solche Kinder sind schwer zu ernähren, am besten noch teelöffelweise mit Muttermilch. Auch hierfür gibt es wirksame biologische Mittel und Heilmethoden. Wichtig ist, daß bald ein erfahrener Arzt hinzugezogen wird. Dann kann unter Umständen eine sonst erforderliche Operation vermieden werden. Kinder, die zu dieser Erkrankung neigen, erkennt man oft schon bald nach der Geburt an dem gespannten Gesichtsausdruck, den tiefen queren Stirnfalten und der Nervosität. Es ist auffallend, daß es sich vielfach um Säuglinge handelt, deren „Anmeldung“ die Mutter seelisch nicht gleich verkraften konnte oder bei denen die Mutter beim Eintritt der Schwangerschaft besonderer seelischer Belastung unterworfen war. Man sieht daran, daß die innere Einstellung, also die Freude der Mutter oder eben das Unerwünschtsein eines Kindes, gerade in den ersten 12 bis 14 Wochen, also der Zeit der sich bildenden Organanlagen, eine große Rolle spielt. Wie man neuerdings festgestellt hat, tritt diese Erkrankung bei den ersten Kindern älterer Mütter häufiger auf.

Leibschmerzen und Magen-Darm-Erkrankungen

Es gibt eine ganze Reihe von Gründen für Leibschmerzen beim Kind; die meisten sind harmlos; einige sind aber ernstzunehmen, was nur der Arzt entscheiden kann. Dieser sollte daher gerufen werden, wenn solche Beschwerden länger als eine Stunde anhalten, besonders aber dann, wenn sich dabei Brechneigung oder gar wirkliches Erbrechen einstellt. Die Mutter mißt – und das ist immer gut in Zweifelsfällen – vor dem Anruf beim Arzt die Temperatur, und zwar zunächst in der Achselhöhle (5 Minuten), gleich darauf im After (ebenso lang) und teilt ihm die beiden Ergebnisse mit (siehe *Wie wird Fieber gemessen?*).

Manchmal rühren die Beschwerden von der Nahrung her; entweder es wurde zu viel gegessen, oder das Essen war verdorben oder durch chemische Zusätze (Spritzmittel und dergleichen) unverträglich. Es genügt schon, wenn Weintrauben nicht ordentlich, d.h. zuerst kurz heiß und dann kalt gewaschen werden, oder wenn anderes gespritztes Obst mit der Schale gegessen wird, um zu schweren Krankheitsbildern zu führen.

Bei einer aus der Nahrung stammenden Erkrankung sind meist alle oder mehrere von denen erkrankt, die davon gegessen haben. Im Gegensatz dazu erkranken bei einer Darmgrippe die Familienmitglieder stets nacheinander. Eine „Darmgrippe" ist aber auch verdächtig auf Paratyphus, Typhus oder ähnliches, besonders in der heißen Jahreszeit.

Meist deuten Leibschmerzen, Erbrechen und Durchfall auf eine Vergiftung oder Erkrankung des Darmes hin; oft treten dabei auch Schüttelfrost, Kopfschmerzen und trockene oder belegte Zunge auf. Man muß aber auch – sogar schon bei Säuglingen – an die Möglichkeit einer Blinddarmentzündung denken (siehe den folgenden Abschnitt). Auch Gallenblasenentzündung und Gelbsucht sind heute keine große Seltenheit mehr.

Ohne Zweifel ist das eine Folge der Verschlechterung unserer Nahrungsmittel durch falsche Verarbeitung und chemische Zusätze. Sie können aber auch verdorben sein, weil sie entweder nicht mehr frisch sind (Milch, Fleischsalat, Gefriergemüse, Gurken- oder Bohnensalat, Wurst, Fisch) oder sich bereits beim Einkauf Krankheitserreger in ihnen befanden, wie es besonders bei Eipulver der Fall sein kann.

Wenn eine akute Blinddarmentzündung mit Sicherheit ausgeschlossen werden konnte, sind feuchtwarme Leibwickel am Platz. Der Arzt wird entscheiden, ob kalte Lehmaufschläge, Eucalyptusöl-Auflagen (siehe *Auflagen und Pflaster*) oder Wickel (siehe *Wickel*) gemacht werden dürfen. Oft wird eine entkrampfende Leibauflage mit einem heißen Heublumensack (siehe *Kalte und heiße Kompressen*) als wohltuend empfunden.

Kleine Kinder klagen meist bei Halsentzündung über Leibschmerzen, wenigstens zu Beginn der Erkrankung.

Neugeborene und junge Säuglinge haben Blähungen und Leibschmerzen bei Muttermilchernährung, wenn die Mutter unruhig, ängstlich oder aufgeregt ist, oder wenn sie zuviel rohes Obst, Bohnenkaffee oder starken schwarzen Tee zu sich genommen hat. Bei regelmäßig nach den Mahlzeiten auftretenden Leibschmerzen muß man aber auch eine Stärkeunverträglichkeit in Betracht ziehen (siehe *Vollwertige Säuglingsernährung*).

Treten Leibkrämpfe (Koliken) im Abstand von wenigen Minuten auf, wobei in den Zwischenpausen scheinbare Beschwerdefreiheit herrscht, und kommt es dann zu Verstopfung und Erbrechen, so muß an eine Darmverschlingung gedacht werden, die schon im Alter von vier Monaten auftreten kann. Das kommt natürlich außerordentlich selten vor; aber wenn rechtzeitig an solche Möglichkeiten gedacht wird, kann meist eine ernsthafte Komplikation vermieden werden. Frühzeitig den Arzt zu Rate ziehen!

Appetitschwache Kinder haben häufig vor den Mahlzeiten „Magenschmerzen", besonders wenn sie unvernünftig behandelt und zum Essen gezwungen werden. Das verursacht ihnen Verkrampfungen im Magen oder Darm, wobei die Verdauungsdrüsen versiegen, so daß das Kind die aufgezwungene Nahrung wirklich gar nicht verdauen kann (siehe *Appetitlosigkeit*).

Andere Kinder bekommen Leibschmerzen aus Angst vor der Schule oder aus anderen seelischen Bedrückungen, aber auch – entwicklungsbedingt – in der mittleren Volkschulzeit. Selbst freudige Anlässe, Reisefieber oder dergleichen können sich als schmerzhafte Verkrampfung der Verdauungsorgane auswirken. Überhaupt kann jede Art von Erregung zu „Magenkrampf", Durchfall oder Erbrechen führen.

Chemische Medikamente, Wurmmittel oder Abführmittel können Allergien im Darm hervorrufen, die sich als Reizzustand der Darmschleimhaut äußern und Schmerzen verursachen. Frisches Brot, schlecht, d. h. eigentlich „normal" mit Kunstdünger getriebenes Gemüse verursachen oft schwere schmerzhafte Darmbeschwerden, vor allem Spinat, der künstlich getrieben oder nochmals aufgewärmt wurde (siehe *Grundsätzliches zur Ernährung des Kindes*). Auch die Darmtuberkulose, die allerdings sehr selten geworden ist, die angeborene Vergrößerung des Dickdarms (Megacolan) oder das „Darmasthma" (Colitis urucosa) können ähnliche Erscheinungen hervorrufen.

Über plötzliche Leibschmerzen, die in die Nabelgegend verlegt werden, klagen unsere Kinder besonders zwischen dem vierten und neunten Lebensjahr. Die Beschwerden können so heftig auftreten, daß die Kinder sich vor Schmerzen am Boden wälzen. Ebenso plötzlich aber wie sie kommen, hören sie auch auf, und das Kind spielt weiter. Allerdings kann der einzelne Anfall zwischen einigen Minuten und Stunden dauern. Solche schneidenden, krampfartigen Schmerzen werden meist als „Nabelkoliken“ auf „nervöser“ Grundlage angesehen. Das mag z. B. in den Fällen zutreffen, wo die Beschwerden beim Mittagessen auftreten, wenn das Kind ein Gericht nicht mag. Manchmal findet man aber als Ursache Muskelschlitze in der Bauchwand, die das Kind genau mit dem Finger zeigen kann. Man tastet dann an der Stelle eine Verhärtung, die auf einen warmen Aufschlag hin wieder verschwindet. Auch eine leichte, in Kreisbewegungen ausgeführte Massage der Bauchdecke kann die Beschwerden beseitigen. Meist heilen diese Bauchwandschlitze mit der Zeit von allein zu, manchmal ist aber ein kleiner operativer Eingriff nötig. Doch muß bei den sogenannten Nabelkoliken, besonders wenn das Allgemeinbefinden dabei gestört ist, auch an die Möglichkeit eines Magengeschwürs oder eines Zwölffingerdarmgeschwürs gedacht werden, die heute schon bei Kindern vorkommen können, was wohl als einen „Erfolg“ unserer Zivilisationskost zu werten ist. Besonders bei Kindern mit seelischen Schwierigkeiten sollte man diese Möglichkeit in Betracht ziehen und eine Röntgenuntersuchung oder eine endoskopische Untersuchung veranlassen.

In anderen Fällen ist eine Störung der Gallenblase oder eine Blinddarmreizung (siehe den folgenden Abschnitt) die Ursache der Beschwerden. Das kann allein der Arzt entscheiden.

Blinddarmentzündung

Eigentlich müßte diese Erkrankung Wurmfortsatzentzündung heißen, denn nicht im Blinddarm, der ein Teil des Dickdarms ist und sich rechts seitlich im Bauchraum befindet, liegt der eigentliche Entzündungsherd, sondern in dem wie ein Regenwurm aussehenden, am Blinddarm hängenden Fortsatz. Natürlich ist bei seiner Erkrankung der Darm mitbeteiligt, die Gefahr aber besteht darin, daß die Entzündung durch die Wand des Wurmfortsatzes durchbricht, wobei sich Darminhalt in den Bauchraum ergießt und eine Bauchfellentzündung verursacht.

Ein solcher Durchbruch kann schon wenige Stunden nach dem ersten Auftreten von Bauchschmerzen erfolgen, er kann aber auch ganz unterbleiben, was zum Glück meistens der Fall ist.

Früher wurde fast jeder Blinddarm operiert, und es ist kein Geheimnis, daß über 80% solcher Operationen keinerlei oder nur ganz unbedeutende krankhafte Erscheinungen am Wurmfortsatz zeigten. Man hielt ihn damals für ein „überflüssiges" Organ, das in früheren Entwicklungsstufen des Menschen eine Bedeutung gehabt habe. Heute wissen wir mehr über den gesundheitlichen Wert des Wurmfortsatzes oder, wie man meist noch immer sagt, des Blinddarms. Wahrscheinlich ist er ein nicht unwichtiges Lymphorgan des Menschen, das zur Abwehr von Krankheiten dient. Nicht selten besteht ein Zusammenhang zwischen Blinddarm- und Mandelentzündung. Wird nämlich der Blinddarm entfernt, so erkrankt der Patient plötzlich an den Mandeln. Die Krankheit sucht sich also das nächste schwache Organ.

Das erste, was die Mutter tun sollte, wenn ein Kind mitten aus dem Spiel heraus über Leibschmerzen mit Brechneigung klagt, ist, sofortige strenge Bettruhe zu veranlassen. Als zweites darf das Kind keinen Tropfen Flüssigkeit oder Nahrung zu sich nehmen. Jede Entzündung braucht Ruhe, daher soll das Kind so ruhig wie möglich liegen und damit es wirklich ruhig bleibt, setzt man sich am besten zu ihm hin. Nach 20 Minuten Bettruhe wird Fieber gemessen, und zwar zunächst fünf Minuten lang in der Achselhöhle, dann nach gutem Herunterschlagen der Quecksilbersäule und Einfetten des unteren Endes Messung im Darm, ebenfalls fünf Minuten lang. Dabei achtet man darauf, daß das Thermometer nur mit dem verdünnten Ende, aber nicht weiter eingeführt wird (siehe *Wie wird Fieber gemessen?*).

Bestehen die Beschwerden (stichartige Leibschmerzen in der rechten Bauchseite, anfangs im Oberbauch, später weiter unten, Brechreiz oder gar Erbrechen, schneller Puls, kranker Eindruck, gespannte Gesichtszüge) weiter, ruft man den Arzt an, notfalls auch mitten in der Nacht, und teilt ihm den bisherigen Verlauf mit. Dabei gibt man das Ergebnis der beiden Fiebermessungen an.

Normalerweise wird die Darmtemperatur des Kindes bis zu 37,2° C betragen. In der Achselhöhle beträgt die normale Wärme fünf Striche weniger, also 36,7° C; der Unterschied kommt daher, daß man im Darm mehr die Innentemperatur, in der Achselhöhle mehr die Außentemperatur feststellt. Mißt man nun beispielsweise in der Achselhöhle 38° C und im Darm 38,5° C, dann hat das Kind zwar erhöhte Temperatur, aber innen im Darm ist die Wärme nur entsprechend höher. Wäre jetzt aber die Darmtemperatur 38,8° C oder gar 39,2° C, dann kann mit großer Wahrscheinlichkeit aus diesem größeren Unterschied geschlossen werden, daß eine Entzündung im Leib sitzt. Meist handelt es sich dabei um eine akute Blinddarmentzündung.

In einem solchen Fall ist es nötig, ohne Zögern einen Arzt zu rufen. Er wird bei der Untersuchung den Zustand weiter klären und eventuell die weißen Blutkörperchen (Leukozyten) zählen. Er bestimmt dann, ob eine sofortige Überführung in eine chirurgische Klinik notwendig ist. Die Leukozyten sind aber nicht bei allen Blinddarmentzündungen verändert.

Wenn der Darm leer ist, weil die Mutter nichts mehr zu trinken und zu essen gegeben hat, ist die Gefahr eines Durchbruchs des Wurmfortsatzes wesentlich geringer. Man darf mit einem kleinen Klistier, aber nicht mit Abführmitteln oder Abführtee, eine Darmentleerung herbeiführen. Dazu nimmt man am besten eine Tasse voll kühlen Wassers als sogenanntes „Reizklistier" und einen entsprechenden Klistierballon. (Näheres zum Klistier in den Abschnitten *Verstopfung* und *Einläufe(Klistiere).*) Mehr tut man nicht. Vor allem dürfen in diesem Stadium keine warmen Leibaufschläge gemacht werden. Der Arzt wird entscheiden, ob kalte Lehmaufschläge, Eucalyptusauflagen oder Wickel gemacht werden dürfen (siehe *Auflagen und Pflaster* bzw. *Wickel*).

Liegt kein akuter Anlaß zur Operation vor, tritt die innere Behandlung in ihre Rechte. Es gibt in der anthroposophischen Heilweise wirksame, oft erprobte Heilmittel.

Wie beim Erwachsenen gibt es beim Kind Fälle von chronischer Blinddarmreizung, die immer wieder zu Beschwerden führen. Da deren Ursache meist in einer Störung der Darmtätigkeit mit Entartung der Darmbakterienflora liegt, hat eine Operation nur Sinn, wenn eine völlige Ausheilung des Darmes nicht gelingt. Überhaupt ist eine Blinddarmoperation nur dann gesundheitsfördernd – abgesehen von den manchmal notwendigen dringenden Fällen –, wenn der ganze Stoffwechsel hinterher in Ordnung gebracht wird. Unterbleibt eine solche Behandlung, die oft Monate hindurch fortgeführt werden muß, dann erlebt man weitere Komplikationen, die meist zur Erkrankung der Gallenblase führen.

Es ist verständlich, daß die in diesem Buch gegebenen Ratschläge für eine vollwertige Ernährung auch zur Ausheilung des Darmes dringend angebracht sind. Aber die Untersuchung der Darmbakterienflora ist heute nötiger als früher, weil diese mehr Schädigungen ausgesetzt ist (siehe *Gesunderhaltende Bakterien*).

Gehirnerschütterung

Sie beruht auf einer Erschütterung des im Hirnwasser schwebenden Hirnorgans nach Anstoßen an die Schädelwand. Sie ist häufig eine Folge von Unfällen oder Stürzen mit Aufschlagen des Kopfes. Wohl kaum jemand ist im Laufe seines Lebens dagegen gefeit.

Bei Säuglingen und Kleinkindern ist dieses Organ und der Schädel noch so weich und federnd, daß selbst bei heftigen Stößen oder Stürzen (vom Wickeltisch!!) zum Glück selten Störungen auftreten. Trotzdem ist genaue Nachprüfung, eventuell durch einen Arzt, erforderlich. Häufig treten die Schmerzen und der eigentliche Unfallschock erst nach 2-3 Tagen auf. Diese Zeit ist abzuwarten und das Kind sorgfältig zu beobachten.

Typische Zeichen einer echten Gehirnerschütterung sind: Brechreiz bis zum Erbrechen, Kopfschmerz, Benommenheit bis zu Bewußtseinsstörungen und manchmal Erinnerungsausfall. Es kann auch zur Veränderung der Pupillenreflexe kommen und zu Augapfelzittern bei Bewegung der Augen.

Man legt das Kind sofort flach ins Bett, dunkelt das Zimmer ab und sorgt für Ruhe. Außerdem kühlt man die Stirn oder legt einen feuchten Waschlappen mit verdünnter Arnikatinktur in den Nakken. Weitere Maßnahmen überläßt man dem Arzt. Zunächst unterläßt man auch jedes Essen und Trinken. Je nach Schwere ist eine Bettruhe von 1-4 Wochen erforderlich, um Folgeschäden, vor allem lästige Kopfschmerzanfälle, zu vermeiden.

Bei schweren Gehirnerschütterungen kann das Hirngewebe auch gepreßt oder gequetscht werden, was man Compressionen oder Contusionen nennt. Entstehen z.B. Lähmungen, Seh-, Sprach- oder Hörstörungen, so deutet dies darauf hin. Eine sofortige fachgerechte Behandlung ist dann unbedingt erforderlich.

Hirnhautreizung, Hirnhautentzündung (Meningitis) und Hirnentzündung (Encephalitis)

Jeder Fieberanstieg bei jeder Art von Krankheit kann mit Rücken- und Kopfschmerzen einhergehen. Sie beruhen meist auf verstärkter Durchblutung und damit Schwellung der Hirnhäute. Diese Reizung ist harmlos, wenn sie mit sinkendem Fieber abklingt. Bleiben die Schmerzen aber bestehen, treten noch Übelkeit und Erbrechen hinzu, so muß man an die Komplikation einer Hirnhautentzündung denken und den Arzt rufen. Das Kind zeigt dann eine Nackensteife, es kann den Kopf nicht so senken, daß das Kinn das Brustbein berührt. Es muß sich beim Aufsitzen abstützen. Die gestreckten Beine können im Liegen nicht rechtwinklig nach oben gehoben werden und es kann das Knie nicht bis zum Mund beugen.

Bakterielle Hirnhautentzündungen, z.B. bei Lungen- oder Mittelohrentzündung, Angina etc., bedürfen schneller Diagnose (Untersuchung der Rückenmarksflüssigkeit) und Behandlung.

Virusentzündungen, z.B. bei Mumps, sind weniger gefährlich. Oft täuschen Hals- und Nackendrüsenschwellungen (Röteln, Angina) eine Nackensteifigkeit nur vor.

Jede schleichende Krankheit kann zu Hirnkomplikationen führen. Wenn bei einer Krankheit die Haut stark reagiert z.B. mit Ausschlag wie bei den Kinderkrankheiten, ist das Gehirn entlastet und weniger gefährdet. Haut und Hirn korrespondieren nämlich, da sie die gleiche embryonale Entstehung haben.

Von der Hirnhautentzündung ist die eigentliche Hirnentzündung (Encephalitis) zu unterscheiden. Dabei wird die Hirnsubstanz selbst von Bakterien oder Viren angegriffen und entzündet. Sie ist eine zum Glück seltene Komplikation nach Impfungen (Pocken) oder z. B. bei Masern- oder Mumpserkrankungen. Bewußtseinstrübungen und Krämpfe mit erneutem Fieberanstieg signalisieren diese Gefahr. Leider sind dabei bleibende Schäden in der geistigen Entwicklung und anhaltende Lähmungen nicht selten.

Wichtig ist bei dieser Erkrankung, daß die Umwelt das Kind mit Ruhe und Zuversicht umgibt. Auch sollte die Mutter ständig in der Nähe sein, vor allem, wenn ein Klinikaufenthalt notwendig wird (siehe *Kind und Krankenhaus*).

XVII. Die eigentlichen Kinderkrankheiten

Vom Wert der Kinderkrankheiten

Die Kinderkrankheiten sind zu einer harmonischen Entwicklung des Kindes notwendig. Hatten wir bei unserem Kind zuvor Entwicklungsprobleme beobachtet, so ist es meist nach einer Kinderkrankheit wie umgewandelt. Das Kind ist z. B. nach Masern seiner Umgebung sehr viel stärker zugewandt, nach Keuchhusten verhält es sich freier. Durch das Überwinden einer Kinderkrankheit ändert sich seine Gestalt in Richtung auf das Individuellere. (Bei Masern ist dies besonders deutlich zu sehen.) Es sollte also gegen die eigentlichen Kinderkrankheiten möglichst nicht geimpft werden. Zudem schützt die Impfung nicht zuverlässig vor der Erkrankung (siehe *Grundsätzliches zur Impffrage*).

Ob ein Kind ein Erkrankung bekommt, hängt von seiner Gesamtdisposition ab, d. h. es kommt darauf an, wie sich sein Geistig-Seelisches im Verhältnis zum Körperlichen eingependelt hat. Außerdem ist natürlich eine ängstliche Umgebung besonders geeignet, eine labile Gesundheitsdisposition zu verstärken. Trotzdem wird das Kind nur dann erkranken, wenn es diese Krankheit zu seiner Entwicklung braucht. Die Mutter hilft ihrem Kinde am besten dadurch, daß sie das Vertrauen hat, daß das Kind nur die Erkrankung bekommt, die es braucht.

Masern

Fast alle Kinder haben Masern zu ihrer gesunden Entwicklung nötig, sie sind also innerlich krankheitsbereit. Schon eine leichte Berührung mit einem akut Erkrankten führt, besonders in den Tagen kurz vor dessen Masernausschlag, nach zehn bis elf Tagen zum Beginn der katarrhalischen Vorkrankheit, der nach weiteren drei bis vier Tagen der Ausbruch des Ausschlages folgt. Am Bild, das der Masernprozeß gewissermaßen auf die Haut des Kindes malt, können wir das Wesen dieser Krankheit erkennen. Unter raschem

Fieberanstieg quillt die Haut des Gesichtes auf, so daß die Gesichtszüge unscharf und verwaschen werden. Die Schleimhäute der Augen, der Nase, des Rachens, des Kehlkopfes und der Luftröhre zeigen ebenfalls entzündliche Schwellungen und sondern Flüssigkeit ab. Die Gliedmaßen fühlen sich kalt an. Hinter den Ohren beginnend, breitet sich über den Kopf und dann über den ganzen Körper ein großfleckiger roter Ausschlag aus, der auch die inneren Schleimhäute befällt. Es kommt zu Lichtscheu, Bindehautentzündung, Schnupfen und Katarrh der Luftwege, in – seltenen Fällen – sogar zu Erbrechen, Steigerung des Gehirnwasserdrucks und dadurch bewirkten Bewußtseinsstörungen oder Krämpfen. An den auf der Schleimhaut der Seitenteile des Mundes auftretenden weißen, wie Kalkspritzer aussehenden Fleckchen erkennt der Arzt die Masern, deren Diagnose, z.B. Röteln gegenüber, oft gar nicht leicht zu stellen ist. Nach drei bis vier Tagen blaßt der Ausschlag ab, die Gedunsenheit des Gesichtes geht zurück, die entzündliche Reizung der Schleimhäute läßt nach, Husten und Schnupfen verschwinden, das Kind erholt sich rasch. Es gibt aber auch Masernfälle mit schwerem, hartnäckigem Husten, hohem Fieber und starkem Krankheitsgefühl.

In all diesen Erscheinungen zeigt sich eine Art von Aufruhr, von Aufgerührtsein im Wasserorganismus des Kindes, dessen Körper noch zu fast siebzig Prozent aus Wasser besteht. Wir verweisen auf die im Abschnitt *Vom Ursprung des Lebens* gegebene Darstellung, wonach in diesem Körperwasser die Bildekräfteorganisation lebt. Bei den Masern drängt sich ungewöhnlich viel Wasser in die Haut des Gesichts und in die Schleimhäute der Luftwege. Das oft sehr hohe Fieber weist auf die besondere Aktivität des Ichs hin, durch die offenbar dieser ganze Aufruhr bewirkt wird.

Aufmerksamen Beobachtern fällt in den nächsten Wochen nicht nur eine erfreuliche Ausgeglichenheit im Wesen des Kindes auf, das manche ungute Angewohnheit überwunden hat, sondern auch oft eine auffällige Änderung der Gesichtszüge. Mit Erstaunen stellen die Eltern fest, daß eine bisherige Ähnlichkeit mit Vater oder Mutter verschwunden ist; das Kind ist bis in die Gesichtszüge hinein durch die Krankheit zu sich selbst gekommen. Der ganze Vorgang ist ein besonders handgreifliches Beispiel für die wiederholt geschilderte Umwandlung, die das Ich am „Modellkörper" im Laufe der Jugendjahre zu vollziehen hat. Die Masern geben dem Ich die Gelegenheit, die vererbten Bildekräfte zu durchdringen und die von ihnen getragenen Erbanlagen so zu verwandeln, daß das Kind die ihm gemäße individuelle Form gewinnen kann (siehe *Ein Wort zur Vererbungslehre* und *Von der Umwandlung des Modellkörpers*).

Bei Masern braucht das Kind besonders Wärme und Ruhe. Man vermeide also jede überflüssige Behandlung, insbesondere versuche man niemals, das Fieber gewaltsam zu senken, auch nicht, wenn es über 40° C beträgt. Das Anlegen von Wadenwickeln ist natürlich erlaubt (siehe *Wickel*). Unter allen Umständen scheue man jedes Mittel, das den Husten unterdrückt. Dadurch kann die mit Recht so gefürchtete Masern-Lungen-Entzündung hervorgerufen werden. Der Reizzustand der Schleimhäute führt selbstverständlich zu erheblichem Husten. Ein gutes Lösungsmittel, wie etwa das Weleda-Hustenelixier, rechtzeitig zusammen mit Eupatorium gegeben, wird dem Kind Erleichterung verschaffen. Viel mehr ist nicht notwendig, da der Husten sowieso nach zwei bis drei Tagen nachläßt. Man unterlasse während des Ausschlages jede Art von Brustwickeln. Bei großer Unruhe macht man schnell und geschickt und unter Vermeidung einer Abkühlung Essigwasserwaschungen mit lauwarmem Wasser, zu einem Drittel mit Weinessig oder Obstessig versetzt; energische Abreibung des Rumpfes und der Beine, nicht abtrocknen (siehe *Waschungen*). Bei Lichtscheu ist Abdunkelung des Zimmers erforderlich. Trotzdem muß das Kind viel frische Luft bekommen. Mangelnde frische Luft fördert die gefürchtete Lungenentzündung. Im übrigen sorgt man täglich für gute Verdauung, wenn nötig durch Einläufe (siehe *Verstopfung* und *Einläufe(Klistiere)*). Als Diät vor allen Dingen Obstsäfte und frisches Obst, bei kleinen Kindern heiße Milch, die zur Hälfte mit Emserwasser verdünnt ist; keine eiweißhaltige sogenannte „kräftige Kost". Erst auf ausdrückliches Verlangen des Kindes Rückkehr zur normalen Kost.

Zehn Tage strenge Bettruhe und weitere zehn bis vierzehn Tage Schonzeit. Nach Abklingen des Fiebers hat sich mir Nährkraftquell und Waldon Ursaft (Weleda) als Kräftigungsmittel bewährt. Aber man kann auch ein anderes natürliches Kalkpräparat mit Eisenzusatz geben.

In jedem Fall ist wegen der Komplikationsgefahr wichtig, auch eine harmlos und leicht verlaufende Masernerkrankung ernstzunehmen. Die Lungenentzündung wurde bereits erwähnt. Es kann aber auch eine Mittelohr- oder Nebenhöhlenentzündung auftreten. Erfolgt ein erneuter Fieberanstieg oder wird das Kind sonstwie auffällig, ist sofort der Arzt zu rufen.

Die Masern dienen dem Kinde dazu, seine Scheu zu überwinden, sich mit seiner Umgebung freimütig auseinanderzusetzen. Sie verhelfen ihm zu einer Korrektur dieser Eigenschaft. Es bekommen deshalb so viele Kinder Masern, weil die meisten diese Scheu besitzen. Kennen die Kinder dieses Problem nicht, treten die Masern nicht auf oder wenn nur ganz schwach.

Zum Thema Masernimpfung und die dafür bestehenden Einschränkungen verweisen wir auf den Abschnitt *Grundsätzliches zur Impffrage*.

Scharlach

Der Scharlach ist eine wesentlich seltenere Kinderkrankheit als die Masern; insbesondere kommen die schweren Formen bei uns kaum noch vor. Doch ist jeder, auch der leicht erscheinende, Scharlachfall ernstzunehmen, und besonders der meist in der dritten Woche auftretende „zweite Teil der Scharlachkrankheit" sollte wegen der Gefahr von Komplikationen seitens der Nieren, des Herzens oder der Ohren genau beobachtet werden; selten treten auch Gelenkentzündungen auf.

Der Scharlach ist viel weniger ansteckend als die Masern, jedoch ist die Übertragbarkeit unberechenbar. Daher ist strenge Isolierung für drei Wochen notwendig.

Die Krankheit beginnt nach einer Ansteckungszeit von ungefähr

4 bis 7 Tagen meist plötzlich ohne erhebliche Vorkrankheit mit oft starkem Krankheitsgefühl, hohem Fieber, Erbrechen, Kopfschmerzen und bei kleinen Kindern manchmal mit Krämpfen. Bald zeigt sich am weichen Gaumen eine flammende Rötung und eine Mandelentzündung. Noch am ersten Tag tritt meist zuerst am Hals, dann sich über den Rumpf ausdehnend ein juckender Ausschlag auf, der anfangs aus kleinsten, dichtstehenden, roten Pünktchen besteht und dann zu einer allgemeinen Rötung der Haut führt. Oft aber ist dieser Ausschlag nur gering entwickelt und nur bei sorgfältiger Untersuchung in der Schenkelbeuge oder an den Innenflächen der Oberschenkel zu finden; er wird daher leicht übersehen. Die Diagnose wird durch das blasse Munddreieck neben den hochroten Backen und die nach drei oder vier Tagen erscheinende sogenannte „Himbeerzunge" erleichtert. Nach etwa fünf Tagen blaßt die Hautrötung allmählich ab. In der zweiten oder dritten, manchmal auch erst nach der sechsten Woche zeigt sich eine Abschilferung der die ganze Zeit relativ trockenen Hautoberfläche, die sich anfangs in kleinen Schuppen, später oft in großen Fetzen ablöst. Es gibt eine Reihe fieberhafter Erkrankungen, die mit scharlachähnlichem Ausschlag einhergehen, in manchen Fällen ist die endgültige Diagnose erst durch die Abschuppung zu stellen. Oft verläuft die Scharlacherkrankung aber auch so leicht, daß sie erst an dieser Abschilferung der Haut als solche erkannt wird.

Auch bei Scharlach handelt es sich ähnlich wie bei den Masern um einen Angriff der Geistseele auf den „Modellkörper". Dabei ist allerdings in diesem Fall mehr der Seelenorganismus als das Ich der eigentliche Angreifer. Das äußert sich z. B. in der Unberechenbarkeit des Scharlachs und in dem Ergriffenwerden einzelner Organe, besonders der Nieren. Die Gesichtskonturen sind nicht „aufgeweicht" wie bei den Masern, sondern eigentlich schärfer gezeichnet. Auch nach einer Scharlacherkrankung zeigen sich oft tiefgreifende Veränderungen in der körperlichen und geistig-seelischen Gesamtverfassung des Erkrankten. Leib und Seele verstehen sich jetzt besser und ihr Zusammenarbeiten verläuft in größerer Harmonie.

Beim Scharlach ist auf jeden Fall ein erfahrener Arzt zu Rate zu ziehen. Die moderne Schnellkur mit antibiotischen Mitteln sollte unbedingt vermieden werden. Sie ist zwar sehr bestechend, da man das Kind schon nach einer Woche wieder für gesund erklärt. Die Angehörigen, die vorsorglich Penicillin nehmen mußten, dürfen sogar bereits nach drei Tagen wieder arbeiten. Aber die Penicillin-Kur berücksichtigt nur die sogenannten Erreger und kümmert sich in keiner Weise um den eigentlichen Krankheitsvorgang. Die „Läuterung“, die das Kind durch diese Krankheit durchmachen sollte, läßt man nicht zur Auswirkung kommen. Das mag zunächst bequem und verführerisch sein; es rächt sich aber mit Sicherheit. Man raubt dem Kind die Chance, durch die Krankheit gesünder zu werden. Die neue Entwicklungsstufe, die durch die Erkrankung erklommen werden sollte, wird nicht erreicht; sie muß dann auf andere, wahrscheinlich mühsamere Weise nachgeholt werden. Niemand denkt bei späteren Erkrankungen und inneren Krisen an die Möglichkeit eines Zusammenhanges mit dem gewaltsam unterdrückten Scharlach. Die äußeren Krankheitssymptome lassen sich mit Penicillin zum Verschwinden bringen; der Krankheitsprozeß aber, der sich zwischen Seele und Leib abspielt, kommt nicht zur Auswirkung. Diese immer wieder zu machende ärztliche Erfahrung ist einer der schwerwiegendsten Einwände gegen Penicillin und andere Antibiotika. Außerdem bildet sich keine Immunität, so daß häufige Wiederholungserkrankungen üblich sind.

Wo es die Verhältnisse gestatten, sollte das Kind zu Hause behandelt werden. Man muß es für drei Wochen isolieren und auch nach Krankheitsende bedarf es noch drei Wochen lang strengster Schonung. Nicht erkrankte Geschwister müssen eine Woche zu Hause bleiben. Meldepflicht und Pflicht zur Hausdesinfektion bestehen nicht mehr.

In den ersten fünf bis sechs Tagen wird nur Fruchtsaft oder rohes Obst gereicht, bis sich die Zunge gereinigt hat. Mit Clairotee (Weleda) oder einem ähnlich guten Abführtee sorgt man für tägliche Darmentleerung; notfalls mit einem Reinigungsklistier, das bei schwerer Verstopfung aus einem 1/2 Liter Milch mit Zusatz von einem Eßlöffel rheinischem Apfelkraut (Apfelsirup) besteht. Auch in der dritten Woche ist strengste Bettruhe einzuhalten, weil dann die Gefahr einer Miterkrankung der Ohren oder der Nieren und weiterer Komplikationen besonders groß ist.

Diphtherie

Diese Krankheit ist im Gegensatz zum Anfang des Jahrhunderts heute so selten, daß man mit ihr kaum noch in Berührung kommt, auch die meisten Ärzte nicht. Im Krankheitsfall sollte die Behandlung wegen der hohen Gefährdung im Krankenhaus erfolgen. Als Therapieform gibt es heute das Diphtherieserum (siehe den Abschnitt *Grundsätzliches zur Impffrage*).

Das charakteristische Krankheitsbild, das nach bis zu fünf Tagen Ansteckungszeit auftritt, zeigt einen sehr großen Erschöpfungszustand mit Kreislaufstörungen und Nervenreaktionen. Es bestehen starke Lymphdrüsenschwellungen am Hals und eine Mandelentzündung mit großflächigen grau-weißen Belägen. Das Fieber ist gering. Die Patienten sind blaß. Die Gefährlichkeit beruht auf dem von den Diphtheriebakterien erzeugten Gift. Es kann Lähmungen und Herzmuskelentzündungen verursachen.

In der letzten Zeit scheint es, als träte die Diphtherie wieder häufiger auf. Das dürfte zum einen daran liegen, daß die Bevölkerung weniger durchgeimpft ist. Die Hauptursache aber müssen wir darin sehen, daß unsere Kinder in der Regel in ihrer seelischen Entwicklung zu wenig gefördert werden, so daß sie sich zügellos ausleben können, was sie dann für diese Krankheit anfällig macht.

Windpocken

Die Windpocken sind so ansteckend, daß die Übertragung von einem Menschen auf den andern durch den Wind erfolgt. Sie heißen auch Wasserpocken, weil sie unter geringem Fieber mit einer Aussaat von Wasserbläschen einhergehen, die sich über den ganzen Körper bis unter die Haare und sogar in den Mund und die

Schleimhäute der Augen und Ohren und der Geschlechtsorgane erstrecken. Der Ausbruch der Blasen dauert etwa fünf Tage und beginnt mit einer Aussaat von kleinen, roten Punkten, aus denen dann Wasserbläschen aufschießen. Typisch für Windpocken ist das Nebeneinander von alten eingetrockneten und neuen Bläschen unterschiedlicher Größe. Manchmal sind es nur einige wenige, in anderen Epidemien aber Hunderte von Bläschen, die oft durch starken Juckreiz eine erhebliche Belästigung bedeuten. Die Kinder sind lichtscheu und haben häufig eine Bindehautentzündung. In einem solchen Falle sollte unbedingt einige Tage Bettruhe eingehalten werden. Man betupft die Stellen mit Essigwasser oder Weleda-Heilsalbe und pudert hinterher mit Wecesin-Puder, vor allem um so das Kratzen zu unterbinden, denn jede Windpocke kann eine erhebliche Narbe hinterlassen. Das Allerwichtigste aber ist, daß wir unsere Kinder vor Licht schützen, damit die Windpocken an der durchsichtigen Hornhaut des Auges nicht aufschießen und es dort nicht zu Narben kommt.

Die Inkubationszeit beträgt etwa siebzehn Tage. Die Übertragbarkeit beginnt ein bis zwei Tage vor Auftreten des Ausschlages und erlischt mit dem Abtrocknen der letzten Bläschen.

Hat ein Mensch bereits Windpocken durchgemacht, so kann er an der Gürtelrose (Herpes zoster) erkranken, denn sie hat dieselben Erreger. Bei Kindern kommt diese Erkrankung allerdings recht selten vor. Man sieht dann entlang eines oder mehrerer nebeneinander verlaufender Nervenstränge kleine, wie röschenartige Rötungen, in deren Mitte Bläschen auftreten. In der Regel ist die Krankheit mit Arnica und Wecesin-Puder gut zu behandeln. In seltenen Fällen kann es aber auch zu einer Kleinhirn-, Hirn- oder Rückenmarksentzündung kommen. Die Blutgerinnung kann gestört sein oder die Thrombozyten können absinken. Manchmal sind Herz, Nieren und Gelenke entzündlich verändert.

Röteln

Die Röteln sind eine so leichte Erkrankung, daß sich meist jede Behandlung erübrigt; höchstens ist auf die zahlreichen Lymphdrüsenschwellungen, besonders in der Nackengegend, zu achten, die Beschwerden verursachen können. Man kann sie zur Linderung mit Archangelica-Salbe einreiben. Strenge Isolierung ist unnötig. Die Kinder können schon eine Woche nach Ausbruch der Krankheit wieder die Schule oder den Kindergarten besuchen.

Die Inkubationszeit beträgt zwei bis drei Wochen. Die Erkrankung führt zu einer lebenslangen Immunisierung. Der Ausschlag gleicht manchmal leichten Masern, ein anderes Mal ist er eher scharlachartig. In Kapitel III: Gefahren für das werdende Kind wurden die Röteln bereits erwähnt, weil eine Erkrankung der Mutter in den ersten drei Monaten der Schwangerschaft zu schweren Mißbildungen des Kindes im Mutterleib führen kann. Man sieht daraus, daß auch diese Erkrankung in den „Modellkörper" hineinwirkt (siehe dazu auch den Abschnitt *Grundsätzliches zur Impffrage*). Darum sollte jede junge Frau, die als Kind keine Röteln hatte, eine prophylaktische Röteln-Impfung durchaus in Erwägung ziehen.

Mumps

Masern, Röteln und auch Mumps sind Krankheiten, die ins Kindesalter gehören. Man sollte sie daher nicht zu verhüten suchen, denn sie nehmen manchmal einen unangenehmen Verlauf, wenn sie im späteren Leben auftreten. Man könnte sie geradezu als „gesunde" Krankheiten bezeichnen, da sie eine günstige Wirkung auf die allgemeine körperliche und seelische Verfassung des Kindes haben.

Mumps gilt als Viruskrankheit; die Ansteckung erfolgt meist von Mensch zu Mensch, seltener durch gesunde Zwischenträger und ganz selten durch infizierte Gegenstände. Die Inkubationszeit beträgt meist 18 Tage, hat aber einen Spielraum vom 16. bis zum

22. Tag. Die Krankheit ist sehr ansteckend, aber nicht für junge Säuglinge. Häufig verläuft die Infektion so leicht, daß sie gar nicht als solche erkannt wird. Zweimaliges Erkranken ist sehr selten. In den letzten Jahren tritt die Krankheit in schwererer Form auf als früher.

Unter oft erheblichem, aber kurzem Fieberanstieg entsteht eine teigige Schwellung der Ohrspeicheldrüse, zu Anfang meist nur einseitig, die das Ohrläppchen seitlich hochhebt. Das Aussehen des Gesichtes verändert sich, was wohl zu dem merkwürdigen Namen „Ziegenpeter“ geführt hat. Die Drüse ist auf Druck schmerzhaft; stärkere Beschwerden bestehen beim Kauen und im Ohr. Manchmal sind auch die Speicheldrüsen unterhalb des Unterkiefers befallen. Als Komplikation kann es zu Bauchspeicheldrüsen- und Hodenentzündung oder zu Hirnhautentzündung kommen, allerdings fast immer erst nach dem Einsetzen der Pubertät. Die meist nur einseitige Hodenentzündung hinterläßt entgegen der allgemeinen Meinung nur ganz selten eine Sterilität.

Die Behandlung sollte nicht zu leicht genommen werden. Bei Fieber gehört das Kind unbedingt ins Bett, und zwar lieber zu lange als zu kurze Zeit. Man läßt den Mund mit Salbeitee oder Weleda-Mundwasser spülen und gurgeln und sorgt für gute Darmentleerung. Auf die Drüse kommt ein Watteverband mit heißem Öl oder einer vom Arzt verordneten Salbe.

Als Diät gibt man vegetarische Kost mit viel Obst und wenig Eiweiß. Die Nahrung sollte also leicht sein, weil ja immer die Bauchspeicheldrüse mitbetroffen ist.

Bei Knaben sollten die Hoden hochgelagert werden, da sich dadurch die Entzündungsbereitschaft verringert.

Keuchhusten

Etwa 14 Tage vor den ersten noch unauffälligen Hustenanfällen erfolgt die Ansteckung durch angehustete Tröpfchen erkrankter Kinder. Etwa zwei Wochen später treten dann die typischen Hustenanfälle auf, die sich bis zu zwei Wochen noch steigern können und nach weiteren zwei Wochen dann allmählich abklingen. Ansteckungsgefahr besteht ungefähr einen Monat ab Hustenbeginn. Es ist immer auch ein Schnupfen dabei und oft leichtes Fieber. Bei den Anfällen wird ein zäher, glasiger Schleim mit harten Stößen ausgehustet, bis keine Luft mehr vorhanden ist, dabei wird die Zunge röhrenförmig gerollt. Dann erfolgt ein lautes, ziehendes Einatmen. Dazwischen wird der Schleim herausgewürgt, oft mit Erbrechen und tiefer Blaufärbung des Gesichtes.

In der Schulmedizin gilt diese Krankheit noch heute als für Säuglinge und Kleinkinder lebensbedrohend. Tatsächlich starben früher jedes Jahr Tausende von Kindern an dieser Erkrankung.

Problematisch ist diese Krankheit besonders bei ganz jungen Säuglingen, weil sie mit dem Husten nicht fertig werden und weil da Hirnkomplikationen ab und zu vorkommen. Nach einem halben Jahr hört diese Gefahr jedoch auf und nach dem zweiten Lebensjahr ist eine Lebensgefahr heute äußerst selten.

Die Keuchhustenschutzimpfung ist nicht mehr die Regel, allenfalls impft man Säuglinge. Bei älteren Kindern wird sie zudem problematisch, da in diesem Alter häufig stärkere Reaktionen mit Fieber, Krankheitsgefühl, Rötung und Schwellung an der Impfstelle auftreten. Alle diese Sorgen und vor allem die Notwendigkeit einer Impfung fallen bei der hier geschilderten Behandlung fort. Also niemals eine Mehrfach-Impfung! (Siehe auch den Abschnitt *Grundsätzliches zur Impffrage*.)

Wenn irgendwo, so kann der erfahrene Arzt gerade beim Keuchhusten die überragende therapeutische Wirksamkeit naturgemäßer Heilmethoden mit großem Zahlenmaterial belegen. Es braucht kein sonst gesundes Kind mehr an Keuchhusten zu sterben. Das gilt auch für wenige Wochen alte Säuglinge. Auch die sonstigen meist das Gehirn betreffenden Komplikationen dieser Erkrankung können vermieden werden.

Die Möglichkeit zur Erfüllung dieser Forderung liegt darin, daß nicht mehr der Versuch gemacht wird, Keuchhustenanfälle zu unterdrücken, im Gegenteil, sie müssen durch ärztliche Maßnahmen „herausgetrieben“ werden; jedenfalls lassen sich die krampfhaften

Hustenanfälle so entkrampfen, daß sie ungefährlich werden und nicht durch Reizbetäubung und Schleimstockung (Hustenunterdrückung) eine Lungenentzündung entsteht.

Der Keuchhusten ist eine ausgesprochen „gesunde Krankheit". Der Sinn des Krankseins kann gerade hierbei ohne besondere Schwierigkeit erkannt werden. Das Kind befindet sich nach Ablauf der Erkrankung so wohl, als ob es sechs Wochen im Gebirge gewesen wäre. Es hat eine vorzügliche Blutbeschaffenheit und einen glänzenden Appetit.

Wer Keuchhustenkinder gesehen und beobachtet hat, dem fällt auf, daß sie nach der Erkrankung ruhiger und befreiter atmen. Die Kinder können nun mit ihrem Seelischen besser umgehen und sind nicht mehr so ungezügelt.

Eine solche Erkrankung stellt für das Kind also eine Chance dar, gesünder zu werden. Wer das immer wieder erlebt, kommt als Arzt nicht in die Versuchung, an irgendwelche Maßnahmen zu denken, um diese Krankheit zu vermeiden oder zu unterdrücken.

Damit ist keineswegs gesagt, daß es bei dieser Behandlung nicht auch eine Anzahl gestörter Nächte gibt. Die Anfälle selbst sehen aber schlimmer aus als sie sind, was man daran erkennt, daß das Kind hinterher gleich wieder vergnügt spielt. Die Sicherheit der Methode ist so groß, daß man die hier gegebenen Zusagen auch für Kinder in den ersten Lebensmonaten machen kann. Die Gewichtskurve solcher Säuglinge unterscheidet sich meist nicht von der Kurve gesunder Kinder.

Vernünftige Eltern werden sich also mit den 8 – 10 Tage dauernden schweren Anfällen, die man dem Kind zwar erleichtern, aber nicht ganz ersparen kann, abfinden, wenn sie wissen, daß es sich dabei um eine Krise handelt, deren Ausgang mit Gewißheit günstig verlaufen wird. Die Eltern werden dann auch ihre eigene Besorgnis überwinden, so daß die Atmosphäre angstfrei ist. Man redet dem Kind beim Hustenanfall gut zu, läßt es ruhig den Schleim entleeren, eventuell auch das Essen erbrechen; nach dem Anfall gibt man zuerst die Arznei und dann eine kleine Menge Nahrung. Das Essen wird also nicht zu den normalen Zeiten, sondern im Anschluß an die Anfälle gereicht. Es soll leicht sein, nicht durch Krümel unnötig zum Husten reizen und immer nur in kleinen Portionen gegeben werden. Kinder, die wenig essen, sind meist besonders schnell mit dem Stadium der Anfälle fertig. Eine eventuelle Abmagerung ist ohne jede Bedeutung und wird in kurzer Zeit durch den nachfolgenden vorzüglichen Appetit ausgeglichen.

Das Heilmittel, mit dem die beschriebenen Erfolge erzielt werden, heißt Pertudoron I und II von Weleda. Die Dosierung bespricht man mit dem Arzt.

Der Verlauf kann gestört werden durch eine begleitende Bronchitis oder andere akute Erkrankungen.

Außer einer leichten Diät mit Vermeidung jeder Überernährung kann die Mutter durch ihre ruhige Haltung dem Kinde wesentlich helfen. Nach einem Anfall lüftet man das Zimmer. Im Stadium der schweren Anfälle ist es nicht sinnvoll, das Kind übertrieben viel ins Freie zu bringen. Rasche Bewegung löst Anfälle aus. Kalter Wind, besonders Ostwind, ist ungünstig. Heiße Brustwickel von zehn Minuten Dauer oder Auflagen mit warmem Bienenwachs können erleichternd wirken (siehe *Wickel* und *Auflagen und Pflaster*). Reisen in ein anderes Klima sind überflüssig. Sie gefährden nur unnötig andere Kinder. Außerdem kommt es vor, daß ein Klimawechsel zur Verschlimmerung der Anfälle führt. Höhenflüge oder die Anwendung einer Klimakammer sind abzulehnen, da sie die Kinder seelisch zu stark belasten.

Wer einen Kuhstall in der Nähe hat, bringe das Kind dorthin, da die Dämpfe in einem solchen Stall stark lösend auf den zähen Schleim der Bronchien wirken.

Wirksamer aber als alle, meist mit großen Umständen verbundenen Maßnahmen ist die richtige Dosierung des Pertudoron-Mittels.

Übrigens können sich Eltern und besonders Großeltern bei den Kindern anstecken. Sie erkranken dann an hartnäckigem quälendem Husten, der besonders in den Morgenstunden auftritt. Auch dafür ist Pertudoron ein vielfach bewährtes Mittel. Schon bei Verdacht mit der Anwendung beginnen. Nicht öfter als zweistündlich abwechselnd geben. Tropfenzahl je nach Alter.

Poliomyelitis (Kinderlähmung)

Das Krankheitsbild

Die Kinderlähmung wird heute allgemein Poliomyelitis (Polio) genannt. Der frühere Name ist in der Wissenschaft aufgegeben worden, weil sich das Krankheitsbild erheblich verändert hat und insbesondere vor Beginn der Schluckimpfung fast ebenso viele Erwachsene wie Kinder erkrankten, von denen allerdings die Drei- bis Achtjährigen besonders gefährdet sind. Seit der Schluckimpfung ist die Polio auf Einzelfälle zurückgegangen, jedenfalls treten die typischen Lähmungen und auch Todesfälle kaum noch auf. Durch die Seltenheit der Erkrankung und wegen des stark variierenden Krankheitsbildes ist die frühzeitige Erkennung natürlich erschwert.

Meist liegt zunächst eine fieberhafte Erkrankung irgendwelcher Art vor (Schnupfen, Grippe, Bronchitis, Darmkatarrh, Mittelohrentzündung, Angina oder dergleichen), dann fällt das Fieber für einen oder mehrere Tage ab und steigt darauf erneut an. Dabei treten starke Kopfschmerzen auf, außerdem Schmerzen in der Wirbelsäule, besonders in der Lendengegend, mit Ausstrahlungen in den Leib und die Oberschenkel. Fast immer sind Schmerzen in der Halswirbelsäule und Nackensteifigkeit vorhanden. Wenn diese Symptome gemeinsam auftreten, ist der Verdacht auf Poliomyelitis angebracht. Natürlich kann auch eine schwere Grippe ähnlich verlaufen, andererseits ist noch nicht sicher, ob nicht manche „Grippe“ in Wirklichkeit eine Kinderlähmung ist. Neuerdings beobachtet man neue Formen von Hirnhautentzündung, die mit der Poliomyelitis leicht verwechselt werden können; auch treten immer neue „Viruskrankheiten“ auf, die die Diagnose erschweren und es werden gelegentlich (selten!) nach Zeckenstichen ähnliche Beschwerden beobachtet.

Zeigen sich zu den bisher erwähnten Erscheinungen lokalisierte Schweißausbrüche, Schwächezustände in den Muskeln oder Bewegungsstörungen, so verstärkt sich der Verdacht. Die Kranken versuchen beim Aufrichten die Wirbelsäule möglichst wenig durchzubiegen, um so den Schmerz zu vermindern. Beim Wiederhinlegen lassen sich daher kleine Kinder mit gestrecktem Rücken in die Kissen fallen.

Wenn der Krankheitsprozeß im Kopfbereich sitzt, was sehr selten vorkommt, sind Kinder oft bewußtlos, obgleich diese Krankheit eigentlich nicht die Organe des Bewußtseins, sondern die Bewegungsorgane befällt. Bei Erwachsenen ist gerade eine helle Wachheit des Bewußtseins charakteristisch, wodurch die Kranken tagelang am Einschlafen gehindert werden.

Andere Symptome, wie Hautüberempfindlichkeit und Zittern der Glieder, sind oft nicht leicht zu erkennen. Überhaupt können alle diese Erscheinungen ganz schwach und nur vorübergehend auftreten; es kann aber auch wie aus heiterem Himmel zum Ausbruch von Lähmungen kommen. Das Fieber steht längst nicht so im Vordergrund wie bei manchen anderen Erkrankungen. Ein plötzliches Absinken der Temperatur nach dem zweiten Fiebertag und erneutes Ansteigen nach 24 Stunden kann allerdings ein deutliches Warnzeichen sein.

Der Krankheitsverlauf kann in jedem Stadium stehenbleiben und sich wieder zurückbilden. Ein einziger Muskel oder sogar nur ein Muskelstrang kann befallen werden, ebenso wie in anderen Fällen die ganze Körpermuskulatur einschließlich der Atmungsmuskeln. Am häufigsten werden die Muskeln der Oberarme und der Oberschenkel, seltener die Gesichtsmuskeln, noch seltener die Unterarme, Unterschenkel und am wenigsten die Brust- und Bauchmuskulatur betroffen. In den ersten Tagen der Krankheit tritt oft eine vorübergehende Störung der Blasen- und Darmentleerung auf. Die so gefährliche Atemlähmung macht sich durch erschwerte Atmung und ein schwächliches Hüsteln bemerkbar; auch eine Schlucklähmung kann auftreten.

Dieses ganze Bild entwickelt sich oft in wenigen Stunden oder Tagen; manchmal dauert es aber acht Tage, bis die Ausbreitung der Lähmung haltmacht. Später treten dann keine neuen Lähmungen mehr auf, sondern es erfolgt in den folgenden Wochen meist eine weitgehende Wiederherstellung der Bewegungsfähigkeit. Nach der Statistik bleiben allerdings bei etwa einem Fünftel der Erkrankten schlaffe Lähmungen zurück. Die Zahl der Todesfälle betrug zuletzt zwischen zehn und dreizehn von Hundert der Gelähmten. Die übrigen Kranken wurden glücklicherweise durch sogenannte „Spontanheilung" ganz oder fast ganz gesund.

Die Inkubationszeit dauert meist zwischen drei und zwölf Tagen. Das Überstehen der Krankheit hinterläßt Immunität für das ganze Leben, von der es nur seltene Ausnahmen gibt.

Bis zu siebzehn Wochen lang werden mit den Darmentleerungen (nicht im Urin); große Mengen von Viren ausgeschieden, daher verlangen die Gesundheitsbehörden die sorgfältige Beseitigung der Entleerungen, außerdem laufende und Schlußdesinfektion. Da etwa vier Fünftel der Personen in der Umgebung eines an Lähmung Erkrankten gleichfalls große Mengen des Polio-Virus ausscheiden, ist der Wert aller Isolierungsmaßnahmen durchaus problematisch. In Deutschland ist es üblich, die Kranken sechs Wochen lang zu isolieren, in verschiedenen anderen Ländern wesentlich kürzer. Schon daraus geht die noch immer bestehende Unsicherheit über manche Fragen des Krankheitsverlaufes hervor; nach heutiger Auffassung gelangen die Viren durch den Mund in den Körper. Es ist selbstverständlich, daß man bei einer solchen Krankheit peinlichste Sauberkeit walten läßt und besonders für sorgfältiges Händewaschen nach jedem Stuhlgang Sorge trägt. Wo die Wohnungsverhältnisse eine genügende Isolierung erlauben, kann die Einweisung in eine Isolierstation von der Gesundheitsbehörde nicht erzwungen werden. Dies ist deshalb wichtig, weil bisher durch die Krankenhauseinweisung eine intensive medikamentöse Behandlung im Sinne anthroposophischer Heilkunst meist unmöglich gemacht wurde.

Die Behandlung

Bei allen unklaren fieberhaften Erkrankungen sollen Kinder in Epidemiezeiten strenge Bettruhe einhalten, und zwar bis einige

Tage nach dem Fieberanfall. In Verdachtsfällen ist die absolute Ruhighaltung des Körpers im Bett von großer Wichtigkeit. Ärzte mit großer Erfahrung bei Poliomyelitiskranken achten auf diesen Punkt sehr genau; daher wird in den USA sogar empfohlen, die Kinder in leichteren Fällen zu Hause zu lassen, wenn es die Wohnungsverhältnisse gestatten. Bei einem notwendigen Transport ins Krankenhaus muß das Kind in das Krankenauto getragen werden, auch wenn es noch bewegungsfähig ist. Bei schweren Fällen und bei allen Fällen mit Atemstörungen ist Krankenhausaufnahme nicht zu umgehen, allerdings lassen sich solche schweren Lähmungen durch die im folgenden zu beschreibende medikamentöse Behandlung oft in wenigen Tagen bessern. Jeder Kranke sollte daher vor der Einweisung wenigstens eine Spritze Skorodit (Arsen-Eisen) vom Arzt erhalten, weil damit meist die Ausdehnung der Lähmung auf weitere Muskelgruppen gestoppt wird.

Fiebersenkende und alle sonstigen chemischen Mittel müssen unter allen Umständen vermieden werden. Das Fieber ist zur Heilung notwendig, und so lange noch Fieber besteht, sind die Heilungsaussichten nicht schlecht. Bei sehr starker Schmerzhaftigkeit lassen sich aber Schmerztabletten nicht vermeiden.

Schon im Verdachtsfall, besonders aber bei vorhandener Lähmung, haben sich *Sodawickel* bewährt: Mehrfach gefaltetes Handtuch in zwei Liter sehr heißes Wasser mit Zusatz von einem gehäuften Teelöffel einfache Soda legen. Dieses Tuch im trockenen Handtuch auswringen und dampfend heiß dem Kranken unter die schmerzende Wirbelsäule schieben, ohne daß der Kranke sich selbst dabei anhebt oder aufrichtet, bei beginnender Abkühlung den Wickel erneuern. – Oder man legt das Kind in ein *Sodabad*: Vollbad mit wenig Wasser, Kopf gut unterstützen, so daß das Kind ihn nicht aktiv zu halten braucht. Ein gehäufter Eßlöffel Soda (30 g) auf ein Vollbad gerechnet. Wasserwärme: am Beginn wie Körperwärme, nach zehn Minuten langsam heißes Wasser zulaufen lassen bis auf etwa neununddreißig Grad. Ein Bad pro Tag. Dauer: zehn bis zwanzig Minuten. Messung der Wasserwärme mit dem Fieberthermometer, da die üblichen Badethermometer zu ungenau sind. – Bei der leisesten Andeutung von erschwerter Atmung dürfen diese an sich ungefährlichen Sodabäder nicht gemacht werden. Wickel und Bad haben eine auf die Haut ableitende Wirkung und sind meist stark schmerzlindernd. Das Bad wird im akuten Stadium täglich wiederholt, darf aber nicht zu aktiven Bewegungen des Kindes Veranlassung geben. Die Wickel können zwei- bis dreimal pro Tag gemacht werden.

Über die medikamentöse Behandlung kann hier nur ganz allgemein gesprochen werden. Sie ist Sache des Arztes. (Ausführliche Literatur erhalten Ärzte durch die Gesellschaft anthroposophischer Ärzte, Stuttgart.) Da es sich bei der Poliomyelitis um eine komplizierte Erkrankung handelt, besteht die Therapie aus mehreren, sich gegenseitig unterstützenden Mitteln.

Eine wichtige Aufgabe der Mutter oder der Pflegerin besteht darin, die vom Arzt verordnete, unbedingt notwendige und einzuhaltende Lagerung der gelähmten Glieder durchzuführen. Dieses gilt besonders für den sorgfältig zu lagernden Oberarm und die Füße, die zur Vermeidung einer Spitzfußstellung gegen ein festes Brett gestellt werden müssen.

Bei Hemmung der Darmentleerung ist ein täglicher Einlauf notwendig. Zur Anregung der Blasenentleerung macht man einen feucht-heißen Aufschlag, zum Beispiel mit Zinnkraut (siehe *Wasseranwendungen und ihre Ausführung*).

Mit Massage fängt man erst an, wenn die Schmerzen in den Muskeln und Nerven nachgelassen haben. Mit vorsichtigen aktiven Bewegungsversuchen kann der Kranke langsam beginnen, wenn die Ausbreitung der Lähmungen zum Stillstand gekommen ist. Später ist die aktive, ausdauernde Übungsarbeit des Kranken von allergrößter Bedeutung. Eventuell wird auch physikalische Therapie versucht.

In der Diät sind die zur Vorbeugung gegebenen Vorschriften (siehe unten) beizubehalten.

Vorbeugungsmaßnahmen

Es wurde bereits darauf hingewiesen, daß zu den tieferen Ursachen, die die Verbreitung der Polio bewirken, der Verfall der Qualität unserer Nahrung gehört verbunden mit der Labilität unseres Nervensystems und den Sinnesreizüberflutungen der Umwelt. In Zusammenhang damit steht auch die so häufige „Dysbakterie", also die krankhafte Veränderung und Zusammensetzung der für unsere Gesundheit unbedingt notwendigen Darmbakterien. Erfahrene amerikanische Autoren glauben nachgewiesen zu haben, daß Polio-Lähmungen nur bei Menschen vorkommen, deren Darmbakterienflora nicht in Ordnung ist. Wenn Naturvölker ihre altgewohnte Lebensweise aufgeben und beginnen, sich mit Zivilisationskost, besonders mit weißem Mehl und Industriezucker zu ernähren, dauert es nur wenige Jahre, bis auch bei ihnen die Zivilisationskrankheiten, u.a. die Polio, auftreten. Diese Beobachtungen ließen sich ohne Mühe an weiterem umfangreichem Material belegen.

Drei Faktoren sind es, die die Anfälligkeit der Nervenzellen begünstigen und dadurch der Virusentstehung Tür und Tor öffnen: Erstens eine gewisse Fehlernährung, zweitens eine Reizüberflutung der Sinne und Nerven durch unsere Umwelt und drittens ein verdorbener Wärmesinn durch ungeeignete Bekleidung.

Es fehlen Spurenelemente, hochwertige Mineralsalze in der Zivilisationskost, besonders im Getreide. Die Versorgung mit natürlichen Vitaminen, besonders mit solchen der Vitamin-B-Gruppe ist mangelhaft. Eine sinnvolle Vorbeugung, die allerdings nicht erst unmittelbar bei Ausbruch einer Epidemie beginnen, sondern bei der Zubereitung unserer täglichen Nahrung überhaupt beachtet werden sollte, besteht also in einer Ergänzung unserer Mahlzeiten durch natürliche Vitamin-B-Träger und in der Vermeidung aller entwerteten Getreidesorten. Das heißt also möglichst Backwaren, Mehlspeisen, Puddings, Kuchen, Teigwaren aus hellem Weizen- oder Roggenmehl meiden, statt dessen Vollkornerzeugnisse geben, wenn möglich in Demeter-Qualität (siehe *Was sind Demeter-Nah-*

rungsmittel?). Auch Hirse enthält wichtige Mineralsalze. Die hauptsächlichen Träger der B-Vitamine sind: außer den Vollkornerzeugnissen, wozu auch das Knäckebrot gehört, hochwertige Haferflokken, Sojabohnen, Nüsse, Getreidekeime und Hefe.

Wichtig ist noch die richtige Verwendung des Zuckers, von dem wir in einem besonderen Abschnitt ausführlich gesprochen haben (siehe *Zum Zucker und zum Problem des Süßens*).

Ein weiterer Punkt, der in seinem Wert erst neuerdings wissenschaftlich begründet wurde, ist die möglichst ausgiebige Verwendung pflanzlicher Gewürze aller Art, denen unsere Vorfahren offensichtlich ihre Widerstandskraft gegen Infektionen zu verdanken hatten (siehe *Zu den Gewürzen*).

Im Sommer, zu einer Zeit also, wenn die Gefahr einer Polio-Erkrankung ansteigt, sollte man darauf besonders achten. Zusätzlich kann man noch guten Sauerkrautsaft, Zwiebeln und vor allem Knoblauch (Knoblauchsaft aus Reformhaus, Naturkostladen oder Apotheke) geben. Besonderer Wert ist auf die Hefe zu legen, die man als gute Hefepräparate oder einfach frisch, d.h. als alle acht Tage gekaufte Bäckerhefe der Nahrung zusetzt (zweimal täglich etwa 1/3 Teelöffel voll in Getränke). Dazu noch selbst hergestellte Sauermilch (Dickmilch, Topfen), Bioghurt, Kefir oder Schwedenmilch.

Bei möglicher Ansteckung sorgt man besonders für regelmäßigen Stuhlgang, notfalls durch einen Abführtee (Clairo-Tee der Weleda oder dergleichen) oder durch einen Einlauf mit Kamillentee. Dabei ist auf peinlichste Sauberkeit zu achten. Das Klo und alle Klistiergeräte regelmäßig mit Soda desinfizieren. Keine chemischen Desinfektionsmittel verwenden! (Siehe auch den Abschnitt über die *Verstopfung*.)

Wichtig ist in solchen Zeiten die Vermeidung jeder körperlichen Überanstrengung und Durchnässung, besonders wenn heißes Wetter herrscht. Keine sportlichen Wettkämpfe in dieser Zeit! Keine direkte Sonnenbestrahlung!

Zahnziehen, Mandel- und sonstige Operationen sind möglichst zu vermeiden, ebenso alle Impfungen.

Bei fieberhaften Erkrankungen, besonders wenn sie mit Kopf- und Rückenschmerzen verbunden sind, unterdrücke man unter keinen Umständen das Fieber durch chemische Mittel und lasse die Kranken auch nach Fieberabfall noch zwei bis drei Tage Bettruhe halten. Eventuell gibt man das oben erwähnte Sodabad.

Verstärkt sich der Verdacht, so ist strengste Bettruhe einzuhalten, darunter ist zu verstehen, daß z.B. der Gang zum Klosett schon zu viel ist und unbedingt unterbleiben muß.

Von entscheidender Wichtigkeit ist die Vermeidung jeder Panikstimmung in der Umgebung des Kindes. Dazu gehört vor allem, daß man nicht mit seinen Kindern aus einer Gegend flüchtet, in der eine Kinderlähmungsepidemie herrscht. Es ist eine alte Erfahrung, die sich immer wieder bestätigt, daß aus Angst abreisende Kinder besonders häufig und vor allem schwer an Polio erkranken. Auch diese Erfahrung zeigt, daß bei der Kinderlähmung ganz andere, vor allem seelische Ursachen eine entscheidende Rolle spielen.

Jede Belastung durch Sinnesreize ist zu unterlassen. Dazu gehören insbesondere grelle Farben, Lärm, technische Geräusche, vor allem natürlich Radio und Fernsehen. Diese Punkte, nämlich der gesundheitsschädigende Einfluß von zu viel technischem Spielzeug, Stadtlärm, Radio, Fernsehen, Sonnenbestrahlung usw. müssen in der Zukunft immer mehr berücksichtigt werden, wenn man wahre Hygiene und Vorbeugung für sich und seine Kinder betreiben will. Das ist anstrengender aber menschlicher, als mit einer Pille oder Spritze sein Gewissen zu beruhigen.

Grundsätzliches zur Impffrage

„Jede Impfung ist ein schwerer Eingriff in den menschlichen Organismus." Diese Feststellung und Erfahrung wird von vielen Impfexperten geteilt.

Was geschieht eigentlich bei einer Impfung? Ganz allgemein wird ja geimpft zum Schutz vor bestimmten Infektionskrankheiten. Bei einer Infektion dringen Krankheitserreger wie Bakterien oder Viren (es gibt noch viele andere Erreger oder Giftstoffe) in den Körper ein und es kommt zu einem meist charakteristischen Krankheitsbild. Erwähnt seien: Lungenentzündung, Nierenbekkenentzündung, Typhus, Ruhr, Lungentuberkulose, die Kinderlähmung, auch die Geschlechtskrankheiten und schließlich die hier besprochenen Kinderkrankheiten.

Nun ist ja bekannt, daß eine Reihe dieser Krankheiten wie z.B.die Kinderkrankheiten, die Tbc und, wenn man sie überwindet, die echten Pocken und der Wundstarrkrampf, einen Menschen nur einmal befallen. Man sagt, man ist immun geworden.

Wissenschaftlich wird das so erklärt, daß sich während einer solchen Erkrankung im Blut des Kranken ganz bestimmte Abwehrstoffe bilden, durch die die Erreger abgetötet werden, und diese Abwehrstoffe bzw. der Lernprozeß zur Abwehr (Immuninformation) bleiben während des ganzen Lebens erhalten. Kommt es erneut zu einem Kontakt mit dieser Krankheit, so ist man vor Wiedererkrankung geschützt. Die Zeit, in der sich die Abwehrstoffe bilden, meist Tage bis Wochen, nennt man die Immunisierungsphase oder die „stille Feiung". Andere Erkrankungen, wie z.B. Lungenentzündung oder Grippen, hinterlassen keine bleibende Immunisierung, die Abwehrstoffe verschwinden wieder und man kann erneut daran erkranken.

Es war ein entscheidender Schritt, die Immunisierung künstlich herbeizuführen, um spätere Erkrankungen zu vermeiden. Richtungweisend dafür war Robert Koch. Aufgrund bestimmter Beobachtungen wurden abgeschwächte Krankheitserreger in oder unter die Haut gebracht und dadurch eine „gesteuerte" Erkrankung erzeugt.

Kurz erwähnt sei noch die sogenannte „passive Impfung". Dabei wird Blutserum von Tier oder Mensch gespritzt, welches entsprechende Immunstoffe enthält. Es wird zum schnellen Schutz angewandt, wenn in der Umgebung eine entsprechende Erkrankung besteht oder der Verdacht einer Ansteckung vorliegt. Bekannt ist das Tetanus-Serum bei Verletzungen, die Passivimpfung bei Diphtherieverdacht und bei Keuchhustengefährdung von Säuglingen innerhalb der ersten sechs Lebensmonate. Auf ähnliche, aber absolut natürliche Art sind Brustkinder in der ersten Lebenszeit geschützt, da sie mit der Muttermilch Immunstoffe von der Mutter aufnehmen.

Nun haben sich allerdings die Erwartungen nicht erfüllt, die man in die Impfungen setzte.

Nicht nur die Impfschäden, sondern der fragliche Impfschutz und das „eigenwillige" Verhalten der Epidemieerreger bereiten Sorgen. So erkranken geimpfte Personen durchaus später noch an der gleichen Infektionskrankheit, z.B. Diphtherie, Masern, Scharlach etc. Es besteht auch Unsicherheit in der Dauer des Impfschutzes wie z.B. beim Wundstarrkrampf, bei der Kinderlähmung etc., so daß in kürzeren Abständen wieder geimpft werden muß. Nicht zuletzt aber gibt der Eigenrhythmus der Infektionskrankheiten, d.h. ihr wechselndes stärkeres oder schwächeres Auftreten im Laufe von Jahrzehnten, Rätsel auf. So klangen die Kinderlähmungsepidemien früherer Zeiten (z.B. nach dem ersten Weltkrieg) ohne Impfung ab. Auch die großen Seuchen vergangener Jahrhunderte wie Pest, Cholera, Typhus und Fleckfieber sind ohne Impfung im Laufe der Zeit aus der zivilisierten Welt „verschwunden". Die Diphtherie, eine früher ebenso gefürchtete Kinderkrankheit wie die Kinderlähmung und viel verbreiteter und tödlicher, ist gegenwärtig ganz selten geworden. Dabei gingen die Erkrankungsziffern schon vor dem Einsetzen der ohnehin nur wenige Kinder erfassenden Impfung zurück. Gewiß liegt das zum Teil an den verbesserten hygienischen Zuständen (z.B. Krankheitsübertragung durch Ungeziefer), an Selbstimmunisierungsvorgängen der Bevölkerung während der Epidemien und schließlich auch am verbesserten Impfschutz (so schützt die Lebend-Polio-Schluckimpfung besser als die sogenannte „Tot-Impfung").

Das erklärt aber nicht allein den Wandel der Krankheitsbilder und Erkrankungen. Wie schon betont, muß man die tieferen Ursachen für eine Erkrankung im Menschen selbst suchen. Er unterliegt durch die Bedingungen unserer augenblicklichen Kultur einer Störung der Zusammenarbeit seiner Wesens- und Leibesglieder.

Das ist auch die eigentliche Ursache für das Auftreten immer neuer Viruskrankheiten. Wir sollten jedenfalls nicht auf die Impfungen allein unsere Hoffnungen setzen, damit wir eines Tages nicht unsanft aus Wunschträumen und Illusionen gerissen werden. Versäumen wir nicht, zur Steigerung der Abwehrkräfte unserer Kinder alles zu tun. Über die vorhandenen Möglichkeiten wurde in diesem Buch genügend geschrieben. Schöpft man diese in Verbindung mit einer gesunden Ernährung, Erziehung und ärztlichen Betreuung richtig aus, so ist unser Kind geborgener und sicherer als durch bloß schematische Impfung!

Wer sich und seine Kinder impfen lassen will, soll nicht daran gehindert werden. Es entbindet ihn aber nicht von der Beachtung und Berücksichtigung obiger Tatsachen. Mit großer Wahrscheinlichkeit ist die Impfung daran schuld, wenn gerade geimpfte Kinder häufig einen Verlust allgemeiner Widerstandskraft zeigen und allergische Krankheiten, Leberstörung, Schwächung des Nervensystems und ein allgemein schlechter Gesundheitszustand die Folgen sind.

Ein besonderes Impfrisiko liegt im sozialen Bereich. So erfolgen z. B. beim natürlichen Auftreten der Kinderkrankheiten die Ansteckungen in einem „zeitgerechten" Alter und die Umgebung macht im allgemeinen eine sogenannte „stille Feiung" bzw. eine Impfauffrischung durch. Durch das Impfen wird das Auftreten der natürlichen Infektion bzw. Immunisierung verhindert und es besteht die Gefahr, daß die Menschen in einem späteren Alter „unzeitgerecht" erkranken und eventuell dann als Erwachsene auch viel schlimmer.

Bei der Polioschluckimpfung wird das Impfvirus sehr leicht auch auf die Umgebung übertragen, verursacht dabei aber im allgemeinen keine erkennbare Schädigung. Es kann allerdings vorübergehend zu Unpäßlichkeiten und Magen-Darm-Störungen kommen.

Eine besondere Gefahr liegt in einer zu frühen Impfung. Immer wieder sehen wir z. B. bei der grundlos und routinemäßig durchgeführten Tbc-Impfung – direkt nach der Geburt – Impfeiterungen oder schwere Fieberzustände. Dabei werden die Eltern verbotenerweise oft nicht einmal um Erlaubnis gefragt.

Daß man dennoch Kleinstkinder weiter impft, liegt außer an der künstlich wachgehaltenen Krankheitsangst an dem Trugschluß, daß es ihnen weniger schadet, weil sie kaum heftige Reaktionen zeigen, im Gegensatz zu älteren Kindern, die mit Krämpfen, Fieber, Erbrechen und Benommenheit reagieren können.

Inzwischen weiß man aber, daß Kleinstkinder nur deshalb so wenig Reaktion zeigen, weil sie noch keine Kraft zu guter Abwehr-"Reaktion" haben und noch einen allgemeinen Krankheitsschutz von der Mutter her besitzen. Mütter, die geimpft sind, können allerdings ihren auf diese Weise erworbenen Immunschutz und ihre Abwehr- oder Antikörper dem Kinde nicht weitergeben, auch nicht durch Stillen.

Sehr groß ist natürlich beim Impfen des Säuglings die Gefahr, daß die Impfstoffe auf das Gehirn übergreifen. Haut und Hirnhaut bilden sich nämlich entwicklungsgeschichtlich aus demselben Keimblatt. Daher können alle in oder unter die Haut verabreichten Impfungen (Pocken, Tbc, Keuchhusten, Masern usw.) zu der gefürchteten Hirnhautreizung oder -entzündung führen. Diese Bedenken gegen Säuglingsfrühimpfung können bei besonderer Ansteckungsgefahr von Tuberkulose oder Keuchhusten eventuell entfallen. Das muß aber dann mit dem Arzt besprochen werden.

Ein weiteres Risiko liegt in der Mehrfachimpfung oder in zu kurzen Impfabständen: nach der Impfung, in der Immunisierungsphase (siehe oben), sind die Impflinge mit der Abwehr eines Erregertyps beschäftigt und nicht reaktionsfähig für weitere Erregertypen.

Inzwischen wird allgemein auf die Pockenimpfung verzichtet. Es besteht somit in Deutschland überhaupt keine Impfpflicht mehr. Aus der Tatsache, daß eine in Deutschland gebildete Impfkommission alle 2 Jahre zusammentritt, um aufgrund weiterer Beobachtungen jeweils neue Impfempfehlungen zu geben, ist ersichtlich, wie groß die Gefahren und Probleme sind.

Beim Impfen ist immer das Impfrisiko mit dem gewünschten Krankheitsschutz genau abzuwägen. Dies ist für verschiedene Krankheiten und Impfformen unterschiedlich. Man soll das mit dem Arzt seines Vertrauens besprechen.

Im allgemeinen soll nicht vor dem zweiten Lebensjahr geimpft werden (mit seltenen Ausnahmen der Passiv-Immunisierung bei besonderer Gefährdung durch Keuchhusten oder Tbc).

Bei der Impfung von Kindern ist zu unterscheiden zwischen den eigentlichen Kinderkrankheiten wie Röteln, Masern, Scharlach, Windpocken, Keuchhusten und Mumps – diese Krankheiten haben im allgemeinen eine erwünschte entwicklungs- und resistenzfördernde Wirkung – und anderen Infektionskrankheiten wie z.B. Wundstarrkrampf, Diphtherie und Polio. In der Situation, in der wir heute stehen, ist es sinnvoll gegen Tetanus, Diphtherie und Polio zu impfen. Auch die Röteln-Impfung nicht immunisierter Frauen (Nachweis durch Blutuntersuchung) nach der Pubertät, kann wegen einer Ansteckung in der Schwangerschaft und der dadurch gegebenen Gefahr für das werdende Kind erforderlich sein.

Es hat sich bewährt, das Kind erst nach Beendigung des Säuglingsalters zu impfen. Es hat dann die ersten Aufrichtebewegungen hinter sich und ist schon kräftiger. Außerdem kann bis dahin sichtbar geworden sein, ob das Kind zu allergischen Reaktionen neigt.

Es darf nicht geimpft werden bei Vorliegen einer Krankheit, bei Fieber, Magen-Darm-Beschwerden, Hautausschlag, allgemeiner Schwäche, Herz-Kreislauf-Störungen und direkt nach Krankheiten; auch nicht unter der Wirkung von Antibiotika oder Cortisonpräparaten.

Während einer Schwangerschaft sollten keine Impfungen durchgeführt werden; am allerwenigsten in den ersten drei Monaten.

Bei Pockenimpfung soll der Abstand zu anderen Impfungen sechs Wochen betragen.

Nach BCG-(Tuberkulose-)Impfung 3 Monate bis zur nächsten Impfung warten, nach Polio- und Gelbfieberimpfung vier Wochen, wie möglichst auch nach anderen Impfungen.

Man vermeide jede Mehrfachimpfung!

Zum zusätzlichen Schutz des Gehirns empfiehlt es sich bei jeder Impfung, Thuja D_{30} 3 x 8 Tropfen täglich für eine Woche lang einzunehmen.

Grippeimpfungen sind schon wegen der ständig neuen Virusformen zwecklos und eher schädlich.

Wir sehen, wie verantwortungsvoll das Impfproblem ist und daß es individuell abzuwägen gilt. Jedenfalls müssen alle reißerischen Propagandamaßnahmen für das Impfen verurteilt werden, zumal sie meist auch übertriebene Angst erzeugen.

Es ist eine Illusion bzw. Halbheit und Einseitigkeit, beim Versuch der Krankheitsverhütung nur die Impfung zu propagieren. Genauso wie es unsinnig ist, den Pflanzenschutz mit den üblichen Schädlingsbekämpfungsgiften zu betreiben. Wie man hier zur Humuspflege und anderen Bodenbestellungsmethoden übergehen muß, wird man dort eine richtige Lebens- und Ernährungsweise als wirksame Vorbeugung zusammen mit der Behandlung mit biologischen und homöopathischen Medikamenten verwirklichen müssen.

XVIII. Chronische Erkrankungen

Kieferveränderungen und ihre Vorbeugung

Die Nahrung unserer Vorfahren unterschied sich von der Kost der zivilisierten Menschheit der Gegenwart grundsätzlich auch dadurch, daß sie mehr Kauarbeit verlangte. Sie war weniger verfeinert als heute und dadurch ihrer ursprünglichen Beschaffenheit noch wesentlich näher. Abgesehen von der besseren Qualität der Nahrung, regte sie durch das bei jedem Bissen notwendig intensivere Kauen die Aktivität der Kaumuskulatur und Verdauungsdrüsen und damit den ganzen Menschen an. Dadurch verlief der Verdauungsvorgang von Anfang bis Ende gründlicher, und so war der Mensch allein schon dadurch gesünder.

Das normale Funktionieren des Mundes und seiner Organe: Lippen, Kiefer, Zunge, Speicheldrüsen, Kau- und Schluckmuskeln, läßt sich beim Saugen des Kindes an der Mutterbrust am besten studieren. Beim Neugeborenen liegt der Unterkiefer, der ja eine bewegliche Gliedmaße ist, zurück. Beim Saugen an der Brust muß er nun bei jedem Schluck energisch nach vorn geschoben und wieder zurückgezogen werden. Dabei entsteht im Mund ein luftverdünnter Raum, der auf die Milchdrüse saugend wirkt. Jetzt verstehen wir, weshalb die Lippen die Warze bzw. den Warzenhof so fest und luftdicht umschließen müssen; und jetzt begreifen wir die lauten Schnalzer, die beim Saugen zu hören sind; auch die Mitbewegung des ganzen Körpers wird verständlich. Das ganze Kind saugt ja mit, nicht nur der Mund.

Die Schiebebewegung des Unterkiefers erfolgt, wie man berechnet hat, im Verlaufe der normalen Stillzeit etwa eine Million mal! So oft muß also die Muskulatur des Mundes, der Wangen, der Kiefer und des Schlundes mit aller Kraft angespannt und betätigt werden! Eine ganz enorme Leistung! Darum ist der Kaumuskel der kräftigste Muskel des Kindes.

Beim Trinken aus der Flasche geschieht dagegen etwas, was dem beschriebenen Vorgang überhaupt nicht vergleichbar ist. Die Milch fließt schon bei schwachem Saugen in den Mund des Kindes, ganz im Gegensatz zu der energischen Melkbewegung, die das Kind beim Stillen vollführen muß. Man hat daher die Flaschenkinder als „Trinklinge“ den „Säuglingen“ gegenübergestellt. Selbst bei kleinem Loch im Gummisauger fließt die Milch vergleichsweise viel zu leicht und das Kind muß überstürzt große Milchmengen auf einmal zu sich nehmen. Es kommt dann zum Verschlucken oder zum Luftschlucken, besonders wenn die Nasenatmung durch Schnupfen behindert ist.

Damit aber wird bereits der ganze Verdauungsvorgang falsch eingeleitet; der normale Reiz auf die Verdauungsdrüsen bleibt aus, die Einspeichelung der Milch mit Ptyalin, die im Munde erfolgen müßte, geschieht nur unvollständig. Durch ihre angeborene Lernbereitschaft und -fähigkeit kommen die Kinder zwar bald mit dem Sauger zurecht, aber ihre Schluck- und Kauorgane bleiben unterentwickelt, weil sie zu wenig geübt werden. Am bedenklichsten ist dabei, daß der Unterkiefer oft in der ursprünglichen Rücklage verharrt, was man leicht am zurückliegenden Kinn und am erschwerten Lippenschluß erkennen kann. Brechen nun die Zähne durch, passen sie nicht richtig aufeinander. Wenn dann auch noch gelutscht wird, und das ist fast die Regel, so verschlimmert sich die Lage weiter (siehe auch den Abschnitt *Das Daumenlutschen*).

Bei der üblichen Form des Lutschens drückt der Lutschfinger den oberen Kieferkamm vor und den Unterkiefer als Ganzes zurück. Sind schon Schneidezähne da, so werden die oberen vorgekippt, und die unteren können nicht richtig hochwachsen. Meist schiebt sich dann die Unterlippe zwischen die oberen und unteren Frontzähne und verstärkt dadurch die „Schneidezahnstufe“, den „Rückbiß“ oder den „offenen Biß“ noch mehr. Der Lippenschluß ist nur noch mit großer Mühe möglich. Durch den Mund zu atmen ist jetzt bequemer. Während sonst die Atemluft in der Nase durch die Flimmerhärchen gereinigt (erkennbar am Schmutz im Taschentuch), erwärmt und angefeuchtet, ja sogar weitgehend entkeimt wird, fällt das nun alles weg. Mit der ungesunden Mundatmung kommt es zu vermehrtem Luftschlucken, zu Störungen und Stauungen im Blut- und Lymphkreislauf des Rachens; sogar das Entstehen von Rachenmandelwucherungen und die große Empfänglichkeit für Erkältungen können in diesen Vorgängen ihre Ursache haben. Die Wirkungen beschränken sich aber keineswegs auf Mund und Rachen. Die falsche Ausbildung und Funktion der Mundorgane und die verkehrte Atmung führen auch zu einer falschen Körperhaltung, zu Funktions-, Verdauungs- und Aufbaustörungen des ganzen Menschen. Und bei „Haltung" denkt man mit Recht auch an deren seelisch-geistigen Hintergrund. Diese Kettenreaktion hat man bisher nicht genügend beachtet, obwohl sie auf der Hand liegt. Der Mensch ist schließlich nicht eine Summe von selbstständig für sich funktionierenden Teilen, sondern ein Ganzes. Besonders schlimm ist es natürlich, wenn ein Vorgang falsch begonnen wird, also z.B. die Nahrungsaufnahme oder die Atmung. Dann ist von Anfang an alles „falsch programmiert".

So entstehen aus kleinen Ursachen große und sehr unerwünschte Wirkungen. Für den Laien ist wohl am ehesten verständlich, daß daraus Verdauungsschwäche, Appetitlosigkeit, Verstopfung und dergleichen folgen können. Aber auch die erwähnten Rachenmandelwucherungen (adenoide Vegetationen), die Verlegung der Nasenwege, die dann zu Mittelohrentzündung und zu einer Behinderung der Denkfähigkeit führen können, müssen als solche Folgen begriffen werden. Die Störung der Atmung führt unter Umständen zu Lungenerkrankungen, oft aber zu Haltungsfehlern (Rundrücken, hängende Schultern) und zu Wachstumsstörungen. Auch die Entwicklung der Muskulatur wird dadurch beeinträchtigt.

Kann ein Kind wirklich nicht gestillt werden, so sollte man versuchen, durch einen – entsprechend der Mutterbrust geformten – Flaschensauger (z.B. NUK) möglichst natürliche Verhältnisse zu schaffen. Auch der entsprechende Beruhigungssauger und für größere Kinder der sogenannte Kieferformer sind besser als gewöhnliche Schnuller. Auf diese Weise treiben wir Vorbeugung im weitesten Sinne. Allerdings darf dabei nicht übersehen werden, was im Kapitel über die Gebißzerstörung durch übertriebenen Zuckergenuß gesagt wurde (siehe *Die Pflege der Zähne*).

Sind aber Kieferverformungen eingetreten, dann ist kieferorthopädische Hilfe nötig. Man darf dabei aber nicht glauben, daß man sich vom Zahnarzt ein wohlgeformtes und schönes Gebiß mit Geld oder einem Krankenschein einfach kaufen kann. Meist ist für eine solche Gebißumformung jahrelange Geduld und konsequente Mitarbeit erforderlich. Fehlt es an Platz für die Zähne, so können die Kiefer in günstigen Fällen etwas nachentwickelt werden. Sonst muß man, um einen ausgerundeten Zahnbogen zu erhalten, eventuell in jedem Kieferabschnitt auf einen Zahn verzichten.

Zum Glück läßt sich, was durch falsche Funktion, also z.B. durch Lutschen und Lippenbeißen, entstanden ist, durch Umstellung der Funktion wieder zurechtbiegen. Die günstigste Zeit dafür ist in der Regel der Zahnwechsel. Nur die sogenannte „Progenie“, bei der die unteren Zähne vor die oberen beißen und der Unterkiefer vorsteht, sollte man schon im Milchgebiß behandeln. Man muß dann natürlich über den ganzen Zahnwechsel die Gebißentwicklung überwachen. Wenn in schweren Fällen der Unterkiefer trotzdem noch weiter vorwächst, gibt es heute chirurgische Möglichkeiten, ihn zurückzuversetzen. So lassen sich gegebenenfalls auch im späteren Alter noch Kieferverformungen beheben. Bekannt ist ja, daß heutzutage Lippen-, Kiefer-, und Gaumenspalten, sogenannte „Hasenscharten“ oder der „Wolfsrachen“, in Spezialkliniken so gut operiert werden können, daß nachher fast nichts mehr davon zu sehen ist.

Haltungsfehler und Wirbelsäulenverkrümmung

Hier müssen zunächst rachitische und spätrachitische Störungen (siehe *Rachitis*) ausgeschlossen werden, desgleichen die familiär veranlagte Brustbeineinziehung (Trichterbrust) oder -vorwölbung (Kielbrust) oder das Aufwerfen der Rippenbögen und eine Buckelbildung. Diese sind nicht rachitischen Ursprungs und können orthopädisch, in schweren Fällen auch operativ gebessert werden.

In der Adoleszens führt die sogenannte Scheuermannsche Krankheit zu Haltungsschäden und auch die meist von selbst heilenden Knochenwachstums- und Verknorpelungsstörungen an den Gliedmaßen, besonders Hüfte (Perthes), Knie (Schlatter) und Fußgelenk können vorübergehend eine fehlerhafte Körperhaltung verursachen.

Ein anderes Kapitel sind aber die Folgen verfrüht angeregter Leistungen im Sitzen und Stehen. Was haben Kinder nicht alles durch Ungeduld, Ehrgeiz und Stolz der Erwachsenen auszustehen. Bevor die Kinder laufen können, lernen sie schwimmen und fahren Rad. Später schlägt das ins Krankhafte um. Die Folgen sind oft eine Wirbelsäulenschwäche, ein Haltungsfehler oder gar ein Haltungsschaden. Bei einem solchen Kind ist der Brustkorb flach oder eingesunken, der Leib vorgewölbt, die Wirbelsäule seitlich verbogen oder im oberen Teil nach hinten gerundet und das Kreuz als Ausgleich dazu hohl, bei vorgeneigtem Becken. Der Kopf sinkt nach vorn, die Schultern hängen schlaff herab. Natürlich sind auch die Beine entsprechend verändert: Das Kind bekommt ausgeprägte X- oder O-Beine, es steht knickfüßig und das Fußgewölbe ist platt nach unten durchgedrückt. Dieser Befund ist allerdings nicht zu verwechseln mit der normalen kindlichen Fußform bis zum Alter von etwa 3 1/2 Jahren, die einen Plattfuß vortäuscht, und zwar durch eingelagertes Binde- und Fettgewebe, das als Polster dient, bis die Fußmuskulatur so weit entwickelt ist, daß sie das Körpergewicht tragen kann. Das knöcherne Fußgewölbe ist dabei aber gut erhalten.

Den normalen Übergang vom Sitzen zum Stehen bildet das Krabbeln. Es hat für die gesunde Entwicklung der Wirbelsäule sicherlich große Bedeutung. Die Beobachtung zeigt aber, daß Kinder, die durch Störungen des Kauvorgangs zu Mundatmern geworden sind, nicht krabbeln. Auf diese Weise wird ein Stadium der normalen Entwicklung übersprungen, was niemals bedeutungslos ist. Sicherlich gibt es auch andere Gründe, die es dieses Stadium übergehen läßt, Gründe, die beispielsweise in der persönlichen Wesensart ihre Ursache haben können. Man muß das bei jedem Kind untersuchen.

Der hier beschriebene Haltungsschaden eines Rückenschwächlings zeigt sich in der Regel voll ausgeprägt erst beim Schulkind, er tritt aber meist früher auf und ist nur wegen der allgemeinen Biegsamkeit und Weichheit der Wirbelsäule in den ersten Jahren noch nicht so auffällig.

Nun ist es sicher richtig, daß die Körperhaltung und die Form des Skeletts von der Beschaffenheit, der Straffheit und Elastizität der Muskeln, Sehnen und Bänder abhängen. Sind diese durch rachitische Veranlagung oder mineralsalzarme Kost geschädigt, dann verlieren sie ihre Spannkraft und Funktionstüchtigkeit. Aber es wäre doch zu einseitig, die Ursache solcher Veränderungen allein in der körperlichen Verfassung der Muskeln und Knochen zu suchen.

Wenn wir ein Kind mit einem Rundrücken oder sonstigen Haltungsfehlern als Ganzes betrachten, dann bemerken wir ein Versagen der Aufrichtekraft. Offensichtlich vermag das Kind die Schwerkraft, die alle Körper nach unten zieht, nicht zu überwinden. Die Fähigkeit zur aufrechten Haltung unterscheidet aber gerade den Mensch von den Tieren.

Der Mensch richtet sich immer vom Kopf her auf. So ist ja auch das Heben und spätere Freitragen des Kopfes das erste, was ein Säugling aus eigenem Antrieb lernt. Und ein Kind, das mit aufgerichtetem Kopf und hochgezogenen Schultern tänzelnd geht, wird erst dann nicht mehr umfallen, wenn es seinen Körper ganz vom Kopf aus erfaßt hat.

Die aufrechte Haltung jedes Menschen ist also ein tiefes Geheimnis. Sie ist durch Naturgesetze allein nicht verständlich. Sie ist vielmehr ein Beweis für das Vorhandensein des Geistes im Menschen. Die geistige Ich-Kraft überwindet die Naturkräfte. Wenn das Ich Schaden gelitten hat, müde oder gar zermürbt ist, wenn das Kind kein Selbstbewußtsein hat, wenn es zu viel gedemütigt wurde oder wenn es zu große Sorgen hat, dann beobachten wir, daß die Körperhaltung fehlerhaft wird. Die Stärke des Ichs reicht dann nicht aus zur Überwindung der Schwerkraft. Die Folgen sind eine Krümmung des Rückens, eine schlaffe Haltung oder sonstige

Haltungsfehler. Wir sehen, nicht mechanische Kräfte bestimmen die Haltung des Menschen, sondern geistig moralische. Dementsprechend kann die Behandlung nicht in äußerlichen Maßnahmen allein bestehen. Orthopädisches Turnen und Massage sind in manchen Fällen notwendige Hilfsmaßnahmen. Eine Dauerheilung kann aber nur von innen durch moralische Aufrichtung des Kindes erreicht werden. Das Ich muß gekräftigt werden. Dies kann geschehen durch Vermeiden von Überanstrengung, durch liebevollen Zuspruch und Tröstung, ja ganz allgemein durch Interesse und Zuneigung eines Erwachsenen. Eine wichtige Hilfe ist auch die Heileurythmie, die leider noch viel zu wenig bekannt ist. Sie ist eine Übungsbehandlung, bei der der Körper durch Antriebe bewegt wird, die ihren Ursprung in der Seele haben. Die Übungen dieser Bewegungskunst sind unmittelbar überzeugend; ihre Wirkung erfaßt das ganze Kind, also nicht nur den Körper.

Selbstverständlich muß auch der sonstige Gesundheitszustand des Kindes geordnet sein. Eine Blutarmut wird man vom Arzt behandeln lassen, die Ernährung auf ihren genügenden Mineralgehalt hin prüfen und für ausreichenden Schlaf sorgen. Auch für hygienisch richtig gebaute Sitzgelegenheiten in der Schule und zu Hause wird man Sorge tragen. Auf jeden Fall aber vermeide man schon in der Säuglingszeit den Gebrauch von Geräten, die von der unwissenden Industrie zur vorzeitigen Anregung des Stehens und Gehens hergestellt werden, außerdem das zu frühe und zu lange Tragen oder Hocken in Tüchern und Rucksäcken.

Die chronische Mandelentzündung

Werden akute Mandelentzündungen (siehe dort), die auch im ersten Lebensjahr schon vorkommen, nicht sorgfältig medikamentös behandelt, und zwar so lange, bis die Mandelschwellung zurückgebildet ist, dann ist das oft der Beginn einer das ganze Kindesalter belastenden Störung: der chronischen Mandelvergrößerung (adenoide Vegetationen). Es ist verständlich, daß solche Wucherungen besonders nach fieberunterdrückenden Mitteln zurückbleiben, aber es gibt auch bestimmte Konstitutionstypen, die zu solchen Wucherungen neigen (siehe auch *Kieferveränderungen und ihre Vorbeugung*).

Das Wort Angina bedeutet Enge; eine solche Enge kann bei der akuten Mandelentzündung auftreten, aber auch durch die Wucherung der Rachenmandeln verursacht werden, die hinter der Nase sitzen und die Nasenatmung verlegen. Die Rachenmandelwucherung erkennt die Mutter am ehesten an schnarchender Atmung und einem im Schlaf geöffneten Mund.

Das Allgemeinbefinden des Kindes kann durch die beschriebenen Erkrankungen erheblich leiden. Zu wenig beachtet wird auch, daß diese Schwellungen die Eingänge zu den Nebenhöhlen der Nase (Kieferhöhlen, Stirnhöhle, Keilbeinhöhle, Siebbeinzellen) verlegen können, wodurch die Beteiligung dieser Höhlen am Atmungsprozeß stark eingeschränkt oder unmöglich gemacht wird. Es kommt sogar unter Umständen zu einer Verbildung des Gesichtsschädels in der Gegend der Nasenwurzel, wodurch der Gesichtsausdruck oft etwas blöde erscheint. Die Atmung, die an der Atmung beteiligten Nebenhöhlen und der Denkprozeß hängen interessanterweise nämlich eng zusammen. Kinder mit solchen Wucherungen leiden daher an einer Erschwerung des Denkens, verbunden mit mangelnder Aufmerksamkeit in der Schule.

Der moderne biologische Arzt hat eine ganze Reihe wirksamer Heilmittel an der Hand, aber auch bei sorgfältigster Behandlung bleibt eine Anzahl von Versagern übrig, bei denen man an chirugische Eingriffe denken muß.

Der seriöse Halsarzt geht an eine Operation der Gaumenmandeln ungern heran, weil deren Entfernung oft genug nur zu einer Verlagerung der Entzündungen auf mandelähnliche Nachbarorgane führt. Wenn das Kind aber immer wieder unter akuten Mandelentzündungen leidet und die Mandelvergrößerung schließlich zur Schluckbehinderung führt, läßt sich eine Gaumenmandeloperation manchmal nicht vermeiden. Diese sollte allerdings nie vorgenommen werden, ohne daß ein 6- bis 8-wöchiger medikamentöser Versuch zur Zurückbildung der Mandeln vorangegangen ist.

Außerdem wird man sich bei noch nicht schulpflichtigen Kindern so gut wie niemals zur Mandeloperation bereitfinden, da die Gefahr einer erneuten Wucherung besteht.

Anders ist es mit der Entfernung der vergrößerten Rachenmandel. Zu einer Operation kann man sich hier eher entschließen, da der Erfolg sicherer ist.

Eine Möglichkeit zur wirksamen Bekämpfung von Rachen- und Nasenerkrankungen besteht in der Symbioflor-Therapie, bei der Kulturen von Bakterien eingeführt werden, die normalerweise auf den Schleimhäuten der Luftwege leben und die Neubesiedelung einer körpereigenen Schleimhautflora anregen sollen. Mindestens erreicht man durch diese Behandlung eine Steigerung der Abwehrkräfte gegen Neuerkrankungen.

Dem homöopathisch behandelnden Arzt stehen darüberhinaus noch eine ganze Reihe sehr wirksamer Mittel zur Verfügung.

In der Pubertät beginnen die Mandeln meist zu schrumpfen und heilen oft von allein aus.

Das schwerhörige Kind

Für die gesamte Entwicklung eines Kindes sind dessen gesunde Sinne eine wesentliche Voraussetzung. Dabei hat das Hören eine besondere Stellung, denn um normal sprechen, ja, um denken zu lernen, muß das Kind richtig hören können.

So müssen wir den Hörstörungen vor allem einer eventuellen angeborenen Schwerhörigkeit große Beachtung schenken.

In den letzten zwanzig Jahren scheint es zu einer Steigerung der Zahl schwerhöriger Kinder gekommen zu sein, teilweise wohl in Zusammenhang mit dem Lärm, der uns heute überall belästigt, besonders in Form der zügellos überlauten häuslichen „Konservenmusik".

Es gibt heute einen Wissenschaftszweig, die Pädoaudiologie, also die Lehre von den kindlichen Hörstörungen, ihrer Erkennung und Behandlung. Für hörgestörte Kinder ist ein neues Zeitalter angebrochen. In früher niemals für möglich gehaltenem Ausmaß werden selbst Kinder mit geringem Hörvermögen so gefördert, daß sie am Leben ihrer Umwelt teilnehmen können.

Um das zu erreichen, sind möglichst frühzeitige Feststellung der Hörstörung und früher Behandlungsbeginn notwendig. Heute können Babys schon vor dem ersten Geburtstag mit eigens für sie entwickelten Hörgeräten versorgt werden.

Besonders Kinder aus Familien mit erblicher Schwerhörigkeit müssen frühzeitig, also nicht erst bei der Einschulung, in fachärztliche Untersuchung und Behandlung gebracht werden. Dasselbe gilt für Kinder mit Verdacht auf Viruserkrankungen vor oder nach der Geburt, mit Meningitis (Hirnhautentzündung) oder mit schwerer Geburt und Atmungsstörungen dabei. Auch eine Rötelnerkrankung der Mutter während der Schwangerschaft kann beim Kind einen Hörschaden hervorrufen. Außerdem können Infektions- und Kinderkrankheiten als Komplikation Schwerhörigkeit oder gar Taubheit entstehen lassen.

Da die Sinnestätigkeit erst allmählich erwacht, sind diese Störungen gar nicht leicht oder sofort zu entdecken.

Um herauszufinden, ob ein Kind wegen eines Hörfehlers ärztlicher Behandlung bedarf, empfiehlt es sich, auf folgende Zeichen zu achten:

1. Im Alter von drei Monaten reagiert das Kind noch nicht auf die Stimme der Mutter; es erschrickt nicht bei plötzlichen Geräuschen.
2. Das Baby hört im Plapperalter (etwa vom sechsten Monat an) nach und nach mit dem Plappern wieder auf.
3. Das Kind reagiert mit sieben Monaten bei abgewendetem Gesicht nicht auf leisen Zuruf.
4. Das einjährige Kind beginnt nicht damit, erste Worte zu bilden oder spricht nur sehr undeutlich.

In jedem Fall sollte man beim geringsten Verdacht einen erfahrenen Arzt zu Rate ziehen. Je früher ein Hörschaden erkannt und behandelt wird, um so reibungsloser verläuft die weitere Entwicklung des Kindes (siehe auch *Von der zeitgerechten Entwicklung des Kindes*).

Normalerweise wird die volle Funktionstüchtigkeit der Augen erst um das vierte bis fünfte Lebensjahr erreicht. Das heißt, das Kind muß die Eindrücke der Außenwelt, die ihm das Sehorgan von der Geburt an täglich vermittelt, erst allmählich erfahren und verstehen lernen und sich seelisch damit auseinandersetzen. So ist es durchaus natürlich, wenn ein Kind im ersten Lebensjahr Bilder auf den Kopf stellt, danebengreift oder den Mond anfassen will. Dennoch besteht auch die Gefahr, daß Sehstörungen übersehen oder erst sehr spät entdeckt werden. Dazu gehören z.B. Kurz- oder Weitsichtigkeit, die sogenannte Farbenblindheit oder eventuell die – zum Glück äußerst seltene – angeborene Blindheit.

Ab und zu kommt es vor, daß ein Kind schon mit einem „grauen Star“ geboren wird. Den Eltern fällt dann auf, daß die Augen des Kindes nicht strahlen können sondern wie trüb aussehen. Bei genauerem Hinsehen zeigt sich, besonders von der Seite, eine milchige Trübung der Linse. Wichtig ist, diese Diagnose möglichst frühzeitig zu stellen und rasch zu operieren.

So sollte auch jedes andere auffällige Verhalten immer dem Arzt mitgeteilt werden, z.B. fehlender Ausdruck von Freude und Schmerz in den Augen (Glanz und Tränen); fehlende Pupillenreaktion, normalerweise verengen sie sich beim Blick in die Ferne und bei Helligkeit und werden weit beim Blick in die Nähe und bei Dunkelheit. Auch andere Reize wie Schmerz und Geräusche verändern die Pupillen. Häufiges Blinzeln, Zuckungen der Augen und weite Pupillen können ein Symptom für Kurzsichtigkeit sein. Daß beim Schließen der Augen die Pupillen weit werden, ist aber ganz normal. Enge Pupillen dagegen können auf Weitsichtigkeit deuten. Auch gibt es auffällige Bewegungen der Augäpfel, ein Zittern oder Zucken „Nystagmus“ genannt.

Recht häufig kommt das angeborene Schielen vor. Vom Schielen spricht man, wenn die Sehachsen beider Augen nicht auf einen angeblickten Punkt ausgerichtet werden können. Die Ursache kann in Störungen des Augenmuskelgleichgewichts (Begleitschielen) oder in der Lähmung eines oder mehrerer Augenmuskeln liegen (Lähmungsschielen). Bei ersterem ist die häufigste Form das Einwärtsschielen. Das Auswärtsschielen ist sehr selten angeboren und entwickelt sich oft erst nach dem 10. Lebensjahr. Beim Einwärtsschielen wird in der Regel das rechte und das linke Auge abwechselnd zum Fixieren benutzt. Verbleibt aber nur ein Auge immer in Schielstellung, so besteht ein einseitiges Einwärtsschielen.

Dieses einseitige Schielen bringt besondere Probleme mit sich. Schon in den ersten Lebensjahren kann ein beginnendes einseitiges Einwärtsschielen zu schweren Sehstörungen an dem dauernd in Schielstellung abweichenden Auge führen: dieses lernt das Fixieren gesehener Gegenstände nicht richtig und wird dadurch oft schwachsichtig oder blind. Über die schlechte Sehtüchtigkeit des schielenden Auges hinaus können Leseschwierigkeiten und im Zusammenhang damit auch seelische Störungen auftreten, vielleicht sogar ungenaues Denken und dergleichen mehr als Folge eines unpräzisen Erfassens der Umwelt. Das schielende Auge ist in dieser Hinsicht als Gliedmaße aufzufassen, deren nicht voll beherrschte Betätigung sich störend auf die Ausbildung der Denkfunktionen auswirkt, ähnlich wie es bei nicht richtig koordinierten Arm- oder Beinbewegungen der Fall ist. Ebenso wie das Kind den Raum mit den Füßen und die Dinge mit den Händen begreifen lernt, so erfaßt es mit dem Auge die entferntere Umwelt und kommt dadurch zu gesundem Denken.

Für das Kind ist es daher von großer Bedeutung, daß eine einseitige Schielstellung frühzeitig behoben wird. Nach den neuesten Erfahrungen wird sogar vorgeschlagen, so früh wie möglich, also schon im zweiten Lebensjahr mit der Behandlung zu beginnen. Das gesunde Auge wird dabei durch einen Klebeverband verschlossen, um das schielende Auge zum Sehen anzuregen und zum Aufnehmen der Umwelt geradezu zu zwingen. An dieses Verfahren gewöhnen die Kinder sich in wenigen Tagen, und in einer durchschnittlichen Behandlungszeit von zwei bis sechs Monaten stellt sich in den meisten Fällen ein Sehvermögen ein, das hinter dem des gesunden Auges nicht zurücksteht. Voraussetzung für diesen Erfolg ist aber ein Behandlungsbeginn innerhalb der ersten vier Lebensjahre.

Komplizierter sind die verschiedenen Arten des sogenannten Lähmungsschielens. Man erkennt es an der Zunahme des Schielwinkels beim Blick in die Zugrichtung des gelähmten Muskels und durch schiefe Kopfhaltung. Auch wird vom sprechenden Kind dann über Doppelbilder geklagt. Die Ursache der Lähmung ist sehr vielseitig. Es bedarf oft schwieriger Diagnosestellungen und Behandlungen. In manchen Fällen kann aber eine verhältnismäßig einfache Muskeloperation zur Heilung führen.

Die Weit- und Kurzsichtigkeiten setzen zur genauen Erkennung eine gewisse Reife des Kleinkindes voraus. Bei der Weitsichtigkeit vereinigen sich die Sehstrahlen etwas hinter der Netzhaut und bei der Kurzsichtigkeit vor ihr. Meist liegt es an der Größe des Augapfels, der von Geburt an etwas größer oder kleiner ist als durchschnittlich. Diese Fehlsichtigkeit wird vom Augenarzt genau bestimmt und muß eventuell durch eine Brille korrigiert werden. Hält der Arzt das Tragen einer Brille für erforderlich, trifft es viele Eltern wie ein Schock: „Warum muß ausgerechnet unser Kind durch eine Brille entstellt werden?“ „Das arme Kind!“ Eine solch törichte Einstellung sollte man schnellstens überwinden, denn sie ist dem Denken eines Kindes völlig fremd. Ihm wird die Brille vielmehr sehr willkommen sein, gewinnt es doch durch sie in seinen Bewegungen Sicherheit, z.B. beim Treppensteigen, beim Einschenken usw. Oft tritt mit der Entwicklung noch ein Ausgleich ein. Hierbei gibt es auch gute Ergebnisse durch Behandlung mit Heileurythmie.

Das Tragen von Kontaktlinsen scheidet für Kinder, auch für ältere, natürlich aus, wegen der Problematik des Säuberns und Einsetzens und der damit verbundenen Gefahr von Schädigungen und Verletzungen des Auges. Außerdem wachsen Kontaktlinsen nicht mit.

Reizungen des äußeren Auges wie Rötung und Verkleben der Lider kommen manchmal schon unmittelbar nach der Geburt vor.

Dabei helfen vorsichtige Waschungen mit Kamillentee oder ärztlich verordnete, homöopathische Augentropfen.

Schlafstörungen

Viele kleine Kinder haben Probleme mit dem Einschlafen und stehen nach dem Zubettgehen immer wieder auf. Reagieren die Eltern dann gereizt, weil sie auch einmal Ruhe haben wollen, ist der schönste Machtkampf im Gange.

Nun gibt es viele Gründe, auch organische, die ein Kind am Einschlafen hindern können. Diese alle im einzelnen darzustellen würde zu weit führen. Man sollte sie aber in jedem Fall zu ergründen suchen.

Hilfreich wird es sein, schon vor dem Einschlafen eine Atmosphäre der Ruhe zu schaffen. Das läßt sich z.B. durch Erzählen von Gute-Nacht-Geschichten oder durch kleine, liebevolle und beruhigende Plaudereien am Bettrand erreichen. Wichtig ist auch die regelmäßige, für das Kind voraussehbare Abfolge der Ereignisse (Kleidung ablegen und ordnen, waschen, vorlesen etc.), weil das zusätzlich Sicherheit und Geborgenheit schafft. Dabei hat das Waschen noch einen bedeutsamen therapeutischen Effekt: indem man nämlich die Tagesausdünstungen mit einer milden Seife entfernt, läßt man Wohlgefühl in das Kind einziehen, und zwar täglich mit neuer Freude. Das hat pädagogisch einen größeren Stellenwert als viele andere Maßnahmen und hat mit der Pflege des Lebenssinnes zu tun.

Natürlich braucht sich eine nervös und hektisch agierende Mutter nicht zu wundern, wenn ihr Sprößling nicht einschlafen kann. Sie kann es in der Regel selbst nicht. Ein gemeinsamer echter Natururlaub fördert das tiefe Durchatmen und bringt natürliches, wohliges Müde-Sein.

Nun gibt es aber häufig nicht nur Probleme beim Einschlafen, sondern vor allem auch beim Durchschlafen. Die meisten Kinder wachen irgendwann in der Nacht einmal auf. Nur verhalten sie sich unterschiedlich. Manche schlafen nach kurzer Zeit ruhig wieder ein. Andere machen sich auf den Weg zum Bett der Mutter, weil sie – aus Angst – sonst keine Ruhe mehr finden können (siehe den Abschnitt *Angst*). Mit diesen Kindern muß man besonders behutsam umgehen und sich bemühen, die Ursachen ihrer Angst zu ergründen und zu beseitigen. Vor allem muß man den Schlaf der Kleinsten behüten, in Gedanken und im Herzen.

Sprachstörungen

Kinder sprechen aus einem unmittelbaren Sprachfluß heraus, den man durch Korrektur nicht unnötig unterbrechen sollte, da sich sonst die Unmittelbarkeit verliert und Sprachstörungen veranlagt werden können. Das heißt aber nicht, daß man mit seinem kleinen Kinde nicht möglichst viel sprechen soll. Wie soll denn ein Kind zu einer ordentlichen Sprachbildung kommen, wenn ihm Sprache hauptsächlich durch das Fernsehen vermittelt wird, statt durch einen Menschen, der ihm seine Gedanken und Gefühle durchdacht und erlebt entgegenbringt?

Alle Kinder verfallen im Laufe ihrer Sprachentwicklung in den einen oder anderen „Sprachfehler“. Sie zeigen ein flüchtiges Stottern oder sprechen Worte falsch aus. Meist sind diese Störungen temperamentsbedingt und verschwinden nach einiger Zeit von selbst wieder. Man sollte ihnen also zunächst möglichst wenig Beachtung schenken und die Aufmerksamkeit des Kindes nicht durch ständiges Korrigieren unnötig darauf lenken. Vermehrte Zuwendung, gutes und deutliches Sprechen der Erzieher und das Ausschalten unnötiger Aufregungen, z.B. durch das Fernsehen, sind die richtigen Hilfen.

Das gilt vor allem, wenn sich ein Lispeln, Poltern, Stammeln oder Stottern ausgeprägt hat. Es ist ein Irrtum zu glauben, solche Störungen mit intensiven Sprechübungen ausgleichen zu können. Vielmehr bildet sich ein gutes Sprechen aufgrund guter körperlicher Bewegungen aus. So sollte man die spielerische Geschicklichkeit ausbilden und vor allem Heileurythmie betreiben, singen und Gedichte sprechen.

Bestehen Sprachstörungen über das 9. Lebensjahr hinaus, so

kommt übende Sprachgestaltung in Frage. Die Sprachgestaltung – eine neue Form der Rezitation – verhilft auch gesunden Kindern dazu, freier mit der Sprache umzugehen. Es gibt ausgebildete Sprachgestalter, besonders an den Waldorfschulen. Auch beschäftigen manche Krankenhäuser sogenannte „Logopäden" (Sprachpädagogen), die zusammen mit Ärzten Sprachfehler behandeln.

Appetitlosigkeit

In vielen Fällen ist Appetitlosigkeit auf falsche Ernährung im ersten Lebensalter zurückzuführen, und zwar ist die Überfütterung mit Fett, das die Mutter dem Gemüse beifügt, eine der häufigsten Ursachen dieses lästigen Leidens. Manchmal wird sogar von unerfahrenen Müttern zur Flaschennahrung Butter hinzugetan! Oder aber die Trinkmenge des künstlich genährten Kindes ist zu groß. Oft rührt die Appetitlosigkeit älterer Kinder auch davon her, daß sie im zweiten Lebensjahr noch ihre Nahrung aus der Flasche erhalten, wie es zwar für das Säuglingsalter richtig war, jetzt aber durchaus falsch ist. Die Milch wird nämlich beim Trinken aus der Flasche nach dem ersten Lebensjahr im Munde nicht genug eingespeichelt, da die Kinder in diesem Alter weniger Speichel produzieren als im ersten Jahr. Es fehlt dadurch die richtige Vorverdauung im Munde. Vom zweiten Lebensjahr an soll das Kind also nur noch aus dem Becher trinken, und zwar langsam und schluckweise; aber erst, wenn die Brotbissen gut gekaut hinuntergeschluckt wurden.

Ohne Zweifel gibt es aber auch appetitschwache Neugeborene, bei denen von vornherein eine ungenügende Magensaftproduktion vorliegt; diese führt zu einer Störung der Besiedelung des Darms mit Schleimhautbakterien, die gleich nach der Geburt beginnt und die Drüsentätigkeit verändert. Hierbei hat sich mir oft eine medikamentöse Anregung der Gallen- und Lebertätigkeit bewährt.

Sicherlich werden wir der Mund- und Darmflora auch schon beim kleinen Kind heute mehr Aufmerksamkeit widmen müssen als in früheren Zeiten. Wir wissen heute, daß die meisten modernen Fiebermittel diese „Gesundheitserreger" ebenso schädigen wie die sogenannten Krankheitserreger. Viele moderne Ärzte weigern sich daher, ohne ganz zwingende Gründe Antibiotika oder Sulfonamide zu verordnen.

Appetitlose Kinder sind meist blaß, blutarm, mager und schnell müde. Ihr Muskelfleisch ist schlaff, ihre Verdauung gestört, ihre Körpergröße ist übernormal, ihr Gewicht aber zu gering. Diese Kinder sind unruhig, zappelig und klagen über plötzliche Leibschmerzen, sogenannte „Nabelkoliken". Oft ist die Stimmung stark wechselnd, es fehlt das strahlende Wesen des gesunden Kindes. Die Seele dieser Kinder ist zu wenig am Aufbau und am Stoffwechsel beteiligt, dafür aber im Kopf für alle Umwelteinflüsse zu wach. Die Seelenkräfte sind zu stark auf die Außenwelt gerichtet, während sie eigentlich noch in den aufbauenden Organen des Leibes tätig sein sollten. Die Seele ist nicht genügend interessiert am eigenen Leib, ein Zustand, der schon allein zur Entartung der Körperflora und zur Verminderung der Tätigkeit der Verdauungsdrüsen führt.

Die Heilung muß also darin bestehen, daß man die Seelenkräfte am Aufbaustoffwechsel stärker interessiert.

Das kann beispielsweise durch die bitteren Stoffe der Enzianwurzel geschehen. Solche Kinder nehmen auffallend gern Mittel wie zum Beispiel Enzian-Anaemodoron (Weleda): dreimal täglich drei bis fünf Tropfen vor dem Essen mit etwas Wasser, ein Mittel, das zugleich appetitanregend und blutbildend ist. Für die Mutter jedoch ist die Diätregelung wichtig; dabei gilt als oberste Regel: zunächst einmal hungern lassen und den Darm durch Kamillen- oder Apfelsirupeinläufe reinigen. Anfangs nur Obstsäfte jeder Art in kleinen Mengen geben, aber nur so viel, wie das Kind gerne trinkt. Jede Milch ist zunächst verboten.

Viele Mütter haben Angst vor den Hungertagen, „weil das Kind schon so mager ist". Sie vergessen, daß sie mit ihrer bisherigen Ernährungsmethode nichts erreicht haben. Auch hat das Kind niemals das Gefühl „Hunger" gekannt, denn die Mutter oder die Großmutter haben fast immer in die kleinen Mengen Nahrung, die das Kind auf vieles Zureden endlich genommen hat, heimlich Butter oder anderes Fett hineingeschmuggelt. Oder man hat dem Kind Leckereien oder Obst neben den Mahlzeiten gegeben. Daher konnten sich Magen und Leber nie erholen.

Noch nie ist ein Kind verhungert, wenn Nahrung vorhanden war; aber noch nie ist ein Kind gesund und bei gutem Appetit geblieben, wenn man es mit Gewalt oder List zum Essen bringen wollte. Jeder Zwang und jedes Zureden müssen also unterbleiben; die Mutter muß ihre eigenen angsterfüllte Vorstellungen überwinden und ganz gelassen sein, damit das Kind den Ekel vor jeder herankommenden Mahlzeit verliert, durch den bereits die Verdauungsdrüsen zum Versiegen gebracht werden. Ein appetitschwaches Kind darf nur ganz wenig Milch erhalten, anfangs nicht mehr als ein viertel Liter pro Tag; zur Durststillung ist nur Obstsaft erlaubt, niemals Milch.

Jeder mit Appetit gegessene Bissen trockenes Brot ist mehr wert als eine auf großes Zureden heruntergewürgte ganze Mahlzeit. Zeigt sich nach den ersten Obstsafttagen eine gewisse Eßlust, bietet man beispielsweise Knäckebrot mit ganz wenig Butter und Quark an oder Kollath-Frühstück oder Bircher-Müsli. Verlangt das Kind nach Milch, so gibt man zunächst keine süße Milch, sondern Sauermilch, frische Buttermilch oder Joghurt, besser Bioghurt. Eine rohe Möhre oder auch gedünstetes Gemüse ohne Mehlschwitze, anfangs mit ganz wenig frischer Butter, die dem fertigen Gemüse zugefügt wird, ist der nächste Schritt.

Alles das gibt man dem Kind in ganz kleinen Mengen auf den Teller und bietet überhaupt nur dreimal am Tag Nahrung an. Das Kind soll von sich aus etwas verlangen und ganz allmählich an geregeltes Essen und größere Mengen gewöhnt werden. Niemals darf es Süßigkeiten als Nahrungsersatz erhalten und überhaupt nie etwas zwischen den Mahlzeiten essen, auch kein Obst.

Das Ganze stellt also eine grundsätzlich geänderte Ernährungsmethode dar gegenüber der bisherigen, die sich als falsch erwiesen hat.

Wenn Kinder morgens nicht frühstücken wollen, gibt man einen

Teelöffel Schlehen-Ursaft (Weleda) oder Schlehensaft (Wala) auf nüchternen Magen und regt so den Appetit an.

Neuerdings hat man für schwere Fälle von Appetitlosigkeit in den Präparaten Symbioflor I und II oder ähnlichen Colipräparaten wirksame Hilfsmittel zur Hand. Von Symbioflor I gibt man Kleinkindern dreimal täglich zwanzig Tropfen, Schulkindern dreimal täglich dreißig bis fünfzig Tropfen in etwas abgekochtem Wasser; diese Lösung läßt man einige Zeit im Mund halten, gurgeln und dann hinunterschlucken. Außerdem wird Symbioflor II in geringerer Menge, also nur morgens und abends zehn Tropfen unmittelbar vor dem Essen gegeben.

Auf diese Weise kann man jede Appetitlosigkeit überwinden und die Kinder in gute körperliche und seelische Verfassung bringen. Man kann dann auch Aufbaukalk I (Weleda) morgens und Aufbaukalk II abends, je eine Messerspitze geben oder durch Fragador (Weleda) das Ernährungsresultat festigen und weiter verbessern. Ähnlich gute Mittel sind Nährkraftquell und Waldon (Weleda).

Die ganz seltenen Fälle von sogenannter „nervöser Appetitlosigkeit“ bedürfen psychotherapeutischer Behandlung.

Verstopfung

Im Abschnitt über die Darmentleerungen des Säuglings (siehe dort) wurde schon erwähnt, daß das künstlich genährte Kind festeren Stuhlgang hat als das Brustkind. Aber auch bei diesem kann mehrere Tage der Stuhl ausbleiben. Das ist in der Regel nicht schlimm. Erst wenn weniger als drei Stühle pro Woche abgesetzt werden, wird man von Verstopfung sprechen. Bei der künstlichen Ernährung genügt meist eine geringe Steigerung der Flüssigkeitsmenge. Wenn nötig, gibt man kleine Mengen Schlehensirup (günstig ist der nicht so süße Sirup von Wala) in einer Teemischung aus Kamille, Anis, Fenchel, Schafgarbe und Kümmel zu gleichen Teilen (siehe *Familientee aus heimischen Kräutern*). Beim Brustkind wirkt der von der Mutter genossene Milchbildungstee gut abführend.

Bis sich der gesamte Verdauungsvorgang eingespielt hat, muß

man eventuell durch kleine Einläufe (Klistiere) gelegentlich nachhelfen (siehe im Abschnitt *Wasseranwendungen und ihre Ausführung*). Keinesfalls dürfen nicht ärztlich verordnete Abführmittel gegeben werden!

Bei älteren Kindern – „bevorzugt" sind Mädchen – ist Verstopfung oft ein Versäumnis der regelmäßigen Darmentleerung: der Darm wird nicht richtig erzogen. Meist liegt eine Scheu vor oder der Drang wird übergangen. Man muß dann erzieherisch helfen, gute hygienische Voraussetzungen schaffen und den morgendlichen Engpaß auf dem Familienklo vermeiden.

Die Ernährungsweise (siehe die entsprechenden Ernährungskapitel) ist eine wesentliche Ursache für Verstopfungen. Durch „geschönte" Kost: morgens Brötchen und Kakao, keine Zeit zum Kauen, nicht genügende Flüssigkeit wird dies noch begünstigt. Darum sollte schon beim Frühstück die Vollkornnahrung nicht fehlen, durch deren Ballaststoffe, die Getreiderandschichten, die Ausscheidungen transportiert werden.

Bei einer chronischen Verstopfung oder zeitweiligen Darmträgheit gibt es weitere diätetische Möglichkeiten die natürlichen Ausscheidungskräfte anzuregen. So helfen oft schon ein paar Schlucke Wasser morgens auf nüchternen Magen oder ein Apfel. Abends vor dem Schlafengehen können einige eingeweichte Backpflaumen gegeben werden. Bewährt hat sich auch das Einnehmen von Demeter Malz-Extrakt, oder man gibt Feige als Zuckerersatz (1/2 Feige kleinschneiden und 12 Sunden in etwas Wasser einweichen). Leinsamenbrote, Honigkuchen und Knäckebrote sind ebenfalls hilfreich und wohlschmeckend. Wenn diese natürlichen Mittel die normale Darmausscheidung nicht herbeiführen, muß ein Arzt helfen. Abführmittel sind nichts für Kinder!

Auch unzweckmäßige Kleidung behindert häufig den normalen Verdauungsvorgang. Die Kinder sollten immer warm angezogen sein, damit die Stoffwechselorgane, besonders die Leber, sich gut ausbilden können.

Bei plötzlicher Verstopfung, z.B. auf Reisen oder durch veränderte Lebensgewohnheiten, hilft sehr gut ein Ricinusumschlag, der schon für kleine Kinder und Säuglinge geeignet ist. Ein kleines Tuch wird mit etwas Ricinusöl getränkt mit einem zweiten Tuch auf den Leib gebunden und über Nacht liegengelassen. Bei Schmerzzuständen kann eine leichte Wärmflasche den Effekt noch verbessern.

Vor allem muß beim Einsetzen von fieberhaften Erkrankungen aller Art eine gründliche Darmreinigung erfolgen. Wenn die oben angegebenen Mittel nicht nach einigen Stunden eine spontane Darmentleerung bewirken, muß mit dem Klistiergerät ein Einlauf mit Kamillentee (siehe den entsprechenden Abschnitt in *Wasseranwendungen und ihre Ausführung*) gemacht werden.

Eine Verstopfung kann subjektiv unangenehm, muß aber nicht gefährlich sein. Nur selten liegen einer Darmträgheit oder -verstopfung echte Krankheiten zugrunde – jedenfalls bei Kindern. Es gibt aber angeborene Darmanomalien oder akute Darmverschlingung. Sie bedürfen sorgfältiger ärztlicher Behandlung.

Blutarmut

Blutarmut (Anaemie) entsteht meist durch Eisenmangel des Blutes und kommt bereits in den ersten Lebenswochen vor. Besonders gefährdet sind Kinder blutarmer Mütter, Frühgeburten und übertragene Kinder (Spätgeburten), außerdem Zwillinge. Brustkinder erkranken seltener als Flaschenkinder. Vollwertige Ernährung der stillenden Mutter beugt der Erkrankung des Kindes vor, vermag sie aber nicht in jedem Fall zu vermeiden. Das Kind fällt der Mutter durch Blässe, Lustlosigkeit, Müdigkeit und fehlenden Appetit auf; die Augenlider, Lippen, Ohrläppchen und Nägel sind blaß; außerdem ist das Kind anfällig gegen Krankheiten der Umgebung, entwickelt sich schlecht und zeigt eine schlechte Körperhaltung.

Eine einfache Blutuntersuchung schafft schnell Klarheit!

Oft ist eine Blutarmut nur eine vorübergehende Störung infolge längerer Krankheit oder nach Infektionen. Hat das Kind dabei chemische oder antibiotische Heilmittel (Penicillin usw.) erhalten, so ist häufig eine „Dysbakterie“, das ist eine Schädigung der so notwendigen Darmbakterien, die Folge. Dadurch können die Vitamine und sonstigen wichtigen Nahrungsstoffe, darunter das Eisen, vom Blut nicht mehr aufgenommen werden. In einem solchen Falle kann selbst bei vollwertiger Ernährung neben Kalkmangel und anderen Stoffwechselstörungen auch Blutarmut entstehen. Dann muß der Arzt eingreifen. Er wird z.B. Urticaria ferro culta RH D_3 dreimal täglich 5 Tropfen verordnen, um den Eisenstoffwechsel anzuregen.

Die Mutter kann noch durch eine sorgfältige Diät helfen, die vor allem Sauermilch, Buttermilch, weißen Käse oder Joghurt (Bioghurt) enthält. Hinzu kommen Gemüse, und zwar alles, was grün, gelb oder rot ist, also Möhren, rote Beete, Demeter-Spinat, Salat, Melde und Gewürzkräuter; dazu möglichst einheimisches Obst, wie es die Jahreszeit bringt, besonders auch Beerenobst. Selbstverständlich ist vollwertiges Brot von größter Wichtigkeit. Es muß allerdings nicht unbedingt das ganz grobkörnige Schwarzbrot sein, jedenfalls aber Vollkornbrot. Ein blutarmes Kind braucht sehr viel Sonne und frische Luft (siehe auch *Grundsätzliches zur Ernährung des Kindes* und *Angst*).

Es gibt im Alter von 9 Jahren und in der Vorpubertät (besonders bei Mädchen) konstitutionelle Momente, die eine Anaemie auslösen können.

Eine Blutarmut kann außerdem gelegentlich auf einen Wurmbefall (Band- oder Spulwurm) hindeuten, besonders wenn in der Umgebung ein Wurmbefall bekannt ist.

Echte Blutkrankheiten und dadurch verursachte Blutarmut treten erst im späteren Alter in Erscheinung und bedürfen gründlicher ärztlicher Untersuchung und Behandlung.

Ekzeme und Allergien

Je mehr chemische Substanzen in unsere Nahrung, unsere Kleidung, unsere Wasch- und Säuberungsmittel eindringen, und je mehr Impfungen wir uns unterziehen, um so mehr werden sich Erkrankungen infolge allergischer Reaktion auf die Fremdstoffe häufen. Unser Organismus protestiert auf diese Weise gegen diese lebensfeindlichen Stoffe. Er kann sie nicht verarbeiten, sie wirken daher vergiftend, und er reagiert darauf mit Hautausschlag.

Es gibt zahlreiche Formen von Ekzemen, ebenso viele wie es Anlässe gibt, auf die der Organismus mit einem Hautausschlag, d.h. mit einem Ekzem antworten kann.

Häufig liegt in der Familie bereits eine erhöhte Allergiebereitschaft vor, wobei dann später ein Übergang in Heuschnupfen oder Asthma oder auch in allergische Darmkrankheiten (Colitis) erfolgen kann. Dies vor allem dann, wenn die ersten Anfänge der Hauterscheinungen durch falsche Behandlung unterdrückt oder verlagert wurden (siehe auch *Neurodermitis*).

Viele der frühkindlichen Hautreizungen, auch der weiter unten erwähnte Milchschorf, heilen aus, wenn die Haut nach 1-2 Jahren voll entwickelt ist. Vorher sind alle Hautdrüsen, die Wärmeorganisation und auch die Festigkeit der Haut noch nicht so funktionsfähig, daß sie allen inneren und äußeren Belastungen schadlos widerstehen können.

Beim Ekzem kann die Haut rote Flecken der verschiedensten Art oder Knötchen, Bläschen, Schuppen oder Borken zeigen, häufig verbunden mit starkem Juckreiz. Äußere Anlässe sind z.B. die Appretur eines ungewaschenen neuen Kleidungsstückes, eine Hautcreme, ein Puder, eine Seife oder ein Spülmittel. Manchmal genügt schon ein scharfes Waschmittel in Windeln, die nicht ausreichend gespült wurden oder präparierte Papiervlieswindeln. Aber auch die Säuren und andere Fremdstoffe unserer Großstadtluft können Ekzeme hervorrufen, weiter Chemikalien in der Nahrung, der Chlorgehalt des Wassers in der Badeanstalt, Fußpilze oder dergleichen.

Bei manchen Menschen kommt es zu Allergiereaktionen auf völlig normale und zudem lebensnotwendige Substanzen, z.B. auf Kontakte mit Sonnenlicht (häufig in Verbindung mit Wasser), auf Kälte oder auch auf ganz normale Lebensmittel wie z.B. Nüsse, Tomaten, Erdbeeren, Fische, Krebse oder Schokolade, ja sogar Milch. Kontaktallergien durch Pflanzen und damit auch durch

Pflanzenauszüge in Salben, Tinkturen oder Tees und Allergien gegen Wildseide kommen gar nicht so selten vor.

Die besorgniserregende Zunahme allergischer Erkrankungen im Erwachsenenalter – ca. jeder 3. Mensch macht diese unangenehme Erfahrung – zeigt, daß die Immunsysteme auch in bisher gesunden Familien im Laufe des Lebens geschädigt werden können. Mit Recht macht man dafür die zunehmende Umweltverschmutzung und auch den bedenkenlosen Umgang mit chemischen Substanzen in Nahrung, Haushalt, Kleidung und Medizin verantwortlich.

Eine charakteristische und gut abzugrenzende allergische Hauterscheinung ist die *Nesselsucht* oder das Nesselfieber. Meist entstehen Quaddeln verschiedener Ausdehnung, wie bei der Berührung von Brennesseln. Immer ist starker Juckreiz vorhanden, oft verbunden mit Frösteln und Unbehagen, gelegentlich mit Fieber. Der Ausschlag kann schon nach wenigen Stunden verschwinden, aber auch einige Tage bestehen bleiben. Dem Arzt stehen gegen Nesselsucht zahlreiche Mittel zur Verfügung. Die Mutter sorgt für gute Entleerung des Darmes und der Blase. Sie gibt Rohsäfte, möglichst ohne Zucker und ganz eiweißarme Kost, keinen Industriezucker, keine Schokolade oder Kakao, wenig Salz. Die juckenden Stellen kann man mit Essigwasser (1/3 Wein- oder Obstessig) oder Wecesin-Puder behandeln. Läßt das Jucken längere Zeit nicht nach, gibt man reinen Lebertran (2 mal täglich 1/2 bis 1 Eßlöffel, eventuell in Kapseln) oder Aufbaukalk und Urtica D_4 (potenzierte Brennessel). Juckreizstillend wirken auch Umschläge oder Bäder mit Lavendelbadezusatz (Weleda), Weizenkleie oder auch Aesculus-Essenz (Wala).

Beim Säugling sind die bekanntesten und häufigsten, meist in der Familie üblichen, Ausschlagsneigungen der Milchschorf und die Seborrhoe.

Der *Milchschorf* entsteht vom zweiten oder dritten Lebensmonat an und zeigt eine umschriebene, rauhe, schuppende Rötung auf den Wangen, meist verbunden mit pastöser Gesichtsschwellung und juckenden und nässenden, durch Kratzen sich verschlimmernden Ekzemen an Kopf und Gesicht. Manchmal treten Schübe von

Knötchen, Quaddeln oder „Nesselpöckchen“ hinzu. Eine besondere Art mit bräunlicher Borken- oder Schuppenbildung nur auf dem behaarten Kopf nennt man „Gneis“ oder „Grind“. Nach unseren Erkenntnissen ist für die Entstehung des Milchschorfs eine Milchunverträglichkeit nur zum Teil verantwortlich. Teilweise handelt es sich auch um nützliche Ausscheidungen ererbter, aber unverträglicher Stoffe, allerdings in unerwünschter Heftigkeit. Zur Behandlung hat sich ein hochpotenziertes Mittel aus Kuhmilch oder bei Brustkindern aus Muttermilch bewährt, das oft nur ein einziges Mal gegeben zu werden braucht, um die Erscheinungen zu beseitigen (siehe *Zum Problem der Milch-Allergie*). Unter Umständen ist aber auch milchfreie Diät nötig (siehe *Vollwertige Säuglingsernährung*).

Die sogenannte *Seborrhoe* beruht auf einer zu starken Fettproduktion bzw. einem Talgfluß der Haut, wobei es in den Gelenk- und Körperfalten und unter den Windeln zu feucht-fettigen Hautentzündungen kommt. Am Kopf und an den Augenbrauen können sich ebenfalls feste Fettschuppenplatten bilden (Ähnlichkeit mit Gneis!), die man mit Öl aufweicht und am besten mit einer Postkarte abschabt.

Oft bilden sich auch Talgpickel, die sich aber schon beim vorsichtigen Waschen entfernen lassen. Diese Störung klingt nach 3-4 Monaten ab. Zur Behandlung sind homöopathische Schwefelpräparate und Salben nützlich.

Manche dieser Milchschorf- und Seborrhoe-Kinder behalten bis zur Pubertät eine besondere Bereitschaft zu allerhand exudativen, nässenden Prozessen der Haut und der Schleimhäute sowie eine Neigung zu katarrhalischen Entzündungen, Drüsen- und Mandelschwellungen oder Furunkulose. Man spricht dann von „exudativer Diathese“. Vielfach gedeihen diese Kinder schlecht, sind etwas aufgedunsen oder aber mager, weil die Magen-Darm-Schleimhäute kränkeln. Sie geben oft zu Besorgnis Anlaß. Nach der Pubertät aber sind diese Kinder meist wie „ausgewechselt“. Ich warne deshalb vor übereilten Nasen- und Mandeloperationen oder Antibiotikabehandlungen bei jedem kleinsten Erkältungsanlaß. Diese

Kinder bilden ihre Abwehrkräfte (Immunsystem) verzögert aus. Man stört den Prozeß aber mit falscher Behandlung erst recht. Ein heißes Fuß- oder Schwitzbad, einen Tag Bettruhe oder schon eine warme Mütze können für diese Kinder eine große Hilfe sein.

Die einzelnen Ekzemformen zu erkennen, ist Sache des Arztes, nur er kann sie unterscheiden. Man hüte sich vor übertriebener äußerer Behandlung mit Salben oder dergleichen, vor allem solchen, die Teer oder Cortison enthalten. Meist funktioniert das Verdauungssystem, die Niere, die Leber oder die Bauchspeicheldrüse der Ekzemkranken schlecht; aber auch von anderen Organstörungen kann das Hautleiden ausgehen. Eine innere Behandlung sollte jede äußere ergänzen. Ebenso gehört eine strenge, sorgfältig abgestimmte Diät dazu (siehe *Heilung durch Diät*). Dabei ist vor allem der heutige Industriezucker zu meiden, der allein schon Juckreiz und Entzündungen bewirken kann.

In extrem hartnäckigen Fällen kann man die Reaktionsfähigkeit des Stoffwechsels durch eine Kur von 10 bis 12 Überwärmungsbädern (Schlenzbäder, siehe *Wasseranwendungen und ihre Ausführung*) wiederherstellen. Das gilt z.B. für die *Schuppenflechte*. Immer ist für gute Darmreinigung zu sorgen, am besten durch Einläufe.

Grundsätzlich gilt die Regel, daß man nässende Ausschläge zunächst mit feuchten Wickeln oder Bädern (siehe dort), z.B. mit Aesculus-Essenz (Wala), behandelt, jedenfalls keine fetten Salben dabei anwendet. Erst wenn der Hautreizzustand dadurch gebessert wurde, kommen Hautöl und später eventuell Salben in Frage.

Bei trockenen, juckenden Ausschlägen hilft der Wecesin-Puder (Weleda) oder die Rosensalbe (Wala). Innerlich werden Präparate von Schachtelhalm, Brennessel oder Kiesel gegeben, die der Arzt verordnen sollte.

Wegen der Gefahr, daß diese Ekzemerscheinungen im späteren Alter in eine Ekzemkrankheit („endogenes Ekzem") übergehen, oder sich in Asthma oder Heuschnupfen umwandeln, ist schon beim ersten Auftreten eine sorgfältige ärztliche Behandlung erforderlich. Wir haben beste Erfolge mit einer „unspezifischen Desensibilisierung" mit dem Präparat Gencydo (Weleda) und einer bestimmten Begleittherapie gemacht, wobei sich unterstützend eine Anregung des Mineralstoffwechsels, der Milz-, Thymus- und Nebenschilddrüsentätigkeit bewährt haben.

Vom Ekzem zu unterscheiden sind Hautausschläge, die in Verbindung mit anderen Krankheiten, wie z.B. vielen Kinderkrankheiten, entstehen. Diese sogenannten „Exantheme" sind häufig ein entscheidendes Charakteristikum für die betreffende Krankheit, z.B. der Masernausschlag für die Masern, und bedürfen in aller Regel keiner besonderen Behandlung.

Der Schulkopfschmerz

In anderer Weise als bei der Blutarmut wirkt sich bei manchen Schulkindern eine Störung des Eisenstoffwechsels aus. Es sind das meistens Kinder, die sich bei allem, was sie tun und erleben, zu stark verausgaben; sie reagieren seelisch zu stark, jede Erregung schießt in den Körper und verbraucht zu viel Kräfte. Dies zeigt sich vor allem in Kopfschmerzen, der sogenannten „Schulmigräne", die dann während der Ferien bald nachlassen.

Aber auch andere Beschwerden gehören in dieses Krankheitsbild: morgendliches Erbrechen vor Schulbeginn, Leibschmerzen ohne organischen Befund, Übelkeit, Appetitlosigkeit, Schwindel, Blässe, Ohnmachtsanwandlungen, Herzklopfen, Störung des Atemrhythmus und rasche Erschöpfung der Kräfte. Die täglichen Erlebnisse der Großstadt, des Schulweges oder der Schule selbst (z.B. Jähzorn des Lehrers), zu spätes Zubettgehen, Fernseherlebnisse, nervöse Mütter u.a.m. sind für solche Kinder schwer zu verkraften.

Dieser Störung liegt eine Schwäche zugrunde, die mit bestimmten Eisenpräparaten zu heilen ist. Die Kinder verlieren dann ihre Zaghaftigkeit und Angst und gewinnen Mut und Selbstvertrauen. Sie werden widerstandsfähiger gegenüber den beschriebenen Eindrücken von außen. Sie brauchen aber genügend Schlaf, und selbstverständlich wird man alle abstellbaren Überforderungen des Nervensystems vermeiden. In der Diät ist Vielseitigkeit wichtig; ganz leichtes Abendessen, niemals Kartoffeln am Abend und überhaupt Vermeidung jeder Überladung des Magens. Häufigere kleinere Mahlzeiten, genügend Zeit und Gelegenheit zum Spiel im Freien, Abstellung übermäßiger Schulaufgaben, die nicht mit eben gefülltem Magen begonnen werden sollten. Bei Ermüdungszeichen bricht man die Schularbeiten ab und läßt das Kind eine Viertelstunde im Freien spielen, da es sich dabei um einen Sauerstoffmangel handelt. Wünschenswert ist ein Mittagschlaf von etwa 15 Minuten Dauer; bei zu langer Mittagsruhe wird das Kind nervös, außerdem tritt Dumpfheit im Kopf ein. Ärztliche Behandlung ist erforderlich.

Der Veitstanz

Der Veitstanz (Chorea minor) ist eine zwar relativ seltene Erkrankung, ihre Besprechung ist jedoch nötig, weil nur die frühzeitige Erkennung der Krankheit die Kinder vor ungerechter Bestrafung schützt. Das Leiden äußert sich in zunehmender Zappeligkeit. Die Hände können nicht voll beherrscht werden. Die Kinder sind unleidlich, lassen alles fallen, schneiden Fratzen und können keinen Augenblick stillsitzen. Beim Schreiben fährt die Hand plötzlich aus, das Kind schnalzt mit der Zunge oder streckt diese vor und zurück. Schließlich treten sinnlose Gliederverrenkungen, Spreizen der Finger, Zuckungen der Schulter oder des Halses auf. Oft werden diese Kinder wegen Unaufmerksamkeit und Unruhe, die als Ungezogenheit angesehen werden, bestraft. Mädchen erkranken häufiger als Knaben, und zwar besonders im Alter von sieben bis dreizehn Jahren, merkwürdigerweise am häufigsten im achten Lebensjahr. Nach der Reifezeit wird die Krankheit kaum je beobachtet. Kinder aus dunklen Wohnungen und bei unvollständiger Ernährung sind anfälliger als andere; das Frühjahr ist die bevorzugte Jahreszeit. Meist handelt es sich um lebhafte Kinder mit schneller Auffassungsgabe; vorwiegend sind es magere und zartgliedrige Konstitutionstypen. Am Beginn sind die Symptome geringfügig; der Verlauf ist schleichend; oft ist eine Angina, ein Gelenkrheumatismus oder auch eine andere Kinderkrankheit vorausgegangen. Nicht selten tritt wechselndes Fieber ein. Die Kranken fallen oft zunächst nur durch sinnloses Lachen oder Weinen auf.

Die Dauer der Krankheit kann entweder kurz und vorübergehend sein, sich aber ebenso über Monate und Jahre erstrecken. Behandlung: Krankenhausaufenthalt möglichst vermeiden, besonders liebevolle Pflege ist notwendig, ebenso vitamin- und mineralreiche Ernährung, also kein ausgemahlenes weißes Brot; dafür täglich zweimal einen gestrichenen Teelöffel Bäckerhefe. Keine Unruhe oder Lärm, kein Radio oder Fernsehen, viel Aufenthalt im Freien. In schwereren Fällen Befreiung vom Schulunterricht und gezielte, oft über Monate sich erstreckende geduldige Behandlung durch einen heilpädagogisch geschulten Arzt.

XIX. Zivilisationskrankheiten

Was versteht man unter Zivilisationskrankheiten?

Wir leben im Wandel der Zeit. Der Mensch selbst ist es, der diesen Wandel hauptsächlich bedingt. Die wachsenden geistigen und technischen Möglichkeiten, die veränderten kulturellen und religiösen Einsichten und Bedürfnisse und die gesamten sozialen Bedingungen bestimmen zutiefst unser Dasein und verändern unser Bewußtsein von uns selbst und von der uns umgebenden Natur. Veränderung und Anpassung werden zu einer ständigen Herausforderung für den gesamten Menschen, für seine biologischen und geistigen Grundlagen.

So ist nicht verwunderlich, daß dadurch bis ins Physische und Seelisch-Geistige hinein auch krankmachende Veränderungen bewirkt werden können, die man im weitesten Sinn als Zivilisationskrankheiten bezeichnet.

Das Kind muß nun in dieser Welt stufenweise seine Entwicklung durchlaufen. Dazu braucht es von altersher Anlehnung und liebevolle Zuwendung. In den ersten Lebensjahren, wenn das Gehen, Sprechen und Denken erlernt wird – Fähigkeiten, die nur der Mensch besitzt und die ihn als solchen ausmachen – ist der Einfluß der Umwelt natürlich besonders stark. An der Vielfalt nachahmenswerter Erlebnisse und seinen eigenen, freien Willensäußerungen wächst das Kind gesund heran. Doch diese idealen Bedingungen sind heute nicht selten eingeschränkt. Auch gibt es zunehmend mehr Kinder, die schicksalhaft besonders gefährdet sind. Diese Gefährdungen können schon im Vorgang der Inkarnation begründet sein und in der Embryonalentwicklung angelegt werden, und sich durch verschiedenste Umwelteinflüsse, wie z.B. die Art der heutigen konservierten Musik (Pop, Rock, Heavy Metall), durch Computerspiele und falsche Ernährungsgewohnheiten verstärken. Die Kinder zeigen dann bestimmte charakteristische Störungen, die in dieser Deutlichkeit eigentlich erst in unserem Jahrhundert aufgetreten sind. Man kennt sie als Beschleunigung oder Verzögerung der allgemeinen körperlichen und seelischen Entwicklung, als bestimmte Lern-, Lese- oder Rechtschreibschwierigkeiten, als Beziehungslosigkeit zur Umwelt oder übersteigerten Bewegungsdrang, schließlich auch als krankhaftes Eßverhalten und als durch immer neue Infektionen und Umweltgifte geschädigte Leiblichkeit.

Im folgenden wollen wir auf einzelne dieser Störungen besonders eingehen, natürlich ohne jeden Anspruch auf eine umfassende oder gar abschließende Darstellung. Auf zahlreiche gute Fachliteratur kann verwiesen werden, so z.B. auf die Merkblätter des Vereins für ein erweitertes Heilwesen e.V. (siehe *Anhang*).

Im Sinne dieses Buches muß aber nochmals hervorgehoben werden, daß es sich bei all diesen Krankheiten um ganz bestimmte persönliche Schicksale handeln kann, mit einer tieferen Sinngebung für die betreffende Individualität und ihre Ich-Entwicklung. Eine äußere Schuldzuweisung, Scham oder Gewissensnot sind hier fehl am Platz. Sie behindern nur die Aufgabe der Erzieher und erschweren den Heilungsprozeß. Gerade hier ist es besonders wichtig das eigentliche geistige Wesen des Kindes zu erfassen, welches ja selbst seine Leiblichkeit nicht richtig ergreifen kann. Als heilende Hilfen für diese Störungen gelten ganz allgemein: liebevolle seelische Nähe, nachahmenswerte menschliche Tätigkeiten, künstlerische Sinneseindrücke, gesunde Ernährung und Fernhalten von Medien und Technik.

Diese Kinder haben oft einen langen Weg vor sich. Nicht selten können sie aber eine gewisse Selbständigkeit erreichen, auch wenn diese etwas anders aussieht, als wir sie gewohnt sind.

Entwicklungsbeschleunigungen und -verlangsamungen

Die sogenannte Akzeleration tritt als Wachstumsbeschleunigung und Größenzunahme in Erscheinung. Man hat in den letzten Jahrzehnten schon bei der Geburt eine auffallende Größen- und Gewichtszunahme festgestellt (durchschnittlich sind die Kinder 2 cm länger und 30 g schwerer). Außerdem zeigt sich eine Vorverlegung des Wachstums um ein bis zwei Jahre beim zweiten Wachstumsschub in der Schulzeit, verbunden mit einer verfrühten Geschlechtsreife (Erdenreife) um durchschnittlich ein halbes Jahr.

Es werden dafür unsere geänderten Ernährungs-, Licht- und Wärmeverhältnisse verantwortlich gemacht. Im wesentlichen ist aber für das heranwachsende Kind der geistig-seelische Umraum wichtig, und dieser hat sich insbesondere durch die heutige stark intellektuelle Erziehung sehr verändert. Natürlich kommen auch noch andere Einflüsse hinzu: die Technik, die Medien, einseitige Betätigung der Gliedmaßen beim Leistungssport, fehlende Kopfbedeckung, Unregelmäßigkeiten im Schlaf-Wachrhythmus und Änderung der örtlichen Erbbedingungen aufgrund von Verschmelzungen unterschiedlichster Volksstämme durch Umsiedlung und gestiegene Reisemöglichkeiten. (Es ist seit langem bekannt, daß bei Rassemischungen die Nachkommen immer größer waren als die Vorfahren.)

Im Laufe der Kindheit wechseln Phasen von körperlichem Wachstum mit Phasen der Ausgestaltung geistig-seelischer Eigenschaften ab. Die verschiedenen Bereiche des Menschen entwickeln sich also nicht gleichzeitig. Daher ist zu vermuten, daß der zeitliche und quantitative Überhang im Wachstum verantwortlich ist für ein gewisses Abnehmen, ja Verkümmern seelischer Eigenschaften, besonders im Gemüts-, Gefühls- und Willensleben, was auch in der zunehmenden Verarmung unserer Sprache zum Ausdruck kommt. Eine Heilung bzw. sinnvolle therapeutische Maßnahmen ergeben sich schon allein aus der Vermeidung des oben Dargestellten.

Eine Hemmung der körperlichen Entwicklung gehört nicht zu den eigentlichen Zeiterscheinungen. Ihr liegen in der Regel bestimmte Krankheiten zugrunde, die in der Vererbung, in einer Drüsenstörung oder in cerebralen Schädigungen begründet sind. Sie beruht auf einer Störung im Inkarnationsverhalten des Ich.

Als besonderes Beispiel aber soll hier der im Kapitel III: Gefahren für das werdende Kind schon dargestellte sogenannte Mongolismus erwähnt werden (siehe dort), der etwa vor hundert Jahren zum ersten Mal in Erscheinung trat. Seine Wurzeln liegen in der

Embryologie, also im Erbgut. Der Körper wirkt mit seinen kurzen Gliedmaßen wie unausgeformt. Das Kind bleibt gleichsam auf einer früheren Stufe der menschlichen Entwicklung stehen. Die Individualität kommt noch nicht richtig durch. Diese Kinder erlernen das Sitzen, Gehen und Sprechen schwer und oft nur mangelhaft. Sie verbleiben immer in einer gewissen Abhängigkeit von anderen. Wie auch Karl König beschreibt, besitzen sie aber große Herzenserkenntnis und sind gesellig, freundlich und gemütvoll.

Allgemein gilt für die Verlangsamungen: Es besteht eine Neigung zu Bewegungsarmut. Meist ist eine Muskel- oder Bindegewebsschwäche vorhanden, häufig verbunden mit Verstopfung. Als Ausgleich findet man aber große Seelentiefe und ein reiches Gemütsleben.

Der Akzelerierte dagegen ist „trocken", intellektuell, sprunghaft, verschlossen, forciert.

Die Behandlung dieser Störungen ist vielfältig. Eine wirklich sinnvolle Möglichkeit erfährt man aus der Anthroposophie. Es handelt sich dabei um eine besondere Form der Heilpädagogik, die in Zusammenarbeit mit erfahrenen Ärzten aus der Waldorfpädagogik entwickelt wurde, und sehr viel künstlerisches Tun, besonders Heileurythmie und Musik umfaßt. Wichtig ist auch ganz allgemein die Pflege des Lebenssinnes, gute Ernährung in festgelegten Tagesrhythmen, eine sinnvolle Freizeitgestaltung und selbstverständlich weitestgehende Ausschaltung der Medien.

Bewegungsunruhe und zwanghaftes Verhalten (Hyperkinetisches Syndrom und Autismus)

Die frühkindliche Entwicklung, auch der Gebärden, erfolgt durch Nachahmung. Mit Hilfe der Sinne wird ein äußerer Vorgang erfaßt und unmittelbar nachvollzogen, also eine Art körperlicher Intelligenz ausgebildet. Aus diesem Grunde ist jedes Kind in den ersten Jahren den Einflüssen seiner Umgebung voll ausgesetzt. Erlebt es nun viel sogenanntes Chaotisches: Lärm, technische Musik, Fernsehen, so reifen die Nachahmungskräfte und damit seine Organe krankhaft heran oder verkümmern ganz. Es kommt zu einer ausgeprägten Nachahmungsschwäche oder es treten schon früh körperliche oder seelische Schwächen auf, die sich dann zu einer schweren Verhaltensstörung (z.B. hyperkinetisches Syndrom) oder zum Autismus weiterentwickeln können. Eine Früherkennung und Behandlung ist darum besonders wichtig.

Das bewegungsunruhige Kind kann sich zu seinem Umraum und zu den Sachen und Wesen seiner Umgebung nicht richtig in Beziehung setzen. Es versteht die Dinge nicht. Sie sprechen nicht zu ihm. Seine Individualität lebt nicht wach in den Sinnen. Schon nach kurzem Interesse werden z.B. Gegenstände wie wertlos zerstört oder weggeworfen. Das Kind lebt kontaktlos an allem vorbei. Es werden auch keine Beziehungen zu Menschen hergestellt. Dem inneren Kern des Kindes, seiner Individualität, kann man kaum begegnen. Auffallend ist aber seine große Bewegungsunruhe und sein zwanghaft nervöses Verhalten. Bei manchen Kindern setzen sich bestimmte stereotype Handlungsweisen fest oder es werden einprägsame und monotone Geräusche ununterbrochen nachgeahmt. Handlungsabläufe wie das Herabwerfen, Zerbrechen oder Zerreißen von Gegenständen wiederholen sich ständig. Auch die eigenen körperlichen Bewegungen werden nicht individuell beherrscht, sondern laufen in den verschiedensten Formen z.B. als Schaukeln, Zuckungen, Zehengang, Grimassieren oder als sogenannte Ticks, gleichsam von selbst ab.

Die Frage, ob bei der motorischen Unruhe eine bestimmte Hirnschädigung vorliegt, beschäftigt die Wissenschaft. So haben einige Wissenschaftler den Begriff der sogenannten MCD-Krankheit (minimale cerebrale Dysfunktion) oder der sogenannten Phosphatunverträglichkeit geprägt. Ganze Gruppen von Eltern haben sich in Vereinen zusammengeschlossen mit dem Anliegen, sich gegenseitig zu helfen und zu stützen.

Durch Ausschalten von phosphathaltiger Nahrung, insbesondere von Zucker, Hafer, Plätzchen, Würstchen etc. sollen deutliche Besserungen im Verhalten dieser Kinder bemerkt worden sein. Wie das auch immer gesehen wird, ein übermäßiger Phosphatgenuß in den Nahrungsmitteln ist für jedes Kind schädlich und verursacht Unruhe. Man kann es bei diesen Diätmaßnahmen allein nicht belassen, zumal sie kaum längere Zeit durchgehalten werden können. Man sollte deshalb die Krankheit nicht nur unter diesem einen Blickwinkel zu sehen und zu heilen suchen.

Bei den eigentlichen autistischen Kindern ist in besonderem Maße die Verbindung zum Wahrnehmungsfeld, zum Verstehen und Erkennen gestört. Das Kind bildet keine erlebbaren Begriffe. Es werden keine zwischenmenschlichen Beziehungen hergestellt. Dadurch fehlt jede Nachahmungsfähigkeit. Beziehungen werden nur zu bestimmten, einzelnen Gegenständen aufgenommen, und auch die sind ungeordnet und unbeseelt. Der gesamte Umraum wird nicht entdeckt. Es fehlt der Blick und der Blickkontakt schon sehr früh. Kein Lächeln erscheint. Die Bewegungen laufen stereotyp ab. Lautäußerungen sind kaum zu vernehmen. Der Erwerb der Sprache als Mittel der Kommunikation ist blockiert. Das Kind kann nicht „Ich" zu sich sagen. Oft erleben Mütter schon vor der Geburt eine – natürlich unverschuldete – Kommunikationsstörung mit ihrem Kind oder es tritt eine merkwürdige Beziehungslosigkeit unmittelbar nach der Geburt auf. Die individuelle Bindung zwischen Mutter und Kind bleibt aus. Das Kind entwickelt eine rein außermenschliche Aufmerksamkeit. Es bleibt gleichgültig, zeigt aber Berührungsängste und Erschrecken bei Lageveränderung. Dadurch stellen sich Schwierigkeiten beim Stillen und bei der Nahrungsaufnahme ein.

Die Behandlung der unruhigen wie der autistischen Kinder gehört in die Hände erfahrener Heilpädagogen und Ärzte, die eng mit der Familie zusammenwirken müssen. Eine verstärkte Sinnespflege vor allem der sogenannten Leibessinne (Tasten, Gehen, Gleichgewichtssinn) ist sehr wichtig. Auch ein bewußter Lebensrhythmus der Familie wird hilfreich sein, verbunden mit einer Disziplinierung und Rhythmisierung des täglichen Lebens unter Ausschaltung der gedankenlosen Benutzung der Medien. Dafür sind verstärkte künstlerische Betätigungen wie Malen, Musizieren, Singen und Spielen wichtig. Gutes, didaktisches Spielzeug ist gerade für diese Kinder von besonderer Bedeutung. Schließlich muß im Schulalter die Entscheidung getroffen werden, ob das Kind in einer Tagessonderschule oder in einer Heimschule weiter gefördert werden kann.

Wichtig ist, die Verhaltensstörung wie den Autismus als einen Versuch des Kindes zu verstehen, mit seinen Möglichkeiten mit der Welt zu kommunizieren, und sein chaotisches Tun nicht als Willkür oder Unart einzustufen und entsprechend zu disziplinieren.

Insgesamt sind aber gerade diese beiden Störungen sehr komplex und vielschichtig und erfordern noch erhebliche Forschungsarbeit um verstanden zu werden. Hier konnte also die jeweilige Störung nur phänomenologisch ein wenig dargestellt werden.

Lernschwierigkeiten und Legasthenie

Die bewußte Lernfähigkeit beim Kinde bringt Rudolf Steiner in seiner Menschenkunde unter anderem in Zusammenhang mit dem Zahnwechsel. Das Lernen in der Zeit vorher beruht ganz auf Nachahmung mit Hilfe der angeborenen Kräfte des Wollens, Fühlens und Denkens. Im Einschulungsalter machen dann die Zahnbildekräfte einen Funktionswechsel durch. Sie haben nun in der Zahnbildung keine Aufgabe mehr und wenden sich im Kopfbereich der Denk- und Lernfähigkeit zu. „Die gewöhnlichen Denkkräfte sind die verfeinerten Gestaltungs- und Wachstumskräfte: es ist gestalten und wachsen ein geistiger Prozess." (Rudolf Steiner)

Nun hat es schon immer Kinder gegeben, die Schwierigkeiten beim Erlernen von rechnen, lesen und schreiben hatten, diese aber bald überwanden. Es kann dies an individuellen Gesundheitsstörungen liegen, an ungünstigen äußeren Verhältnissen, an altersbedingten Wachstumsprozessen oder zu rascher Erschöpfbarkeit. Auch gesunden Erwachsenen widerfahren gelegentlich, besonders im Alter solche Schreib- und Sprechfehler.

Eine besondre Form der Lese-Rechtschreibschwäche ist die Legasthenie. Bei ihr besteht eine normale Intelligenz und eine gesunde Sinneswahrnehmung. Die charakteristischen Fehler können mehr oder weniger stark auftreten und ernsthafte soziale Hindernisse und Probleme mit sich bringen, vor allem da Eltern und Lehrer diese Schwäche wegen der Intelligenz des Kindes häufig zu spät bemerken. Die Entwicklung eines echten Analphabetentums aus der Legathenie heraus, ist aber äußerst selten.

Man sucht häufig wegen der ernsten Konsequenzen und der mühevollen Erziehungsaufgaben nach einem Verschulden, z.B. der Eltern, Lehrer oder Ärzte. Meist findet man vordergründig auch die verschiedensten Ursachen, z.B. eine erbliche Vorbelastung, eine leichte Hirnschädigung durch Schwierigkeiten bei der Geburt, eine verfrühte Einschulung, antiautoritäre Erziehung, die Ganzwortmethode oder allgemeine Vernachlässigung. Das alles sind sicherlich verschlimmernde Faktoren. Die Wurzel liegt aber tiefer, nämlich in der Ich-Entwicklung.

Die charakteristischen Fehler der Legastheniker bestehen im spiegelbildlichen Vertauschen von Buchstaben, Silben und Zahlen nach allen Richtungen. Es zeigen sich merkwürdige Symmetrieerscheinungen, die sehr an die Gesetzmäßigkeit des Erscheinens und Wechsels der Zähne erinnern, also der symmetrisch-räumlichen Wachstumsgesetze bis zum Zahnwechsel- und Einschulungsalter. In dem nicht richtigen Erfassen dieser nun freiwerdenden Kräfte und dem mangelhaften Hinüberbringen dieser Impulse in das Denken und Vorstellen zum Auffassen der von außen herangetragenen Zahlen und Buchstabenfolgen, liegt die eigentliche Störung. Die Kinder bleiben sozusagen in diesem Übergangsalter stecken. Sie denken noch in den plastischen Gesetzen, die zur Zahnbildung erforderlich waren.

In der Behandlung ist es falsch, durch ständiges Üben die Störung direkt anzugehen. Man muß vielmehr das Ich an der Außenwelt und den neuen Aufgaben interessieren, indem man Freude und Zuneigung zur Umwelt weckt. So ist es auch hilfreich, das Schreiben an Bildern zu erlernen, wie es in der Waldorfpädagogik bereits selbstverständlich ist. Man entwickelt z.B. das K aus dem Bilde des Königs heraus, das S aus einer Schlange usw. Unterstützt werden diese Bemühungen durch spiegelbildliches Formenzeichnen, durch besonders gestaltete Sprachübungen mit fröhlichen Versen und vor allem anderen mit Hilfe der Eurythmie, die ja eine sichtbare Sprache ist, durch die die Lebenskräfte in Verbindung zum Außenraum treten können.

Man kann eine wirksame Heilung aber nur einleiten, wenn man die eigentlichen Ursachen für diese Schwierigkeiten, in den sich wandelnden Entwicklungsschritten in der Kindheit, also dem Durchdringen von biologischen Vorgängen mit seelisch-geistiger Substanz im Verlaufe der Reifung und Ich-Entfaltung begreift und anerkennt.

Krankhafte Eß- und Gewichtsstörungen (Anorexie und Bulimie)

Darunter versteht man ein Verhalten, bei dem die Beziehung zum Essen aber auch zum eigenen Körper in auffallender Weise gestört ist. Die Leitsymptome dieser psychosomatischen Krankheit sind einseitige Einschränkung oder Verweigerung der Nahrungsaufnahme (Hungersucht = Anorexia nervosa) oder Nasch- und Freßsucht mit selbst hervorgerufenem Erbrechen (= Bulimia nervosa). Es sind auch unterschiedliche Mischungen zu beobachten: reine Magerkeit, Magerkeit durch Fasten oder Erbrechen, Normalgewicht, Übergewicht bzw. Überernährung.

Bei Anorexie treten die Symptome meist in der Pubertät auf. Bei den Mädchen verschwindet die schon eingetretene Periode, der Körper wird wieder knabenhaft. Eine allgemeine Aktivitätssteigerung ist zu bemerken, häufig auch eine Neigung zu Verstopfung. Die sozialen Kontakte werden schwächer. Das Seelenleben verliert an Lebendigkeit, gelegentliche depressive Verstimmungen treten auf. Es besteht keinerlei Krankheitseinsicht.

In Verbindung mit der Bulimia nervosa ist Naschen und ständiges, meist heimliches Essen zu bemerken, bei unverhältnismäßig häufigem Gebrauch von Abführmitteln und Einläufen.

Alle diese Störungen sind sehr behandlungsresistent und können lebensbedrohliche Formen annehmen. Das anfänglich unbewußte

Entstehen und der Zusammenhang mit der Pubertät der meist weiblichen Kranken, die Rückbildung schon aufgetretener Reifezeichen und verbunden damit die knabenhafte Körperform weisen auch hier auf eine tief karmische Besonderheit hin. Man hat den Eindruck, daß die Individualität den Schritt in das Erwachsenwerden scheut und sich in die vorausgegangene Entwicklungsstufe zurückzieht, bis hin zur Todesnähe. Trotz großer Intelligenz und Lernfähigkeit der betroffenen Kranken kann man rückblickend schon früh Verzögerungen und Rückschritte in den Phasen der Ich-Entwicklung bemerken: die frühe Trotzphase und die spätere Selbstfindung verlaufen verzögert oder abgeschwächt. Es entwikkeln sich große persönliche Unsicherheit und eine ausgeprägte Gefühlsarmut. So tritt bei Beginn der Pubertät, beim Erwachsenwerden, eine gewisse Ausweglosigkeit ein, die mit einem Rückzug auch vor den nun neu auftretenden eigenen seelischen Empfindungen beantwortet wird.

Eltern und Erzieher müssen sich eingehend über Art und Gründe dieser Krankheit aufklären, um mit richtigem Verständnis dem Kinde begegnen zu können. Der Lebensscheu und Isolation muß abgeholfen werden durch den Wechsel von aktivem Tun mit besinnlicher Heiterkeit. Der auffallende Tätigkeitsdrang sollte in soziales Arbeiten sinnvoll übergeleitet werden. Dafür eignet sich jede Form von Pflegearbeit, sei es nun mit Alten oder Kranken, in Haus oder Garten. Auch Küchenarbeit unter verständiger Anleitung kann hilfreich sein. Das Essen selbst muß in Gemeinschaft und ohne jeden Zwang ganz natürlich verlaufen. Der Kranke muß vor allem zur Selbständigkeit angeregt werden. Hier sind die Erfahrungen der künstlerischen Therapie und der Heilpädagogik zu nutzen. Es gibt außerdem eine Anzahl homöopathischer Medikamente, besonders Hochpotenzen von Metallen, die ihre gesundende Wirkung auf das Ich richten. Nur selten müssen bei lebensbedrohlichen Erscheinungen vorübergehend allopathische Medikamente oder Psychopharmaka zu Hilfe genommen werden.

Neurodermitis

Diese meist chronisch verlaufende Hautkrankheit wird immer häufiger diagnostiziert. Sicher werden manche früher lediglich als Ekzeme oder Allergien (siehe dort) bekannte Hautausschläge heute in diese Gruppe eingeordnet. Auf jeden Fall ist auch hier eine Zunahme zu beobachten, die durch die wachsende Belastung der Umwelt mit allergisierenden Substanzen bedingt ist.

Die Neurodermitis tritt später auf als die sogenannten Säuglingsdermatiden (siehe *Ekzeme und Allergien*), allerdings bevorzugt bei allergisch schon vorbelasteten Kindern. Man zählt sie zu den allergischen Krankheiten. Aber andere Namensgebungen, wie chronisch endogenes (von innen kommendes) Ekzem oder konstitutionelles Ekzem, Prurigo-Ekzem, spät exudatives Ekzem und ähnliches, zeigen die Unsicherheit, diese Krankheit richtig zu erfassen. In vielen Familien tritt sie zusammen mit Asthma auf.

Vorherrschend bei dieser Erkrankung ist ein starker Juckreiz. Es finden sich glatte gefärbte Knötchen, die den ganzen Körper bedecken können, meist aber herdförmig und schubweise an Hals, Nacken, Knie- und Ellenbeuge, Oberschenkel und Mund auftreten. Bei längerem Bestehen wird die Haut furchig, derb, mit an den Unterschenkeln warzenförmigen Erscheinungen. Durch Kratzen der Haut treten Einrisse und Blutungen auf.

Diese Krankheit bedeutet eine große Belastung für den Kranken und seine ganze Familie und muß sorgfältig ärztlich behandelt werden.

Den lästigen Juckreiz bekämpft man mit Waschungen von Brennessel- oder Schachtelhalm-Tee; auch Bäder mit Lavendel-Badezusatz, Weizenkleie, Molke oder Aesculus-Essenz können helfen. Auf den juckenden Stellen wirkt Wecesin-Streupuder kühlend oder man benutzt eine Hamamelis-Salbe, Unguentum Rosatum, Stibium 0,1%-0,4% oder Succinum 5%.

In jedem Fall ist eine Leberbehandlung wichtig. Sie soll zusammen mit dem Arzt erfolgen. Hilfreich sind dabei z.B. Taraxacum stanno cult. D_3 Rh Dil. und Stiefmütterchen-Tee innerlich.

Das im Zusammenhang mit dieser Erkrankung sehr häufig auftretende Asthma oder die spastische Bronchitis können gleichermaßen homöopathisch behandelt werden. Hier helfen unter anderem Argentum met. D_8, Conchae D_{10}, Magnesium phosphoricum D_6 und entsprechende lösende Medikamente wie Petasites cps.

Natürlich müssen verschlimmernde Faktoren wie Nahrungsmittelunverträglichkeiten entdeckt und mit dem Arzt eine entsprechende Diät erarbeitet werden.

Wenn eine Milchunverträglichkeit vorliegt, stellt man auf Mandelmilch (siehe *Zum Problem der Milch-Allergie*) oder – wenn man sie bekommen kann – auf Schafs- oder Ziegenmilch um.

Es versteht sich von selbst, daß die Bekleidung im wesentlichen aus Baumwolle bestehen soll. Baumwolle atmet und gibt der Haut einen guten Schutz. Kleidung aus Synthetik oder auch aus tierischen Fasern ist hier sehr ungünstig. Außerdem ist es gerade bei allergischen Kindern besonders wichtig, Kleidung und Bettwäsche nur mit umweltfreundlichen Waschmitteln zu waschen.

Im übrigen ist die Neurodermitis keine Erkrankung, die einmal beginnt und einmal aufhört. Sie verläuft meist in Schüben und kann nach wechselvollem Bestehen manchmal ausheilen, besonders bei einer geduldigen und ganzheitlichen Behandlung. Leider kranken aber doch eine Anzahl Menschen bis ins Alter daran.

Strahlenschäden und Schäden durch Industriestoffe

Hochaktuell sind zur Zeit die Entdeckung und Erforschung von schädigenden Stoffen, die schwere, meist bösartige Erkrankungen verursachen können. Es handelt sich um Belastungen mit radioaktiven Stoffen oder mit Industriestoffen wie Dioxin, sogenanntem Kupferrot, Asbest oder Teer-Benzindämpfen, wie sie viele Holzschutzmittel enthalten.

Besonders Kinder, die im Entwicklungsalter solchen Einflüssen ausgesetzt sind, tragen mehr und mehr Schäden davon und erkranken z.B. an Leukämie oder bösartigen Tumoren.

Die aus Reaktorunfällen und Atomversuchen stammenden radioaktiven Stoffe werden durch Luft, Wasser und Nahrung aufgenommen. Sie verursachen vorwiegend bösartige Schilddrüsenkrankheiten durch das zum Glück kurzlebige Jod, aber auch bösartige Knochen- und Blutkrankheiten (z.B. Leukämie) durch die äußerst langlebigen Substanzen Strontium und Caesium. Diese Stoffe werden vorwiegend in den Knochen eingelagert und sind dadurch in den noch ständig wachsenden und verknöchernden Gliedmaßen der Kinder und Jugendlichen angereichert.

Zum Glück wird heute durch allgemeine Aufklärung und spezielle Schutzmaßnahmen versucht eventuellen Schädigungen zuvorzukommen oder ihnen entgegenzuwirken. Wichtig bleibt aber vor allem, daß wir Eigenbewußtsein entwickeln und Eigeninitiative ergreifen zum Schutze unserer Kinder.

AIDS – erworbene Abwehrschwäche

Diese Krankheit wird hier erwähnt, da sie eine neue Zivilisationserscheinung darstellt, von der sogar schon ungeborene Kinder, Säuglinge oder Kleinkinder befallen sein können. Wenn früher wiederholt darauf hingewiesen wurde, daß die augenblicklichen Zivilisationsbedingungen starke und anhaltende Angriffe auf unsere Lebens- und Abwehrkräfte (Immunkräfte) ausüben, dann ist nicht verwunderlich, daß in den letzten Jahren eine Immunschwächekrankheit in Erscheinung tritt, die mit ungehemmter Zerstörungskraft gerade das menschliche Abwehrsystem befällt. Die Lymphzellen, die eine zentral steuernde Funktion im Immunsystem haben, werden zum Fortpflanzungsorgan dieser Viren und dabei zerstört. Bei einer Ansteckung treten Antikörper auf, die man durch ein spezielles Testverfahren nachweisen kann (HIV-Test). Der Nachweis bedeutet nicht zwingend, daß eine Krankheit besteht, sondern lediglich, daß eine Ansteckung stattgefunden hat, die eventuell abgewehrt oder neutralisiert werden konnte oder zumindest viele Jahre latent, also ohne krankhafte Symptome, bleibt.

Durch Unkenntnis der Situation wurde früher bei einer Blutübertragung mit AIDS-krankem Blut eine Übertragung der Krankheit verursacht, dies z.B. bei Kindern mit vererbter sogenannter Bluterkrankheit, bei einem Blutaustausch direkt nach der Geburt bei der Rhesusfaktor-Krankheit (siehe *Der Rhesusfaktor*) oder bei Blutübertragung im Verlaufe von Operationen. Heute werden alle Blutkonserven routinemäßig auf AIDS-Viren untersucht, so daß diese Ansteckungsmöglichkeit ausgeschaltet werden konnte. Erkrankte Mütter können während der Schwangerschaft das Virus auf das werdende Kind übertragen. Es kann aber auch unter der Geburt oder durch Verletzungen beim Stillen zu einer Infizierung kommen. Viele dieser angesteckten Kinder müssen nicht zwangsläufig später selbst erkranken. Es hat lediglich eine Immunreaktion stattgefunden, wie sich mit dem HIV-Test nachweisen läßt. Man nimmt an, daß nur 5-15% dieser Kinder dann später auch wirklich erkranken.

Ein Problem ist, daß HIV-Infizierte, selbst nicht AIDS-Kranke, das HIV-Virus weitergeben können und daß damit heimtückischerweise auch für andere Kinder bzw. Erwachsene eine gewisse Ansteckungsgefahr besteht.

Für die Krankheit selbst gibt es zur Zeit noch keine wirksame medikamentöse Hilfe. Die meist erst nach Jahren sichtbar werdenden Symptome zeigen sich durch Verlust der Abwehrkräfte in schweren Krankheitserscheinungen an den Schleimhäuten, durch Magen-Darmstörungen und Lungenerkrankungen, Gehirnveränderungen und viele andere Erscheinungen.

Für Vorbeugung und Behandlung gelten all die guten Maßnahmen, die der Gesunderhaltung und Förderung der Lebenskräfte und des Immunsystems dienen, wie sie wiederholt in diesem Buche genannt sind. Es gibt auch biologische Medikamente, die das Immunsystem zu stützen in der Lage sind. Selbstverständlich sind die gefährdeten oder bekannt AIDS-infizierten Kinder ständig ärztlich und gesundheitlich zu überwachen.

XX. Pflegerische Maßnahmen und Hausmittel

Vom Wert der Hausmittel

Die ausführliche Beschreibung einer Anzahl von pflegerischen Maßnahmen, die jede Mutter beherrschen sollte, will diese in die Lage versetzen, die Absichten des Arztes zu unterstützen, nicht aber ihm vorzugreifen oder ihn gar zu ersetzen.

Es soll mit diesen Anweisungen lediglich das schon weitgehend verlorengegangene Wissen von selbstverständlichen pflegerischen Handgriffen, die von der Mutter oder auch vom Vater ohne jede Gefahr ausgeführt werden können, vor dem Vergessen bewahrt werden. Dadurch werden Anregungen gegeben für die Mitwirkung der Eltern bei der Abwehr von Krankheiten, zur Linderung der Beschwerden bei einer Erkrankung und zur Schaffung und Erhaltung einer gesunden Lebensbasis. Auch soll dem gedankenlosen Einnehmen von Tabletten Einhalt geboten und statt dessen das Vertrauen in die Heilkräfte der Natur und das Verständnis für die naturgemäßen Lebens- und Heilweisen wiedererweckt und gefördert werden.

Hautpflege schützt die Gesundheit

Die Haut ist das räumlich ausgedehnteste Sinnesorgan des Menschen; die ganze Körperoberfläche ist äußerst reizempfindlich, alle anderen Sinnesorgane sind aus der Haut entstanden. Während die inneren Häute, die Schleimhäute der Atmungs- und Verdauungsorgane, fast ausschließlich den unbewußten Lebensvorgängen dienen, tritt der Mensch mit Hilfe der äußeren Haut mit der Umwelt in regste Wechselbeziehungen. Sie fängt alle Wärmeschwankungen, alles Licht und sonstige Strahlungen, die Wirkungen des luftigen, des wäßrigen und des festen Elementes auf und verarbeitet sie; nichts dringt durch die Haut in den Organismus ein, das nicht geprüft und verdaut wurde, sei es nun Wärme, Kälte, Strahlendes, Feuchtes oder Festes.

Man schätzt, daß mindestens vier Fünftel der zivilisierten Menschheit hautkrank ist, also an Ausschlägen (Ekzemen), Nesselsucht (Allergien), Hautkrebs oder sonstigen Erscheinungen leidet. Dazu gehört auch das Heer der Erwachsenen und Kinder mit Störungen der Schweiß- oder Talgdrüsenfunktionen oder mit Durchblutungsstörungen, wie ewig kalter Haut an Händen oder Füßen.

Der biologisch denkende Arzt kann oft nur den Kopf darüber schütteln, wie leichtfertig heute die Haut mit unzähligen scharfen Mitteln, neuerdings besonders mit Cortison enthaltenden Salben, mißhandelt wird. In letzter Zeit wurden Störungen in der sexuellen Entwicklung bei Kindern bekannt, deren Haut mit den Hormonsalben der Mütter behandelt wurde. Tatsächlich scheint die Haut für eine Art Verpackungsmaterial gehalten zu werden, das nicht der geringsten Schonung bedarf. Dabei ist sie ein hochempfindliches Organ, das mit Recht als ein Spiegel aller gesunden und kranken Vorgänge im Menschen bezeichnet worden ist. So hat z.B. jedes Körperorgan auf der Außenhaut seinen bestimmten Reflexbereich, eine Art Projektionsfläche für Wechselwirkungen von innen nach außen und umgekehrt, der daher für Diagnose und Behandlungsmöglichkeit geeignet ist. Es besteht auch ein enger Zusammenhang zwischen der Haut und dem Seelenleben des Menschen, wofür Schamröte und Angstblässe die bekanntesten Beispiele sind. Eine frische Farbe, Inkarnat genannt, haben Menschen, die gesund sind und sich in ihrer Haut wohlfühlen; wörtlich übersetzt bedeutet das, daß diese Menschen gut inkarniert sind, d.h. daß ihr Körper von ihrer Geistseele voll ergriffen ist.

Wohlbefinden beruht zum großen Teil auf richtiger Hauttätigkeit, und Mißbehagen entsteht sofort, wenn Teile der Haut nicht atmen. Manche Angst oder Atembeklemmung läßt sich beispielsweise durch Trockenbürsten und richtige Hautpflege beseitigen, also durch Öffnen der Hautporen zum Ausscheiden von Gasen, Salzen und Schweiß. Bis zu einem Liter Schweiß gibt der erwachsene Mensch täglich durch die Haut nach außen ab, bei Krankheit noch weit mehr.

Individuelle Hautfunktionen schließen uns in gewisser Weise gegen die Umwelt ab, so daß jeder Mensch eine Art inneres Eigendasein leben kann; aber dieser Abschluß ist ein lebendiger, denn die Haut läßt nach persönlicher unbewußter Auswahl nur das hinein, was dem Menschen an Licht, Luft und Wärme nützt, und gibt das nach außen ab, was durch sein Innenleben verbraucht wurde. Die Haut ist auch das große Tastorgan des Menschen, mit dessen Hilfe er leben kann, ohne sich dauernd zu verletzen oder sonst Schaden zu erleiden; die große Schmerzempfindlichkeit der Haut warnt und schützt ihn vor Stößen, Schnitten und Verbrennungen.

Ein so wichtiges Lebens- und Sinnesorgan verdient natürlich sorgfältige Pflege unter Verwendung allerbester, d.h. schonendster Reinigungs- und Pflegemittel wie Seifen, Salben, Ölen, Badezusätzen und, wenn Störungen auftreten, auch Wasseranwendungen (siehe *Wasseranwendungen und ihre Ausführung*).

Die Haut und die Kleidung

Zu der Haut als natürliche, lebendige Umhüllung tritt für den Kulturmenschen seine Kleidung als zweiter Schutz. Es versteht sich von selbst, daß die Kleidung so beschaffen sein sollte, daß sie die geschilderten Aufgaben der Haut nicht behindert, sondern sie im Gegenteil nach Möglichkeit unterstützt und steigert. Obgleich das eigentlich selbstverständlich ist, kommen viele Menschen nicht auf den Gedanken, bei sich selbst oder bei ihren Kindern danach zu handeln.

Wir hatten schon bei manchen Gelegenheiten (siehe z.B. *Von der Kleidung des Kindes* und *Erkältungskrankheiten*) Anlaß, über einzelne Kleidungsstücke zu sprechen, die vor Erkältungen schützen können, so etwa von den Wollhemdchen oder den Woll-Seide-Hemdchen der Säuglinge, die in der Tat eigentlich unentbehrlich sind. An dieser Stelle soll jedoch mehr das Grundsätzliche einer gesunden Kleidung und ihrer Wirkung auf die Haut besprochen werden und weniger die Kleidung im einzelnen. Geht man dieser Frage nach, so zeigt sich, daß sich bei der Kleidung unserer Kinder die früheren natürlich gewonnenen Rohstoffe durch keine der neuerdings chemisch-technisch hergestellten Textilien ersetzen lassen. Auch hier gilt das Gesetz: Gleiches wirkt auf Gleiches, Lebendiges auf Lebendiges, Totes auf Totes, d.h. aber, bei den toten künstlichen Textilien kommt das Lebendige zu kurz.

Das Ausgangsmaterial für natürliche Stoffe sind die Naturfasern Wolle, Leinen, Seide, und auch die Baumwolle hat sich einen gesicherten Platz erworben. Alle diese Stoffe enthalten in feinverteilter Form natürlichen Kiesel in ihrer Naturfaserung. Kiesel hat, wie man am Quarz und am Kiesel selbst erkennen kann, eine starke Beziehung zu allen Lichtkräften und zur menschlichen Haut. Er ist ein ausgesprochenes Heilmittel für diese.

Wolle vom Schaf, vom Kamel, von der Ziege, vom Angorakaninchen stammt vom Tierfell, daher besitzt sie Eigenschaften, die die Funktionen der Haut unterstützen. Wolle ist ihrem Wesen nach warm, trocken und luftig, sie bewahrt die animalische Wärme und steigert das allgemeine Lebensgefühl. Für anfällige Menschen mit kalter Haut an Händen und Füßen, mit niedrigem Blutdruck, besonders aber für Rheumatiker ist dieses Naturhaar, besonders vom Angorakaninchen, nicht zu entbehren. Es verhindert Wärmeverluste und spart dem Träger dadurch viel Kraft. Wolle gibt uns Wärme; dünne Wolle aber wird gerade in heißen Ländern als Unter- und Oberbekleidung geschätzt, weil sie den Wärmeausgleich reguliert. Ein schwitzender Mensch erkältet sich nicht leicht, wenn er wollene Kleidung trägt.

Leinen wird aus dem Bast, also den Hautfasern des Flachses, hergestellt. Der Bast findet sich in der Flachsstaude da, wo sich der Stoffwechsel der Pflanze am intensivsten vollzieht; er gehört gewissermaßen zur Pflanzenhaut, die für alles Leben unentbehrlich ist. Das beste Leinen kommt aus Irland, dessen Boden für den Flachsbau ganz besonders gute Wachstumsbedingungen besitzt; aber auch in den Ostländern, in Belgien, und in manchen Landstrichen Deutschlands wächst ein guter Flachs. Der Wolle gegenüber wirkt Leinen kühlend, wenigstens wenn es glatt und fest gewebt ist. Ist es aber porös gewebt oder gestrickt, wirkt es fast wärmend. Durch Kleidungsstücke aus gutem, nicht mit

Kunstfasern vermischtem Leinen, werden die gesunden Hautfunktionen gefördert.

Naturseide, die wohl das Edelste darstellt, was als Gewebe vorhanden ist, stammt aus den Hautdrüsen der Seidenraupe. Das Tier schützt sich durch Herstellung des Verpuppungskokons, der ganz aus Seidenfäden besteht, wenn es zu seiner Weiterentwicklung Abgeschlossenheit und Ruhe braucht. Die Gewinnung und Verarbeitung der Seide ist eine Kunst, in der die Völker des Fernen Ostens: Chinesen, Japaner und Inder von alters her Meister waren. Seide ist das Gewebe für hohe Ansprüche; sie wird nicht ohne Grund für die Festtagskleidung und für künstlerische und kultische Zwecke verwendet. Sie verleiht ihrem Träger ein gesteigertes Lebensgefühl und ein Qualitätsbewußtsein gegenüber allem Minderwertigen. Aber auch ihr gesundheitlicher Wert ist groß. Sie hält die Lebenskräfte zusammen, besonders wenn sie unmittelbar auf der Haut getragen wird.

Baumwolle deren hohle Fasern wie pflanzlich lebendige Röhren wirken, auch wenn sie sich in vollausgereiftem Zustand zu Bändern zusammenlegen, besitzt dadurch die Fähigkeit, Luft oder auch Flüssigkeiten (Schweiß) aufzusaugen, was sie für Gewebe und für Verbandstoffe geeignet macht.

Gegenüber den umfassenden Eigenschaften dieser Naturprodukte besitzen die *Kunstfasern* nur Einzelqualitäten, die allerdings erstaunlich und bestechend sind. Die technische Leistung ihrer Erfindung und Herstellung ist ganz außerordentlich. Die daraus erzeugten Stoffe werden daher für gewisse Zwecke ihren Platz behalten; aber jeder noch nicht abgestumpfte Mensch empfindet mehr oder weniger großes Unbehagen, wenn die Haut mit ihnen in Berührung kommt. Gesteigert wird dies noch durch die Färbung und Imprägnierung, die die Kunstfaserstoffe erhalten und die wohl die Hauptursache für allergische Erkrankungen der Haut sind. Mit den lebendigen Hautfunktionen haben diese Produkte nichts oder nur wenig zu tun, so sehr sich auch die Techniker um ihre Verbesserung bemühen. Es ist daher erklärlich, daß sich eine immer stärkere Ablehnung der Kunstfasergewebe zeigt. Als Bekleidung für

Kinder sind solche Materialien keinesfalls angebracht, denn für Kinder sollte nach Möglichkeit nur Lebensförderndes Verwendung finden.

Abhärtung und Kleidung

Auch hier gilt es, das richtige Maß einzuhalten. Jeder Abhärtungsversuch führt leicht zu Verhärtung. Wir wollen aber keine Abstumpfung gegenüber den äußeren Reizen wie Sonne, Luft, Wasser, Nahrung erzielen, sondern eine gesunde Reizempfindlichkeit erhalten.

Wenn der Arzt das Wort Abhärtung hört, hat er daher allen Grund besorgt zu sein, weil hierbei des Guten oft zu viel getan wird.

Es ist beispielsweise eine Barbarei, Säuglinge und Kleinkinder mit kaltem Wasser zu malträtieren, wie es oft vorgeschlagen wird. Der Wärmeorganismus leidet dadurch bittere Not, was man bei etwas Beobachtungsgabe an solchen „abgehärteten" Kindern ohne Schwierigkeit erkennen kann.

Kaltes Wasser ist nur bei älteren, sehr vollblütigen und fettreichen Kindern angebracht, besonders bei solchen mit dunkler Haut. Blonde Kinder werden nur nervös von zu kalten Reizen auf die Haut.

Natürlich soll man das Kind nicht vor jedem Luftzug ängstlich zu schützen suchen und auch die Kleidung soll nicht übertrieben dick sein; aber heute besteht diese Gefahr eigentlich nicht, eher muß gesagt werden, daß die Kinder im allgemeinen zu wenig warm angezogen sind und daß ihre Kleidung zu wenig dem Klima und dem Witterungswechsel angepaßt wird.

Das in England und anderen Ländern von der Geburt an selbstverständliche Woll- oder Woll-Seide-Hemdchen für Säuglinge wird bei uns leider zu häufig durch wasch- und pflegeleichtere Stoffe ersetzt. Wollhemdchen sind aber unentbehrlich, besonders für kälteempfindliche und zu Erkältungskrankheiten neigende Kinder. Sie sind zwar in der Anschaffung teuer, halten aber lange und wachsen mit. Natürlich müssen sie mit Naturseifen gepflegt werden. Zum Glück wird durch die stärkere Nachfrage unserer aufgeklärten jungen Eltern die Industrie allmählich veranlaßt, Säuglingswollbekleidung herzustellen. Außerdem wird auch wieder fleißig gestrickt.

Der tägliche Wechsel des einwandfrei sauberen Hemdes ist ein Zivilisationsunfug und bedeutet für das Kind einen jedesmaligen, nicht geringen Wärme- und damit Kraftverlust. Das begreift man erst, wenn man Kinder zu beobachten Gelegenheit hatte, die ihr Wollhemd ruhig einen oder mehrere Tage anbehalten dürfen. Ganz besonders wichtig ist dies für Neugeborene und fettarme junge Säuglinge und Kleinkinder. Man wird erleben, daß sie sehr viel seltener erkältet sind als anders gekleidete Kinder und daß sie besser gedeihen. Selbstverständlich wird man ein unsauber gewordenes Hemd durch ein vorgewärmtes sauberes ersetzen. Heutzutage verwechselt man aber Sauberkeit mit Hygiene, und wo es hygienisch im heutigen Sinne zugeht, da wird es meist gesundheitsschädlich. Dazu gehört z.B. auch das tägliche Seifenbad von Kindern und Erwachsenen, bei dem man den hautschützenden Talg aus der Haut herauswäscht und sie so zu täglich neuer Produktion dieses Talges zwingt, was einen enormen Kraftverbrauch darstellt und schließlich nicht mehr genügend gelingt. Das Resultat ist dann ein anfälliger, nervös überreizter Mensch, dem es immer an Kraftreserven fehlt.

Es kommen Eltern zum Arzt und beklagen sich darüber, daß ihre Kinder dauernd Schnupfen oder Husten haben, wobei solche Kinder oft kurze Hosen, die Mädchen auch im Winter nur Söckchen tragen. Es wird nicht durch geeignetes Schuhwerk und warme Strümpfe für warme Füße gesorgt, ganz zu schweigen von den meist nur symbolisch angedeuteten Unterhosen.

Der Leib ist das Laboratorium oder die Küche in unserem Organismus; hier ist Wärme nötig. Die Leber muß, um ihre Funktion erfüllen zu können, sehr viel Wärme erzeugen, sonst wird der Verdauungsprozeß nur unvollkommen vollzogen. Strahlt diese Wärme durch ungenügende Kleidung immer wieder ab, so muß sie ständig neu erzeugt werden. Dazu ist aber sehr viel Kraft nötig, und man darf sich nicht wundern, wenn ungenügend bekleidete Menschen immer müde sind und über keine Kraftreserven verfügen. Ähnlich ist es mit den Unterleibsorganen der heranwachsenden Kinder, deren gesunde Entwicklung unter der Kälte leidet, die von den Oberschenkeln heraufstrahlt.

Ganz anders ist es am Oberkörper. Das ist ja ein Luftorganismus, in den dauernd warme oder kalte Luft mit der Atmung einströmt und wieder abgegeben wird. Hier ist Gewöhnung an den Temperaturwechsel der Luft richtig und wichtig, und hier genügt oft ein Schal, um eine Erkältung zu verhüten.

Die zur Abhärtung wertvollen Wasseranwendungen werden später noch näher besprochen (siehe *Wasseranwendungen und ihre Ausführung*).

Das Kapitel über Abhärtung darf aber nicht abgeschlossen werden, ohne daß wir auf die enorm wichtigen Hilfen hinweisen, die in einer vollwertigen Ernährung gegeben sind. Wir sprachen davon, daß unsere Vorfahren ihre Widerstandskraft gegen Erkältungen und Infektionen aller Art durch die ausgedehnte Verwendung von Gewürzkräutern erhalten und gepflegt haben (siehe *Zu den Gewürzen*). Aber schon die Schädigung der gesunden Tätigkeit des Nervensystems, zu der auch die Wärmeregulation gehört, durch die übliche Zuckerschleckerei und Weißmehlesserei der Kinder ließe sich durch verständige Ernährung verhindern, was wesentlich zur Gesunderhaltung beitragen würde, weil dann das als Erkältungsschutz wichtige Vitamin C erhalten bliebe.

Abhärtung im üblichen Sinne führt meist zur Abstumpfung der raschen Reaktionsfähigkeit unserer Hautsinnesorgane. Das ist aber das genaue Gegenteil von dem, was angestrebt werden sollte. Sind die Hautsinnesorgane empfindlich genug, so machen sie jeden Kälteeinbruch in den Organismus unmöglich.

Die Pflege der Zähne

Im Alter von etwa 1 1/2 Jahren sollte die Mutter beginnen, mit einem feuchten, weichen Tuch abends die Zähne zu säubern. Bald darauf kann dann eine weiche Kinderzahnbürste und eine milde Zahnpasta benutzt werden. Man nimmt eine Zahnbürste mit kleinem Kopf, damit man auch die hintersten Winkel erreichen kann. Die Borsten sollen aus Kunststoff sein, weil sich in den Markkanälen der Naturborsten gerne Bakterien ansiedeln. Systematisches Bürsten aller Zahnflächen braucht etwa 2-3 Minuten. Es soll gleich nach *jeder* Mahlzeit geschehen, vor allem nach Süßspeisen; am wichtigsten ist es abends. Und zwar von Anfang an nicht einfach quer herüber, wie man Stiefel wichst, sondern immer in der Richtung, in der die Zähne gewachsen sind; also im Oberkiefer von oben nach unten, im Unterkiefer von unten nach oben. Aber auch die Innenseiten der Zähne und die Kauflächen dürfen nicht vergessen werden. Diese Methode sollte zur festen Gewohnheit werden. Morgens nach dem Aufstehen genügt es, den Mund zu spülen.

Die Zahnpasta soll keine chemischen Desinfektionsmittel oder andere die natürlichen Mundbakterien schädigenden Zusätze enthalten – das gilt auch für Mundwasser. Es haben sich über Jahrzehnte die entsprechenden Weleda-Präparate gut bewährt. Übrigens braucht eine Zahnpasta nicht zu schäumen, was sich ja nur durch Zusätze von Seifen oder Netzmitteln erreichen läßt. Es ist der Weleda gelungen, auf Salzbasis eine „Sole“-Zahncreme zu entwickeln, die nicht schäumt, trotzdem sehr gut reinigt und erfrischt und durch besondere Zusätze zur Gesunderhaltung der Zähne und des Zahnfleisches beiträgt. Wird diese Zahncreme versehentlich verschluckt, so ist das ganz unschädlich.

Durch ihre eigene Ernährung während der Schwangerschaft und durch die richtige Ernährung des heranwachsenden Kindes kann die Mutter den gesunden Aufbau der Zähne von innen heraus beeinflussen. Sowie aber die Zähne durchgebrochen sind, kann falsche Nahrung sie wieder von außen zerstören. Wenn nämlich mangels genügender Selbstreinigung durch tüchtiges Kauen und mangels richtiger Zahnpflege, kohlehydrathaltige Speisereste an den Zähnen kleben bleiben, dann vergären diese Zahnbeläge und die dadurch entstehenden Säuren greifen den Schmelz an und entkalken ihn. Die schwersten Schäden entstehen dabei durch Fabrikzukker, besonders wenn den ganzen Tag über Süßigkeiten gegessen werden, so daß der Mund nie zuckerfrei ist. Bei kariesanfälligen Zähnen sind leider auch Honig und süßes Trockenobst (Datteln, Rosinen usw.) gefährlich. Man sollte deshalb selbst Honig nur sparsam verwenden und ihn auf die uns angemessene Süße, z.B. eines Apfels, verdünnen (siehe die Abschnitte *Zum Zucker und zum Problem des Süßens* und *Zum Honig*).

Selbstverständlich ist es nicht nur zur Gesunderhaltung der Zähne, sondern auch zum richtigen Aufbau der Kiefer nötig, daß kräftig gekaut wird. Altbackenes, hartes Vollkornbrot steht zu jeder Jahreszeit zur Verfügung. Will man Äpfel, Möhren, Rettiche, Kohlrabi usw. roh essen, und das sollte man möglichst oft tun, so zerkleinere man sie nicht maschinell, sondern beiße von ihnen herunter, denn gutes kräftiges Kauen fördert wohlgeformte Kiefer und gesunde Gebisse. Diese Ratschläge gelten besonders für Flaschenkinder, da die Saugtätigkeit am Gummisauger der Entwicklung der Zähne und des Kiefers wenig förderlich ist (siehe *Wie stille ich mein Kind?* und *Kieferveränderungen und ihre Vorbeugung*).

Da die Anfänge der Zahnkaries, besonders an den Berührungsflächen der Zähne, nur durch eine genaue zahnärztliche Untersuchung festgestellt werden können, und Zahnkaries nicht mehr ausheilen, sondern nur schlimmer werden kann, sollte jedes Kind mindestens halbjährlich zum Zahnarzt mitgenommen werden. Gerade die rechtzeitige Behandlung der Milchzähne ist besonders wichtig. Sie sind nicht nur nötig zum Kauen in der Zeit des Heranwachsens, sie sind vor allem auch Platzhalter für die nachfolgenden bleibenden Zähne. Wird ein Milchzahn durch kariöse Zerstörung immer kleiner, oder geht er gar ganz verloren, so wachsen die benachbarten Zähne in die dadurch entstehende Lücke hinein, und der später dort kommende bleibende Nachfolger dieses Milchzahns hat dann nicht genügend Platz zur richtigen Einstellung, bricht außerhalb oder innerhalb des Zahnbogens durch (sogenannter Überzahn) oder bleibt ganz im Kiefer stecken.

Zum Glück ist es kaum schmerzhaft, wenn der Zahnarzt einen Milchzahn ausbohren muß. Natürlich sollte man sich hüten, dem Kind mit dem Zahnarzt zu drohen. Geht es allerdings gleich beim ersten Besuch um die Beseitigung von Schmerzen, so sind meist unangenehme Eingriffe nötig. Wird der Zahnarzt aber regelmäßig aufgesucht, läßt sich dies vermeiden. So wird auch der richtige Zeitpunkt für eine Behandlung schiefstehender oder falsch zusammenbeißender Zähne nicht versäumt. Wie wichtig solche kieferorthopädischen Maßnahmen sein können, wird im Abschnitt *Kieferveränderungen und ihre Vorbeugung* ausführlich behandelt.

Am Beispiel der Zahnpflege kann die Mutter ersehen, wie außerordentlich viel sie für die Gesundheit und die Schönheit ihres Kindes tun kann; es gehört nur Ausdauer dazu. Das Beste aber, was Eltern erreichen können, ist, ihr Kind vor dem ewigen Zuckerschlecken zu bewahren.

Zur Ergänzung der Erkenntnisse über die Wichtigkeit gesunder Zähne siehe außerdem den Abschnitt *Zähne, Zahnung, Zahnwechsel.*

Das Mienenspiel und Verhalten des erkrankten Kindes

Bei plötzlichen Erkrankungen ist es wertvoll, wenn die Mutter dem Arzt schon am Telefon oder bei seinem Erscheinen genaue Beobachtungen über das Mienenspiel oder die Gebärden des Kindes mitteilen kann.

Besonders aufschlußreich ist dabei die Art, wie das Kind seine Schmerzen äußert. Der Schmerzausdruck des Gesichtes ist beim Säugling oft schwer zu deuten; fast immer ist der Mund des schreienden Kindes weit geöffnet, die Augen sind zugekniffen und das verzerrte Gesichtchen gerötet; das Schreien ist meist hemmungslos, gleichgültig, ob es sich um Leibschmerzen, Kopfschmerzen, Ohrenschmerzen oder nur um Schmerzen in der Mundschleimhaut beim Zahnen handelt. (Es gibt trotz allen Abstreitens tatsächlich eine schmerzbegleitete Zahnung; denn die Zahnproduktion ist eine aktive Leistung des Kindes und macht ohne Zweifel nicht selten Beschwerden.) Aber bei der schmerzhaften Zahnung bohrt das Kind die Händchen in den Mund, bei Leibschmerzen (Koliken) dagegen werden die Beine ruckartig an den Leib gezogen und wieder abgestoßen; dabei ist die Bauchdecke meist bretthart. Also die Gliedmaßen weisen uns hier den Weg zum richtigen Erkennen des Sitzes der Schmerzen.

Bei Ohrenschmerzen wirft das Kind den Kopf hin und her und streift mit den noch ungeschickten Händchen an dem schmerzenden Ohr vorbei.

Bei der Lungenentzündung, die wegen der Beteiligung des Rippenfelles oft sehr schmerzhaft ist, ist der Mund beim Weinen meist nicht weit offen, aber die Augen sind geöffnet, sie glänzen im Fieber, die Augenbrauen sind schräg gestellt, der Mund ist bogenförmig nach abwärts gezogen; das Schreien ist durch die damit verbundenen Rippenfellschmerzen gehemmt. Hier ist die veränderte Atmung das wichtigste Zeichen; zeitweilig oder auch dauernd wird die Luft stoßweise ausgeatmet, man hört den Stoß und sieht dabei das gleichzeitige Öffnen der Nasenflügel. Diese Nasenflügelatmung dürfte keiner Mutter entgehen; denn ein Arzt kann oft anfangs eine Lungenentzündung noch nicht mit dem Hörrohr feststellen, weil er nicht in die inneren Bezirke der Lunge hineinhören kann, sondern nur das wahrnimmt, was in den Randzonen vorgeht.

Bei Bauchfellentzündung ist die Atmung beschleunigt und wegen der großen Schmerzhaftigkeit oberflächlich kaum sichtbar, nur ab und zu erfolgt eine tiefe, stöhnende Ausatmung.

Bei Hirnhautentzündung zeigt das Gesicht des kranken Kindes einen Ausdruck von Entschiedenheit und nachdenklichem, starrem Ernst. Die Augen sind lichtscheu, und in Zusammenhang damit entstehen senkrechte Furchen auf der Stirn. Der Blick ist oft leer und abwesend, der Mund fest geschlossen; ab und zu erfolgt ein schriller Schrei. Gliedmaßen und Kopf liegen meist unbeweglich.

Bei der Nierenbeckenentzündung macht das kleine Kind unruhige Bewegungen mit dem Rumpf, ein hohles Kreuz, oft sogar die Brücke, außerdem werden merkwürdige Drehbewegungen mit den Händchen gemacht, deren Innenflächen brennend heiß sind.

Beim Leistenbruch streckt das Kind unablässig die Beine und weint dabei ohne Aufhören.

Diese Zusammenstellung ergänzt die schon einmal gegebenen Hinweise auf das Fallenlassen der Unterarme beim erkrankten Säugling, dessen Arme in gesunden Tagen immer, auch beim Schlafen, nach oben geschlagen sind, und die Angabe, daß der Duft der Säuglinge bei beginnender Erkrankung verlorengeht. Letzteres gilt allerdings nur für Säuglinge in den ersten acht bis neun Lebensmonaten, während die übrigen Hinweise auch für ältere Kinder gelten.

Im zweiten und dritten Lebensjahr ist der Arzt mindestens ebensosehr auf genaue Beobachtungen der Mutter angewiesen wie im Säuglingsalter. Das Kind kann noch kaum brauchbare Angaben über den Ort seiner Schmerzen machen. Wenn es bereits öfters unangenehme Erfahrungen mit dem Arzt gemacht hat, versucht es sogar manchmal, Schmerzen zu verschweigen aus Angst vor einem Eingriff oder einer Untersuchung, die ihm früher schon einmal unangenehm gewesen ist.

Durch die hier gegebene Schilderung sollen die Mütter aber keinesfalls zur Stellung der Krankheitsdiagnose veranlaßt werden, sondern nur zur genauen Beobachtung des Verhaltens ihres Kindes. Dadurch kann der Arzt wertvolle Hilfe bekommen.

Zu den Aufgaben der Mutter oder der Pflegerin gehört auch das Fiebermessen (siehe unten), die Beobachtung der Art des Hustens: ob trocken, feucht, krampfhaft, stöhnend, hohl oder keuchend, – oder des Erbrechens: ob stürmisch, gußweise, mit Schleim oder mit Mageninhalt oder gar mit Blutbeimischung, oder aus reinem Blut bestehend, – sowie der Urin- und Stuhlentleerungen. Alle Ausscheidungen aus Blase, Darm, Scheide, Nase und Ohren müssen für den Arzt aufgehoben und eventuell in Wasser aufgefangen werden.

Wie wird Fieber gemessen?

Eine besonders wichtige Aufgabe bei der Pflege eines kranken Kindes ist die exakte Fiebermessung. Sie erfolgt am besten immer als Darmmessung. Wenn man sich angewöhnt hat, schon beim Säugling auf diese Art Fieber zu messen, vermeidet man den so oft zu beobachtenden Widerstand von Kleinkindern gegen dieses Verfahren. Die Aftermessung bei einem sich sträubenden Kind ist tatsächlich manchmal kaum durchführbar, deshalb ist rechtzeitige Gewöhnung von großer Wichtigkeit. Bei richtigem Vorgehen ist eine solche Messung niemals mit Schmerzen verbunden.

Man faßt das Thermometer leicht mit Daumen und Zeigefinger und führt es nach gründlicher Einfettung mit Hautcreme nur so weit in die Darmmündung ein als das verdünnte Ende des Thermometers reicht. Säuglinge liegen dabei am besten auf dem Rücken, wobei man mit der freien Hand die Füße festhält. Bei älteren Kindern ist Seiten- oder Bauchlage bequemer. Auf diese Weise kann man unerwartete Bewegungen leichter abfangen.

Bei älteren Kindern kann man auch im Munde messen lassen. Die Achselhöhlenmessung ist jedenfalls beim Kinde nicht angebracht, weil meist in der kindlichen Achselhöhle der notwendige feste Schluß um das Thermometer unmöglich ist. Manchmal genügt auch die Messung in der Schenkelbeuge.

Nach gutem Herunterschlagen der Quecksilbersäule mißt man mindestens 5 Minuten lang. Bei dem Verdacht auf eine Blinddarmentzündung wird zuerst in der Achselhöhle gemessen, unter sorgfältiger Beobachtung des richtigen Festhaltens des Thermometers, anschließend mißt man „im Schatten". Der Unterschied zwischen der Außenmessung und der Innenmessung beträgt normalerweise 0,5 Grad, also 5 Teilstriche. Ergibt sich bei der Innenmessung eine Erhöhung um mehr als 5 Teilstriche, so liegt der Verdacht einer Entzündung im Unterleib nahe. Man ruft dann, notfalls auch nachts, den Arzt an und teilt ihm die beiden gemessenen Werte mit.

Unmittelbar nach einer Mahlzeit ist die Temperatur durch die angeregte Verdauung meist höher als normal. Es hat also keinen Zweck innerhalb von zwei Stunden nach dem Essen zu messen. Auch morgens nach dem Aufstehen steigt die Temperatur etwas an. Am Spätnachmittag liegt sie ebenfalls etwas höher. Die besten Zeiten zum Fiebermessen sind also morgens vor dem Aufstehen und nachmittags zwischen 15.30 und 16.30 Uhr.

Säuglinge und Kleinkinder haben nicht selten hohe Körpertemperaturen. Bei ihnen kann eine Temperatur von 37° bis 37,5° C noch durchaus normal sein. Es empfiehlt sich also auch bei einem gesunden Kind, ab und an die Temperatur zu messen, um *seine* Normaltemperatur zu ermitteln. Stellt man dann einen Unterschied zur Normaltemperatur fest, der größer ist als 0,5°C, so liegt meist eine Störung vor.

Es soll hier noch einmal betont werden, daß Fieber an sich keine Krankheit ist, sondern ein Symptom und daß die Steigerung der Körpertemperatur lediglich anzeigt, mit welcher Stärke sich der Mensch gegen eine Krankheit wehrt, ja es ist der Ausdruck für die Kraft, mit der das in unserer Wärme lebende Ich die Krankheit zu überwinden sucht. Ein willensstarker Mensch reagiert oft mit besonders heftigem Fieber. Trotzdem gehört ein fiebernder Mensch ins Bett (siehe *Heilung durch Bettruhe*), und zwar mindestens zwei Tage länger als das Fieber gedauert hat.

Die Angst vor dem Fieber muß überwunden werden. Eltern sollten niemals vom Arzt ein fiebersenkendes Mittel verlangen. Zu vielen Krankheiten gehört Fieber hinzu. Ist es nicht vorhanden oder gewaltsam gesenkt worden, wird die Situation kritisch. Solange Krankheitszustand und Fieberstärke übereinstimmen, ist kein Grund zur Besorgnis. Ich habe zweimal Kinder mit einem Fieber von 42,3° C – mit 3 Thermometern kontrolliert – erlebt, die wenige Tage darauf wieder voll gesund waren (siehe *Von der Heilkraft des Fiebers*). Natürlich kann man z.B. mit Wadenwickeln (siehe *Wickel*) oder Einläufen (siehe *Grippe*) versuchen die Höhe des Fiebers zu begrenzen.

Heilung durch Bettruhe

Ein wichtiges Wort ist noch zur Bettruhe zu sagen. (Siehe dazu auch das Buch von Petra Lange „Hausmittel für Kinder".) Selbstverständlich verlangen die vom Ich angeregten Wärmevorgänge Ruhe und Schutz durch die Hülle des Bettes. Dabei ist auf richtige Abdeckung und Unterlage zu achten. Es darf weder zu Abkühlung noch zu Wärmestauung kommen.

Bettruhe ist aber auch erforderlich, um ein Abziehen der für die Gesundung nötigen Kräfte zu verhindern, wie sie durch Abkühlung, unruhige Betätigungen und starke Reizüberflutung erfolgen. Ruhige Umgebung, mildes Licht, gut temperiertes, aber gelüftetes Zimmer fördern den Heilungsprozeß. Die häufigen Komplikationen und Rückfälle sind oft eine Folge der Mißachtung dieser Grundregel.

Kleinkinder sind häufig nicht im Bett zu halten, besonders bei leichteren Erkrankungen. Trotzdem darf das oben Gesagte nicht außer acht gelassen werden. Es ist dann die Aufgabe der Eltern, das kranke Kind innerhalb der Wohnung mit einer Ruhe- und Wärmehülle zu umgeben, die Betriebsamkeit des normalen Alltagslebens auszuschalten und mit dem Kind ruhig, vertrauensvoll und zuversichtlich die Krankheitstage zu verbringen. Diese Zeiten wirken bis ins Alter als Kraftquellen und sind Hauptpunkte der Jugenderinnerungen.

Hilfreich kann es sein, für den Krankheitsfall extra „Krankenspiele" bereitzuhalten, mit denen sich das Kind auch allein beschäftigen kann und die man nach der Genesung wieder verschwinden läßt.

Unfälle und „Erste Hilfe"

Unfälle kommen in unserer hochtechnisierten Welt leider sehr häufig vor, vor allem bei kleinen Kindern, die ja viele Gefahrensituationen noch gar nicht richtig einschätzen können.

Bei leichteren Unfällen im Haus, z.B. durch Hinfallen, einen

Sturz vom Wickeltisch oder aus dem Bett, ist das Kind meist wieder ganz normal, sobald es den Schock überwunden und sich wieder beruhigt hat. Hält das Schreien aber längere Zeit an, kommt es zu Erbrechen (siehe *Gehirnerschütterung*), entstehen Schwellungen oder starke Schmerzen sollte man einen Arzt aufsuchen oder in eine Klinik fahren.

Durch langes Stehen in geschlossenen Räumen, durch plötzliches Erschrecken oder einen starken Schmerz, z.B. bei einem Sturz, kann eine *Ohnmacht* ausgelöst werden. Manche Menschen werden beim Anblick von Blut ohnmächtig. Man legt den Bewußtlosen in Seitenlage, wenn möglich lagert man die Beine etwas höher und lockert eventuell beengende Kleidung. Einige Tropfen Melissengeist auf ein Taschentuch geträufelt unter die Nase gehalten oder auf der Stirn verrieben, bringen den Ohnmächtigen meist schnell wieder zu sich. Mit dem Einflößen von Kaffee oder belebenden Getränken unbedingt warten bis das Bewußtsein zurückgekehrt ist, da andernfalls durch Verschlucken Komplikationen ausgelöst werden können. Bei länger andauernder Bewußtlosigkeit natürlich einen Arzt rufen (siehe *Gehirnerschütterung*).

Wunden, vor allem Schürfwunden, wäscht man niemals aus, auch nicht, wenn sie total verschmutzt sind. Man übergießt sie vorsichtig mit Wasser zur Entfernung der gröbsten Schmutzteilchen und bedeckt sie dann mit trockenem Leinen oder Verbandgaze, die man mit Wasser anfeuchtet und immer neu von außen beträufelt, d.h. ohne daß man die auf der Wunde liegende Lage Leinwand, Gaze oder dergleichen ablöst. Dem Wasser setzt man am besten noch Calendula-Essenz 20% (Weleda oder Wala) zu, eventuell auch Retterspitzwasser oder Arnica-Essenz. Notfalls nimmt man eine ganz schwache Kochsalzlösung (9 g Kochsalz auf 1 Liter Wasser). Die Wunde braucht vor allem Ruhe, dann stößt sie Schmutz und Bakterien von selbst ab. Auf jeden Fall ergibt dieses Verfahren, das man mehrere Tage lang durchführt, nur ganz zarte Narben.

Niemals gibt man auf stark entzündete Wunden Salbe. Pflaster führen leicht zu Eiterung, auch Jod ist mit Recht aus dem Gebrauch gekommen. Der richtig behandelte Organismus „desinfiziert" sich selbst. Antibiotika oder sulfonamidhaltige Puder, Salben oder Lösungen zu verwenden, sehen viele erfahrene Ärzte als unnötig an, weil diese Behandlung den Heilungsprozeß häufig eher stört.

Eine größere Verletzung oder eine schlecht heilende Wunde gehören natürlich in die Hand eines Arztes.

Tier- oder Menschen*bisse* müssen vom Arzt versorgt werden, ebenso klaffende, tiefere Stich- oder Schnittwunden.

Bei *Verbrennungen* bzw. Verbrühungen sollte man den verletzten Körperteil sofort aktiv kühlen, indem man ihn unter kaltes Wasser hält, bis die Schmerzen nachlassen, mindestens aber zwanzig Minuten. Dann wird Combudoron flüssig als feuchter Umschlag aufgelegt. Dadurch läßt sich ein Ausbreiten der Verbrennungen in die Tiefe verhindern. Auf die alten Hausmittel wie Salben, Mehl oder Öl sollte man unbedingt verzichten! Bei größeren Verletzungen möglichst bald einen Arzt aufsuchen.

Kleinere Brandwunden behandelt man am zweckmäßigsten wie folgt: Den auf der Wunde liegenden nassen, dicken Leinenlappen (Taschentuch oder Mullkompresse) hält man eventuell mehrere Tage lang feucht durch regelmäßiges Übergießen mit physiologischer Kochsalzlösung (siehe oben) oder mit Combudoron flüssig (Weleda), das man nach einliegender Vorschrift dem Wasser zufügt. Das ganze kann zusätzlich noch mit Mullbinden umwickelt werden. Zum endgültigen Abheilen der Wunden kann man dann Combudoron (Gel oder Salbe) verwenden.

Bei Wunden, auch Brandwunden, hat sich eine Metallgaze (Metalline) als hilfreich erwiesen, die vor allem Eiterungen verhindern kann.

Beulen, und örtliche *Hautentzündungen* behandelt man zweckmäßig mit Mercurialis-perennis-Salbe 10% oder Weleda Heilsalbe.

Sogenannte *„blaue Flecken"* verschwinden am schnellsten, wenn man Ung. Cuprum 0,4%/Nicotiana Tabacum D_6 aa oder Hamamelis-Salbe aufträgt.

Auf *Prellungen* legt man zum Abschwellen feuchte Umschläge mit Arnica-Essenz 20%.

Ist durch einen Sturz oder ähnliches ein Gelenk geschwollen und schmerzt es sehr, liegt meist eine *Verstauchung*, manchmal aber auch ein *Knochenbruch* vor. Da der Schweregrad der Verletzung ohne Röntgenuntersuchung nicht eindeutig zu diagnostizieren ist, sollte man möglichst schnell einen Arzt aufsuchen. Bei einem Bruch wird der Arzt das Entsprechende veranlassen. Eine Verstauchung kann man dann mit Ruhigstellen und Quarkumschlägen (siehe *Lehmauflage* im Abschnitt *Auflagen und Pflaster*) auch selbst behandeln.

Hat sich das Kind einen *Splitter* bzw. einen *Bienen-* oder *Wespenstich* zugezogen, sollte man zuallererst den Stich aussaugen bzw. den Splitter oder Stachel entfernen. Dann legt man Heilerdebrei oder ein gewaschenes, etwas zerriebenes Breitwegerichblatt, das man überall finden kann, auf die geschwollene Hautstelle. Nach kurzer Zeit wird nichts mehr zu sehen sein. Alle anderen Methoden, z.B. eine frisch aufgeschnittene Zwiebel auf die Stelle zu drükken, haben nicht diesen Erfolg. Bei großen Schwellungen kann aber auch ein Quarkumschlag (siehe *Lehmauflage*) hilfreich sein.

Bei einem Insektenstich in jedem Fall das Kind noch eine ganze Weile beobachten, ob es zu allergischen Reaktionen kommt. Dann natürlich sofort den Arzt aufsuchen, auch bei allen Stichen im Mund- oder Rachenraum.

Bei hartnäckigen oder sich entzündenden Stichen ziehe man ebenfalls seinen Arzt zu Rate.

Zur Vorbeugung gegen *Mückenstiche* kann man das Kind mit Nelkenöl einreiben.

In die Haut eingedrungene *Zecken* sollten sofort entfernt werden. Dazu beträufelt man das Tier mit Öl oder Uhu und entfernt es nach kurzer Wartezeit mit einer Pinzette oder durch Herausdrehen gegen den Uhrzeigersinn. Wichtig ist, daß der Kopf mit entfernt wurde. Da Zeckenbisse schwere Entzündungen verursachen können, muß die Wunde beobachtet und bei Auffälligkeit des Kindes der Arzt aufgesucht werden.

Bei *Nasenbluten* soll sich das Kind aufrecht mit leicht gebeugtem Kopf hinsetzen, damit möglichst wenig Blut in den Rachen läuft.

Dabei werden die Nasenflügel mit den Fingern etwa fünf Minuten lang zusammengedrückt und so das Blut abgeklemmt. Man macht kalte Umschläge im Nacken, die alle paar Minuten erneuert werden müssen. Auf ruhige, gleichmäßige Atmung des Kindes achten. Nicht schneuzen lassen! Ist die Blutung etwas zum Stillstand gekommen, kann man das entsprechende Nasenloch mit Clauden-Watte oder einfach nur mit Watte verstopfen. Bei anhaltendem bzw. häufiger wiederkehrendem Nasenbluten den Arzt aufsuchen. Dies gilt auch, wenn die Blutung durch einen Schlag oder Sturz ausgelöst wurde.

Hat das kleine Kind einen *Gegenstand verschluckt*, der im Rachen steckengeblieben ist und die Atmung behindert, ist die beste Methode, es an den Beinen zu packen und mit einem Ruck auf den Kopf zu stellen. Durch Klopfen und Pressen des Brustkorbes kann man dann meist das Ausspucken des Gegenstandes herbeiführen. (Dies gilt auch bei steckengebliebenem Erbrochenem.) Gelingt das aber nicht gleich, ist Eile geboten und der nächste HNO-Arzt oder der Rettungsarzt aufzusuchen.

Komplett verschluckte Gegenstände (Knöpfe, Nadeln, Murmeln, Nüsse) gehen meist mit dem nächsten Stuhl ab (Kontrolle!). Sonst eventuell eine Röntgen- oder Ultraschalluntersuchung vornehmen lassen. Dies sollte auch geschehen, wenn plötzlich Schmerzen auftreten.

Bei *Vergiftungen* keine Zeit damit vertun, Erbrechen auszulösen. Bei Säuren, Laugen, Lösungs- und Spülmitteln richtet man damit nur Schaden an. Lediglich bei festen Substanzen wie Tabletten und Beeren kann erbrechen nützlich sein. Man gibt dann zunächst reichlich Wasser zu trinken.

Bewußtlose Kinder in Seitenlage bringen. Sofort den Hausarzt anrufen. Dabei mitteilen, wann, was und wieviel das Kind vermutlich geschluckt hat. Wenn der Hausarzt nicht erreichbar ist, sofort ins nächste Krankenhaus fahren. Auch ein Anruf bei der Giftzentrale kann weiterhelfen (die Nummer vorsorglich an der Innenseite der Hausapotheke notieren!). Bei jeder ungewöhnlichen Schläfrigkeit oder Unruhe ist auch an die Möglichkeit einer Vergiftung zu denken.

Verätzungen der Haut durch Säuren oder Laugen werden sofort abgetupft und mit kaltem Wasser übergossen, bis die Schmerzen nachlassen. Dann behandelt man sie wie Verbrennungen.

Ist eine ätzende Flüssigkeit ins Auge gelangt, wird das Auge lange und gründlich mit Wasser ausgespült. Bei anhaltenden Schmerzen den Augenarzt aufsuchen.

Die Hausapotheke

Eine gut ausgestattete Hausapotheke kann in Krankheitsfällen, besonders aber bei häuslichen Unfällen, von großem Wert sein. Sie sollte sich in einem Schränkchen befinden, das abschließbar und für Kinder unerreichbar an der Wand hängt. Auf die Innenseite der Tür wären die Telefonnummern des Hausarztes, der Apotheke und vor allem der Giftzentrale zu heften. Ein Ratgeber für „Erste Hilfe“ sollte sich ebenfalls in der Hausapotheke befinden.

Arzneien gehören nicht in die Hand von Kindern, selbst wenn, wie bei allen in diesem Buch empfohlenen Medikamenten, eine Vergiftung nicht zu befürchten ist. Gut verschlossene flüssige Mittel, aber auch Pulver und Tabletten, können jahrelang aufbewahrt werden. Es ist also nicht unbedingt nötig, daß die Mutter, wie ich es bei sehr ordentlichen und sparsamen Hausfrauen mehrfach erlebt habe, die nicht ganz verbrauchten Heilmittel beim Hausputz selbst verzehrt.

Der Inhalt der nachfolgend vorgeschlagenen Hausapotheke stellt gewissermaßen das Ideal für alle Notfälle dar. Die wichtigsten Gegenstände sind mit einem x bezeichnet, sie genügen für weniger anspruchsvolle Zwecke.

1 Fieberthermometer x
1 Verbandschere x
1 Pinzette
1 Splitterpinzette x
1 Schnabeltasse
1 Klistierballon für Säuglinge x

1 Gummiwärmflasche
1 Packung Sicherheitsnadeln, dazu 3 übergroße Sicherheitsnadeln für Wickel x
1 Lederfingerling
1 Dreiecktuch
1 Armtraggurt
1 Einnehmelöffel
1 Tropfpipette
1 Nierenschale
1 Irrigator für Kinder und Erwachsene x
Wecesin-Puder (Weleda) x
Calendula-Kinderpuder (Weleda) x
Combudoron, flüssig und als Gel oder Salbe (Weleda), bei Verbrennungen x
Arnica-Salbe 10% (Weleda) bei Muskelzerrungen x
Arnica-Essenz 20% zu feuchten Umschlägen bei Prellungen x
Mercurialis-perennis-Salbe 10% (Weleda), bei Blutergüssen und als Zugsalbe. Vorzüglich als Schnupfensalbe für Kinder zu gebrauchen! x
Hamamelis-Salbe gegen „blaue Flecken“ x
Heilsalbe (Weleda) zur Wundheilung und als Babysalbe x
Heilerde zum Abschwellen bei Insektenstichen x
Calendula-Essenz 20% zu feuchten Verbänden bei offenen Wunden und zu Mundspülungen bei Zahnfleischbluten x
Retterspitzwasser zur Behandlung von Wunden oder zu Umschlägen z.B. bei Brustdrüsenentzündung
Baldriantropfen bei Aufregung und Schlaflosigkeit. Erwachsene 20 Tropfen auf Zucker, für Babys 4 Tropfen in Zuckerwasser x
Melissengeist, innerlich bei akuten Magenstörungen und Schwächezuständen, äußerlich bei Kopfschmerzen, Ohnmachten und dergleichen x
Chamomilla cps. Zäpfchen S (Säugling) und K (Kind) (Weleda) oder Viburcol-Zäpfchen gegen Schmerzen
Oleum Aconit cps. Ohrentropfen (Wala) zur Linderung von Ohrenschmerzen

Belladonna cps. Zäpfchen (Wala) gegen Fieber und Krämpfe
Watte 2 x 100 g
Mullbinden 6 und 8 cm breit, je 5 Stück x
2 elastische Poroplast-Fingerverbände x
Mullkompressen 10 x 10 cm, 5 Stück x
Zellstoff für gewöhnliche Wunden x
Clauden-Watte zur Blutstillung 10 g, z.B. bei Nasenbluten x
1 elastische Binde 8 cm breit x
Wund- und Heftpflaster in verschiedenen Breiten x
Metalline-Kompressen für Wunden, besonders Brand- und Schürfwunden. Ist antiseptisch und heilungsfördernd. Verklebt nicht mit der Wundoberfläche. 10 x 10 cm, steril verpackt x

Heilung durch Wasser

Sebastian Kneipp hatte es wohl nicht zu hoffen gewagt, daß seine „Wasserkur" einmal eine so große Rolle spielen würde, wie dies heute der Fall ist. Die führenden Männer in Staat, Politik und Wirtschaft machen mit größter Selbstverständlichkeit möglichst jedes Jahr eine Kneippkur, und ein Sanatorium ohne Kneippsche Anwendungen ist kaum noch denkbar.

Weniger bekannt ist die Bedeutung der Kneippschen Kurmöglichkeiten für die Gesunderhaltung und vor allem die Krankheitsvorbeugung bei unseren Kindern, und nur wenige Mütter trauen sich die Anwendung von Bädern, Wickeln und Güssen zu, weil sie deren Technik nicht genau genug kennen. Vielen erscheint der Gebrauch von „Gelonida", Fieberzäpfchen und sogar von antibiotischen Tabletten sicherer und bequemer.

Diese Mütter ahnen nicht, welche Befriedigung es ihnen bereiten würde, ihren Kindern durch eine richtig gekonnte, im richtigen Moment begonnene Wasseranwendung wirksame Hilfe zu leisten, anstatt ihnen die nicht wirklich heilenden, sondern nur Krankheitssymptome unterdrückenden chemischen Mittel zu geben.

Nicht alle hier zu besprechenden Wickel, Bäder usw. stammen von Sebastian Kneipp; vor ihm gab es schon wertvolle Vorschläge ähnlicher Art z.B. von Prießnitz, später von Schwenninger, dem Arzt Bismarcks, von Adolf Just, Pastor Felke, Frau Schlenz; und auch Rudolf Steiner hat einige wertvolle Ratschläge für hydrotherapeutische Maßnahmen, d.h. also Wasserbehandlungen, gegeben.

Allen diesen Kursystemen gemeinsam ist, daß die Anwendung des Wassers zwar im Vordergrund der Behandlung steht, daß aber keineswegs die anderen Hilfen, die die Natur anbietet, wie Licht, Luft, Sonne, Klima, Bewegung, Ruhe, Lehm, Diät, natürliche Medikamente, Heilkräuter als Tees oder Badezusätze, Badesalze, Hautöle, gesunde Kleidung und Erziehung vernachlässigt werden.

Die Grundlage der Wirksamkeit aller dieser Heilfaktoren ist die in diesem Buch immer wieder betonte besondere Stellung des Menschen zur Natur. Er gehört nicht hinein in die Naturreiche, sondern er ist ihr Herr. Die Natur hat ihm dienstbar zu sein. Weil er in gewisser Weise im Gegensatz zu ihr steht, können in seinem Organismus mit den erwähnten Mitteln aus ihren Reichen Reaktionen, Widerstandswirkungen, ausgelöst werden. Diese Reizwirkungen, die vom Arzt bewußt angeregt werden, rufen im Menschen die im Krankheitsfall geschwächten Selbstheilkräfte auf. Die in seinem Bildekräfteorganismus liegenden Abwehr-, Selbstregulierungs- und Überwindungskräfte werden gestärkt und mobilisiert, damit das Ich als der Herr im Haus die gestörte Ordnung im Gefüge der vier Wesensglieder wieder herstellen kann.

In einem so zur Abwehr fähig gemachten Organismus wird Krankheitserregern von selbst der Lebensboden entzogen. Das Fieber wird als Waffe benutzt und niemals gewaltsam unterdrückt; seine Höhe zeigt ja an, wie stark das Ich sich am Kampf um die Gesundung beteiligt.

Wir können und wollen nun nicht alle vorhandenen Möglichkeiten und Formen der Wasseranwendung hier beschreiben, – von Pfarrer Kneipp allein sind weit über hundert bekannt –, sondern ich werde mich auf die wichtigsten und erprobtesten beschränken.

Zunächst sind aber noch einige Vorbemerkungen notwendig, vor allem zur Ausschaltung weitverbreiteter falscher Vorstellungen:

Erstens besteht eine moderne Kneipp-Kur wie jede andere ähnliche Methode nicht in der Anwendung von kaltem Wasser, im Gegenteil es gilt zunächst, den Wärmehaushalt – wir nannten ihn auch Wärmeorganismus – in Ordnung zu bringen. Erst wenn der Kranke oder Gefährdete völlig warm ist, wird unter Umständen mit abgekühltem, schließlich auch kaltem Wasser ein kurzer Kältereiz verabreicht, der aber niemals als unangenehm empfunden werden darf.

Das gilt ganz besonders für die Wasseranwendung bei Kindern; und je jünger das Kind ist, um so wichtiger ist das warme und nicht das kalte Wasser.

In den ersten Lebensmonaten wird überhaupt nur gut warmes Wasser angewandt, besonders bei den blaugeborenen Kindern, deren Atmung angeregt werden muß.

Zweitens dienen Wasserkuren, gemeinsam mit den anderen Heilfaktoren der Natur, wie Sonne, Licht, Luft und Heilkräuter, sowohl zur allgemeinen Kräftigung der Kinder, also zur Krankheitsvorbeugung, als auch zur eigentlichen Behandlung akuter und chronischer Krankheiten; selbst konstitutionelle Schwächen können durch konsequente Anwendung dieser Heilfaktoren günstig beeinflußt werden. Insbesondere muß hier auch die Nachbehandlung schwerer Krankheiten erwähnt werden.

Man bewahrt sein Kind auf diese Weise vor der Flut sogenannter Heilmittel, deren Wirkung heute wegen der meist vorhandenen schädlichen Neben- und Nachwirkungen immer problematischer wird. Daher möglichst keine Antibiotika oder Cortison!

Drittens sind die einzelnen Anwendungen in ihrer Ausführung im Grunde einfach, und jede einigermaßen geschickte Mutter kann sie ihrem Kind machen. Die Wirkung tritt aber nur dann mit Sicherheit ein, wenn gewisse kleine Kniffe beachtet werden. Deshalb soll die Technik jedes Wickels und jedes Bades etc. hier möglichst klar und verständlich beschrieben werden. Genauigkeit, etwas Geschicklichkeit, Schnelligkeit und Energie gehören dazu; vor allem wichtig aber ist die auf das Kind wie auf jeden Kranken günstig wirkende, notwendige Sicherheit, die sich jede Mutter durch die

Handhabung vorbeugender Maßnahmen leicht erwerben kann, um dann im akuten Ernstfall nicht mehr zu zögern und unsicher zu sein.

Viertens wird sich jeder vernünftige Arzt über die von der Mutter geleistete Mithilfe freuen, besonders wenn er selbst etwas davon versteht. Leider geht die Kenntnis solcher Methoden in manchem modernen Klinikbetrieb verloren, und Ärzte und Schwestern wissen nichts mehr davon. Es ist aber vorauszusehen, daß der Tablettenmißbrauch in absehbarer Zeit solche Ausmaße annehmen wird, daß denkende Eltern nach besseren Wegen suchen werden. Im Hinblick auf diese sich schon jetzt abzeichnende Entwicklung wird hier die Kenntnis vernünftiger Heilwege zu erhalten versucht und vorbereitet. (Siehe dazu auch das Buch von Petra Lange „Hausmittel für Kinder".)

Wasseranwendungen und ihre Ausführung

Waschungen

Sie sind am gut durchwärmten Kind morgens vor dem Aufstehen oder abends nach guter Erwärmung im Bett zu machen. Ein mehrfach gelegtes grobkörniges Handtuch (Gerstenkornhandtuch) nach Eintauchen in kaltes Wasser leicht ausdrücken. Damit geht man, unter etwas Druck am rechten Handrücken beginnend, an der Außenseite des Armes zur Schulter und dann an der Innenseite zurück zur Hohlhand. Anschließend dasselbe am linken Arm. Das Handtuch notfalls erneut naß machen. Hals, Brust und Rücken mit einigen Strichen waschen. Darauf ähnlich wie am Arm, am rechten Fußrücken beginnend, außen am Bein bis zum Gesäß herauf- und nach energischem Waschen der Leiste an der Innenseite bis zur Fußsohle heruntergehen. Ebenso am linken Bein. Zuletzt wird der Bauch gewaschen. Das ganze dauert nur wenige Sekunden. Das Kind wird nicht abgetrocknet, schnell aber die Nachtkleidung über die feuchte Haut gezogen. Gut zugedeckt wird das Kind eine wohlige Wärme verspüren. Tritt dies nicht ein, dann war die Waschung zu langsam oder irgendwie falsch gemacht. Selbstverständlich muß das Zimmer warm sein. Die völlige Wiedererwärmung soll nach spätestens 10-20 Minuten eingetreten sein. Dann kann das Kind aufstehen oder bei abendlicher Anwendung schlafen.

Statt dieser Ganzwaschung kann auch nur eine Teilwaschung entweder des Oberkörpers oder des Unterkörpers erfolgen. Gewöhnlich beginnt man mit dem Oberkörper und geht nach einigen Tagen zum ganzen Körper über.

Dies ist eine milde Anwendung. Das Wasser braucht zunächst, besonders im Winter, nicht sehr kalt zu sein, jedoch zu warmes Wasser zu nehmen ist ungünstig, weil dadurch eine nur ungenügende Reaktion erzielt wird.

Diese Waschungen können im Krankheitsfall bis zu fünf- oder sechsmal hintereinander wiederholt werden, natürlich immer erst nach Eintritt völliger Wiedererwärmung. Das Ziel ist kräftiger Schweißausbruch. Sie sind sehr schonend, ableitend, den Kreislauf anregend und Schlaf fördernd und auch bei Erwachsenen sehr wirksam.

Teilwaschungen des Halses und oberen Rumpfes bis etwa zur Mitte der Oberarme werden mit Kochsalz, besser noch mit Meersalz (Weleda) gemacht. Ein gehäufter Eßlöffel Salz auf etwa einen halben Liter zuerst überschlagenes, später kaltes Wasser. Mit Waschlappen waschen, kräftig reiben, bis durch die Reibung eine gute Rötung der Haut eintritt, wozu auch der Salzgehalt mithilft. Nach 2-4 Minuten ist das meist erreicht. Tritt es in dieser Zeit nicht ein, so nimmt man weniger Wasser für die Salzlösung. Diese Teilwaschungen sind wertvoll zur Abhärtung bei häufigen Halsentzündungen und bei Drüsenschwellungen; sie sind oft ein Ersatz für eine Solbadekur. Dauer sechs Wochen, bei täglicher abendlicher Waschung.

Bäder

Grundsätzlich soll vorausgeschickt werden, daß für Bäder der Vormittag und spätere Nachmittag besonders geeignet ist, jedenfalls nicht die Zeit vor oder nach einer größeren Mahlzeit. Drei Bäder pro Woche ist das normale Maß, wenn nicht anders verordnet.

Kalte Vollbäder: Sie werden kaum jemals für therapeutische Zwecke in Frage kommen. Anders ist es mit Teilbädern, z.B. Sitzbädern in Wasser zwischen 12° und 18° C, je nach Alter des Kindes (je jünger, um so weniger kalt) und je nach der Jahreszeit. Dauer 10 Sekunden, anschließend ohne Abtrocknen Bettruhe. Nur bei gut warmem Körper in gut warmem Zimmer. Sie dienen zur Anregung des Blutkreislaufs.

Warme Vollbäder: Bei Wassertemperatur zwischen 35° und 37° C meist mit Badezusätzen (Fichtennadeln, Kamille, Schlehe, Rosmarin, Baldrian, Kalmus, Lavendel, Schwefel, Kleie, Thymian oder Weleda-Kinderbad) sind sie zur Kräftigung, Beruhigung und Hautbehandlung geeignet, je nach der Beimischung, die man ihnen gibt. Dauer etc. siehe heiße Vollbäder.

Heiße Vollbäder: Ihre Temperatur beträgt zwischen 38° und 40° C. Mit langsam ansteigender Wasserwärme sind sie bei beginnenden Erkältungen, Bronchitis und Grippe sehr wirksam.

Dauer der warmen bzw. heißen Bäder 10 bis 15 Minuten, zum Abschluß eine kühle Waschung oder einen solchen Abguß, damit sich die durch das Bad geöffneten Poren wieder schließen. Danach drei Stunden Bettruhe.

Wechselbäder: Sie sind als Vollbäder für Kinder kaum angebracht, wohl aber als Fuß- und Armbäder (in Fuß- oder Armwannen, Eimern oder dergleichen).

Die Füße bzw. Arme werden erst im warmen Wasser (39° C) 3-5 Minuten gewärmt, dann für etwa 10 Sekunden ins kalte (8°-12° C) Wasser gesteckt. Dieser Wechsel wird drei- bis fünfmal wiederholt, wobei vom zweiten Mal ab nur zwei Minuten auf das warme und wieder 10 Sekunden auf das kalte Wasser kommen. Zuletzt ganz kurzer kalter Abguß, damit die Poren sich schließen. Anschließend ohne Abtrocknen, mit Handtuch umhüllt, ins Bett, wo bald wohlige Erwärmung eintritt. Niemals kaltes Wasser an kalte Haut!

Diese Bäder kommen besonders bei kalten Füßen oder Händen in Betracht. Man macht am ersten Tag ein Wechselfußbad, am zweiten ein Wechselarmbad usw. Sie sind besonders wichtig bei

Jugendlichen in der Pubertätszeit, auch bei Unterleibs- oder Blasenschwäche, sowie bei Kopfschmerzen und Schlafstörungen. Bei den ewig kalten Füßen mancher Kinder und Jugendlichen sollte man sich nicht beruhigen. Sie sind die Wurzel mancher Schwächezustände und Erkrankungen ernsterer Art.

Nährbäder: Sie kommen besonders für Säuglinge und Kleinkinder bei schwerer Unterernährung in Frage. In ein Warmbad von 37°-38° C gibt man einen Zusatz von 1/2 Liter frischer Milch, in die der Saft einer halben Zitrone und ein frisches Eigelb verrührt wurde: 10 Minuten Dauer. Sehr wirksam!

Sodabäder: Man wendet sie besonders bei akuter Kinderlähmungsgefahr zur Vorbeugung (Ableitung auf die Haut, Beruhigung des Nervensystems) und zur Beeinflussung des Entzündungszustandes des Nervensystems und der Schmerzhaftigkeit an. Sie werden auch verordnet bei Gefahr einer Hirnhautentzündung (Meningitis, Myelitis) und bei den Folgen zu starker Besonnung (siehe *Die Behandlung* im Abschnitt *Poliomyelitis*).

Schlenzbäder: Man nennt sie auch Überwärmungsbäder. Das Verdienst der Ausarbeitung dieses sehr wirksamen Bades gebührt Frau Maria Schlenz in Innsbruck-Hungerburg. Als Überwärmungsbad hat sich diese Methode einen sicheren Platz in der Behandlung mit Bädern erworben. Es kann bei beginnenden und bei bereits vorhandenen akuten, fieberhaften Erkrankungen wie Angina, Grippe, beginnender Lungenentzündung, Bronchitis, Nierenbeckenentzündung usw. angewandt werden. Man kann aber auch einen akuten Hexenschuß in kürzester Zeit damit heilen. Außerdem sind Schlenzbäder unentbehrlich bei der Beeinflussung mancher chronischer Leiden, darunter auch von Lähmungszuständen nach Polio. Beim Kind handelt es sich wohl meistens um eine schnelle Überwindung akuter Erkrankungen. Im Schlenzbad entsteht ein künstliches Heilfieber; der Wärmeorganismus wird also angeregt, und die normale und heilende Ich-Kraft wird stärkstens aufgerufen.

Technik: Nach Darmreinigung durch Klistier Fiebermessung. Anfangswärme des Wassers etwa in Fieberhöhe oder, wenn kein

Fieber vorhanden ist, 36,7° C. (Messung der Wasserwärme mit Fieberthermometer, da übliche Badethermometer zu ungenau. Man befestigt einen Korken am Fiebermesser und hängt es so ins Wasser. Bei Erhitzung des Thermometers über 42° C platzt es!)

Dem Badewasser wird ein Absud von Heublumen beigegeben. 300-400 g Heublumen pro Erwachsenenvollbad – Kinder weniger – in einem Sack brühen und ziehen lassen. Absud ins Bad. Sack als Kopfpolster benutzen. (Es handelt sich dabei um Heublumen, nicht Heusamen, die in Drogerien, Reformhäusern oder Apotheken zu kaufen sind.) Das Kind liegt ausgestreckt in der Wanne, der Hinterkopf etwas nach hinten gebeugt, ruht auf dem Heusack. Das Genick muß ins Wasser eintauchen, das fast bis an den Mund reicht.

Innerhalb der ersten 15 Minuten läßt man langsam heißes Wasser zulaufen, so daß das Wasser dann etwa 38,5° C hat. Diese Zeit dient der Öffnung der Poren, der allgemeinen Bereitmachung für die Wirkung des Bades. Meist tritt jetzt für wenige Minuten ein Zustand ein, den man dem Kranken ankündigen muß. Er fühlt den Puls klopfen, alle Stellen bisheriger Erkrankungen werden etwas spürbar. Das ist das Zeichen dafür, daß der Organismus zu reagieren beginnt. Man bürstet dem Badenden die Haut oder läßt ihn einige Augenblicke aufsitzen. Bald ist dieser manchmal leicht beunruhigende Zustand überwunden, und nun beginnt sich der Kranke im Bade wohlzufühlen. Langsam läßt man die Wasserwärme auf 39° C steigen. Im ersten Bad braucht man kaum höher zu gehen, aber man hält diese Wasserwärme konstant bis zur Gesamtdauer des Bades von einer vollen Stunde. Kinder reagieren oft schneller; man kann das Bad abbrechen, wenn längere Zeit Schweißperlen auf der Stirn festgestellt wurden. Zur vollen Wirkung braucht man aber doch eine Stunde. Dann langsam Abbrechen des Bades: zuerst hinsetzen, dann mit Unterstützung der Mutter langsam aufrichten, einhüllen in ein möglichst großes Badetuch; ohne Abtrocknen ins Bett legen und eine Stunde unter guter Zudeckung nachschwitzen lassen.

Hierauf mit lauwarmem Essigwasser oder auch ohne Zusatz abwaschen und abtrocknen. Mit trockener Wäsche Bettruhe. Jetzt muß der Gebadete unbedingt ein Glas Orangensaft oder sonst einen frischen Obstsaft bekommen, da bei jeder Schwitzprozedur ein Vitamin-C-Verlust eintritt, der sehr bald ersetzt werden muß. Dazu eignen sich besonders Hagebuttenkerne, mit Honig gesüßter Apfelsinen- oder Zitronensaft, Sanddornelixier oder dergleichen.

Das Schlenzbad kann auch als Fußbad gemacht werden, wobei der Kranke (z.B. bei Grippe, Nebenhöhlenentzündung und dergleichen) in der Nachtkleidung mit Bademantel die Füße in eine Fußbadewanne oder einen genügend weiten und hohen Eimer setzt. In ähnlicher Weise wie beim Vollbad wird der stark hitzende Heublumenzusatz ins Wasser getan, und das Bad verläuft in ähnlicher Weise. Es muß aber zu starkem Schweißausbruch bis zum Kopf führen. Dauer möglichst eine volle Stunde.

Beim zweiten oder dritten Bad steigert man die Wasserwärme auf 39,5° C und mehr, allerdings nur so, daß es der Kranke gut aushält. Nach der Nachtruhe fühlt er sich meist wie neugeboren. Dieses Bad hat die tiefgreifendste Wirkung von allen Wasseranwendungen; es kommt vor allem dann in Frage, wenn aus irgendeinem Grunde eine möglichst schnelle Heilung erzielt werden soll oder wenn eine Erkrankung sich hinzieht und die Abwehr des Kranken ungenügend ist.

Über das tägliche Bad siehe den Abschnitt *Das Baden*.

Güsse und Wassertreten

Über *Güsse* soll hier nicht viel gesagt werden. Eine Mutter, die selbst eine Kneipp-Kur erlebt hat, wird sich vielleicht dafür interessieren. Der Wasserstrahl wird so geführt, wie es für die Waschungen beschrieben wurde.

Wassertreten bei Kindern mit kalten Füßen und schlechtem Kreislauf macht man in einer Fußbadewanne oder auch in der Badewanne, die mit kaltem Wasser so weit gefüllt ist, daß es bis fast zum Knie reicht. Man „steigt“ darin auf und ab, so daß das steigende Bein bei jedem Schritt ganz herausgehoben und wieder eingetaucht wird. Dauer 1-2 Minuten, bis man das Blut in die Füße schießen spürt. Die Füße müssen bei Beginn warm sein, eventuell müssen sie in einem warmen Fußbad erst gewärmt werden.

Wickel

Allgemeines zur Anwendung von Wickeln: Es gibt Wickel um Hals, Arme, Brust und Lenden, Nieren, Beine, Waden und Füße. Während der Anwendung muß der Kranke im Bett liegen.

Feuchte heiße Wickel wirken krampflösend und dadurch schmerzlindernd. Bei heißen Anwendungen Bett und Wickeltücher gut vorwärmen.

Für alle Wickelanwendungen gilt: Kinder bleiben nach der Abnahme des Wickels mindestens eine Stunde im Bett. Vor Anlegen des Wickels Blase entleeren lassen oder notfalls Einlauf machen: mit Kernseife (nicht zu stark), Kamillentee oder Salzwasser (1 Teelöffel auf 1/2 Liter Wasser). Wenn das Kind bereits schwitzt: Abwaschung mit Essigwasser (1 Eßlöffel auf 1/2 Liter überschlagenes Wasser) und abtrocknen. Dann kann das Kind etwas Obst essen. Vor dem Wickel vielleicht eine halbe Schnitte Butterbrot reichen, aber nicht mehr.

Selbstverständlich läßt man ein im Wickel liegendes Kind nicht allein. Schläft es dabei ein, kann der Wickel ruhig mehrere Stunden liegen bleiben, nur frieren darf das Kind dabei niemals.

Die Tageszeit der Wickelanwendungen ist unwichtig.

Ein völlig trocken gewordener Wickel ist wirkungslos.

Der Wasserwickel: Das in kaltem Wasser von 10°-20° C naßgemachte und sehr gut ausgewrungene Innentuch wird um den entsprechenden Körperteil gelegt und ganz glattgestrichen, damit keine Luftblasen darunter entstehen. Schnell wird das Zwischentuch aufgelegt, glattgestrichen und straff angezogen und darüber in derselben Weise das Wolltuch gewickelt. Auch dieses muß so gut angezogen werden, daß man die Hand nicht zwischen Wickel und Haut schieben kann. Das mittlere Zwischentuch überragt sowohl das nasse Innentuch, – damit keine Kälte eindringen kann, – als auch das äußere Wolltuch.

Beim Brust- und Rumpfwickel legt man die drei Tücher, vorbereitet und aufeinanderpassend, ins Bett und das entkleidete Kind darauf, dann wickelt man jedes Tuch einzeln möglichst schnell um den Körper. Das Wolltuch befestigt man nach festem Anziehen seitlich mit drei übergroßen Sicherheitsnadeln oder mit einem breiten Wickelband. Dauer des Wickels ein bis eineinhalb Stunden; im allgemeinen macht man ihn nur einmal am Tag. Große Wickel sollten auch nicht wochenlang jeden Tag angewendet werden. – Ist das Kind sehr unruhig und läßt sich nicht mit einiger Energie beruhigen, muß der Wickel abgenommen werden.

Wadenwickel werden immer an beiden Beinen gleichzeitig angelegt und reichen möglichst vom Knie bis zu den Knöcheln. Man wählt die hierfür geeigneten Tücher nicht zu dick und streicht sie auch hier an der Haut sorgfältig glatt. Meist sind sie nach 20 Minuten trocken, und eine Erneuerung wird notwendig. Sie führt im allgemeinen nach drei- bis fünfmaliger Wiederholung zu dem gewünschten Herunterziehen des Fiebers vom Kopf, und der Kranke fühlt sich erleichtert bzw. der Kopf ist nicht mehr so heiß und rot. Bei etwa 38,5° C Fieber hört man auf, weil dann die Kopfschmerzen und der Blutandrang zum Kopf beseitigt sind.

Statt der Wadenwickel kann man auch nasse Strümpfe verwenden: dünne Wadenstrümpfe werden naß angezogen und darüber dickere trockene Wollstrümpfe angelegt. Erneuerung, wenn nötig, nach Abtrocknung. Sehr wirksam!

Der Halswickel soll möglichst bis zu den Ohren reichen und darf auf keinen Fall zu locker angelegt werden, weil er sonst nicht warm wird. Er kann, wenn nötig, ruhig mehrmals am Tag angewandt werden.

Zur Erhöhung des Hautreizes kann man dem Wasser einen Absud von Heublumen, Kamille, Hauttee (Weleda), Aesculus-Essenz (Wala), Lavendel-Essenz (Weleda), Weizenkleie oder auch Zinnkraut (Ackerschachtelhalm, muß 20 Minuten gekocht werden!) zufügen, besonders bei Hautleiden der Kinder.

Alle diese Wickel werden ebenfalls nur beim schwitzenden oder jedenfalls warmhäutigen Kind gemacht.

Das Ziel eines Wickels mit kaltem Wasser ist einerseits Verminderung der Körperwärme, die sich in den Tüchern sammelt, andererseits bezweckt er einen Schweißausbruch. Zur Verminderung der Körperwärme drückt man das nasse Innentuch vor dem Anlegen nur wenig aus, im zweiten Fall wringe man es, wie vorher schon erwähnt, sehr gut aus; dann staut sich die Wärme im Umschlag bis zum Schweißausbruch. Der Wickel bleibt solange liegen, bis dieser Ausbruch erfolgt. – Kann ein Kind den Wickel nicht erwärmen, was z.B. geschieht, wenn er zu naß oder das Wasser lauwarm statt kalt war, muß er sofort abgenommen und das Kind bis zur Wiedererwärmung frottiert werden. Eventuell gibt man ihm einen heißen Lindenblütentee.

Der Senfwickel: Richtig ausgeführt und früh genug angewandt, vermag er eine Lungenentzündung und deren Vorstadien schlagartig zu bessern.

Ein gehäufter Eßlöffel frisch gemahlenes Senfmehl, das einen stechenden Geruch haben muß, in 1/2 Liter fast kochend heißem Wasser verrühren. Das Innentuch hineintauchen und gut durchtränken. Mit Holzlöffel herausnehmen, Hitze an eigener Haut prüfen. Sobald genügende Abkühlung eingetreten ist, dem Kind um die Brust legen, d.h. bei einseitiger Erkrankung der Lunge nur dort anwenden. Darüber die anderen Tücher wickeln. Nach spätestens 10 Minuten nachsehen, ob eine kräftige Hautrötung eingetreten ist, was bei frischem Senfmehl in dieser Zeit der Fall ist. Dann unbedingt gleich den Wickel abnehmen und gerötete Haut vorsichtig lauwarm abwaschen. Bei schmerzerfülltem Schreien das Kind sofort davon befreien. Bleibt der Umschlag zu lange liegen, können Hautverbrennungen eintreten. Hinterher die Haut pudern (z.B. mit W.C.S.-Brand- und Wundstreupuder, Weleda).

Der Quarkwickel: Bei fieberhafter Bronchitis oder Lungenentzündung ist er eine außerordentliche Wohltat, besonders für Säuglinge und Kleinkinder. Dabei wird gewöhnlicher kalter, aber frischer Quark etwa 1 cm dick auf das trockene Innentuch aufgetragen und, wie beim Wasserwickel beschrieben, angelegt. Dauer bis zu 1 1/2 Stunden. Das Kind darf dabei nicht frieren!

Der heiße Zinnkrautwickel: Anwendung bei fieberhafter Rippenfellentzündung, Nierenbecken- und Blasenentzündung oder auch einfach nur zur Anregung der Blasenentleerung. Zwei Hände voll Zinnkraut (Ackerschachtelhalm) in 2 Liter Wasser 20 Minuten kochen, das Kraut absieben. 6-8fach gefaltetes Innentuch mit dem heißen Tee tränken, mit Löffel herausnehmen, in trockenem Frottiertuch auswringen, dampfend heiß, wie es der Kranke verträgt, auflegen oder in die Nierengegend oder unter den Brustkorb schieben. Wickeltuch 2 und 3 liegen bereits im Bett und werden möglichst schnell und fest umgelegt. Gut zugedeckt hält der Wickel ca. 20 Minuten warm. Bei beginnender Abkühlung nasses Innentuch aus dem Wickel herausziehen. Kranken gut zugedeckt liegen lassen. Er darf erst frühestens 1 Stunde später aufgedeckt werden, weil die im Körper angesammelte Wärme erst dann so weit ausgeglichen ist, daß keine Erkältung eintreten kann.

Dieser Wickel kann auch in etwas milderer Form bei Leibkrämpfen gemacht werden, aber nur, wenn mit Sicherheit keine Blinddarmentzündung oder Abszeßbildung vorliegt. Also unbedingt den Arzt vorher befragen! Statt Zinnkraut dann besser Kamille nehmen (Kamillen sind zarte Blüten und werden daher niemals gekocht, sondern nur mit kochendem Wasser überbrüht und zugedeckt einige Minuten ziehen gelassen!). Fest anwickeln.

Der heiße Schafgarbenwickel: Anwendung bei Krämpfen, Blähungen und bei Bettnässern auf die Blase zum Zusammenziehen. Schafgarbenblüten (1 Eßlöffel auf 3/4 l Wasser) kurz aufbrühen, absieben. Wickeltuch 2 und 3 liegen bereits unter dem Kind im Bett. Tuch 1, mehrfach gefaltet tränken, auswringen, auflegen und mit Tuch 2 schnell, faltenlos und fest (aber nicht stramm!) anlegen. Dann die vorbereitete, halbgefüllte, gut warme Wärmflasche auflegen, das Wolltuch darüberlegen und mit Sicherheitsnadeln gut befestigen. Zum Schluß die Bettdecke sorgfältig um den Kranken herum einschlagen, und zwar von den Schultern bis zu den Zehen. In dieser Wärmehülle 1/2 Stunde verbleiben lassen bzw. solange die Wärme als angenehm empfunden wird.

Genaue Anweisungen über den *Sodawickel* siehe *Die Behandlung* im Abschnitt *Poliomyelitis*.

Kalte und heiße Kompressen

Um alle Zweifel und Irrtümer auszuschalten, sei hier die Frage, kalt oder heiß bei Kompressen, noch einmal kurz zusammengefaßt.

Zunächst eine Vorbemerkung: es gibt Beschwerden, bei denen man kalte oder heiße Kompressen machen kann, wobei man sich unter Umständen nach dem Bedürfnis des Kranken richtet. Niemals aber kann man lauwarmes Wasser verwenden, denn das ruft keine Reaktion im Organismus hervor und wird bald als unangenehm empfunden. Selbstverständlich wird man den Grad der Kälte oder der Wärme des Wassers nach dem Alter und dem Schwächezustand wählen, das darf aber nicht zu dem so oft beobachteten zögernden und unsicheren Vorgehen führen, bei dem schließlich keine Wirkung erreicht wird. Lieber ganz kurz (d.h. wenige Minuten) so heiß, wie es vertragen wird, oder auch so kalt wie möglich. Unsere Großstadtwasserleitungen geben sowieso selbst im Winter kein wirklich kaltes Wasser her.

Kalte Kompressen mit mehreren Lagen gut ausgewrungener Tücher z.B. bei Verletzungen, Blutergüssen und Quetschungen beruhigen die Blutung im verletzten Glied, verringern die Schwellung und wirken rasch schmerzlindernd. Sie werden außen nicht mit Wolltüchern und dergleichen umhüllt; man wechselt sie, sobald Erwärmung der Tücher eingetreten ist. Dauer: solange sie als angenehm empfunden werden.

Kühlung bringende Aufschläge legt man zur Beruhigung auf das Herz (eventuell mit Zusatz von etwas Weinessig) oder in den Nakken, z.B. bei Nasenbluten, aber auch zur Herzberuhigung bei nervösen Menschen. Ähnlich verfährt man bei Stichen in der Brust und Entzündungen im Leib, also da, wo man früher einen Eisbeutel verwandte. Die Tücher dürfen nicht triefnaß sein, da sie sonst zu rasche Abkühlung bringen.

Heiße Kompressen werden zur Lösung schmerzhafter Verkrampfungen, z.B. bei Gallen-, Magen-, Nierenkoliken verwendet. Es ist ein Kunstfehler, solche Krampfzustände, die dauernd an- und abschwellen, mit einem elektrischen Heizkissen oder einer trockenen Wärmflasche zu behandeln. Dasselbe gilt für die Menstruationsschmerzen der jungen Mädchen, aber auch zur Erweichung von Furunkeln, Karbunkeln und Abszessen. Heiße Aufschläge sind sehr wirksam bei Luftröhren- und Rippenfellentzündung (Bronchitis, Pleuritis) und Gelenkentzündungen; aber auch bei Keuchhusten, Pseudokrupp (falsche Bräune) und bei Asthma sind sie oft zur Erleichterung der Beschwerden angebracht.

Für eine geschickte Anwendung gelten folgende Regeln: Man legt den Kranken auf ein Wolltuch, auf dem ein Leinentuch (Handtuch) liegt. Man bringt eine Schüssel kochendes Wasser, in der ein zusammengefaltetes Handtuch liegt, ans Bett. Mit einem Holzlöffel nimmt man das Handtuch aus dem Wasser, wringt es in einem Frottiertuch aus, so daß es dampfend heiß, aber kaum noch naß ist. Dann wird das Tuch auf der kranken Stelle mehrmals kurz „angewedelt", damit sich die Haut schon etwas an die Wärme gewöhnen kann, und schließlich von dem Wolltuch und Handtuch umhüllt. Ein solcher Umschlag ist selbst bei guter Bedeckung spätestens nach 20-40 Minuten abgekühlt und muß daher rechtzeitig abgenommen werden. Bei Fortdauer der Krampfschmerzen wird er sofort wiederholt; andernfalls macht man eine Pause. Zwischendurch kann man die kranke Stelle kurz abwaschen. Durch Auflegen einer heißen Gummiwärmflasche auf die Kompresse kann man sie länger bei höherer Temperatur halten.

Zur Verwendung eines *heißen Heublumensackes* näht man aus derbem Stoff ein Säckchen in der notwendigen Größe, das man mit Heublumen ziemlich prall füllt. Es soll etwa 5-6 cm Dicke besitzen. Dieses legt man in eine Schüssel und begießt es mit kochendem Wasser, aber nur so weit, daß die Heublumen zwar gut durchfeuchtet sind, daß der Sack aber nicht tropft. (Notfalls muß der Wasserüberschuß herausgepreßt werden.) Dieser Sack hält die Wärme bei guter Abdeckung mindestens 1 Stunde; er ist sehr wirksam und wohltuend, besonders an entzündeten Gelenken, aber auch für Leibauflagen; hierfür darf er aber nicht zu schwer sein.

Bockshornkleeaufschläge: Sie haben die Wirkung eines Zugpflasters. Der Samen dieser Pflanze eignet sich besonders zur Aufweichung von eitrigen Entzündungen (Furunkel, Abszesse usw.), die relativ schnell, schmerzlos und hautschonend ihren Eiter entleeren. Ein bis zwei Eßlöffel in etwas Wasser zu einem dicken heißen Brei verkocht, der so heiß als möglich auf das Zentrum des Furunkels aufgelegt wird (2 cm dick) und, mit Watte bedeckt, bis zur Abkühlung liegen bleibt, hat diese Auflage eine vorzügliche Wirkung. Wiederholung bis zur Eiterentleerung. So kann manche Inzision durch das Messer des Arztes vermieden werden.

Auflagen und Pflaster

Eine besondere Form der Wickel und Aufschläge sind Auflagen bzw. Pflasterverbände.

Bienenwachsauflage: Bei hartnäckiger Bronchitis, störendem nächtlichen Husten, Asthma und Bronchopneumonien bewährt sich eine Auflage mit Bienenwachs, das im Wasserbad flüssig gemacht wird (etwa 50 g für Säuglinge und Kleinkinder). Ein Stück Leinen wird in das so erwärmte Wachs getaucht und schnell auf Brust oder Rücken, am besten beides, aufgelegt und alles gut eingehüllt, damit es möglichst lange warm und geschmeidig bleibt. Es kann eventuell über Nacht liegen bleiben, ist äußerst wohltuend und stillt den Hustenreiz.

Ähnliche Brustauflagen kann man auch mit Pasta Boli Eucalypti (Weleda) oder mit Plantago-Bronchialbalsam (Wala) machen.

Lehmauflage: Wo es gilt, örtliche Entzündungen zu bekämpfen und Fieber zu entziehen, kann man Heilerde, also Lehm, verwenden: ein bis zwei Eßlöffel (notfalls mehr) Heilerde für äußeren Gebrauch (Luvos oder ähnliches) werden mit kaltem Wasser zu einem mitteldicken Brei angerührt und in ziemlich dicker Schicht (1/2-1 cm) auf die entzündete Stelle aufgelegt. Mit einem Handtuch bedeckt, bleibt der Lehm solange liegen, bis er anfängt zu trocknen und zu krümeln, was meist nach einer 3/4 Stunde geschieht. Den noch geschmeidigen Lehm nimmt man ab, was ohne jede Beschmutzung der Bettwäsche leicht gelingt. Nach einer Stunde etwa Erneuerung der Auflage, die nur solange eine Wirkung entfaltet, als sie noch etwas Feuchtigkeit enthält. Anwendung z.B. bei Halsentzündung, Mandelabszeß, Lymphdrüsenentzündung, verschmutzten Wunden (keine Tetanusgefahr!), andere Schwellungen und Gewebeentzündungen.

Quarkauflage: Sie wird genauso gehandhabt wie die Lehmauflage (siehe oben), nur daß man statt Heilerde Magerquark verwendet. Sie wirkt gut zum Abschwellen bei Verstauchungen, aber auch bei Bienen- oder Wespenstichen.

Zwiebelverbände: Bei plötzlichen Mittelohrschmerzen der Säuglinge und Kinder wirkt ein Zwiebelumschlag in wenigen Minuten schmerzstillend. Eine mittelgroße Küchenzwiebel wird zerhackt, eventuell einen Augenblick in einer trockenen Pfanne erwärmt oder auch ohne Anwärmung in einem Mullsäckchen vor, hinter und auf die Ohrmuschel gebracht, Watte darüber gelegt und die Auflage durch eine über die Ohren reichende Mütze oder einen Verband befestigt. Erfolg tritt fast sofort ein. Ist dies nicht der Fall, muß der Arzt zugezogen werden.

Zugpflaster: Mit einem Bienenhonigpflaster erreicht man gute Zugwirkungen. Bequemer ist allerdings die Verwendung der Bingelkraut-Salbe (Unguentum mercurialis perennis 10%, Weleda, ähnlich von der Wala). Diese Salbe gehört in jede Hausapotheke. Anwendung zur Reinigung verschmutzter Wunden, bei Prellungen, Blutergüssen. Bei beginnendem Schnupfen in die Nasenlöcher streichen.

Einläufe (Klistiere)

Bei fieberhaften Erkrankungen jeder Art verhilft eine Darmentgiftung mittels eines Einlauf- oder Klistiergerätes (bei Säuglingen mit Klistierbällchen) und Kamillentee (bei sehr erschöpften Kindern noch mit einer Prise Salz und einem gestrichenen Eßlöffel Traubenzucker) zu einer schnelleren Gesundung.

Bei Kindern ab 7 Jahren benötigt man 1/2 l Kamillentee, bei kleineren entsprechend weniger – in Körpertemperatur. Das Einführrohr des Gerätes wird mit einem reizlosen Öl (Speiseöl) an der Einführspitze etwas eingefettet. Bei geschlossenem Hahn wird der warme Tee bis zur Markierung in den Glasbehälter gefüllt.

Durch einen kurzen Probelauf ins Waschbecken vergewissere man sich von der Durchgängigkeit des Gummischlauches, dreht den Hahn wieder ab und stellt das gefüllte Gerät bereit. Das Kind wird auf eine waschbare und wasserdichte Unterlage in Seitenlage flach gelagert und die Spitze des Einführrohrs wird wie beim Fieberthermometer in den After eingeführt. Jetzt wird der Hahn geöffnet und etwas weniger als 1/3 des Tees einlaufen gelassen. (Wenn nichts einläuft, muß das Röhrchen vorsichtig etwas gedreht und im After hin und her geschoben werden.) Jetzt muß man 2-3 Minuten pausieren, damit der im Schlußteil des Darmes angesammelte Kot aufweichen kann. Der Tee sucht sich jetzt den Weg weiter in den Darm. Nun kann weiter eingefüllt werden. Plötzlicher Stuhldrang verschwindet meist gleich wieder oder kann kurz in der Toilette entleert werden. Es kommt darauf an, die Knoten, Knötchen und Ablagerungen der oberen Darmabschnitte durch den Tee herauszulösen. Dazu muß nach der gesamten Tee-Einfüllung das Kind auch auf die andere Seite und den Rücken gedreht werden, jeweils ca. 5 Minuten. Die Pobäckchen können bei dieser Wartezeit mit einer Hand etwas zusammengedrückt werden. Nach 10-15 Minuten kommt die Sitzung, wo sich der ganze Kot entleert in die Toilette oder eventuell das Nachttöpfchen. Ca. 20 Minuten nach dem Nachlassen des Stuhldranges kommt meistens noch eine kleine Nachentleerung und dann kann das etwas erschöpfte, aber sehr erleichterte Kind in sein Bett und ein besserer Schlaf belohnt die meist etwas aufgeregte Mutter.

ANHANG

Zu Kapitel V: Die Geburt

Merkzettel für die Hausgeburt

Wärme im Raum bis 25° C
Helles Licht nach Bedarf
Tisch oder Wickelkommode
Kissen auf dem Tisch mit Kinderbadetuch
Liegelind oder Folie unter dem Kissen
Plastikfolie ca. 120 x 90 cm fürs Bett
Puder, Creme, Öl und Kinderseife
kleine Badeschüssel
Waschläppchen
Fenchel- und Kamillentee
Teefläschchen
Traubenzucker
1-Liter-Spülgefäß
Wärmflasche
Kernseife oder unparfümierte Seife
Eiswürfel
6 Nabelbinden
5 gebügelte Windeln
Schere
Plastikeimer
Papiervlieswindeln

Zu Kapitel VII: Das Kind nach der Geburt

Schema zum Abschnitt *Wie entdecke ich bei meinem Kind das Leben, die Seele und den Geist?*

Die Wesensglieder des Menschen

A Physischer Körper	besteht aus	der physischen Substanz
B Bildekräfte	dienen	dem Leben, Wachstum, Regeneration, Fortpflanzung
C Seelenkräfte	dienen	dem Seelenleben
D Ichkräfte	dienen	dem Geist, der Individualität, dem Ich

Die drei Naturreiche und der Mensch

1. Mineralreich	besteht aus A	(Erde, Wasser, chemische Elemente)
2. Pflanzenreich	besteht aus A + B	
3. Tierreich	besteht aus A + B + C	
4. Mensch	besteht aus A + B + C + D	

Zu Kapitel IX: Die Ernährung des Säuglings:

1. Die Muttermilchernährung

Tabelle 2,2 Nährstoffzusammensetzung der Frauenmilch (Kolostrum, transitorische, reife Milch) und Kuhmilch (nach Diem u. Lentner 1968)

	Kolostrum	Transitorische Milch	Reife Milch	Kuhmilch
Energie (kcal/l)	671,0	735,0	747,0	701,0
Energie (kJ/l)	2810	3077	3128	2935
Fette (g/l)	29,5	35,2	45,4	38,0
Lactose (g/l)	57,0	64,0	71,0	47,0
Protein (g/l)	22,9	15,9	10,6	32,5
Casein (g/l)	21,0	5,1	3,7	24,9
Lactalbumin (g/l)	–	7,8	3,6	2,4
Mineralien				
Natrium (g/l)	0,57	0,29	0,17	0,77
Kalium (g/l)	0,75	0,64	0,51	1,43
Calcium (g/l)	0,48	0,46	0,34	1,37
Magnesium (g/l)	0,04	0,03	0,03	0,13
Phosphor (g/l)	0,16	0,20	0,14	0,91
Eisen (mg/l)	1,00	0,59	0,50	0,45
Kupfer (mg/l)	1,34	1,04	0,051	0,10
Zink (mg/l)	5,59	3,82	1,18	3,90
Fluor (mg/l)	0,13	–	0,11	0,10
Vitamine				
Vitamin A (mg/l)	1,61	0,88	0,61	0,27
Carotine (mg/l)	1,37	0,38	0,25	0,37
Vitamin D (lE/l)	–	–	4-100	5-40
Tokopherol (mg/l)	14,82	8,90	2,40	0,60
Thiamin (mg/l)	0,02	0,06	0,14	0,43
Riboflavin (mg/l)	0,30	0,37	0,37	1,56
Vitamin B 6 (mg/l)	–	–	0,18	0,51
Nicotinsäure (mg/l)	0,75	1,75	1,83	0,74
Vitamin B 12 (μ/l)	0,45	0,36	–	6,60
Folsäure (μ/l)	0,50	0,20	1,40	1,30
Biotin (μ/l)	–	–	2,00	22,00
Pantothensäure (mg/l)	1,83	2,88	2,46	3,40
Ascorbinsäure (mg/l)	72,00	71,00	52,00	11,00

Tabelle aus „Lehrbuch der Ernährungstherapie" von Karl Huth und Reinhold Kluthe. Georg Thieme Verlag, Stuttgart, 1986.

Zu Kapitel IX: Die Ernährung des Säuglings: *2. Die Flaschenernährung des Säuglings*

Über Milchflaschen und Sauger

Die Milchflaschen sind heute meist aus Glas oder Kunststoff hergestellt und tragen eine Grammeinteilung bis 200g. Höhere Zahlen sind nicht zweckmäßig, weil dadurch die Mutter verleitet werden könnte, dem Kinde mehr als 200g zu einer Mahlzeit zu geben.

Zur Flasche gehört eine Gummikappe als Verschluß. Sofort nach Beendigung der Mahlzeit wird die Flasche mit kaltem Wasser gespült und gefüllt. Einmal täglich werden Flaschen und Verschlußkappen mit heißer Sodalösung und einer Flaschenbürste gereinigt; dann wird mit heißem Wasser nachgespült und die Flasche zum Trocknen mit dem Hals nach unten in ein Trockengestell oder dergleichen gestellt. (Bei Gebrauch moderner Spülmittel ist sorgfältiges Nachspülen mit heißem Wasser notwendig, damit nicht der Flasche anhaftende Reste des Mittels in die Nahrung gelangen.)

Als Sauger wählt man ein Modell, das die mütterliche Brustwarze nachahmt. Die Saugöffnungen sind heute meist bereits vorhanden, sonst werden sie mit einer glühenden, dicken Stopfnadel gemacht; sie sollen so groß, aber keinesfalls größer sein, daß die Nahrung bei nach unten gehaltener Flasche langsam aus dem Sauger tropft. Die Nahrung soll dem Kinde also nicht leicht in den Mund fließen, sondern sie soll, ähnlich wie die Muttermilch, vom Kind mit einer gewissen Anstrengung angesaugt werden.

Nach jeder Mahlzeit wird der Sauger mit kaltem Wasser, dem man etwas Salz zufügen kann, gründlich ausgewaschen und dann in einem sauberen Deckelglas aufbewahrt. Dieses Glas und der Sauger müssen täglich einmal drei Minuten lang ausgekocht werden. Durch kleinste Nahrungsreste, die in Flasche oder Sauger zurückbleiben, können diese Geräte zur Brutstätte lebensgefährlicher Krankheitserreger werden.

Für die künstliche Ernährung notwendige Geräte

1 Milchkochtopf zum Kochen von einem halben Liter Milch
1 Emailletopf zum Schleimkochen, etwa einen Liter fassend
2-5 graduierte Milchflaschen mit Gummiverschlußkappen
1 feines Drahtsieb zum Durchlaufenlassen des Schleims
1-2 Gummisauger mit fertigen Saugöffnungen
1 Flaschenbürste
1 kleiner Topf zum Auskochen der Sauger
1 Glas mit passendem Deckel (kleines Einmachglas) zum Aufbewahren der Sauger
Kristallsoda als Reinigungsmittel

Erwünscht ist:

1 Trockengestell für die Milchflaschen
1 Meßgerät aus Glas mit 250 oder 500g Fassungsvermögen

Alle diese Geräte sollten ausschließlich zur Herstellung der Kost des Kindes verwendet werden.

Maße und Gewichte

Flüssigkeiten (Milch, Wasser) können, wenn kein Meßglas vorhanden ist, mit der graduierten Milchflasche abgemessen werden. Mehl und Zucker wiegt man, wenn vorhanden, mit einer Waage. Notfalls können zur ungefähren Mengenbestimmung folgende Angaben dienen:

Bei Flüssigkeiten enthält:

1 Kaffeelöffel	=	5 ccm
1 Kinderlöffel	=	10 ccm
1 Eßlöffel	=	15 ccm
1 Kaffeetasse	=	150 ccm
1 Untertasse	=	75 ccm
1 Suppenteller	=	200 ccm
1 Weinglas	=	100 ccm

Bei Mehl, Grieß, Zucker und dergleichen enthält:

1 Teelöffel gestrichen	etwa 3 g
1 Teelöffel gehäuft	etwa 7 g
1 Kinderlöffel gestrichen	etwa 6 g
1 Kinderlöffel gehäuft	etwa 16 g
1 Eßlöffel gestrichen	etwa 11 g
1 Eßlöffel gehäuft	etwa 25 g

Da die Löffelgrößen sehr unterschiedlich sind, lohnt sich die Anschaffung von Meßgefäßen, die die Apotheken vorrätig haben (Einnehmeglas und Einnehmelöffel mit Graduierung). Oder man wiegt selbst auf der Briefwaage nach, wieviel die eigenen Löffel von den einzelnen Mengen enthalten.

Trinkmengen eines gesunden Säuglings in den ersten Lebenswochen mit einer sogenannten Halbmilch bei fünf Mahlzeiten

Alter	Zahl und Größe der Einzelmahlzeit	Tagesmenge	Mischungsverhältnis	Zusatzflüssigkeit	Zucker auf Gesamtmenge
1. Tag	bei Unruhe Fencheltee	nach Bedarf	–	–	–
2. Tag	5x20 ccm	100 ccm	1 Teil Milch, 1 Teil Zusatzflüssigkeit	Körnerwasser	3-5 g
3. Tag	5x25-30 ccm	125-150 ccm	"	"	5 g
4. Tag	5x30-35 ccm	150-175 ccm	"	"	5-7 g
5. Tag	5x35-40 ccm	175-200 ccm	"	"	10 g
10. Tag	5x80 ccm	400 ccm	"	"	15-20 g
2.-3. Woche	5x100-120 ccm	500-600 ccm	"	"	15-30 g
3.-4. Woche	5x120-140 ccm	600-700 ccm	"	Holle-Schleim	18-35 g
2. Monat	5x140-160 ccm	700-800 ccm	"	"	18-35 g

Regel: Die Trinkmenge beträgt 1/7 bis 1/6 des Körpergewichtes. Das heißt bei einem Gewicht von 4.200 g beträgt die Tagestrinkmenge 700 g. Durch 5 geteilt ergibt das pro Mahlzeit 140 g (durch 6 geteilt ungefähr 120 g). Bis zum Ende des 3. Monats steigt die Trinkmenge dem jeweiligen Körpergewicht entsprechend, sollte aber 900 g pro Tag nicht übersteigen. Zu Beginn des 3. Lebensmonats beginnen wir langsam auf eine Zweidrittelmilch überzugehen (nach U. Renzenbrink: „Die Ernährung unserer Kinder". Stuttgart: Freies Geistesleben).

Aufbau der Ernährung eines „Flaschenkindes" im ersten Lebensjahr

	1. Mahlzeit	2. Mahlzeit	3. Mahlzeit	4. Mahlzeit	5. Mahlzeit	6. Mahlzeit
1. Monat (Milch = Halbmilch mit Gersten-, Reis- oder Haferschleim)	Milch	Milch	Milch	Milch	Milch	Milch
2. Monat (Milch = Halbmilch mit Getreideschleim)	Milch	Milch	Milch	Milch	Milch	Milch
3. Monat (Milch = Zweidrittelmilch mit Getreideschleim)	Milch	Milch + Karottensaft	Milch	Milch + Obstsaft	Milch	—
4. Monat (Milch = Zweidrittelmilch mit Vollkornnahrung)	Milch	Milch + Karottengemüse (bis 30g)	Milch	Obstbrei oder Zwieback-Obstbrei	Milch	—
5. Monat (Milch = Zweidrittelmilch mit Vollkornnahrung)	Milch	Milch + Karottengemüse oder Spinat	Milch	Obstbrei oder Zwieback-Obstbrei	Zweidrittelmilchbrei	—
6. Monat (Milch = Zweidrittelmilch mit Vollkornnahrung)	Milch	Karottengemüse oder Spinat, Kochsalat, Kohlrabi, Blumenkohl angereichert mit Flocken	Milch	Zwieback-Obstbrei	Zweidrittelmilchbrei oder Zwiebackmilchbrei oder Quark	—
7. Monat (Milch = Zweidrittelmilch mit Vollkornnahrung)	Milch	wie oben	Milch	wie oben	wie oben	—
8. Monat (Milch = Vollmilch)	Milch	bis 200 g Gemüse angereichert mit Flocken oder Vollkornnahrung	—	bis 200 g Zwieback-Obstbrei	Vollmilchbrei, Zwiebackmilchbrei oder Quark mit Obst	—
9. Monat (Milch = Vollmilch)	Milch	wie oben	—	wie oben	wie oben	—
10. Monat (Milch = Vollmilch)	Milch, Brot mit Butter und Marmelade	wie oben	—	wie oben	bis 300 g Zwiebackbrei, Grießbrei, Quark mit Obst	—
11.- 12. Monat (Milch = Vollmilch)	wie oben	wie oben	—	wie oben	wie oben	—

Zum Abschnitt *Zum Problem der Milch-Allergie*

1/3 Milch mit Mandelmus und Milchzucker

	Tagesmenge		
	600 ml (auf 6-4 Flaschen verteilen)	750 ml (auf 5-4 Flaschen verteilen)	900 ml (auf 5-4 Flaschen verteilen)
1 Teil Kuhmilch	200 ml	250 ml	300 ml
2 Teile Wasser	400 ml	500 ml	600 ml
4% Mandelmus	24 g	30 g	36 g
6% Milchzucker*	36 g	45 g	54 g

* Entspricht dem Zuckergehalt der Muttermilch und ist nicht durch andere Zucker ersetzbar.

Herstellung: Milch und Wasser zusammen kurz aufkochen (mindestens 80°C), Mandelmus mit wenig warmem Wasser anrühren und mit dem Milchzucker in die Milch geben, nicht mitkochen. Durch ein Sieb auf die Flaschen verteilen. Die für den Vorrat bestimmten Flaschen kommen nach Vorkühlung im Wasserbad verschlossen in den Kühlschrank. Wo dieser nicht vorhanden ist, muß jede Mahlzeit einzeln zubereitet werden. Die Flaschen sollen nicht mehr Nahrung enthalten, als dem Kinde zusteht, also nicht mehr als 1/7 bis 1/6 des Körpergewichts.
(Nach Goebel-Glöckler „Kindersprechstunde". Stuttgart: Urachhaus)

Milchfreie Flaschenzubereitung mit Mandelmus und Milchzucker

	Tagesmenge	
	300 ml (auf 6-2 Flaschen verteilen)	600 ml (auf 6-3 Flaschen verteilen)
Wasser	300 ml	600 ml
6-7% Mandelmus	18-21 g	36-42 g
6% Milchzucker	18 g	36 g

Herstellung: In abgekochtem Wasser mischen.
(Nach Goebel-Glöckler „Kindersprechstunde". Stuttgart: Urachhaus)

Zu Kapitel XI: Die Ernährung des Kleinkindes

Vorschläge zur Ernährung des Kleinkindes ab dem 2. Lebensjahr

1. Hauptmahlzeit (Frühstück)	1. Zwischenmahlzeit	2. Hauptmahlzeit (Mittagessen)	2. Zwischenmahlzeit	3. Hauptmahlzeit (Abendessen)
Flockenmüsli mit Apfel oder anderem Obst – Vollkorn- oder Knäckebrot mit mildem Frischkäse, Marmelade oder Quark	Obst oder rohes Gemüse (z.B. Karotte, Kohlrabi) – Vollkornbrot mit Butter	Obst oder Blattsalat, gedünstetes Gemüse mit Getreide, Reis oder Hülsenfrüchte Quarknachspeise oder Obst	Bioghurt – Obst – Quark mit Obst – Vollkornkeks od. Vollkornzwieback	Vollmilchbrei (Grieß, Reis, Hirse oder Haferflocken) mit oder ohne Obst – Dickmilch – Brot mit Butter oder Quark

Zum Trinken: frische Vollmilch, pur oder verdünnt mit Malzkaffee; Kräutertee, Obstsaft oder Quellwasser.

Zu Kapitel XVI: Akute Erkrankungen
zum Abschnitt *Erkältungskrankheiten*

Bei Erkältungen

Kräutertee (1): aus Pfefferminze, Fenchel und Kamille zu gleichen Teilen und einem Teelöffel Honig

Kräutertee (2): aus Königskerze, Huflattich, isländisch Moos und Kamille zu gleichen Teilen und einem Teelöffel Honig

Kräutertee (3): Lindenblütentee mit einem Teelöffel Honig

Kräutertee (4): Holunderblütentee mit einem Teelöffel Honig

Kräutertee (5): 1 gehäufter Teelöffel Schachtelhalmtee auf 1/4 l Wasser über Nacht kalt ansetzen. Morgens 1/4 Stunde köcheln lassen. Fenchelfrüchte (1 Teil), Holunderblüten (1 Teil), Thymian (1 Teil), Huflattichblätter (2 Teile), Lindenblüten (2 Teile), Spitzwegerich (2 Teile) mit dem kochenden Schachtelhalmtee übergießen, 5-10 Minuten ziehen lassen. Hilft auch gegen Bindegewebsschwäche.

Man lasse schluckweise trinken.

Jede Teekur sechs Wochen lang durchführen!

Bei Husten

Hustentee (1): Sytra-Tee (Weleda)

Hustentee (2): Salbei (2 Teile), Fenchel (2 Teile), Lungenkraut (2 Teile), Spitzwegerichblätter (2 Teile), Huflattichblätter (4 Teile), Thymian (1 Teil). 1 Eßlöffel auf 1 Tasse Wasser, aufgießen, 20 Minuten ziehen lassen.

Hustensirup (1): 2 größere Küchenzwiebeln mit 3/4 Liter Wasser eine Stunde kochen lassen und nach Absieben Honig zusetzen. Davon läßt man alle zwei Stunden 1 bis 2 Eßlöffel nehmen.

Hustensirup (2): 5 große, möglichst rote Zwiebeln in Scheiben schneiden, mit 8 Eßlöffeln kristallisiertem Honig vermischen, 20-24 Stunden stehen lassen, in eine gut gereinigte Flasche gießen, im Kühlschrank aufbewahren. Dosierung: 3 x täglich bis stündlich 1 Eßlöffel unverdünnt einnehmen.

Zur allgemeinen Steigerung der Abwehrkräfte

Geschälte Knoblauchzehen in ein Marmeladenglas geben, mit Apfelessig bedecken und mit Lorbeer und 1/2 Pepperoni ansetzen. Zuschrauben. 3 Wochen stehen lassen. Dann täglich 1-2 Zehen essen. Enthält viel natürliche Antibiotika, aber keinen unangenehmen Knoblauchgeruch mehr.

Die Zwiebel ist ein starkes Antibiotikum. Sie reinigt die Luft von Bakterien. Man sollte immer eine kleingehackte Zwiebel im Krankenzimmer stehen haben.

Zu Kapitel XVII: Die eigentlichen Kinderkrankheiten

Inkubationszeit und Ansteckungsdauer der Kinderkrankheiten

	Inkubationszeit	Ansteckungsdauer
Diphtherie	2-5 Tage	nach dreimaligem negativem Rachen- und Nasenabstrich nicht mehr ansteckungsfähig
Keuchhusten	8-21 Tage	ungefähr einen Monat ab Hustenbeginn
Masern	9-11 Tage	nach drei Wochen Wiederbesuch des Kindergartens erlaubt
Poliomyelitis (Kinderlähmung)*	8-14 Tage	Isolierung meist sechs Wochen
Mumps (Ziegenpeter)	ca. 18 Tage (16-22)	Kindergarten nach Abklingen aller Erscheinungen erlaubt
Scharlach	4-7 Tage	Isolierung meist drei Wochen
Windpocken (Spitzpocken, Schafblattern, Wasserpocken)	2-3 Wochen	nicht mehr ansteckend nach drei Wochen
Röteln	2-3 Wochen	nach acht Tagen nicht mehr übertragbar

* Poliomyelitis ist nur in Ausnahmefällen ansteckend. Siehe hierzu das entsprechende Kapitel.

Merkblätter

Herausgegeben vom Verein für ein erweitertes Heilwesen e.V.
Johannes-Kepler-Str. 56/58, 7263 Bad Liebenzell-Unterlengenhardt

Nr. 3 Künstlerische Therapie
Nr. 16 Du und Dein Auto
Nr. 17 Wassernot und Wasserrettung
Nr. 20 Vom Wert der Gewürze
Nr. 26 Der Heilberuf als Lebensaufgabe
Nr. 28 Legasthenie – ein Zeitproblem
Nr. 31 Menschengemäße Geburtshilfe
Nr. 35 Was ist Homöopathie?
Nr. 37 Depression – Wesen und Behandlung
Nr. 39 Arzneimittelgesetz und geistige Freiheit
Nr. 40 Die zweifache Abstammung des Menschen
Nr. 45 Was bedeutet Seelenpflege?
Nr. 47 Die Keimkräfte der sozialen Dreigliederung und ihre Pflege
Nr. 49 Die Leber – Organ der Lebenskraft
Nr. 101 Nervosität · Ich habe keine Zeit
Nr. 102 Radio und Kino · Gefahren für die Seele
Nr. 103 Gesunde Erde – Gesunder Mensch
Nr. 104 Heilkräfte des Denkens
Nr. 105 Krebs, die Krankheit unserer Zeit
Nr. 106 Die Umwelt des Kleinkindes · Die gesunde Ernährung des Säuglings
Nr. 107 Droge und Suchtentstehung
Nr. 109 Comics oder Märchen?
Nr. 110 Mit dem Bildschirm leben?
Nr. 111 Die Furcht vor dem Tode · Schöpferisches Altern
Nr. 112 Tolerierte Sucht · Alkohol · Rauchen
Nr. 113 Anthroposophische Medizin und ihre Heilmittel
Nr. 114 Kinderkrankheiten haben einen Sinn! Rachitis · Abhärtung
Nr. 115 Das kindliche Spiel · Spiel und Spielzeug
Nr. 117 Musiktherapie · Ein Beitrag aus anthroposophischer Sicht
Nr. 118 Meditation als Heilkraft der Seele
Nr. 120 Hat das Leben einen Sinn? Schicksal und Wiederverkörperung
Nr. 121 Therapiefreiheit – eine Forderung unserer Zeit
Nr. 122 Das autistische Kind
Nr. 123 Willensschulung – eine Notwendigkeit in Pädagogik und Selbsterziehung
Nr. 124 Rhythmen im Lebenslauf
Nr. 125 Pop-Musik – Faszination der Jugend
Nr. 126 Empfängnisregelung und menschliche Freiheit
Nr. 128 Rheuma – eine Volkskrankheit unserer Zeit
Nr. 129 Krankhafte Störungen der Eßgewohnheiten

Nr. 130 Eurythmie – die heilende Bewegungskunst
Nr. 131 AIDS – Gesichtspunkte zur Sexualität
Nr. 132 Unsere Zähne – Opfer der Zivilisation?
Nr. 133 Unser täglich Brot
Nr. 134 Das Rätsel der Allergie
Nr. 135 Risiko-Organ Herz
Nr. 136 Das Auge
Nr. 137 Lach dich gesund!
Nr. 138 Individualität und Staat
Nr. 139 Mit dem Computer leben
Nr. 140 Die Pubertät und ihre Krisen
Nr. 141 Kinderfernsehen ist nichts für Kinder
Nr. 142 Die Heilkraft des Gebets

Beratungsblätter

Herausgegeben von der „Initiative zur Förderung des anthroposophischen Heilwesens", Egge 11, 5804 Herdecke

Zu den Impfungen
Über das Stillen
Mein Kind hat Fieber
Beratungen zur Säuglingsernährung
Was ist Waldorfpädagogik?
Beratungen zur Zahngesundheit und Fluorprophylaxe
Fernseh-Beratungsblatt
Hüften und Füße
Kleines Wickelpraktikum

Register